全国中医药高等院校规划教材

临床中药炮制学

（第三版）

（供中医学、针灸推拿学、中西医临床医学等专业用）

主　审　龚千锋
主　编　张振凌

中国中医药出版社
·北　京·

图书在版编目（CIP）数据

临床中药炮制学 / 张振凌主编 . -- 3 版 . -- 北京：
中国中医药出版社，2024.2
全国中医药高等院校规划教材
ISBN 978-7-5132-8656-5

Ⅰ . ①临… Ⅱ . ①张… Ⅲ . ①中药炮制学—中医学院
—教材 Ⅳ . ① R283

中国国家版本馆 CIP 数据核字（2024）第 021280 号

中国中医药出版社出版

北京经济技术开发区科创十三街 31 号院二区 8 号楼
邮政编码　100176
传真　010-64405721
三河市同力彩印有限公司印刷
各地新华书店经销

开本 889×1194　1/16　印张 17.75　字数 474 千字
2024 年 2 月第 3 版　2024 年 2 月第 1 次印刷
书号　ISBN 978-7-5132-8656-5

定价　71.00 元
网址　www.cptcm.com

服 务 热 线　010-64405510　　微信服务号　**zgzyycbs**
购 书 热 线　010-89535836　　微商城网址　**https://kdt.im/LIdUGr**
维 权 打 假　010-64405753　　天猫旗舰店网址　**https://zgzyycbs.tmall.com**

如有印装质量问题请与本社出版部联系（010-64405510）

全国中医药高等院校规划教材

《临床中药炮制学》
编委会

主　审
龚千锋（江西中医药大学）

主　编
张振凌（河南中医药大学）

副主编
刘艳菊（湖北中医药大学）　　　　钟凌云（江西中医药大学）
高　慧（辽宁中医药大学）　　　　窦志英（天津中医药大学）

编　委（以姓氏笔画为序）
石继连（湖南中医药大学）　　　　李　芸（甘肃中医药大学）
李　玮（贵州中医药大学）　　　　杨海玲（广西中医药大学）
汪小莉（安徽中医药大学）　　　　宋艺君（陕西中医药大学）
张　超（山东中医药大学）　　　　张宏伟（河南中医药大学）
张朔生（山西中医药大学）　　　　陈　红（福建中医药大学）
修彦凤（上海中医药大学）　　　　姜　海（黑龙江中医药大学）
夏　苓（广州中医药大学）　　　　梁泽华（浙江中医药大学）
谭　鹏（北京中医药大学）

编写说明

　　临床中药炮制学是研究中药炮制影响药性变化规律，指导中医正确选用饮片规格，保证临床用药安全有效的学科。临床中药炮制学是中药炮制学的外延学科。中药炮制饮片配方体现中医临床用药特点，提高临床疗效，降低中药毒性，因此非常有必要给中医相关专业开设"临床中药炮制学"课程。2007 年我们编写全国第一本《临床中药炮制学》教材，作为新世纪全国高等中医药院校创新教材，由中国中医药出版社出版发行，被全国多所院校中医专业开设"临床中药炮制学"课程作为教材使用，还被河南省教育厅确定为河南省"十二五"规划教材。2018 年修订后作为全国中医药行业高等教育"十三五"创新教材（第二版）发行，现已是多次印刷。鉴于本教材已经在教学中应用近十年，目前又转为全国中医药高等院校规划教材，同时《中国药典》（2020 年版）对于中药饮片的炮制与应用的规定也有变化，中药饮片炮制的研究进展迅速，各中医药院校中医专业人才培养模式的改变和中医药课程交叉的需要，中医专业和中医临床医生对于临床中药炮制学教材的需求旺盛，因此我们根据教师队伍的变化和全国中医药院校规划教材要求重新组成编委会修订出版。

　　本教材介绍临床中药炮制学的基本概念和发展概况，中药炮制的基本理论与中医临床疗效的密切关系，按照工艺与辅料相结合的分类方法，首次采用清炒、加辅料炒、固体辅料烫法，以及酒制、醋制、姜制、盐制、蜜制、油制等进行章节分类，具体介绍常用中药炮制方法以及临床特殊炮制方法，完整传承中药炮制方法和炮制理论，并依法带药，介绍 200 种中药饮片的炮制方法，饮片功效、临床应用以及研究摘要，此次主要根据《中国药典》（2020 年版），参考"十一五""十二五""十三五""十四五"期间中药炮制研究项目发表学术文献和取得的成果，进行修改补充。增加产地加工内容，满足中医院和中医生自己采集加工的需要，适当补充个别章节及单味药炮制。

　　本教材编写修订工作得到了河南中医药大学及各参编单位领导的大力支持，不足之处，敬请各使用单位和读者指导，以便修订时提高。

《临床中药炮制学》编委会

2024 年 1 月

目 录

总 论

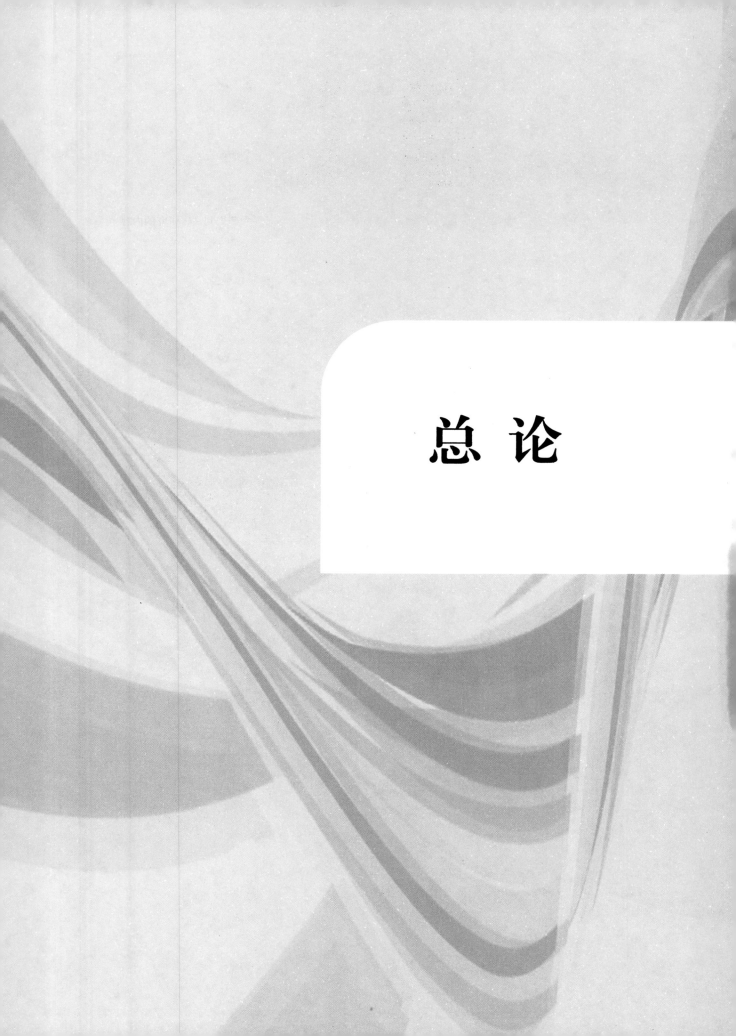

总 论

第一章

绪 论

中医理、法、方、药的治疗体系，最终落实在方药这个关键环节上，主要靠依法炮制与复方配伍两个手段调整药性，协同药力，使有限的药物，适应错综复杂的疾病需要。来自自然界的原植物、原动物和原矿物经过产地加工成为中药材，中药材不能直接入药，必须制备成饮片和中成药以后，方能用于中医临床。中药经炮制处理，可在整体效应上收到转化或调整之效，这是中医用药的特色和优势所在。

第一节 概 述

中药是在中医药理论指导下用于疾病治疗和预防保健的天然来源药物。从药物的形成历史和使用地域而言，中药是中华民族在长期的医疗实践中不断发现、总结形成的。中药的商品形式包括中药材、中药饮片和中成药三种。

一、基本概念

中药炮制是根据中医药理论，依照辨证施治用药需要，结合药物自身性质以及调剂、制剂的不同要求，将中药材加工成生熟饮片的技术。研究中药炮制理论、工艺、规格、质量标准、历史沿革及其发展方向的学科称为中药炮制学。中药炮制是我国独有的制药技术，中药炮制学是中药专业的必修主干课程。

中药饮片是指在中医药理论指导下，将中药材加工炮制成一定规格，可供调剂和制剂配方用的制成品。中药饮片是中药行业的三大支柱之一，其基本工序分为净制、切制和炮炙三大部分。中药饮片既可以直接供中医临床调剂配方，制成汤剂或生产配方颗粒直接冲服，还可以供药品生产企业生产中成药及医院生产中药制剂。饮片入药，复方配伍，既是中医临床用药的特点，也是中医药学的特色。中药饮片炮制质量直接影响中医中药的临床疗效。

临床中药炮制学是研究中药炮制影响药性变化的规律，指导中医正确选用饮片规格，保证临床安全有效的科学。中药炮制学与中医临床的密切关系，是产生和创立临床中药炮制学的基础和依据。中药的疗效实际是指饮片的疗效，并非原药材的疗效。一种药材，只有根据临床的需要，常常可以炮制成数种饮片。例如，甘草的饮片规格有"生甘草"简称"甘草"和"蜜炙甘草"或称"炙甘草"；大黄的饮片规格有"大黄""酒大黄""熟大黄""醋大黄""大黄炭"等。药材在炮制成饮片的过程中，由于加热、加辅料，以及发酵、制霜等因素的影响，药物由"生"变"熟"，其中的有效成分或者毒性成分不可避免发生质的变化或量的变化，表现为改变药性，产生新疗效或降低毒性和副作用，用药更加安全。中药炮制使中医临床用药品种增多，选择范围加大，更加适应辨证施治、灵活用药的需要。所以，中药炮制是中医临床用药特点之一，是中医提高临床疗效的手段，是保证用药安全的措施。学习临床中药炮制学，掌握中药炮制方法和理论及其对中药性能功效的影响，是从事中医专业工作的必然需要。

二、临床中药炮制学的任务

1. 指导临床正确选用饮片规格 中药炮制成法定的饮片才能发挥特有的临床疗效。中医历来就有中药"生熟异治"之说，所以在临床上非常重视药物的生熟用法。根据对患者的辨证诊断结果，选择适宜的中药饮片，组方调剂，才能收到预期的治疗效果。唐代名医孙思邈在《备急千金要方》中记载的临床用药"有须烧炼炮炙，生熟有定，一如后法；顺方者福，逆之者殃……诸经方用药，所有熬炼节度，皆脚注之"；宋代《太平圣惠方》中的"凡合和汤药，务在精专，甄别新陈，辨明州土，修治合度，分两无差，用得其宜，病无不愈"等，都是古代医学家临床应用中药炮制品经验的总结。

近代，由于学科分化，医药分家，开始逐渐形成"医不知药情，药不知医用"的状况。中医专业把中药炮制作为《中药学》的一个章节，中药功效论述中对生、熟饮片的重视不够。部分医生临床处方用药不经炮制，生药生用。如此下去，既影响治疗效果，也阻碍中药炮制学的发展。临床中药炮制学通过介绍中药饮片炮制的操作方法，研究炮制过程中药性的变化规律，阐明各种饮片的药性及适应证，介绍常用饮片规格的处方应付，指导医生在准确辨证的基础上，合理选药，配伍组方，提高治疗效果，达到安全有效的目的。

2. 评价炮制方法和工艺的合理性 中药饮片规格的产生来源于中医临床，但是随着地域、中医流派、用药习惯、炮制技术的传承等因素的影响，记载于中医药文献中的同一中药饮片功效也有差异。查阅文献资料，开展中药炮制的临床研究，从历史上正本清源，厘清某一项理论、一种制法、一类药物、一个饮片规格的来龙去脉，分析探讨炮制的原始意图、历史演变及这些变化的优缺点，选择合适方法和手段，验证和评价炮制方法、工艺和饮片作用，才能有的放矢地利用现代化技术手段，改进传统方法，体现正确的炮制意图。

炮制是为临床治病服务的。炮制的方法工艺是否合理，最终的判断根据就是临床应用是否安全有效。明代《本草蒙筌》载："凡药制造，贵在适中，不及则功效难求，太过则气味反失。"其说明炮制工艺条件对中药饮片药性功效的影响。研究和发展中药炮制理论，开展中药炮制的临床研究，验证饮片功效，评价炮制方法工艺的合理性，是学习临床中药炮制学的任务之一。

第二节　中药炮制的起源

一、炮制的起源

中药炮制是随着中药的发现和应用而产生的，有了中药就有了中药的炮制。原始人类在寻找食物的过程中，有时误食某些有毒植物和动物，以致发生呕吐、泄泻、昏迷，甚至于死亡，也有吃了之后使自己疾病减轻或消失，久而久之，这种感性知识积累多了便成了最初的药物知识。《淮南子·修务训》载："神农尝百草之滋味，水泉之甘苦，令民知所避就。当此之时，一日而遇七十毒，由此医方兴焉。"为了服用方便，要将药物进行清洗、劈成小块或锉、捣为粗末等简单加工，这便是中药炮制的萌芽。因此，中药炮制是随着中药的发现和应用而开始产生的。

火的发现与利用，是中药炮制技术产生的重要条件。《礼纬·含文嘉》明确指出："燧人氏始钻木取火，炮生为熟，令人无腹疾，有异于禽兽。"用火把食物炮生为熟，为后来药物的加工炮制所借鉴。中药炮制古称"炮炙"，就是指用火加工处理药材的方法。汉代谯周《古史考》载："古者茹毛饮血，燧人氏钻木取火，始裹肉而燔之，曰'炮'。"宋代陈彭年《广韵》解释炮字为"裹物烧也"。汉代许慎《说文解字》解释炙字为"炮肉也，从肉在火上"；而《诗经·小雅》释为"炕火曰炙"；《逸雅·脯炙》称"以饧、蜜、豉汁淹之"。可见"炮""炙"均源于食物加工。这种用火炮生为熟的知识，逐渐应用于处理药物方面，从而形成了中药加热炮制技术的雏形。

酒的发明与应用，丰富了用药经验并被引用于炮制药物，从而产生了辅料制法，充实了药物炮制的内容。在我国仰韶文化时期，发明砂锅、陶罐等烹饪器和储存器，为早期中药炮制的蒸制法、煮制法、煅制法以及存放中药汤剂等创造了必要的工具条件。

随着中医学理论的完善，中医内、外、妇、儿等临床分科的完成，针灸、麻醉等技术的产生和应用，临床用药要求的提高，内服、外用制剂品种的增加，对中药炮制技术、中药饮片品种要求越来越高，也促进了中药炮制的发展。中医药人员共同创立新的炮制技术、饮片品种，并随时用于临床，进行总结和评价，同时不断进行改善和创新，总结炮制理论，增加饮片品种，扩大临床用药范围，从而形成了我国独有的传统制药技术。

二、"炮制"术语的演变

炮制是我国的一项传统制药技术，也是我国医药学特有的制药术语。历史上又称"炮炙""修合""修制""修治""修事"等。

东汉末年张仲景的《金匮玉函经》载：药物"有须烧炼炮炙，生熟有定。"其首次提出"炮炙"一词，刘宋时代雷敩的《雷公炮炙论》以"炮炙"这一术语作书名，而在正文中多用"修事"；"修治"一词最早见于宋代庞安时的《伤寒总病论》；《太平惠民和剂局方》则称："凡有修合，依法炮制。"明代李时珍在《本草纲目·凡例》中说："修制，谨炮炙也。"而于正文中每药项下列"修治"专项；"修事"最早见于《雷公炮炙论》正文，清代张仲岩的炮制专著《修事指南》，用"修事"作书名，而正文中用"炮制"；《本草衍义》中，则"修制""修治""炮制"均可见到。

从历代有关资料来看，虽然名称不同，但记载的内容都是一致的，而且多用"炮炙"。从字义上看，"炮"和"炙"都离不开火，而这两字仅代表中药整个加工处理技术中的两种火处理方法。随着社会生产力的发展，以及人们对医药知识的积累，对药材加工处理方法的丰富，超出了火的范围，使"炮炙"两字不能确切反映和概括药材加工处理的全貌，为了既保持原意，又能较广泛地包括药物的各种加工技术，现代多用"炮制"一词。"炮"代表各种与火有关的加工处理技术，而"制"字则代表各种更广泛的加工处理方法。

第三节 临床中药炮制学的发展概况

中药炮制是在历代中医药学家的长期医疗实践中产生，并不断积累和发展的。在客观上，中药炮制是沟通中药材与临床应用之间的桥梁。在理论和实践上，中药炮制是中医药科学体系的重要组成部分。因此，中医临床不能也不可能离开中药炮制。在医疗实践中，使用炮制品配伍组方，是中医用药的特色和优势。因此，在中药炮制技术、方法、理论的形成过程中，即伴随着临床中药炮制学的形成和发展。

一、秦汉时期

中药炮制是伴随着中药的发现和应用而产生的。人类在寻找食物的过程中发现了药物，在应用药物的实践中认识到药物的性质。为了服用食物或药物，就需要对其进行一定的处理。火被发现后，人类可以利用火使食物或药物由生变熟，变化其性质，适用于饮食或医疗的需要，这实质上即是临床中药炮制学的萌芽。在文字产生之前，人们大量的制药、用药实践，靠口耳相传，在实践中得以流传。文字产生后，就有了炮制的记载。迄今发现的我国最古的医方书《五十二病方》中，除有挑拣、干燥、切制等物理性加工的内容外，还有渍、泡、炙、熬、蒸、煮等多种制法，如"取商牢（陆）渍醯（醋）中"等记载，反映了当时采用单味药治疗疾病时，即开始对药物进行一定的处理。

秦汉时期，随着生产力的发展和社会、科学的进步，中医药知识有了质的飞跃。医药学家在以往医药实践经验不断积累丰富的基础上，开始了理论上的总结。《黄帝内经》的产生，标志着中医学理论体系的初步形成；张仲景《伤寒杂病论》的问世，在临床医学上确立了辨证论治的原则；《神农本草经》的成书，是我国药物学的第一次总结；中药炮制也在临床医学中获得了长足的进展。

《黄帝内经·寿夭刚柔》中记载作为"药酒"时，需先将药物制成"㕮咀"（即后世的饮片）。"邪客篇"中"半夏秫米汤"中使用的是"治半夏"，《黄帝内经》中还有使用血余炭的记载。反映了在中医理论产生之初，药物炮制与临床疗效即存在着十分密切的关系。医圣张仲景在医疗实践中，创立了中医的辨证论治原则，同时也在医疗实践中丰富和发展了中药炮制方法。他在《金匮玉函经》"证治总例"中指出："（药）有烧炼炮炙，生熟有定……或须皮去肉、或去皮须肉，或须根去茎，又须花须实，依方拣采，治削，极令净洁。"明确了分选药用部位、净制切制的基本要求。《伤寒论》载112方，共用84味药物，交叉应用，先后出现了536次，其中315次用脚注的形式，对药物提出了具体的炮制方法和要求，有些药物在不同的方剂中，分别采用不同的炮制方法，充分体现了依法炮制与辨证论治的密切关系。如甘草在《伤寒论》中入方83个，其中81方用"炙品"，仅二方用生品。"炙甘草汤"即是以炮制品命名的方剂。安神宁志的甘麦大枣汤、缓急止痛的芍药甘草汤等，均用炙甘草，取其温养补益之功。唯治"少阴病二三日咽痛"的甘草汤（单方）和桔梗汤重用生甘草，意在清热解毒，甘缓利咽。通过对甘草的生用、炙用，使之生泻熟补、作用各异。另外，张仲景在医方中，还多次以不同的方式，使用了酒、蜜、醋、胆汁、童便、姜汁等液体药物，如"瓜蒌薤白白酒汤""苦酒汤""蜜煎导方"等，这些应用为后世用液体辅料炮制药物奠定了基础。

《神农本草经》是历史上对中药学的第一次总结，概括叙述当时应用炮制的基本原则，并明确了药有生熟的概念。如在药用部位的选择方面有"药有……根、茎、花、实、草、石、骨、肉"的记载；在炮制去毒和改变药性方面有"药有……有毒、无毒，阴干、曝干，采造时月，生、熟，土地所出，真、伪、陈、新，并各有法""若有毒宜制，可用相畏相杀者"。此书记载的炮制方法有炼、蒸、酒、煮、熬、烧等。

总之，秦汉时期开始确立了中药炮制的一些基本原则，创立了一些炮制的基本方法和炮制品，并且已经把中药炮制与复方配伍结合起来，应用于临床医疗的实践。

二、魏晋至五代时期

由魏晋至五代时期，是医学理论、药物学、方剂学及炮制各科全面发展的时期，中药炮制技术在临床领域内得到了全面的应用，促进了临床中药炮制的发展。

晋代葛洪《肘后备急方》一书，不仅为临床医学做出了贡献，而且记载了 80 多种药物的炮制方法。其中有许多药物根据临床的不同需要，采用了几种不同的制法。为使乌头、芫花、半夏等有毒之品安全地用于临床，创立了用大豆汁、甘草汁、生姜汁解毒的方法，为后世用辅料炮制解毒积累了经验。另外，通过炮制制备新药，扩大药源，在《肘后备急方》中也有记载。如真竹沥一药，即记述了当时用干馏法制备竹沥的过程。

在药物学方面，这一时期出现了两次历史性总结：其一是梁代陶弘景的《本草经集注》，不仅使所收载的药物品种较《神农本草经》增加了一倍，并在序言中的"合药分剂料理法则"中，第一次将零散的炮制方法进行了系统归纳。其二是唐代《新修本草》，此为我国政府颁布的药典性本草著作。在序中转录了《本草经集注》的"合药分剂料理法则"并作了注，该书把炮制列为法定内容，对保证和提高药品质量具有重要的作用。书中还明确记载了作蘖（发芽法）、作曲（发酵法）以及朴硝的重结晶精制法等。并首次明确了以米酒、米醋入药等有关炮制辅料的规定。

一般认为，成书于南北朝刘宋时期的《雷公炮炙论》，是我国药学史上第一部炮制专著。以此书为标志，中药炮制单独作为一个独立的学科，开始从医学中分列出来。雷敩总结了前人炮制方面的技术和经验，记述了药物的各种炮制方法，如拣、去甲土、去粗皮、去节并沫、揩、拭、刷、刮、削、剥等净制操作；切、锉、擘、捶、舂、捣、研、杵、磨、水飞等切制操作；拭干、阴干、风干、晒干、焙干、炙干、蒸干等干燥方法；浸、煮、煎、炼、炒、熬、炙、焙、炮、煅等水火制法；苦酒浸、蜜涂炙、同糯米炒、酥炒、麻油煮、糯泔浸、药汁制等法，广泛地应用辅料炮制药物。该书对炮制的作用也作了较多的介绍，如"用此沸了水飞过白垩，免结涩人肠也""半夏……若洗不净，令人气逆，肝气怒满"。该书对后世中药炮制的发展有较大的影响，其中许多炮制方法具有科学道理，如大黄用蒸来缓和其泻下作用；莨菪、吴茱萸等含有生物碱，用醋制可以使生物碱成盐，而增大在水中的溶解度；对挥发性药物茵陈，指出"勿令犯火"，即防止高温处理；对某些含鞣质药物，如白芍等需用竹刀刮去皮，知母、没食子勿令犯铁器，至今仍有指导意义。

唐代药王孙思邈所著《备急千金要方》与《千金翼方》两书，集 7 世纪以前中国医学之大成，从基础理论及临床各科都做了论述。该书以通则的形式，规定了各类药物炮制的基本要求。书中涉及炮炙品种达 70 余种，在炮制技术、炮制方法、对炮制程度的控制等方面，均有新的发展和提高。

随着医学的发展，唐代有许多医学分科专著和总结性方剂著作、本草著作出现，其中均不同程度地涉及炮制内容，反映一些专科用药的炮制特色，提高了用药的安全性和有效性。如《千金翼方》中载有反复蒸曝制熟地黄法、钟乳石水飞取细粉法、炼松脂的精制法等；《外台秘要》载有麸炒苦杏仁、蜜炙枇杷叶、煅制牡蛎等；《食疗本草》开始用童便处理苍耳；《经效产宝》开始有酒淬鹿角，清炒蒲黄；《仙授理伤续断秘方》开始有火煅醋淬自然铜、黑豆蒸制何首乌、米泔水浸苍术、灰炒天南星等法。

三、宋金元至明清时期

宋代科学技术及手工业进一步发展，活字印刷术的发明，极大地促进了医学的发展和交流，炮制方法和饮片品种更加丰富，应用更加广泛，为临床中药炮制学的完善奠定了基础。中国传统药物学发展到金元时期，产生了一个重要的转折，这就是许多医药学家，利用北宋刊行的医学经典著作，对药物应用进行理论上的探讨，通过药性理论的归纳，执简驭繁，指导用药。在这一潮流的影响下，由金元迄明清，逐步对中药炮制的作用，进行理论上的归纳，对指导炮制品的临床用药，扩大炮制品种影响很大。

宋政府组织编著的大型方书《太平圣惠方》中，不仅在所收众方中具体记载了大量的炮制内容，还始载乳制法，而且在"论合和篇"中指出："炮炙失其体性，筛罗粗恶，分剂差殊，虽有疗疾之名，永无必愈之效，是以医者，必须殷勤注意。"强调了炮制与临床疗效的密切关系。

《太平惠民和剂局方》是宋代颁布的第一部国家制剂规范，书中对药物炮制十分重视，有专章讨论炮制，充分反映炮制与中药制剂的密切关系，并总结了一些药物的炮制作用，如"苍术米泔浸……不浸……但稍燥尔""蒲黄破血消肿即使，补血止血即炒用""当归补血使头……止疼破血使尾"等。

宋代临床医学的发展，极大地丰富了临床中药炮制学，如天南星、巴豆这样的毒性中药制成胆南星、巴豆霜而降低毒性，供内服治病的例子很多。在药物学方面，唐慎微所著《经史证类备急本草》一书，几乎囊括了宋以前主要本草的精华，是中国药学史上的第四次总结。宋以前的大量古本草、方书及丰富的炮制内容，如《雷公炮炙论》等，全赖此书以存其大概，得以流传。

元代张元素在《珍珠囊》一书中，认为黄芩、黄连、黄柏、知母等苦寒药可用酒炒，借酒力升腾以作用于头面及手梢皮肤，并认为药物"大凡生升熟降"。元代王好古在《汤液本草》一书中，引述李东垣的《用药法象》的论述，初步总结了"生泻熟补"的认识，并归纳出"去湿以生姜""去膈上痰以蜜"等认识。

元代葛可久在《十药神书》中，通过对中药制炭品的应用，总结提出了炭药止血理论，指出："大抵血热则行，血冷则凝……见黑则止。"对后世中药制炭应用于止血影响很大。

明代陈嘉谟在《本草蒙筌》"制造资水火"一节中概括指出："匪故巧弄，各有意存。酒制升提，姜制发散，入盐走肾脏，仍仗软坚，用醋注肝经且资住痛，童便制除劣性降下，米泔制去燥性和中，乳制滋润回枯助生阴血，蜜制甘缓难化增益元阳，陈壁土制窃真气骤补中焦，麦麸皮制抑酷性勿伤上膈，乌豆汤、甘草汤渍曝并解毒致令平和，羊酥油、猪脂油涂烧，咸渗骨容易脆断，有剜去瓤免胀，有抽去心除烦。"这些总结虽有一定的局限性，但简洁易诵，概括了炮制的一些主要作用，在中医药界广为流传，颇具影响。

李中梓撰《本草通玄》对炮制的操作注意事项、辅料制的目的、净选的目的，如《本草蒙筌》一样作了精辟概括，指出："制药贵得中，不及则无功，太过则伤性。煅则通红，炮则烟起，炒则黄而不焦，烘则燥而不黄。酒制升提，盐制润下，姜取温散，醋取收敛，便制减其温，蜜制润其燥，壁土取其归中，麦麸资其谷气，酥炙者易脆，去穣者宽中，抽心者除烦。"

明代李梴在《医学入门》中，把一些药物的炮制作用总结："芫花本利水，无醋不能通。""诸石火煅红，入醋能为末。""凡药入肺蜜制，入脾姜制，入肾用盐，入肝用醋，入心用童便；凡药用火炮、汤泡、煨炒者去其毒也。"

明代李时珍的《本草纲目》集16世纪以前药物学之大成，是中国药学史上的第五次总结。该书收载药物1892种，其中330种载有"修治"一项，既收列前人记载，又介绍当时的炮制经验，并提出自己的看法，其内容比已有的炮制专书更为丰富。其"附方"项下，则载有药物不同炮制品的临证应用，至今仍为中药炮制研究的重要资料，如"五味子入补用熟，入咳用生"；黄连"治本脏之火则生用之，治肝胆之实火则以猪胆汁浸炒，治肝胆之虚火则以醋浸炒，治上焦之火则以酒炒，治中焦之火则以姜汁炒，治气分湿热之火则以茱萸汤浸炒，治血分块中伏火则以干漆末调水炒，治食积之火则以黄土研细调水和炒，诸法不独为之引导，盖辛热能制其苦寒，咸寒能制其燥性，在用者详酌之"。

缪希雍撰《炮炙大法》是继《雷公炮炙论》之后第二部炮制专著，收载了439种药物的炮制方法，用简明的笔法叙述各药出处、采集时间、优劣鉴别、炮制辅料、操作程序及药物贮藏，大部分内容能反映当时社会生产实际，在前人的基础上有所发展，正如作者所说的"自为阐发，以益前人所未逮"，并将前人的炮制方法归纳总结命名为"雷公炮炙十七法"。

明代傅仁宇在其眼科专著《审视瑶函》中，对药物的生熟异治论述颇详，指出："药之生熟，补泻在焉，利害存焉。盖生者性悍而味重，其功也急，其性也刚，主乎泻；熟者性淳而味轻，其功也缓，其性也柔，主乎补。如补药之用制熟者，欲得其醇厚，所以成其资助之功；泻药制熟者，欲去其悍烈，所以成其攻伐之力。用生用熟，各有其益，实取其补泻得中，毋损正气耳。"

清代有关中药炮制的方法、理论基本是沿用明代，并略有补充，如张仲岩的《修事指南》在《本草蒙筌》所载炮制理论的基础上新增"吴茱萸制抑苦寒而扶胃气，猪胆汁制泻胆火而达木郁，牛胆汁制去燥烈而清润……凡修事各有其故，因药殊制者，一定之方，因病殊治者，变化之用，又须择地择人敬慎其事"等内容。

清代还受前代炮制理论的影响，把一些炮制原则推广到其他药材，使清代炮制品种大为增加，尤以用多种辅料复制的品种为甚。

四、现代

中华人民共和国成立以后，中药炮制在继承方面，各地对散在本地区的具有悠久历史的炮制经验进行了整理，并在此基础上制定出版了各省市中药炮制规范，同时，《中国药典》中也收载了炮制内容，制定了"中药炮制通则"。并相继出版发表了一些炮制专著论文，将散在民间和历代医籍中的炮制方法及地方炮制方法进行系统的整理，形成了较为完整的文献资料。在研究方面，中药炮制研究被列入国家"七五""八五""九五""十五"科技攻关项目，先后完成了何首乌、白芍、草乌、半夏、川芎、巴戟天、千金子、大戟等100余种中药饮片炮制工艺和质量控制方法的研究，采用现代科学技术就其炮制沿革、炮制工艺筛选优化、饮片质量标准制定、炮制基本原理等方面作了系统的多学科的综合性研究，取得相应科研成果。而饮片企业实施GMP认证，要求饮片固定包装，饮片生产机械化等标志着中药炮制生产的逐步现代化。

目前，全国各中医药院校的中药专业都设有中药炮制课程，并被列为专业课之一。在教学实践中，结合地区特点编写了教材，经过试用与修订，不断充实、提高，于1979年首次编写出全国高等医药院校《中药炮制学》统一试用教材，在此基础上，1985年出版了第二版教材，1996年出版了第三版规划教材，2003年出版了新世纪全国高等中医药院校规划教材《中药炮制学》，目前已有多部《中药炮制学》教材用于中药学及相关专业的教学，为继承和发扬中药炮制学奠定了良好的基础。

全国各地市县均建立有中医院，并配备"炮制室"，满足中医临床用药的需要。富有临床经验的中医医生一方面正确应用炮制品，提高了临床疗效；另一方面对炮制品的临床疗效进行对比研究，验证了炮制对保证和提高中医临床安全有效的作用，证明了中药经过炮制以后确实降低了毒性，增强了治疗效果。

由于近代学科划分日趋精细，中医中药人才培养从师徒相传到院校培养，发生了根本的变化。但从中医院校建立之始中医专业学生就没有安排开设中药炮制学的学习，仅在第一学年的《中药学》介绍部分药物炮制品的应用，由于每门课的课时有限，因此在中药学的讲授中不可能对中药炮制的理论方法和重点药物详细讲解，故学生印象不深，达不到系统掌握之目的。毕业后在实际工作中往往不能熟练运用炮制这门学科为临床服务，不了解处方应付的一般规定，甚至不能恰当运用炮制品，更不能主动进行中药炮制的研究，逐步造成了"医不知药情，药不知医用"的现状，中药临床效果得不到保证，临床中毒报道时有发生。同时还间接造成目前临床炮制品用量减少，质量下降。这种状况受到了国内许多中医药专家的重视，呼吁改变目前中医专业人才培养的课程设置，增加中药炮制等相关课程的学习。2007 年《临床中药炮制学》教材的出版，满足了各地中医药院校给中医相关专业的学生开设临床中药炮制学课程的需要，收到很好的效果。但十年之中，随着中药炮制技术的快速发展，中药饮片炮制作用机制研究不断深入，中药饮片生产管理逐步规范，中医临床应用饮片的特色需要进一步突出。

目前，《中华人民共和国中医药法》已由中华人民共和国第十二届全国人民代表大会常务委员会第二十五次会议于 2016 年 12 月 25 日通过，自 2017 年 7 月 1 日起施行。第二十七条载："国家保护中药饮片传统炮制技术和工艺，支持应用传统工艺炮制中药饮片，鼓励运用现代科学技术开展中药饮片炮制技术研究。"第二十八条载："对市场上没有供应的中药饮片，医疗机构可以根据本医疗机构医师处方的需要，在本医疗机构内炮制、使用。医疗机构应当遵守中药饮片炮制的有关规定，对其炮制的中药饮片的质量负责，保证药品安全。医疗机构炮制中药饮片，应当向所在地设区的市级人民政府药品监督管理部门备案。根据临床用药需要，医疗机构可以凭本医疗机构医师的处方对中药饮片进行再加工。"从法律上规定了中药饮片在中医临床的地位。因此要求中医各专业学生和中医临床医生应进一步学习中药炮制的基本知识，了解中药生熟饮片的药性变化，熟悉中药饮片炮制和应用，以突出中医用药的优势和特色，提高和保证中医临床疗效。

第二章

中药炮制辅料和方法分类

中药炮制的历史悠久，文献记载和生产实践中应用的辅料和方法众多。如何准确把这些方法分门别类，便于教学、研究和指导生产，成为中药炮制学研究的内容之一。本章对中药炮制常用辅料的来源、制备方法、药性、辅料与药物炮制后对药物的影响进行介绍，对古今的加辅料炮制方法和分类进行了归纳，对中药饮片的生产和管理法规进行了综述。

第一节　中药炮制常用辅料

炮制辅料是指炮制过程中添加的具有辅助主药达到炮制目的的附加物料，炮制辅料对主药可起到增强疗效，或降低毒性，或减轻副作用，或影响主药的理化性质等作用。中药炮制中常用的辅料种类较多，一般可分为液体辅料和固体辅料两大类。

一、液体辅料

1.酒　传统名称有：酿、盎、醇、醴、醅、醑、醍、清酒、美酒、粳酒、有灰酒、无灰酒等。当前，用以制备中药的有黄酒、白酒两大类。

黄酒为米、麦、黍等用曲酿制而成，含乙醇15%～20%，尚含糖类、酯类、氨基酸、矿物质等。一般为棕黄色透明液体，气味醇香特异。白酒为米、麦、黍、薯类、高粱等用曲酿制并经蒸馏而成，含乙醇50%～60%，尚含有机酸类、酯类、醛类等成分，一般为无色澄明液体，气味醇香特异，且有较强的刺激性。酒中含有乙醇，中药中含有的生物碱及盐类、皂苷类、鞣质、有机酸、挥发油、树脂、糖类及部分色素（叶绿素、叶黄素）等成分皆易溶于酒中；酒还能提高中药中某些无机成分的溶解度，如酒可以与植物体内的一些无机成分（$MgCl_2$、$CaCl_2$ 等）形成结晶状的分子化合物，称为结晶醇（$MgCl_2 \cdot 6CH_3OH$、$CaCl_2 \cdot 4C_2H_5OH$），结晶醇易溶于水，故可提高其成分的溶解度；动物的腥膻气味为三甲胺、氨基戊醛类等成分，酒制时此类成分可随酒挥发而除去；酒中含有酯类等醇香物质，可以矫味矫臭。

酒味甘、辛，性大热。能活血通络，祛风散寒，散结消瘀，行药势，助药力，矫味矫臭。常用酒作为辅料的炮制方法有炙、蒸、煮、浸等。浸制中药多用白酒，炙法中炮制中药用黄酒。中药经酒制后，缓和中药苦寒之性，升提药力，引药上行，增强疗效。常用酒制的中药有黄芩、黄连、大黄、白芍、续断、当归、白花蛇、乌梢蛇等。

2.醋　古称酢、醯、苦酒，习称米醋。古代传统的酒多为甜酒、浊酒，由于含醇浓度低，易酸败成醋，具有苦味，故醋又称苦酒。醋有米醋、麦醋、曲醋、化学醋等多种，《本草纲目》指出，制药用醋"惟米醋二三年者入药"。中药炮制用醋为食用醋（米醋或其他发酵醋），化学合成品（醋精）不应用于中药炮制。醋长时间存放者，称为"陈醋"，陈醋用于中药炮制更佳。

醋是以米、麦、高粱以及酒精等酿制而成，含醋酸4%～6%，尚有维生素类、高级醇类、有机酸类、醛类、还原糖类、灰分等。醋具有酸性，能与中药中所含的游离生物碱类成分结合成盐，从而增加其溶解度而易煎出有效成分，提高疗效；醋能使中药（大戟、芫花等）毒性降低而有解毒作用；醋能和具腥膻气味的三甲胺类成分结合成盐而去腥臭气，故可除去动物中药的腥臭气味；醋还具有杀菌防腐作用。

醋味酸、苦，性温。能理气、止血、行水、消肿、解毒、散瘀止痛、矫味矫臭。常用醋作为辅料的炮制方法有炙、蒸、煮等，中药经醋制后，引药入肝，增强止痛作用，缓和药性，降低毒性。常用醋制的中药有延胡索、甘遂、商陆、大戟、芫花、莪术、香附、柴胡等。

3. 蜂蜜　为蜜蜂采集花粉酿制而成，品种比较复杂，以紫云英蜜、枣花蜜、荔枝蜜等质量为佳，荞麦蜜色深有异臭质量差。蜂蜜因蜂种、蜜源、环境等不同，其化学组成差异较大。主要成分为果糖、葡萄糖，两者约占蜂蜜的70%，另外含少量蔗糖、麦芽糖、矿物质、蜡质、含氧化合物、酶类、氨基酸、维生素等物质。中药炮制常用的是炼蜜，即熟蜜，是将生蜜加适量水煮沸，滤过，去沫及杂质，稍浓缩而成。

蜂蜜生则性凉，故能清热；熟则性温，故能补中；甘而平和，故能解毒；柔而濡泽，故能润燥；缓可去急，故能止痛；气味香甜，故能矫味矫臭；不冷不燥，得中和之气，故十二脏腑之病，无不宜之，因而认为蜂蜜有调和药性的作用。常用蜂蜜作为辅料的炮制方法有炙、拌蒸、浸等，用熟蜜炮制中药，能起协同作用，增强中药疗效或起到解毒、缓和药性、矫味矫臭等作用。常用蜜制的中药有甘草、麻黄、紫菀、百部、马兜铃、白前、枇杷叶、款冬花、百合、桂枝等。

4. 食盐水　主含氯化钠，尚含少量的氯化镁、硫酸镁、硫酸钙等。炮制盐炙法常用食盐水，为食盐的结晶体加适量水溶化，经过滤而得的澄明液体。

食盐味咸，性寒。能强筋骨，软坚散结，清热，凉血，解毒，防腐，矫味。中药经食盐水制后，能改变其药性，增强中药的作用。常用盐作为辅料的炮制方法有炙、盐水拌蒸、盐粒拌炒等。常用食盐炮制的中药有牛膝、杜仲、巴戟天、小茴香、橘核、车前子、砂仁、菟丝子等。

5. 生姜汁　为鲜生姜经捣碎取汁；或用干姜，加适量水共煎去渣而得的黄白色液体。姜汁有香气，其主要成分为挥发油、姜辣素（姜烯酮、姜酮、姜萜酮混合物），另外尚含有多种氨基酸、淀粉及树脂状物。炮制辅料姜汁，以生姜汁为宜。

生姜味辛，性温。能发表，散寒，温中，止呕，开痰，解毒。中药经姜汁制后能抑制其寒性，增强疗效，降低毒性。常用姜作为辅料的炮制方法有炙法、煮法、复制法等。常用姜炮制的中药有厚朴、竹茹、草果、半夏、黄连等。

6. 甘草汁　为甘草饮片水煎去渣而得的黄棕色至深棕色的液体。甘草主要成分为甘草甜素及甘草苷、还原糖、淀粉及胶类物质等。

甘草味甘，性平。能补脾益气，清热解毒，祛痰止咳，缓急止痛。中药经甘草汁制后能缓和药性，降低毒性。甘草中含有的甘草苷是表面活性剂，能增加其他不溶于水物质的溶解度。中医处方中常用甘草为药引，调和诸药，在炮制和煎煮过程中亦起到增溶的作用。常用甘草汁作为辅料的炮制方法有煮法、炙法。常用甘草制的中药有远志、半夏、吴茱萸等。

7. 黑豆汁　为大豆的黑色种子，加适量水煮熬去渣而得的黑色混浊液体。黑豆含蛋白质、脂肪、维生素、色素、淀粉等物质。

黑豆味甘，性平。能活血，利水，祛风，解毒，滋补肝肾。中药经黑豆汁制后能增强中药的疗效，降低中药毒副作用等。常用黑豆汁制的中药有何首乌等。

8. 米泔水　为淘米时第二次滤出之灰白色混浊液体，其中含少量淀粉和维生素等。因易酸败发酵，应临用时收集。目前因米泔水不易收集，大生产也有用 2kg 米粉加水 100kg，充分搅拌代替米泔水用。

米泔水味甘，性凉，无毒。能益气，除烦，止渴，解毒。米泔水对油脂有吸附作用，常用来炮制含油质较多的中药，以除去部分油质，降低中药辛辣之性，增强补脾和中的作用。常用米泔水制的中药有苍术、白术等。

9. 胆汁　为牛、猪、羊的新鲜胆汁，呈绿褐色、微透明的液体，略有黏性，有特异腥臭气，主要成分为胆酸钠、胆色素、黏蛋白、脂类及无机盐类等。

胆汁味苦，性大寒。能清肝明目，利胆通肠，解毒消肿，润燥。与中药共制后，能降低中药的毒性或燥性，增强其疗效，主要用于制备胆南星。

10. 麻油　为胡麻科植物脂麻的干燥成熟种子，经冷压或热压所得的油脂，主要成分为亚油酸甘油酯、芝麻素等。

麻油味甘，性微寒。能清热，润燥，生肌。因沸点较高，常用以炮制质地坚硬或有毒中药，使之酥脆，降低毒性。常用麻油制的中药有马钱子、地龙、豹骨等。

其他的液体辅料还有吴茱萸汁、萝卜汁、羊脂油、鳖血、石灰水等。一般根据临床需要而选用。

二、固体辅料

1. 稻米　为禾本科植物稻的种仁。中药炮制多选用粳米或糯米。主要成分为淀粉、蛋白质、脂肪、矿物质等，尚含少量的 B 族维生素、多种有机酸及糖类。

稻米味甘，性平。能补中益气，健脾和胃，除烦止渴，止泻痢。与中药共制，可增强中药疗效，降低刺激性和毒性。常用米制的中药有党参、斑蝥、红娘子等。

2. 麦麸　为小麦的种皮，呈褐黄色。主含淀粉、蛋白质及维生素等。

麦麸味甘、淡，性平。能和中益脾。麦麸还能吸附油质，亦可作为煨制的辅料。与中药共制能缓和中药的燥性，增强疗效，除去中药不快之气味，使中药色泽均匀一致。常用麦麸制的中药有枳壳、枳实、僵蚕、苍术、白术、肉豆蔻、木香等。

3. 白矾　又称明矾，为三方晶系明矾矿石经提炼而成的不规则的块状结晶体，无色、透明或半透明，有玻璃样色泽，质硬脆易碎，味微酸而涩，易溶于水，主要成分为含水硫酸铝钾〔$KAl(SO_4)_2 \cdot 12H_2O$〕。

白矾味酸，性寒。能解毒，祛痰杀虫，收敛燥湿，防腐。与中药共制后，可防腐，降低其毒性，增强其疗效。常用白矾制的中药有半夏、天南星、白附子等。

4. 豆腐　为大豆种子粉碎后经特殊加工制成的乳白色固体，主含蛋白质、维生素、淀粉等。

豆腐味甘，性凉。能益气和中，生津润燥，清热解毒。豆腐具有较强的沉淀与吸附作用，与中药共制后可降低中药毒性，去除污物。常用豆腐制的中药有藤黄、珍珠（花珠）、硫黄等。

5. 土　中药炮制常用的是灶心土（伏龙肝），也可用黄土、赤石脂等。灶心土呈焦土状、黑褐色，有烟熏气味。主含硅酸盐、钙盐及多种碱性氧化物。

灶心土味辛，性温。能温中和胃，止血，止呕，涩肠止泻。与中药共制后可降低中药的刺激性，增强中药疗效。常用土制的中药有白术、当归、山药。

6. 蛤粉　为帘蛤科动物文蛤、青蛤等的贝壳，经煅制粉碎后的灰白色粉末。主要成分为氧化钙等。

蛤粉味咸，性寒。能清热，利湿，化痰，软坚。与中药共制可除去中药的腥味，增强疗效。主要用于烫制阿胶。

7.滑石粉　为单斜晶系鳞片状或斜方柱状的硅酸盐类矿物滑石，经精选净化、粉碎、干燥而制得的细粉。本品为白色或类白色、细微、无砂性的粉末，手摸有滑腻感。

滑石粉味甘，性寒。能利尿，清热，解暑。中药炮制常用滑石粉作为中间传热体拌炒中药，可使中药受热均匀。常用滑石粉烫炒的中药有刺猬皮、鱼鳔等。

8.河砂　筛取粒度均匀适中的河砂，淘净泥土，除尽杂质，晒干备用。

中药炮制常用河砂作为中间传热体拌炒中药，主要取其温度高，传热快的作用特点，可使坚硬的中药受热均匀，经砂炒后中药质地变松脆，以便粉碎和利于煎出有效成分。另外砂烫炒还可以破坏中药毒性成分，易于除去非药用部位。常用砂烫炒的中药有穿山甲、骨碎补、狗脊、龟甲、鳖甲、马钱子等。

其他固体辅料还有朱砂、面粉、吸油纸等，可根据中药的特殊性质和用药要求而选用。

第二节　中药炮制方法及分类

中药炮制技术是传统中药制药技术，历史悠久，方法繁多，随着生产技术的发展，不同历史阶段炮制方法不同。了解中药饮片生产中使用的炮制方法并按照饮片生产过程的特点进行分类，以便掌握炮制技术，了解炮制过程对药性的影响。

一、炮制方法

1.净制　去除中药材或饮片中杂质的一类方法，包括使用挑选、筛选、风选、水选、剪、切、刮、削、剔除、酶法、剥离、挤压、燀、刷、擦、火燎、烫、撞、碾串等方法，使中药达到净度要求。药材在切制、炮炙或调配制剂时，均应使用净中药材。

2.切制　将药材切制成片、丝、段、块等规格的一类方法，便于中药的后期应用。药材可以鲜切、干切、软化处理后切制，有不宜切制者，一般应捣碎或碾碎使用。

3.火制　以加热为主的炮制方法，包括烘、焙、煨、炒、煅、炼、烫、烧、烤、燎、干馏等。中药经过火制可以达到影响中药的药性、改变中药的质地等方面的目的。

4.加辅料制　分为加固体辅料和液体辅料两大类。加固体辅料主要用于炒、烫、煨、煮等法，包括米炒、麸炒（煨）、土炒、砂炒（烫）、蛤粉炒（烫）、滑石粉炒（烫、煨）、盐炒、豆腐煮（蒸）、白矾煮、生姜煮、面粉煨、纸煨等；加液体辅料主要用于炙、蒸、煮、炖等法，包括酒制（炙、蒸、煮）、醋制（炙、蒸、煮）、盐制（炙、浸、蒸、煮）、蜜制（炙、蒸）、姜汁制（炙、煮）、油制（炙、酥）、甘草汁煮、黑豆汁煮等。固体辅料主要起到加热介质的作用，液体辅料起到了一定的协同疗效的作用。

5.其他制法　不能被上述四种炮制方法包含的，如去油制霜、水飞、提净、发芽、发酵等。

二、中药炮制方法分类

1.雷公炮制十七法　明代缪希雍在《炮炙大法》卷首把当时的中药炮制方法进行了归纳，云："按雷公炮炙法有十七：曰炮、曰爁、曰煿、曰炙、曰煨、曰炒、曰煅、曰炼、曰制、曰度、曰飞、曰伏、曰镑、曰搬、曰曬、曰曝、曰露是也，用者宜如法，各尽其宜。"这就是后世所说的"雷公炮炙十七法"。上述十七法因历史的变迁，其内涵有的较难准确表达，但却可窥见明代以前中药炮制的大概状况。随着中医药的发展，中药炮制方法不断增多并日趋完善，已远远超出了十七法的范围，但是对其中药炮制的基本操作至今仍有一定的影响。

2. 本草学的分类方法　中药炮制起源于中药的发现和应用，是由中医中药人员在长期的临床实践中共同建立发展起来的，在相当长的时间内，中药炮制方法都是在本草学的分类方法下进行介绍。

《雷公炮炙论》按照《神农本草经》的分类方法，将中药分为上、中、下三品，将炮制方法散列于各药之后，无炮制规律可循。明代《炮炙大法》，与《本草纲目》相类似，依据中药来源属性的水、火、金、石、草、木、果等分类，仍局限于本草学的范畴。

近代的全国中药炮制规范及各省市制订的炮制规范，大多以药用部位的来源进行分类介绍各种中药，即根及根茎类、果实类、种子类、全草类、叶类、花类、皮类、藤木类、动物类、矿物类等，在各种中药项下再分述各种炮制方法。此种分类方法便于具体中药的查阅，但体现不出中药炮制工艺的系统性。

在叙述中药炮制品临床作用的一些专著中，多是根据中药功效划分章节，以便于中医临床医生学习和查找，各种中药炮制方法分述在中药项下，也不能体现中药炮制工艺的系统性。此种分类方法基本能反映出炮制的特色，但对中药饮片切制及切制前的洁净等未能包括其中。

3. 三类分类法

（1）古代三类分类法　明代陈嘉谟在《本草蒙筌》中总结提出："凡药制造……火制四：有煅、有炮、有炙、有炒之不同；水制三：或渍、或泡、或洗之弗等；水火共制造者：若蒸、若煮而有二焉，余外制虽多端，总不离此二者。"即以火制、水制，水火共制三大类方法对中药炮制进行分类，此为中药炮制技术分类的开端。

（2）现代三类分类法　《中国药典》"炮制通则"中多采用净制、切制和炮炙划分中药炮制方法的分类，各类项下有更具体的分类方法，该分类方法也称为药典三类分类法，其优点是系统便于掌握，但中药炮炙类内容比较庞杂，有的炮制方法放在此类不够准确。

自 2010 年版起，《中国药典》将炮制方法分为净制、切制、炮炙和其他四大类。另有人针对三类分类法的不足，总结归纳了五类、六类分类法。五类分类法包括修制、水制、火制、水火共制及其他制法。六类分类法又增加了切制。四类、五类及六类分类方法对炮制方法的概括较为全面。

4. 工艺与辅料相结合分类法　工艺与辅料相结合的分类方法是在三类、五类分类法的基础上发展起来的。它既继承了净制、切制和炮炙的基本内容，又对庞杂的炮炙内容，进一步分门别类。其一是突出辅料对中药所起的作用，以辅料为纲，以工艺为目的分类法，如分为酒制法、醋制法、蜜制法、盐制法、姜制法、药汁制法等，在酒制法中再分为酒炙、酒蒸、酒煮、酒炖等，此种分类法在工艺操作上会有一定的重复。其二是突出炮制工艺的作用，以工艺为纲，以辅料为目的分类法。如分为炒、炙、煅、蒸、煮、婵等，在炙法中再分为酒炙法、醋炙法、姜炙法、蜜炙法等。这种分类方法较好地体现了中药炮制工艺的系统性和条理性，它吸收了工艺分类法和辅料分类的优点，既能体现整个炮制工艺程序和特点，又便于叙述辅料对中药所起的作用，多为教材所采用。

第三节　中药饮片生产与管理

中药饮片生产源远流长，早在东汉时期，葛玄（葛洪的祖先）就对药性、疗效、鉴别、加工炮制等积累了较多的经验，为中药材加工炮制作出了贡献。在宋代，中成药已被广泛应用，中药饮片的生产也逐步向手工业发展。清代，出现了药行、药号、药庄、药店等"前店后厂"的经营模式，出现了作坊式的生产方式。新中国成立后，随着经济的发展和专业的中药饮片生产设备的产生，生产中药饮片的工厂逐步发展起来，走向了机械化，提高了生产效率。中药饮片的管理应依据有关的中药炮制法规。

一、中药饮片生产

目前，中药饮片企业是生产销售中药饮片的主要渠道，涉及中药饮片生产的全过程，产品种类多；中成药企业炮制车间生产品种相对单一，工艺较为固定；中医院药房和药店以临方炮制为主，三者生产中药饮片目的和主流品种各不相同。

1. 中药饮片企业生产　中药饮片主要是在具有生产许可并且取得饮片药品生产质量管理规范（GMP）认证的企业生产的。根据 GMP 的要求，中药饮片生产企业的厂房建在周围环境整洁、空气清洁的场所。厂房按净制、软化、切制、炮炙（炒、炙、煅、蒸煮等）干燥、过筛、灭菌、包装、仓储等工艺流程进行布局，原药仓库靠近净选车间，饮片仓库、包装仓库靠近包装车间，以缩短物料、中间产品、成品在生产过程中的运输距离，提高工作效率。毒性中药材生产设单独生产线，按工艺流程进行布局，严格与其他中药饮片的生产隔离。直接口服中药饮片的粉碎、过筛、内包装等在洁净厂房内生产。生产饮片的设备根据中药材、中药饮片的不同特性及炮制工艺的需要，选用能满足炮制工艺参数要求的自动化、机械化的先进生产设备。

中药饮片的生产由专业人员负责，在生产过程中进行有效管理，可以防止差错，减少污染和混淆，生产出符合质量标准的产品。毒性、麻醉的中药材在专用生产设备上生产，与其他中药饮片的生产要有严格的隔离措施，防止中药材的交叉污染和混杂。直接口服中药饮片按照中成药口服制剂做微生物检查，其粉碎、过筛、内包装等工序在 30 万级的洁净区（室）内生产。在中药饮片的生产过程中，饮片的质量控制主要是通过对中药饮片生产过程的控制加以保障的，质量检验主要检查物料和生产的结果是否符合规定，质量管理主要检查中药饮片生产的全部过程是否符合规定。生产全过程中，质量检验和管理人员会对每种中药饮片从领料、配料、炮制、成品交接等全过程进行有效监控，以保证生产出优质的中药饮片。近年来，中药饮片生产企业正朝着炮制工艺规范化、设备自动化和连续化、生产管理信息化和饮片包装系列化的饮片生产现代化发展。

2. 中成药企业炮制车间生产　《中国药典》规定，中药制剂的原料必须是饮片，因此中成药生产企业的前处理车间，多包括炮制车间，须将中药材加工炮制为符合制剂原料规格要求的生熟饮片方能投料生产。如生产六味地黄丸，要将生地黄蒸炖为熟地黄，山萸肉炮制成酒萸肉等。

3. 医院、药店临方炮制　中药饮片的临方炮制，是指医师开具中药处方时，通过辨证施治，根据中药饮片的性能及患者病情治疗的需要，由药房调剂人员或炮制人员将中药饮片生品进行临时炮制，加工成临床所需要的饮片种类。目前中医院和中药店的中药饮片需要从具有相关资质的饮片经营企业或生产企业购进，中药饮片厂加工炮制的主要特点是生产规模大、同种中药饮片炮制品种单一。但由于临床所需的中药饮片炮制品种多，且部分炮制品用量小，生产企业对某些炮制品种无法供应，不能满足临床需要。故医院和药店要根据医师处方的要求，将中药饮片进行临方炮制。

炒法、炙法、拌法、碾捣、截切是临方炮制的常用方法。另外某些中药在购进时为便于鉴别，均以整个饮片购买，在使用过程中需要进行炮制加工后使用，例如中药蛤蚧，在购买时为干燥的全体，而实际使用时多为冲服，因此需要中药房的药师根据医生的用药需求，去鳞片及头足，用砂烫制后，粉碎成细粉供患者服用。有些中药为鲜品，用前需进行切割以方便使用，如鲜石斛，用前首先应去除杂质，然后截切成小段，另包，嘱咐患者洗净后分剂量煎服或泡服。医院药店开展临方炮制可以满足饮片加工企业不能供应的特殊饮片，满足中医临床用药的灵活变化，还可以发挥中医辨证施治的特色，提高中药临床疗效，增强了患者对医院的信任度，满意度。

二、中药饮片的管理

中药炮制法规是规范中药炮制加工生产过程及质量等相关内容的法律规定。2015 年修订后的《中华人民共和国药品管理法》，是目前药品生产、使用、检验的基本法律，其中第二章《药品生产企业管理》的第十条明确规定："中药饮片必须按照国家药品标准炮制；国家药品标准没有规定的，必须按照省、自治区、直辖市人民政府药品监督管理部门制定的炮制规范炮制。省、自治区、直辖市人民政府药品监督管理部门制定的炮制规范应报国务院药品监督管理部门备案。"这是中药饮片管理所必须遵守的法规。

1. 国家标准　《中国药典》自 1963 年版一部开始收载中药及中药炮制品，正文药材项下中有炮制专项，还有部分饮片单列，详细规定了饮片的制法，成品性状，用法、用量等，并设有"炮制通则"专篇，规定了各种炮制方法的含义、具有共性的操作方法及质量要求，是属国家级的质量标准。

2. 部颁标准　1994 年国家中医药管理局颁发关于"中药饮片质量标准通则（试行）"的通知，规定了饮片的净度、片型及粉碎粒度、水分标准；以及饮片色泽要求等，是属于部级的质量标准。

1988 年出版的《全国中药饮片炮制规范》由卫生部药政局委托中国中医研究院中药研究所牵头组织有关单位及人员编写而成，作为部级中药饮片炮制标准（暂行）。该书主要精选全国各省（市）、自治区现行实用的炮制品及其最合适的炮制工艺以及相适应的质量要求，尽力做到理论上有根据，实践上行得通，每一炮制品力求统一工艺。该书共收载常用中药 554 种，每味中药分 9 项内容记述。附录中收录有"中药炮制通则""全国中药炮制法概况表""中药炮制方法分类表"等。本规范既体现了全国统一制法，又照顾到地方特点。

3. 省级炮制规范　由于中药炮制具有较多的传统经验和地方特色，有些炮制工艺还不能全国统一，为了保留地方特色，各省（市）先后都制订了适合本地的质量标准，如中药饮片炮制规范，中药材质量标准等，但应与《中国药典》和《全国中药炮制规范》相一致，如有不同之处，应执行《中国药典》（2020 年版）和《全国中药炮制规范》等国家级及部级的有关规定。地方标准只有在国家与部级标准中没有收载的品种或项目的情况下，制定出适合本地的标准才有意义，一般应力求全国统一。

第三章
中药炮制的理论基础

中药炮制起源于中药的发现和应用，在中医临床需要与相应加工炮制技术的结合中发展和提高，是中医治疗体系中的一个关键环节。中药炮制理论是中医药学理论体系的重要组成部分，是古代医家在长期的用药实践中总结而成的，用以指导中药炮制的临床用药和加工炮制。中药炮制理论的产生是中药炮制学发展到一定程度的必然产物，对中药炮制学的发展起到了极大的支撑和推动作用，使中药炮制学科体系更加完整。

第一节　中药炮制传统制则和制法

中药炮制遵循中药七情合和的配伍理论，炮制方法和辅料，以达到符合临床用药需求的目的。依据寒者热之，热者寒之，虚则补之，实则泻之，恢复人体阴阳平衡的基本治则，达到缓和或转变性能之目的。清代徐大椿《医学源流制药论》记载："凡物气厚力大者，无有不偏，偏则有利，必有害，欲取其利，而去其害，则用法以制之，则药性之偏者醇矣。其制之义又有不同，或以相反为制，或以相资为制，或以相恶为制，或相畏为制，或以相喜为制。即制法又复不同，或制其形，或制其性，或制其味，或制其质，此皆巧于用药之法也。"对中药炮制原则与制法作了概括。同时指出："古方制药之多，其立义之法，配合气性，如桂枝汤中用白芍，亦即有相制之理，故不必每药制之也。若后世好奇眩异之人，必求贵重怪癖之物，其制法大费工本，以神其说，此乃好奇倘异之人，造作以欺诳富贵之人，不足凭也，惟平和而有理者可从耳。"其提示古今炮制也有不尽合理之处，应搞清源流，去伪存真，继承不泥古，发展不离宗。

一、中药炮制制则

1. 相反为制　是指用药性相反的辅料或某种炮制方法达到制约中药的偏性或改变药性。如用辛热升提的酒炮制苦寒沉降的大黄，使其药性转降为升。用辛热的吴茱萸炮制苦寒的黄连，可杀其大寒之性。用咸寒润燥的盐水炮制益智仁，可缓和其温燥之性。苦寒的生地黄蒸后变为甘温的熟地黄。

2. 相资为制　是指用药性相似的辅料或某种炮制方法达到增强药效。资，有资助之意。如用咸寒的盐水炮制苦寒的知母、黄柏，可增强滋阴降火作用。酒炙仙茅、阳起石，可增强温肾助阳作用。蜜炙百合可增强其润肺止咳的功效。蜜炙甘草可增强补中益气作用。

3. 相畏为制　是指利用某种辅料达到炮制，以制约中药的毒副作用。如生姜能杀半夏、南星毒（即半夏、南星畏生姜），故用生姜炮制半夏、南星。另外一些辅料，古代医药著作在论述配伍问题时虽未言及，但在炮制有毒中药时常用到这些辅料，因此，也应列为"相畏为制"的内容。如用白矾、石灰、皂荚制半夏、南星；蜂蜜、童便、黑大豆制川乌；豆腐、甘草制马钱子等。

4. 相恶为制 是中药配伍中"相恶"内容在炮制中的延伸应用。"相恶"本指两种中药合用，一种中药能使另一种中药作用降低或功效丧失，一般属于配伍禁忌。但据此理论，炮制时可利用某种辅料或某种方法来减弱中药的烈性（即某种作用减弱，使之趋于平和），以免损伤正气。如麸炒枳实可缓和其破气作用；米泔水制苍术，可缓和苍术的燥性。辛香中药加热可减弱辛散之性，如煨木香无走散之性，唯觉香燥而守，能实大肠，止泻痢。醋制减低商陆、甘遂等中药峻下逐水的作用，免伤正气。

5. 相喜为制 是指用某种辅料或中药来炮制，以改善中药的形色气味，提高患者的信任感和接受度，利于服用，发挥药效，增加商品价值。如乌贼骨、僵蚕、乳香、没药或其他有特殊不良气味的药物，往往为患者所厌恶，服后有恶心、呕吐、心烦等不良反应，用醋炙、酒制、漂洗、麸炒、炒黄等方法炮制，能起到矫臭矫味的效果，利于患者服用。

二、中药炮制制法

1. 制其形 是指改变中药的外观形态和分开药用部位。"形"，指形状、部位。中药因形态体积各异，不利于配方和煎熬，所以，在配方前都要加工成饮片，煎煮时才能达到"药力共出"的要求。常常通过碾、捣或切片等处理方法来达到目的。不同药用部位功效有异，需分开入药。《本草蒙筌》云："根梢各治，尤勿混淆。"如当归、甘草就分头、身、梢入药。

2. 制其性 是指通过炮制纠正或改变中药的性能。抑制过偏之性，免伤正气；改变中药寒、热、温、凉或升、降、浮、沉的性质；通过炮制增加中药的香气，以达启脾开胃的作用，满足临床灵活用药的要求。

3. 制其味 是指通过炮制，调整中药的五味或矫正劣味。根据临床用药要求，用不同的方法炮制，特别是用辅料炮制，能改变中药固有的味，使某些味得以增强或减弱，达到"制其太过，扶其不足"之目的。如生山楂过酸，炒焦后可纠正其过酸之味。僵蚕、紫河车等除其腥臭，以利服用。

4. 制其质 即通过炮制，改变中药的性质或质地。改变中药质地，有利于最大限度发挥中药疗效。如穿山甲砂炒至酥泡，龟甲、鳖甲砂炒至酥脆，矿物药煅或淬等，均有利于煎出有效成分或易于粉碎。改变中药性质的内容较广，包括改变药性和功能。如毒剧药多以蒸、煮等法加热透心而有余味。中药煨或制霜，既要求保留原有性质，又能纠正偏性。加入其他药共制，或发酵，或复制等，都是在无损或少损固有药效的前提下，增加新的作用，扩大治疗范围或抑制其偏性，更好地适应临床用药的需要。

第二节　中药炮制生熟理论

中药炮制的生熟理论是总结中药生熟饮片性能变化，功效异同，并用于指导炮制生产和临床应用的理论。生即生品，是指仅经过净选或切制的中药饮片。除毒剧药物以外，还常与药材名相同，如酸枣仁、甘草、生天南星、厚朴等；熟即熟品，是指将生品通过加热、加辅料、制霜、水飞等方法进一步炮制过的中药饮片，常在药材名前冠以炮制方法或以脚注的形式说明，如炒酸枣仁、炙甘草、制天南星、厚朴姜制等。

一、生熟理论的提出和形成

中药生熟概念的提出始见于《神农本草经》，在"序例"中就有"药，有毒无毒，阴干暴干，采造时月，生熟，土地所生，真伪陈新，并各有法"的陈述。汉代名医张仲景在《金匮玉函经》卷一"证治总例"中也明确指出："凡草木有根茎枝叶、皮毛花实，诸石有软硬消走，诸虫有毛羽甲角、头尾骨足之属。有须烧炼炮炙，生熟有定。"总结出中药有生用、熟用之分。

唐代药王孙思邈所著《备急千金要方》与《千金翼方》，指出"生熟有定，一如后法"。元代张元素在《珍珠囊》中认为中药"大凡生升熟降"。元代王好古在《汤液本草》中引述李东垣的《用药法象》的论述，初步总结了"生泻熟补"的认识。明代傅仁宇在其眼科专著《审视瑶函》中，对中药的生熟异治论述颇详。中药生品饮片经加热、加入辅料等炮制成熟药饮片后，不但改变中药性能，增强中药疗效，扩大用药范围，降低中药毒性，消除或减轻副作用，确保用药安全，而且扩大了中医临床用药范围，增加了临床用药品种，逐步形成了中药炮制的生熟理论。

中药生熟异治或者生熟异效，是指仅经过净制或者切制的生品饮片和进一步加热、加辅料炮制后的熟品饮片治疗功效不同。如甘草生品长于泻火解毒，化痰止咳；多用于痰热咳嗽，咽喉肿痛，痈疽疮毒，食物中毒及中药中毒。蜜炙甘草以补脾和胃，益气复脉力胜；常用于脾胃虚弱，心气不足，脘腹疼痛，筋脉挛急，脉结代。

二、生熟理论的主要内容

1. 生泻熟补　一些中药生品寒凉清泻，通过炮制加热、加辅料成为熟品以后，能变寒为温，药性偏于甘温，作用偏于补益。如地黄鲜用味甘、苦，性寒，具有清热、生津、凉血、止血功效，用于热邪伤阴，舌绛烦渴，发斑发疹，吐衄等；产地加工干燥成为生地黄后，性味甘、寒，为清热凉血之品，具有清热凉血、养阴生津的功效，用于热病烦躁、发斑消渴、骨蒸劳热、吐血、衄血、尿血、崩漏；生地黄蒸制成熟地黄后，药性由寒转温，味由苦转甜，功能由清转补，具有滋阴补血、益精填髓的作用，用于肝肾阴虚，目昏耳鸣，腰膝酸软，消渴，遗精，崩漏，须发早白。又如何首乌生用能通便解疮毒，黑豆汁蒸炖炮制，则补肝肾，益精血，乌须发。若肝肾两虚患者用生首乌，非但不能补，反而会导致泻下，绝非疾病所宜。

2. 生峻熟缓　某些中药生品饮片药性峻烈，制成熟品饮片后作用可缓和。如大黄生品苦寒沉降，气味重浊，走而不守，直达下焦，泻下作用峻烈，具有攻积导滞、泻火解毒的功效；大黄酒炙后可明显缓和泄泻作用；大黄经长时间蒸炖炮制成为熟大黄后泻下作用、腹痛之副作用消失，并增强活血祛瘀之功。如峻泻寒积的巴豆，制霜后峻烈之性大减，可用于小儿痰食壅滞，疳积。如麻黄生者发汗作用峻猛，蜜炙后发汗作用缓和。

3. 生毒熟减　有些中药生品毒性或刺激性大，炮制后毒性降低或缓和。毒指对人体的伤害或刺激，历代医药学家在医药著作中记载有大毒、有毒、有小毒的中药。若大量长期服用容易出现中毒症状。生品毒性较大，临床使用不安全，多外用，若内服必须经加热等熟制减毒后再用。如苍耳子、苦杏仁，斑蝥、红娘子、青娘子、马钱子、乌头、肉豆蔻等，经炮制成熟品后均可减低毒性。

4. 生行熟止　有些中药生品行气散结，活血化瘀作用强，炮制成熟品饮片偏于收敛，止血、止泻。生行指能行、能散、能下，熟止指辛散、泻下作用降低，甚至产生收敛止泻的效果。如生麻黄能发散，即发汗解表，蜜炙麻黄通过加热，使具发汗作用的辛散成分（挥发油）散失，发散作用显著降低，而止咳平喘作用则增强。如木香生品行气，煨制后行气作用大减，而止泻作用大增，长于实肠止泻。如大黄生品泻下，减少其在肠中的停留时间，炒炭后其泻下作用几无，而具有止血、止泻作用。有些中药生品性滑，具活血化瘀作用，加热炮制成为炭药，性变收涩，具有收敛止血作用，如蒲黄等。

5. 生升熟降　中药升降浮沉与其生熟有一定的关系，并且受辅料的影响更明显。砂仁为行气开胃、化湿醒脾之品，主要作用于中焦，经咸寒的盐炙后，以下行温肾为主，治小便频数。莱菔子辛甘平（偏温），作用趋势主升浮，但因是种子类中药，质重沉，故应沉降，综合来看，能升能降。张锡纯认为莱菔子"其力能升能降，生用则升多于降，炒用则降多于升"，这种认识与实际情况基本一致。莱菔子生品以升为主，长于涌吐风痰，炒后以降为主，善于降气化痰、消食除胀，这与"生升熟降"的观点相吻合。

6. 生降熟升　辅料对中药升降浮沉的影响古今认识基本一致，通常是酒炒则升，姜汁炒则散，醋炒则收敛，盐水炒则下行等。如生黄柏苦寒沉降走下，为清下焦湿热之品，经辛热升散的酒制后则苦寒之性大减，借酒升腾之力，引药上行，善于清上焦头面之热。黄芩、大黄酒炒亦有类似作用。这与"生降熟升"的观点一致。李时珍在讨论人参的功效时说："人参生用气凉，熟用气温……人参气味俱薄，气之薄者，生降熟升；味之薄者，生升熟降。"明代《医学入门》云："凡病在头面及手梢皮肤者，须用酒炒，欲其上腾也。病在咽下脐上，须用酒浸洗。病在下者生用。欲升降皆行者，半生半熟。"其论述了辅料与中药升降浮沉的关系以及中药炮制生熟与升降的关系。

中药究竟是"生降熟升"还是"生升熟降"，不具有普通规律性，故不应偏执一面，生升熟降理论与中药气味的厚薄有关。一般来说，气厚味薄者，如砂仁、莱菔子是生升熟降；而味厚气薄者，如大黄、黄连、黄芩是生降熟升。总的原则应以炮制前后药性的变化为主要依据，并结合其他方面，具体中药具体分析。

除此之外，有的中药生品药性寒凉，加热、加辅料炮制后药性改变为温热，即"生凉熟温"，如地黄、何首乌等。

需要指出的是，同中药的其他传统理论一样，"生熟理论"主要是概括了中药炮制的多数常态，有些"变态"则难以概括其中，如"诸花皆升，旋覆独降"之类，因此"知常达变"也是学习领悟中药炮制理论。

第三节　中药炮制辅料作用理论

元代、明代是炮制历史上中药的炮制理论形成时期，不仅重视辅料炮制对中药形色气味的影响，还特别重视辅料对药性及临床应用的影响，创造中药炮制新方法、新理论，并用以指导中药炮制品的临床应用，形成了中药炮制学中最为重要的辅料作用理论。

元代张元素在《珍珠囊》一书中，认为黄芩、黄连、黄柏、知母等苦寒药可用酒炒，借酒力以上腾，作用于头面及手梢皮肤。

元代王好古在《汤液本草》一书中，归纳出"去湿以生姜""去膈上痰以蜜"等认识，对辅料炮制的作用提出了明确的看法。

明代陈嘉谟在《本草蒙筌》的"制造资水火"中进一步总结："酒制升提，姜制发散，入盐走肾脏仍仗软坚，用醋注肝经且资住痛，童便制除劣性降下，米泔制去燥性和中，乳制滋润回枯助生阴血，蜜制甘缓难化增益元阳，陈壁土制窃真气骤补中焦，麦麸皮制抑酷性勿伤上膈，乌豆汤、甘草汤渍曝并解毒致令平和，羊酥油、猪脂油涂烧，咸渗骨容易脆断。"其首次系统概括了辅料炮制药物的主要作用。

明代李梴在《医学入门》中，把一些中药的炮制作用总结为"芫花本利水，无醋不能通""蒲黄生通血，熟补血运通""诸石火煅红，用醋能为末""凡药入肺蜜制，入脾姜制，入肾用盐，入肝用醋，入心用童便；凡药用火炮、汤泡、煨炒者，制其毒也"。

明代李中梓撰《本草通玄》也有类似的论述："酒制升提，盐制润下，姜取温散，醋取收敛，便制减其温，蜜制润其燥，壁土取其归中，麦麸资其谷气，酥炙者易脆，去穰者宽中，抽心者除烦。"

明代李时珍《本草纲目》对中药不同炮制品的临证应用，强调用不同辅料炮制，如黄连"治本脏之火则生用之，治肝胆之实火则以猪胆汁浸炒，治肝胆之虚火则以醋浸炒，治上焦之火则以酒炒，治中焦之火则以姜汁炒，治气分湿热之火则以茱萸汤浸炒，治血分块中伏火则以干漆末调水炒，治食积之火则以黄土研细调水和炒。诸法不独为之引导，盖辛热能制其寒，咸寒能制其燥性，在用者详酌之"。

清代张仲岩在《修事指南》中又补充论述到"吴萸汁制抑苦寒而扶胃气，猪胆汁制泻胆火而达木郁，牛胆汁去燥烈而清润，秋石制抑阳养阴，枸杞汤制抑阴而养阳"。

第四节　中药炮制药性理论

中医对中药性的认识及使用，是以其性味（四气五味）、归经、升降浮沉、有毒无毒等归纳总结的，以区别中药的共性和个性。在长期的中临床实践应用过程中，逐步认识到炮制可以改变中药的性味、升降浮沉、归经、毒性等，从而总结出炮制对中药药性的影响规律，并作为炮制的基本理论，指导中药炮制品种的炮制生产和临床应用等。

一、炮制改变或调整中药性味

四气五味是中药的基本性能之一，是药性理论的核心与中药治病的根本依据，它是按照中医理论体系，把临床实践中所得到的经验进行系统的归纳，以说明各种中药的性能。性味与中药的升降浮沉和归经也有一定的相关性。性（气）和味是每个中药所固有的性质，并且各有所偏。中药的性和味是一个不可分割的整体，不同的性和味相配合，就造成了中药作用的差异，既能反映某些中药的共性，又能反映各自中药的个性。

炮制可以改变或调整中药的性味，从而达到中药防治作用的目的，主要有以下三种情况。

1. 纠正中药过偏之性味　在相反为制的原则下，通过加入辅料或者采取一定的炮制方法，纠正中药过偏之性，也称"反制"。如栀子苦寒之性甚强，经过辛温的姜汁制后，能降低其苦寒之性，即所谓"以热制寒"。若用咸寒的盐水炮制辛温的巴戟天、茴香等，可以缓和辛温之性，即所谓"以寒制热"。这也是中医治则理论"寒者热之，热者寒之"在中药炮制中的运用。

2. 增强中药不足之性味　属"从制法"即"相资为制"。一种情况是中药的药性本偏，但用于实证或重证仍嫌药力不足，通过炮制进一步增强其药力。如以苦寒的胆汁制黄连，更增强黄连苦寒之性，所谓寒者益寒，用于泻肝胆实火，以求速效。以辛热的酒制仙茅，更增强仙茅温肾壮阳作用，所谓热者益热，常用于命门火衰，阴寒偏盛的阴痿精冷，宫寒不孕或寒湿痹痛。另一种情况是中药的药性较缓和，临床嫌其药效不强，取效太慢，通过炮制增强其药性，从而增强中药的作用。如辛温的当归用辛热的酒制可增强辛散温通作用，常用于血瘀痛经或血瘀经闭以及跌损所致的瘀滞肿痛。这实际上是中药配伍七情中"相须"配伍的运用。

3. 改变药性，扩大中药用途　一种情况是同一来源和同一药用部位，经过炮制，可成为多种饮片规格，药性发生变化，适用于临床不同病症。另一种情况是中药性味发生根本性的转变，炮制前后功效也迥然不同。如天南星性本辛温，善于燥湿化痰，祛风止痉；加胆汁制成胆南星，则性味转为苦凉，具有清热化痰，息风定惊的功效。可见天南星不但性（气）向相反的方面转化，而且味也发生根本性的转变。

二、炮制改变或增强中药作用趋向

中药作用于机体的趋向即中药的升降浮沉，是中医临床用药应当遵循的规律之一。升降浮沉与性味厚薄有密切的关系。一般而言，性温热、味辛甘的中药，属阳，作用升浮；性寒凉、味酸苦咸的中药，属阴，作用沉降。升降浮沉还与气味厚薄有关。清代《本草备要》载："气厚味薄者浮而升，味厚气薄者沉而降，气味俱厚者能浮能沉，气味俱薄者可升可降。"另外，升降浮沉与中药的用部位、质地也有一定的联系。

中药经炮制后，由于性味和质地的变化，可以改变其作用趋向，尤其对具有双向性能的中药更明显。明代《本草纲目》云："升者引之以咸寒，则沉而直达下焦；沉者引之以酒，则浮而上至巅顶。"如黄柏原系清下焦湿热之药，经酒制后作用向上，兼能清上焦之热。黄芩酒炒可增强上行清头目之热的作用。加入辅料的炮制作用更加明显，通常酒炒性升，姜汁炒则散，醋炒能收敛，盐水炒则下行。如砂仁为行气开胃、化湿醒脾之品，作用于中焦，经盐炙后，可以下行温肾，治小便频数。中药大凡生升熟降，如莱菔子能升能降，生品以升为主，用于涌吐风痰；炒后则以降为主，长于降气化痰，消食除胀。由此表明，中药升降浮沉的性能并非固定不变，可以通过炮制改变其作用趋向。

三、炮制改变或突出中药作用部位

中药作用的部位常以归经来表示，它是以脏腑经络理论为基础的。所谓"归经"就是指中药有选择性地对某些脏腑或经络表现出明显的作用，而对其他脏腑或经络的作用不明显或无作用。如生姜能发汗解表，故入肺经，又能和胃止呕，故入胃经。

中药经辅料和加热炮制，可达引药归经之效，如醋制入肝经、蜜制入脾经、盐制入肾经等，增强中药在某一经络的作用。

很多中药能归几经，可以治几个脏腑或经络的疾病。临床上为了使中药更准确地针对主证，作用于主脏，发挥其疗效，需通过炮制突出主要作用部位。中药经炮制后，作用重点可以发生变化，对其中某一脏腑或经络的作用增强，而对其他脏腑或经络的作用相应减弱，使其功效更加专一。如益智仁入脾、肾经，具有温脾止泻、摄涎唾、固精、缩尿等功效；盐炙后则主入肾经，专用于涩精、缩尿。知母入肺、胃、肾经，具有清肺、凉胃、泻肾火的作用；盐炙后则主要作用于肾经，可增强滋阴降火的功效。青皮入肝、胆、胃经，用醋炒后，可增强对肝经的作用。如生地黄可入心经，以清营凉血为长，制成熟地黄后则主入肾经，以养血滋阴、益精补肾见长。

总之，炮制对中药的影响是多方面的，如在上述例子中，生地黄制成熟地黄后，不但性味发生改变，归经、功效也发生了变化。但是应该注意因脏腑、经络的病变可以相互影响，在临床应用时，又不能单纯受归经的限制，必须与整个中药药性结合起来考虑和应用。

四、炮制消除或降低中药毒性

在古代医药文献中，早期的"毒药"通常是中药的总称。所谓"毒"主要是指中药的偏性。

利用"毒"来纠正脏腑的偏胜偏衰。后世医药著作中所称的"毒"则是具有一定毒性和副作用的中药，用之不当，可导致中毒，与现代"毒"的概念是一致的。

炮制降低中药毒性的主要途径分为三个方面：①使毒性成分发生改变，如川乌、草乌等。②毒性成分含量减少，如巴豆、斑蝥等。③利用辅料的解毒作用，如白矾制天南星、半夏等。可降低毒性的辅料有：甘草、生姜、醋、明矾、石灰、黑豆等。

中药通过炮制，可以达到去毒的目的。去毒常用的炮制方法有：净制、水漂洗、水飞、加热、加辅料炮制、去油制霜等。另外，这些方法可以单独运用，也可以几种方法联合运用。如蕲蛇去头，朱砂、雄黄水飞，川乌、草乌蒸或煮制，甘遂、芫花醋制，巴豆制霜等，均可去毒。

炮制有毒中药时一定要注意去毒与存效并重，不可偏废，并且应根据中药的性质和毒性表现，选用恰当的炮制方法和工艺，才能收到良好的效果。否则，顾此失彼，可能造成毒去效失，甚至效失毒存的结果，达不到炮制目的。

第五节　中药炮制的作用

中药疗效多样，中药炮制的作用也是多方面的。往往由于炮制方法不同，一种中药可同时具有多种炮制作用，这些作用虽有主次之分，但彼此之间又有密切的联系。中药炮制的作用主要有以下几个方面。

一、便于调剂和制剂

中药材在采收、仓贮、运输过程中常混有泥沙杂质及残留的非药用部位和霉败品，因此必须经过严格的净制，如分离和洗刷，使其达到所规定的洁净度，以保证临床调剂和制剂用药的卫生和剂量的准确。

来源于植物类的中药材，体积较大者，经水制软化，切制成一定规格的片、丝、段、块等饮片。中药饮片可便于调剂时分剂量、配药方，同时由于饮片与溶媒的接触面增大，可提高中药有效成分的煎出率，并避免药材细粉在煎煮过程中出现糊化、粘锅等现象，显示出饮片"细而不粉"的特色，另外便于中药制剂的提取。质地坚硬的矿物药、柔韧的动物药或性质特殊的植物药不易粉碎和煎出药效成分，加热炮制使其质地酥脆，便于粉碎，利于调剂和中药制剂。如黄柏、栀子、车前子、葶苈子、白芥子等常炒后使黏液质变性，利于打水丸起模，防粘连，提取时易过滤，并利于其他有效成分的溶出而便于制剂。

二、保证临床用药安全

有毒中药，如乌头、附子、半夏、南星、甘遂、大戟、巴豆等炮制后毒性降低。现代研究表明，乌头中的双酯型生物碱即乌头碱具有很强的毒性，炮制使其降解，毒性随之降低。又如苍耳子、蓖麻子、相思子等一类含有毒性蛋白质的中药，经过加热炮制后，其中所含毒性蛋白因受热变性而达到降低毒性的目的。

根据临床应用需要炮制，降低副作用，提高治疗的针对性。李时珍在《本草纲目》中说："干漆要炒熟，不尔损人伤胃。"以示干漆要通过炒或煅等制法除去副作用。又如临床上遇到失眠、心神不安而又大便稀溏的患者，此时需用柏子仁宁心安神。但生柏子仁有滑肠通便的副作用，服后可使患者发生腹泻，此时可将柏子仁压去油脂制成柏子仁霜应用，以消除其副作用。

性味偏盛的中药，临床应用时往往会给患者带来一定的副作用。如太寒伤阳，太热伤阴，过辛耗气，过甘生湿，过酸损齿，过苦伤胃，过咸生痰。中药经过炮制，可以改变或缓和中药偏盛的性味，以达到改变中药作用的目的。如山楂具有消食健胃，行气散瘀的功效。但生品味酸性微温，长于活血化瘀，炒山楂酸味减弱，可缓和对胃的刺激性，善于消食化积。

中药中的某些动物类药材（如紫河车、乌贼骨）、树脂类药材（如乳香、没药）或其他有特殊不良气味的中药，常为患者所厌恶，服后有恶心、呕吐、心烦等不良反应，常用酒制、蜜制、水漂、麸炒、炒黄等方法炮制，能起到矫臭矫味的效果，利于患者服用。

三、提高中药临床疗效

中药材经炮制成饮片以后，发生细胞破损、表面积增大等变化，并且中药炮制过程中的蒸、炒、煮、煅等炮制方法，均可增加某些中药效成分的溶出率。明代罗周彦《医学粹言》中云："凡药中用子者，俱要炒过研碎入药，方得味出。"这是因为多数种子外有硬壳，其药效成分不易被煎出，经加热炒制后种皮爆裂，便于成分煎出。这就是后人"逢子必炒""见子皆捣"的根据和用意。针对质地坚硬的矿物类、甲壳类及动物化石类中药材在短时间内也不易煎出其药效成分，因此必须经过加热炮制，使之质地酥脆而便于粉碎，增加药效成分的溶出而增加疗效。

中药炮制过程中加入辅料，起到协同作用，增强疗效。熟蜜有甘缓益脾，润肺止咳之功，款冬花、紫菀等化痰止咳中药经熟蜜炙制后，增强其润肺止咳的疗效。现代实验证明，胆汁制南星能增强南星的镇痉作用，甘草制黄连可使黄连的抑菌效力提高数倍。

炮制改变性味、质地的同时，可以改变或增强中药作用趋向，更好地发挥其治疗作用。例如，黄柏禀性至阴，气薄味厚，主降，生品多用于下焦湿热，酒制可略减其苦寒之性，并借助酒的引导作用，以清上焦之热，上清丸中的黄柏用酒制、转降为升。盐炙则引药走下焦，增强清下焦湿热的作用。

中药常能归入数经，有多种功效。在临床上不是同时治疗多个脏腑的疾病，而是只用其治疗某一个脏腑的疾病时，作用就会分散，不能发挥最佳疗效。通过炮制后，可以增强对其中某一脏腑或经络的作用，而减弱多其他脏腑或经络的作用，使其功效更加专一。如柴胡、香附等经醋制后有助于引药入肝经，更好地治疗肝经疾病。小茴香、益智仁、橘核等经过盐制后，有助于引药入肾经，能更好地发挥治疗肾经疾病的作用。

通过发芽、发酵、制霜、暗煅、干馏等炮制方法，可以将某些原来不能入药的植物、矿物、动物转变为中药，使其产生新的作用，保证和提高临床治疗效果。

四、改善中药形质，便于其鉴定，便于各种应用

中药饮片生产是中药的三大支柱产业之一，中药材经过炮制加工后的饮片色彩鲜明，厚薄均匀，大小长短一致，突出中药饮片断面鉴别花纹，整齐美观，切制后的顺刀片、圆片、斜片等提高了药材的商品等级，形、质兼美，既增加了患者对中药的信任感，又提高其信誉和商品价值。

第四章
炮制对中药的影响

来源于自然界的中药，成分复杂，性质多样，在净制、加水、加热、加辅料等炮制过程中不可避免受到影响，发生化学成分和药理作用的变化，并进而对中药方剂、中成药制剂的临床疗效和安全性产生影响。

第一节　炮制对中药化学成分的影响

中药饮片所含的化学成分是其发挥临床治疗作用的物质基础，在中药炮制过程中，由于净制、水浸、加热及辅料炮制等，使中药中的化学成分发生变化，有的成分被溶解出来，有的被分解或转化成新的成分，有的成分浸出量减少，因此研究中药炮制前后化学成分的变化，对探讨中药炮制原理、规范炮制工艺、制定中药饮片质量标准等具有重要意义。

一、炮制对生物碱类成分的影响

生物碱是生物体内一类含氮的有机化合物。有类似碱的性质，能和酸结合生成盐，许多中药含有不同类型的生物碱，其性质各异，生理活性广泛，有不同的功效作用。故不同中药根据不同需要进行炮制。

1. 净制可提高生物碱成分的相对含量　生物碱在植物体内分布不均，如黄柏，有效成分为小檗碱，多集中于韧皮部，粗皮中分布少，故只有"皮"入药，采集和净制过程中常刮去栓皮。

同一药物不同部位，所含生物碱种类不同，活性不同，应分别入药。莲子心主含莲心碱和异莲心碱，莲子肉中则含量甚微；莲子肉补脾养心、涩肠固精，莲子心清心火，故分别入药。又如麻黄，其茎中所含的麻黄碱及伪麻黄碱具有升高血压的作用，其根中所含的麻根碱则具有降低血压的作用，在净制时应严格区分不同的药用部位。

2. 少泡多润，可减少生物碱损失　大部分生物碱难溶于水，分子量小或季铵类生物碱则易溶于水。若为有效成分，在炮制中就应设法保留。尤其在切制过程中，用水软化药材时应"抢水洗""少泡多润，药透水尽"，尽量避免有效成分溶出。如益母草中的益母草碱易溶于水，宜抢水洗后切制。又如苦参中的苦参碱等成分能溶于水，药材质地坚硬，故一般在产地趁鲜洗净切片，避免干后再用水软化切片而损失成分。又如槟榔具有驱虫作用的成分是槟榔碱，为减少其损失提出不能长时间浸泡软化切片，可将其洗净直接打碎入药，或减压冷浸软化以缩短水浸时间。

3. 加热炮制可使生物碱结构发生改变，产生新功效　黄柏中含有大量的原小檗碱类生物碱，如盐酸小檗碱等，这些生物碱在烘制、盐炙、酒炙、炒炭等加热炮制的过程中，转化为小檗红碱、巴马汀红碱、药根红碱等，该类成分抗癌作用较强。

4. 加辅料炮制对生物碱为有效成分的中药，可提高其溶解度　如延胡索经醋制后，其止痛的有效成分生物碱和醋酸结合成为可溶性的醋酸盐，提高其在水中的溶解度，增强延胡索止痛作用。加入不同辅料亦能提高药物中生物碱的水溶性。如辅料酒是一种良好有机溶媒，具有稀醇性质，促进生物碱及其盐的溶解，提高疗效。如黄连，其主要有效成分是小檗碱等生物碱，酒制后虽然相对含量没有提高，但在水中的煎出率明显提高。如胆汁是很好的表面活性剂，有助溶作用，胆汁制黄连可增加生物碱溶解度。

5. 生物碱为有毒成分的中药，炮制后可减少其含量或改变结构　有的中药所含生物碱作用强烈或有毒性，需要利用不同方法炮制，使临床用药安全有效；或有的中药所含生物碱有效量与中毒量差距甚小，经过炮制改变其生物碱的化学结构，才能用于临床。如川乌生品毒性剧烈，含二萜双酯类生物碱，毒性极强，乌头碱是其代表成分，口服 0.2mg 会令人中毒，3～4mg 会将人毒死。但经水浸和蒸煮法炮制，部分乌头碱溶于水流失，大部分水解成单酯型乃至胺醇类生物碱，毒性仅为原来的 1/2000，止痛疗效并不变。

6. 中药的有效成分为加热易破坏的生物碱，应避免高温　如石榴根皮、龙胆草、山豆根等。古代本草中，就对这些药物注明"勿近火"，即是古人用药经验的总结。

二、炮制对苷类成分的影响

苷是一种配糖体，是糖的环状半缩醛上的羟基与非糖分子中羟基失水缩合而成环状缩醛衍生物，存在于植物的果实、树皮、根、花等中，种类有蒽苷、香豆素苷、黄酮苷、强心苷、氰苷、皂苷等。苷大都具有生理活性，苷的糖分子上有较多的羟基，具有一定的亲水性。

1. 苷为有效成分的中药，净制或切制宜少泡多润以保存其含量　在中药材切制软化时，要遵守"少泡多润"的原则，如陈皮其有效成分陈皮苷，易溶于水，故多用抢水洗或洒水润软后切丝，以减少苷的流失。

2. 苷为有效成分的中药，辅料制可提高其溶出度　炮制时多用酒或蜜作辅料。如牛膝为活血化瘀药，主要成分为皂苷类成分，研究表明，酒制后总皂苷的含量明显增加。根据相似相溶原理，用蜜炮制含苷类药物确有提高溶解度的作用。

3. 苷为有效成分的中药，加热炮制可破坏酶保存苷　炮制加热有破酶保苷的作用，常用炒、蒸、煮、燀等破坏酶的活性。如黄芩传统多用冷浸、蒸、煮炮制，但冷浸常使其变绿。经研究，其清热解毒、抗菌消炎的有效成分为黄芩苷和汉黄芩苷，前者遇冷水在酶的作用下水解成苷元，黄芩苷元是邻位三羟基黄酮，性质不稳定，在空气中易氧化而变绿，疗效显著降低。蒸煮使黄芩中的酶灭活，使黄芩苷不能酶解，故其呈黄色并且药效佳。如莱菔子为"生升熟降"的代表药物，生莱菔子入煎剂时，在其内源性酶的作用下，萝卜苷在水浸煎煮过程中转化为莱菔子素，在进一步煎煮过程中继续转化；炒莱菔子入煎剂时，其水煎液中仍存在萝卜苷。如芥子主要成分为芥子苷，服用后苷在胃内缓慢水解产生挥发性又具辛辣气味的芥子油，刺激胃黏膜，分泌增加，同时反射性的增加胰液分泌及黏膜毛细血管扩张，故产生温胃散寒助消化作用；同时刺激气管，分泌增加，产生了温肺化痰的作用。但芥子中也存在酶，为防止芥子苷在体外酶解成芥子油挥发损失，同时避免大剂量芥子油引起强烈的胃肠道刺激的副作用，故芥子多炒后入药。

4. 水火共制，可使苷类成分水解，缓和药性，降低毒性　如大黄含蒽醌类衍生物，其结合型苷类成分具有泻下作用，经过炮制成熟大黄或大黄炭，使其结合型蒽醌类衍生物因水解而显著减少，故临床上生品用于泻下、攻积导滞、泻火凉血，熟大黄用于活血祛瘀。又如何首乌所含蒽醌苷，具有润肠通便作用，若何首乌用于补肝肾则其蒽醌苷为无效有害成分，故何首乌通过黑豆汁蒸可以使蒽醌苷水解破坏。又如生地黄制成熟地黄，苦寒之性下降，清热凉血作用降低，亦与地黄中梓醇苷水解变化有关。此外玄参、芫花、狼毒、柴胡等炮制品药性的改变，均与炮制对其苷的影响有关。

5. 苷为有效成分的中药，应少用醋制　中药中含有的苷类成分遇酸易水解，所以有效成分为苷类的中药，一般不宜用醋制。但对于商陆则用醋制，研究认为其祛痰作用主为商陆皂苷元，而皂苷并无此作用，醋制一方面降低其毒性，另一方面使商陆皂苷水解成皂苷元而发挥作用。

三、炮制对挥发油类成分的影响

挥发油又称精油，是经水蒸气蒸馏得到的挥发性成分的总称。其化学成分复杂，生物活性广泛，大多数具有芳香气味，在常温下可以自行挥发而不留任何油迹，大多数比水轻，易溶于多种有机溶剂及脂肪油，在水中的溶解度极小。

1. 净制可提高中药中挥发油相对含量　为提高中药中挥发油的含量，除注意采集季节外，可根据在植物体的分布情况，通过修制除去非药用部分，提高药材质量。此外，多数挥发油以游离状态存在于中药中，这类中药净制时宜采用"抢水洗"，并应及时干燥，如薄荷、荆芥等。

2. 挥发油为中药中有效成分，宜避免加热，保存其含量　由于挥发油类成分在常温下可以挥发散失，加热炮制或在日光下曝晒损失更多。因此，凡以挥发油为有效成分的中药，炮制时应避免加热或曝晒。事实上，中医对此类中药的炮制有"勿令犯火""阴干"的要求，临床并用生品。如薄荷、香薷、茵陈、陈皮、肉桂、细辛、紫苏、丁香等中药。

五味子中医认为"入补药熟用，入嗽药生用"，其挥发油具有镇咳作用，为五味子止咳的有效成分，炮制可使其含量降低，如用于敛肺止咳，则宜生用，炮制后挥发油含量降低，木脂素含量增加，补益作用增强。

3. 加热炮制能减少中药中挥发油含量或调整组分，缓和毒副作用　有些药物中挥发油作用猛烈或有毒副作用，需炮制降低含量，减轻燥性或毒副作用。如中医认为苍术生用辛温苦燥，故多以糯米泔浸去其油，以制其燥性。研究证明，苍术主含挥发油，其对青蛙有镇静作用，大剂量可抑制中枢神经，终致呼吸麻痹而死亡。因此过量的挥发油对生物体有害，炮制后含量减少，从而降低其副作用。又如麻黄为解表发汗、平喘止咳代表药，麻黄止咳平喘用蜜炙，可缓和辛散作用，以免多汗亡阳，并且润肺宁咳的蜂蜜和麻黄起协同作用，增加麻黄止咳平喘的功效。实验表明，麻黄含有的麻黄碱能松弛支气管平滑肌，具平喘作用。而其所含挥发油能兴奋汗腺，有发汗作用，蜜炙后，其挥发油减少1/2，而麻黄碱减少甚微。又如艾叶炮制后挥发油含量降低，尤其是其中的神经毒性成分侧柏酮的含量减少，毒性减低。

4. 含挥发油的中药经加热炮制，可产生新成分和新作用　含有挥发油的中药经加热炮制后，不仅含量降低，而且理化性质亦有所改变，并可产生新物质。肉豆蔻挥发油少量服用能增进胃液分泌及胃肠蠕动作用，但大剂量则有抑制作用。肉豆蔻经煨制后，挥发油含量减少，并使挥发油中的止泻成分如甲基丁香酚、甲基异丁香酚增加，毒性成分如肉豆蔻醚、黄樟醚含量降低，使肉豆蔻免于滑肠，刺激性减少，而固肠止泻作用增强。荆芥生品发汗解表，炒炭止血。研究表明，荆芥中主含挥发油，炒炭后其挥发油的质和量均产生变化，并生成九种新成分，进一步对生品和炭品中挥发油实验，证明生品无止血效果，炒炭品则止血效果明显。但有些中药炮制后挥发油含量有所增加，如苍耳子炮制前后挥发油变化非常显著，炒苍耳子的挥发油含量是生品的 3 倍，且产生新成分，可能与减毒增效有关。

四、炮制对无机成分的影响

无机成分广泛存在于中药中,尤以矿物、化石类中药和贝壳类药物为最多,植物类中药中多与细胞内有机酸结合成盐存在,其作用广泛。炮制采用煅法、煅淬法、水飞法、提净法,使中药中的无机成分发生变化。

1. 改变中药质地 含有无机成分的矿物类中药,其质地坚硬,生品多难以发挥临床药效,常采用煅烧或反复煅淬的方法,改变矿物药的晶格结构,易于粉碎。如自然铜非火煅醋淬不可入药,煅淬后质地酥脆,并得到可溶性的醋酸铁或醋酸亚铁,促进骨骼的愈合。

2. 提高中药洁净度 矿物药中无机成分往往有多种成分共存,经炮制可保留或突出某成分的作用。如提净中的芒硝、硇砂是利用主要成分溶于水、杂质不溶于水而分离,提高其洁净度。

3. 除去结晶水,增强燥湿收敛作用 部分含有结晶水的中药,经过炮制可失去结晶水。如明矾、硼砂、石膏等经煅制后失去结晶水,可增加其燥湿收敛作用。

4. 改变成分 部分矿物中药通过加热炮制使无机成分发生变化。如炉甘石生品主含难溶性的 $ZnCO_3$,经过煅后变为可溶性的 ZnO,具有消炎、止血、生肌的作用。

有些含有无机物的中药性质比较特殊,应区别对待。如夏枯草中含大量钾盐易溶于水,故不易长时间浸洗。朱砂见火会变汞,雄黄遇火生成砒霜,故应禁止用火加热。

5. 改变无机元素的种类和含量 通过对中药采取切、炒、烫、煅、蒸等不同方法可提高人体必需微量元素的溶出量,增加其中药疗效。如血余(人的头发)含有 10 余种微量元素,制炭后有机物破坏转变为无机成分,具有促凝血作用的 Ca、Fe 及其他元素溶出率增大,有明显的止血作用。土、麸、蜂蜜等辅料富含微量元素,作为辅料炮制的中药如苍术、白术、山药、黄芪、甘草等,微量元素的种类和含量显著提高,是其中医临床作用增强的主要原因。

6. 减少矿物药中有害成分的含量,降低毒性 雄黄的主要化学成分为 As_2S_2,水飞后能降低 As_2O_3 的含量,毒性降低。朱砂水飞后不仅可以研成极细粉,而且显著减少有害成分游离汞的含量,保证用药的安全。又如,提净可降低紫硇砂中的 Ba、Sr、Ti、Al、Si 与多硫化合物以及芒硝中 Sr、Ti、Al、Si 等有害元素含量。又如磁石经过煅后,可使 Fe 溶出量增加,而 Ti、Pb、Cr、Be、Ba、Sr、Mn 等元素减少。

五、炮制对其他化学成分的影响

1. 对蛋白质、氨基酸类成分的影响 炮制加热使活性蛋白变性,失去原有特性。若为有效成分,为防止成分破坏应避免加热,以生用为宜,如雷丸、天花粉、蜂毒、蜂王浆等。若为有毒成分应加热使之变性减毒,如巴豆制霜蒸、白扁豆煯和炒制。若此会影响到中药质量也应加热炮制,破酶保苷,如苦杏仁、黄芩等。

蛋白质经过炮制后,产生新物质,从而产生新功效。如鸡蛋黄、黑豆等经干馏能产生含氮的吡啶类、咔啉类衍生物而具有抗真菌、抗过敏作用。研究表明,竹沥中含有的氨基酸等为其止咳祛痰的有效成分之一。采用发芽、发酵法制得的中药,大多具有助消化的作用,究其原因,发芽法是使生物体内蛋白质分解成肽、胨及各种氨基酸产物等的代谢过程;发酵法是在酶的催化分解作用下,使微生物生长、繁殖、代谢,分解产生新的药物。发芽和发酵法均与蛋白质、酶、氨基酸有关。蒸制方法也会使蛋白质、氨基酸含量发生变化,如桑螵蛸蒸制后蛋白质含量下降,氨基酸含量增加。

氨基酸还能和单糖类在少量水分存在的条件下产生化学反应,生成环状的杂环化合物,这是一类具有特异香味的类黑素。如缬氨酸和糖类能产生香味可口的类黑素，亮氨酸和糖类能产生强烈的面包香味，谷氨酸和钠离子反应生成谷氨酸钠即味精。许多药物通过干热或黄酒、米醋、食盐炮制以去除腥、膻味并增加香味就是这个道理。

胶原类蛋白质（胶类中药材）受热后可除去腥臭味，服用时不腻膈碍胃，煎熬时不粘锅，粉碎时不粘连，更利于人体吸收，发挥疗效。胶性蛋白吸收入血，可增加血清黏滞性，促血凝集。

蛋白质能和许多蛋白质沉淀剂如鞣酸、重金属盐产生沉淀，一般不宜和含鞣质类的药物在一起加工炮制。酸碱度对蛋白质和氨基酸的稳定性和活性影响很大，加工炮制也应根据药物性质妥善处理。

2. 对鞣质类成分的影响　鞣质为一类复杂的多元酚类化合物，因此极性较强，易溶于水，水处理时应"少泡多润"，避免伤水，如大黄、虎杖等。

可水解鞣质易被酸、碱、酶水解而失去鞣质的特性，故含此类成分的中药多不宜用醋或碱性辅料炮制，也不宜高温加热炮制。如五倍子、石榴皮、没食子、诃子宜生用。研究表明，地榆、侧柏等止血药炒炭后鞣质含量显著下降，藕节、茜草炒炭后其鞣质几乎完全破坏。

缩合鞣质难水解，但在水中易缩合成高分子不溶于水的产物"鞣红"，与空气接触，尤其在酶的作用下，容易氧化、脱水、缩合为暗棕色或红棕色的鞣红沉淀，与酸或碱共热更易形成鞣红。如槟榔切制饮片要求阴干或烘干，否则会泛红。

缩合鞣质比较耐高温。研究表明，大黄、槐米炒炭后不但含量没有下降，反而增高或相对增高，说明在炮制过程中部分有机物被破坏，部分有机物亦能转化为鞣质。如槐米炒炭后，鞣质含量可增加 4～6 倍，可能是其芦丁成分受热转化的结果。因此，槐米炒炭增强止血作用是有一定科学道理的。当然中药中可水解鞣质和缩合鞣质往往共存，炮制中应当注意。

鞣质遇高价铁可生成黑绿色的鞣酸铁盐沉淀，故传统炮制有用木盆洗药，用竹刀切片，用砂锅煎药，蒸煮用非铁质容器等"忌铁器"的要求，如蒸何首乌要求用非铁质容器蒸制。

3. 对有机酸类成分的影响　低分子的有机酸易溶于水，含此类成分的中药用水处理时，应少泡多润，以减少损失。

部分有机酸具有挥发、升华性，加热炮制不仅使有机酸减少，而且能产生新物质。如消食化滞、活血化瘀的山楂，主含枸橼酸、山楂酸、苹果酸、酒石酸、维生素 C 等，食用多易伤脾胃，临床多炒焦后用于消食健胃。据报道山楂炒焦后有机酸破坏，酸性降低，其刺激性也随着减少，内服后能增加胃中的消化酶，有促进消化的功效。

金属锌与蜂蜜中的有机酸反应会产生有毒物质，所以在炮制含有较高浓度有机酸的中药时，不宜采用铁、锌等金属容器，以防容器腐蚀和药物变色变味。

4. 对油脂类成分的影响　油脂大多存在于植物的种子中。某些含脂肪油的中药，泻下作用峻猛，或具有毒副作用，为避免滑肠峻泻或降低毒性，常用去油制霜法炮制，如巴豆、千金子等。

脂肪油具有通便作用，若用其润肠，应保留脂肪油。苦杏仁用于止咳平喘，如兼大肠干结，可炒、蒸加热后，捣碎直接应用；桃仁活血化瘀、柏子仁养心安神用于大便干结者均可用其生品。

薏苡仁生用长于利水渗湿、清热排脓，炒后长于健脾止泻。薏苡仁炮制后油脂类成分发生较大变化，甘油三酯类成分含量增高，且有新的油脂类化合物产生，这种活性成分含量增加可能是健脾止泻作用增强的主要原因。

含有油脂类种子或果实类中药，放置过久，在一定的温度、湿度条件下，易发生氧化反应，导致中药颜色变深、气味改变，称为酸败、走油现象，应当避免。

5. 对树脂类成分的影响 含树脂类成分的中药经酒、醋等辅料炮制后能提高其溶解度，增强疗效。如酒制安息香，就是取其酒煮有助溶作用。

牵牛子经炒后可缓和其泻下去积的作用，是因牵牛子树脂具泻下作用，受热后树脂部分被破坏。炒乳香、没药可除去有毒的挥发油，缓和刺激性并减少恶心呕吐等副作用和毒性。干漆主含干漆酚，辛温有毒，因伤营血、损脾胃，故不宜生用，煅制后其毒性和刺激性降低。

6. 对糖类成分的影响 炮制可使糖类成分发生变化，增强疗效，如大麦发芽转化成麦芽糖；加热炮制还可使某些药物中多糖发生水解，如地黄九蒸九晒，可将多糖转化为还原糖易于吸收；生首乌炮制成制首乌，蒸黄精和玉竹等，均可使多糖发生变化，性味变甘温，有补益作用。糖类成分在炮制过程中由于美拉德反应、焦糖化反应等原因，往往导致药物颜色加深，如制首乌、蒸山茱萸等。

第二节　炮制对中药药理的影响

中药通过加工炮制，其理化性质发生了不同程度的变化。随着现代药理学理论和技术在中药炮制研究中的应用，炮制对中药药理作用的影响，也积累了相当的资料，为进一步揭示中药炮制原理、制订炮制工艺具有更重要的意义，对指导中医临床的用药安全有效提供了重要的借鉴。

一、炮制对中药药效学的影响

中药通过不同的方法进行加工炮制，不仅能使其毒副作用降低或消除，而且还能改变其药性或增强疗效，反映在中药药理方面就有功效的改变或相加，以增强药理作用。

1. 对心血管系统的影响 生、炙甘草自古有别，生甘草清热解毒，调和诸药，而炙甘草补脾益气复脉。药效实验结果表明：给小鼠分组灌胃甘草、炙甘草煎液一周后，与生理盐水对照组比较，生甘草组使异戊巴比妥钠诱导的睡眠时间明显缩短，肝匀浆细胞色素 P_{450} 含量明显提高，而炙甘草组无显著差异，说明生甘草煎液有诱导肝药酶的作用，从而影响受药酶催化代谢的药物的活性，为解释甘草"解百药毒"提供了部分依据。而炙甘草在对抗由氯化钡诱发的大白鼠心律失常作用方面明显优于生甘草，还能增强蟾蜍离体心脏心肌收缩力，炙甘草提取液有良好的抗乌头碱诱发家兔心律失常作用。

小鼠毛细血管凝血实验，对姜各种炮制品的凝血作用进行比较。结果表明，生姜、干姜水煎液及醚提液无缩短小鼠凝血时间的倾向。炮姜、姜炭水煎液、醚提液及混悬液均呈现较好的缩短小鼠凝血时间的作用，而姜炭的凝血作用优于炮姜也优于本身的醚提物，姜炭的凝血作用呈现出线性量效关系，进而为干姜辛热，温中回阳、散寒化饮，炒炭后性味苦温，具温中止血作用，提供一定科学依据。槐米生品清热凉血，制炭凉血止血，以不同炮制品和生品水煎液对小白鼠出凝血时间进行实验，结果表明，用适当温度炒炭后，其凝血止血作用增强明显，说明炮制时要求"炒炭存性"是有科学道理的。对艾叶、蒲黄、藕节、血余等进行制炭止血的研究均得出上述相同的结果。

2. 对消化系统的影响 柴胡属于辛凉解表药，具有解表清热、疏肝解郁的功效。通过柴胡的水煎液对麻醉大鼠胆汁流量影响的研究，醋炙柴胡能显著增加胆汁的分泌量，与生柴胡或生理盐水对照组比较，呈现出显著性差异。因而表明，促进胆汁的分泌是醋炙柴胡能增强疏肝解郁作用的主要原因之一。比较女贞子生品、清炒品、酒蒸制品、醋制品、盐制品、清蒸品的成分和药理研究，结果表明以酒蒸品中齐墩果酸的含量最高，且降谷丙转氨酶的作用最强。

比较生大黄、酒大黄、熟大黄、大黄炭的泻下作用，仅生大黄、酒大黄具有泻下作用，熟大黄、大黄炭即使在最大溶解剂量下也未见明显泻下作用；结果表明酒大黄低剂量肠推进作用强于同剂量的生大黄、熟大黄和大黄炭，差异显著。生大黄能降低大鼠胃液量、胃酸浓度和胃蛋白酶活性，与淀粉组比较有显著意义，而酒炖大黄对胃酸、胃蛋白酶均无影响。体外研究表明，醋炒大黄对胰蛋白酶的抑制能力最强，酒炒大黄和清宁片抑制胰淀粉酶活性能力最大，而抑制胰脂肪酶活性能力最强的是酒炖大黄和大黄炭，但二者对胰蛋白酶、胰淀粉酶和胃蛋白酶的抑制作用最弱，可见不同大黄炮制品生物活性各具特点。

对大鼠胃液 pH 测定结果表明，除生山楂外，山楂各种炮制品组对胃液 pH 均有所降低，其中焦山楂与空白组相比具有显著性差异。莱菔子炒制后能显著增强在体兔肠蠕动，与对照组及生品相比，均有显著性差异，但炒制程度太过，其作用则明显减弱，与炒莱菔子有极显著性差异，说明莱菔子炮制适度才能保证其疗效。大黄和利血平致脾虚模型的实验结果显示，薏苡仁具有促进正常及脾虚小鼠胃肠运动，改善脾虚小鼠胃肠激素紊乱的作用，可降低脾虚小鼠的腹泻指数，提高脾虚小鼠的脾指数，麸炒薏苡仁作用明显强于生品。研究诃子肉、炒诃子肉、麸煨诃子、面煨诃子、诃子及诃子核对家兔离体肠管的自发活动和乙酰胆碱及氯化钡引起的肠肌收缩均有明显的抑制和拮抗作用，对蓖麻油所致的小鼠腹泻有很好的止泻作用，而抑制小鼠小肠输送机能的作用，除诃子核外，与蒸馏水对照组比较，均有极显著差异，又以麸煨诃子作用最佳。研究不同地黄炮制品对增液汤药效的影响发现，用熟地黄组方对小肠蠕动的促进作用最明显，以酒制熟地黄组方对小鼠肠容量增加的作用最为明显。

3. 对呼吸系统的影响　实验结果表明，与生白芥子相比，相同剂量下，炒白芥子延长实验动物咳嗽潜伏期、抑制实验动物 2 分钟内咳嗽次数的效果均优于生品，具有明显的镇咳效果。在三子养亲汤中，生莱菔子镇咳作用明显优于炒莱菔子，但祛痰作用炒莱菔子明显优于生莱菔子。

4. 对神经系统的影响　采用小鼠扭体止痛试验，比较延胡索生品、醋炙品、醋蒸品、醋煮品、酒炒品和盐炒品水煎液的止痛作用，盐炒品与生品相似，酒制、醋制均可增强延胡索的止痛作用，以醋炒品最强，这与临床多用醋炒品入药相一致。

柏子仁具有显著改善睡眠的作用，综合比较生柏子仁与柏子仁霜对小鼠的阈下催眠剂量异戊巴比妥钠的协同作用，柏子仁霜对阈下催眠剂量的异戊巴比妥钠有显著的协同作用，同生品比较，柏子仁霜有明显的镇静安神作用。

5. 对泌尿系统的影响　药理实验结果表明，甘遂生品及不同醋量醋制品均有不同程度的利尿作用，并且甘遂醋制品与生品比较利尿作用缓和。

药理实验表明，桑螵蛸具有一定的抗利尿作用，盐炙桑螵蛸大鼠血浆中抗利尿激素及醛固酮含量较生品及蒸制品均高，盐炙桑螵蛸抗利尿作用较生品及蒸制品更为明显。

6. 对免疫系统的影响　研究证明，蒸制的女贞子可使实验小鼠的免疫器官（如脾脏、胸腺、肾上腺、胸腔淋巴结等）重量增加，并可明显对抗强的松的免疫抑制作用，可使单向免疫扩散沉淀环直径增加；可纠正强的松龙所致白细胞下降现象，提高空斑形成细胞溶血能力；显著提高小鼠对静脉注射碳粒的廓清指数，增强网状内皮系统的活性。而生女贞子的这些药理作用或无，或不明显，表明蒸制影响女贞子的药理作用。

五味子不同炮制品均可提高小鼠腹腔巨噬细胞的吞噬功能，且可提高免疫器官的重量，显示五味子不同炮制品均有明显的提高免疫能力，其中以醋蒸五味子作用最为明显。酒蒸山茱萸的多糖组碳粒廓清指数和吞噬指数显著升高，且制品多糖疗效明显优于生品多糖，山茱萸酒蒸后，其多糖对免疫低下小鼠细胞免疫功能的影响显著增强。

二、炮制对中药毒理学的影响

在部分中药中，常因其有较大的毒性和副作用，不能直接用于临床，但通过炮制可改变其急毒、亚急毒、慢毒作用，产生拮抗作用，从而降低或消除其不良反应。

1. 炮制对中药急毒、亚急毒的影响 比较甘遂各样品水煎液小鼠灌胃半数致死量，结果生甘遂＜醋炒甘遂＜甘草制甘遂，实验结果证明醋炙甘遂的安全性和合理性。

商陆为泻下利水、消肿散结的常用中药，但毒性较大，主要对肠黏膜淋巴细胞弥漫性浸润，杯状细胞明显减少，从而使体温上升及体重下降。对小鼠小肠 HE 染色肠黏液进行观察，生商陆组可见多量淋巴细胞弥漫性浸润并有淋巴滤泡形成，提示为炎性病变；对小肠杯状细胞进行观察，结果也显示生商陆组杯状细胞数量与醋商陆组、盐水组相比明显减少，其对肠黏膜的损害程度较重；生商陆组、盐水组、醋商陆组比较，生商陆组小鼠体重明显下降，体温明显升高，中毒较重。实验表明，商陆醋制确能明显减轻其肠黏膜的毒性反应，为临床合理用药提供了依据。

再如大黄，本品苦寒，生用气味重浊，走而不守直达下焦，泻下作用峻烈易伤胃气。研究表明，三种熟大黄汤剂的致泻力不及生品的 1/10。以大剂量给小鼠灌胃，生品和热压一次蒸晒制品可使小鼠生长受到非常显著的抑制并分别引起 50% 和 35% 的死亡。相同剂量的九蒸九晒和热压三次制品则不引起小鼠死亡和生长抑制。

2. 对刺激性的影响 半夏辛温有毒，生品对眼、咽喉、胃肠等黏膜有强烈刺激性，能使人呕吐、咽喉肿痛失音等。研究表明，经姜汁炮制后，毒性和刺激性降低，并在两种不同动物实验上得到相同的结果，以姜汁煮半夏降低效果明显，姜汁冷浸不如姜汁煮。小鼠口服鲜姜汁或煮姜汁均可降低生半夏腹腔注射所致的刺激性。两种刺激性实验中，姜矾半夏的刺激程度均高于矾半夏和姜汁煮半夏。

黄精生品具有一定刺激性，传统多用清蒸或加酒蒸进行炮制。将生黄精、清蒸品、酒蒸品的同剂量水提液给小鼠灌服，结果生品组小鼠全部死亡，而炮制组小鼠均无死亡，且活动正常，显示生品具有一定毒性。采用家兔皮内刺激实验研究表明，生芫花及其各炮制品均有显著的皮肤刺激性，与生芫花相比，醋炙品的皮肤刺激性降低率为 29.1%。

3. 对特殊毒性的影响 苦杏仁有小毒，临床多用炒及婵苦杏仁。研究发现，生苦杏仁的醚提物和水煎液有一定的促癌活性。炒、婵及炒婵三种炮制方法均能降低促癌活性，以炒及炒婵法更好。三种炮制方法均能增强其润肠作用，而破坏苦杏仁酶和增强苦杏仁苷的煎出率则以炒婵的方法最好。

雄黄、天雄、南星、芫花、马钱子、雷公藤、斑蝥、巴豆、乌头、乳香、紫硇砂等药物的毒性研究，结果均证明炮制能降低毒性和刺激性。

第三节 炮制对中药方剂的影响

饮片入药，复方配伍，是中医临床用药的特色。药物的炮制方法通常又是根据组方的需求而定的，因而饮片规格以及质量的好坏对方剂的疗效和适应证有直接的影响。在辨证施治的基础上，准确选用饮片规格，才能确保临床疗效。

一、提高方剂整体疗效

根据处方要求，对中药进行炮制，可使其有效物质易于溶出或利于保存，并调整其药性，发挥各自的擅长，增强方中药物的作用，如三子养亲汤中的紫苏子、白芥子、莱菔子均需炒制。中医认为，治痰以顺气治标，健脾燥湿治本；但气实而喘者，以顺气降逆治本，治痰为标。三子养亲汤的适应证恰好是气实而喘，痰盛懒食，故其功效是降气平喘，化痰消食。紫苏子炒后辛散之性减弱，而温肺降气作用增强，其降气化痰、温肺平喘之功明显；白芥子炒后过于辛散耗气的作用有所缓和，温肺化痰作用增强；莱菔子炒后由升转降，功效由涌吐风痰而变为降气化痰，消食除胀。方药均与病证相符，可使全方降气平喘、化痰消食作用增强。

方剂中某些中药适当炮制，可增强整个方剂的疗效。如柴胡疏肝散（《景岳全书》柴胡、芍药、枳壳、甘草、川芎、香附、陈皮）主治肝气郁结而致的胁肋胀痛和痛经，方中柴胡醋炙后生品的解表退热变为疏肝止痛；香附和陈皮醋炙后也分别增强其疏肝理气、调经止痛的作用；甘草蜜炙后以甘温益气、缓急止痛为主，可协助他药共奏行气止痛之功；川芎经酒炙，可增强活血止痛的作用。这样，方剂中的药物依方炮制后，能大大增强其疏肝解郁、调经止痛的作用。

由于中药通常是一药多效，但在方剂中并不需要发挥该药的全部作用，特别是在不同方中，同一中药所起的作用不一样，需突出临床需要的药效，提高全方的疗效。如麻黄在麻黄汤中起发汗解表、宣肺平喘作用，故原方生用，并要求去节，取其发汗平喘作用强；在越婢汤中，用麻黄意在利水消肿，故生用而未要求去节，取其利水力较强而性兼发泄；在三拗汤中，麻黄主要起宣肺平喘的作用，故原方注明不去节（亦云不去根节），取其发散之力不太峻猛，梁代陶弘景还认为节止汗。若表证不明显者，临床常用蜜炙麻黄，不仅增强止咳平喘之功，而且可以减弱发汗之力，以免徒伤其表；若为老人和小儿，表证已解、喘咳未愈而不剧者，可考虑用蜜炙麻黄绒，能达到病轻药缓，药证相符的要求，可避免小儿服用麻黄后出现烦躁不安或有的老人服后引起不眠等弊端。柴胡在小柴胡汤中宜生用，且用量较大，取其生品气味俱薄，轻清升散，和解退热之力胜；在补中益气汤中，柴胡升阳举陷，不但用量宜小，且宜生用，取其轻扬而升或助它药升提；在柴胡疏肝散中，柴胡以醋炙为宜，取其升散之力减弱，而疏肝止痛之力增强。甘草泻心汤治疗湿热病、泻痢、狐惑病、疮毒肿，君药甘草生用，具有清热解毒功效，对湿热化毒具有明显效果；半夏泻心汤治疗心下痞满、湿热中阻、寒热错杂、呕吐泄泻等，甘草炙用，专理胃事，调和诸药，治疗寒热虚实相杂痞满证见长。由此可见，组成方剂的中药通过恰当的炮制，因作用重点的变化，使全方的功效有所侧重，对患者的针对性更强，有利于提高方剂的疗效。

二、满足方剂对药物剂量及配比的要求

山茱萸的核、金樱子的毛核、巴戟天的木心、关黄柏的粗皮（栓皮）等，均为非药用部分，而且占的比例较大，若不除去，则势必使该药在方中的实际比例大为减小，不能很好发挥全方作用。如二妙散，具有清热燥湿的功效，是治疗湿热下注的基础方。方中黄柏苦寒，清热燥湿，是主药；苍术苦温，燥湿健脾，既祛已成之湿，又杜湿邪之源。方中苍术要求制用，黄柏原方要求炒，现多生用。若方中苍术生用，则过于辛温而燥；黄柏若为关黄柏，不除去粗皮，就等于减少了黄柏的实际用量。这样，全方燥湿之力虽然甚强，但清热之力不足，不但收不到预期效果，还恐有湿热未去、热邪反增，以致化燥伤阴之虞。

去除非药用部位除可"令药洁净"外，传统认为亦除去某些中药的副作用。如《医学入门》指出："猪苓、厚朴、桑白皮之数，如不去皮，耗人元气。"故《修事指南》谓："去皮免损气。"此外，尚有"去芦者免吐""去核者免滑精""去瓤者免胀"之说，通过净制，消除或降低中药对人体的不利影响。

三、增强方剂对病变部位的作用

方剂通过中药的配伍，虽然归经不是各药的简单相加，但方中中药归经的变化对全方的作用有明显影响。如缩泉丸，方中的益智仁主入脾经，兼入肾经；山药主入脾经，兼入肺、肾经；乌药主入肾经，兼入脾、肺、膀胱经。益智仁盐炙后则主入肾经，为方中君药，具有温肾纳气、固涩小便的作用。三药合用，温肾祛寒，健脾运湿，使全方作用侧重于肾，兼能顾脾。肾气足，则膀胱固，同时健后天之脾又可益先天之肾。故该方的主要功效是温肾缩尿，用于下元虚冷、小便频数及小儿遗尿效果优。又如知母归肺、胃、肾经，生品上清肺热，下泻肾火，兼通胃脘实热，白虎汤中用生知母，盐制后引药下行，专于入肾，增强其滋阴降火的功效，故六味地黄丸中用盐知母。

四、消减方剂的不良反应

由于方中有的中药某一作用不利于治疗，往往影响全方疗效的发挥，就需要通过炮制，调整药效，趋利避害，或扬长避短。如干姜，其性辛热而燥，长于温中回阳，温肺化饮。在四逆汤中用干姜生品，取其能守能走，力猛而速，功专温脾阳而散里寒，助附子破阴回阳，以迅速挽救衰微的肾阳。在小青龙汤中，用干姜生品，是取其温肺化饮，且能温中燥湿，使脾能散精，以杜饮邪之源。在生化汤中则需用炮姜，这是因为生化汤主要用于产后受寒，恶露不行，小腹冷痛等。因产后失血，血气大虚，炮姜微辛而苦温，既无辛散耗气、燥湿伤阴之弊，又善于温中止痛，且能入营血助当归、炙甘草通脉生新，佐川芎、桃仁化瘀除旧，臻其全方生化之妙；若用生品，则因辛燥，耗气伤阴，于病不利。

有的方剂中的主药在发挥治疗作用的同时也会产生不良反应，为了趋利避害，组方时就在方中加入某种炮制品，制约主药的不良反应。如调胃承气汤，为治热结阳明的缓下剂，然而芒硝、大黄均系大寒之品，易伤脾阳，又因二物下行甚速，足以泄热。方中用甘草不是泻火解毒，是为了缓和大黄、芒硝速下之性，兼顾脾胃，所以甘草原方要求炙用，取其甘温，善于缓急益脾。传统认为，陈皮和脾理胃不去白，理肺气则去白。在补中益气汤中，陈皮原方注明不去白，其目的是为了更好发挥其利气醒脾的作用，使方中补气药补中而无滞气之弊。

五、扩大方剂应用范围

若组成方剂的中药不变，仅在中药炮制加工方面不同，也会使方剂的功效发生一定的变化，改变部分适应证。如补血调血之基础方四物汤（《太平惠民和剂局方》当归、川芎、白芍、熟地黄）中，地黄选用不同的炮制品，可改变方剂的适应证。如血虚兼血热者，可用生地黄以清热、滋阴、凉血；如血虚无热者，可用熟地黄滋阴补血；如血虚兼腹痛者，白芍应用酒炙品以防酸寒之性损伤脾阳，特别是产后血虚腹痛，尤以酒炙白芍为佳；如血虚兼瘀滞者，除加桃仁、红花以外，川芎、当归酒炙为好，以增强其活血祛瘀的作用。

理中汤为温中益脾要方，凡中焦虚寒者均可应用，但不同情况应选用不同炮制品才能提高疗效。如白虎汤，本是张仲景治伤寒邪入阳明，由寒化热之证，由于伤寒病，开始是感受的寒邪，寒邪容易损阳，也易伤中，所以立方用药都要注意保存阳气和顾护脾胃。方中石膏、知母足以泻热，用甘草之目的不是清热泻火，而是为了顾护脾胃，防止石膏、知母大寒伤中，故原方要求用长于补脾益气的炙甘草。吴鞠通用白虎汤治太阴温病，则改炙甘草为生甘草，并加重用量。因为温病开始就是感受的热邪，热邪容易伤阴；并且温邪上受，首先犯肺，肺胃经脉相通，可顺传于胃，致使肺胃同病，其热邪更甚，且多有伤阴现象。用生甘草既可增强泻热作用，又能甘凉生津，兼和脾胃，故在同一方中，炮制品的选用有所区别。

第四节 炮制对中药制剂的影响

中药制剂多为复方，它是依据不同证候和对象组方遣药发挥群药之效的，因此不同的剂型，对中药炮制的要求不同。

一、便于调配汤剂和成药处方

用饮片配方制备汤剂一直是中医临床辨证施治的首选，但为了满足临床不同情况的需要，也有各种形式的中成药制剂生产，同一种药材炮制成不同规格的饮片，分别满足汤剂和中成药的处方要求，对炮制的要求也不同。如黄芪和延胡索等，在汤剂中多要求蜜炙或醋制；但若制备黄芪注射液和延胡索乙素片等，则可直接用洁净的生品提取某种成分。川乌和附片等在汤剂或浸膏片中，因要经过加热煎煮，故可直接用制川乌、制附片配方；但用于丸剂，因是中药粉末入药，不再加热，则需将川乌和附片用砂烫至体泡色黄，称为炮川乌和炮附片。一方面利于粉碎，更重要的是为了进一步降低毒性，保证用药安全。半夏在不同制剂中，炮制要求也不一样，如藿香正气散中的半夏，若作汤剂，用常规炮制的半夏即可；若作藿香正气丸，则炮制半夏时要严格控制麻味；这是由于汤剂作好后通常过滤不严格（或一层纱布过滤），汤液中常混有少量半夏粉粒，若用生品，则可刺激咽喉。丸剂是中药粉末入药，若用生品，不但不能镇吐，反而有可能致吐；但若做藿香正气水，则半夏可以生用；这是因为半夏的有效物质能溶于水，而有毒物质难溶于水。

中医临床中，使用汤剂，对饮片的炮制可据辨证施治的需要，选定特定的炮制方法。中成药生产需按处方要求"依法炮制"，如全鹿丸中的杜仲需要用盐水炒，否则影响制剂的疗效；首乌冲剂仍需要用制首乌为原料；十全大补丸中不能用生地黄代替熟地黄。有些中成药，方中某些中药还需进行特殊处理，如附桂理中丸，为了突出温中的功效，党参和甘草要求蜜酒炙，取其增强温补中气的作用；干姜炒成炮姜，使作用持久；白术赤石脂炒，增强补脾止泻作用。

二、提高汤剂和成药疗效

入汤剂的中药，除煮散外，均以饮片形式配方，要求有一定的形状、大小、规格。太厚太大会影响有效成分的溶出，太小太碎又影响煎后的过滤和服用。中成药的饮片过于粗大也会明显影响煎提效果，或给粉碎带来困难；过小过细，往往容易成糊状，煎提效果不佳。在饮片切制时，必须按饮片制备程序制成饮片，这样既利于粉碎，又有益于服后吸收，易于发挥疗效。

汤剂和中成药对饮片质量有着共同的要求，特别是净制，无论对汤剂或中成药的疗效影响均较大。如皮壳、毛核、粗皮、木心等，往往作用很弱或无作用，甚至具有副作用，若不除去，则会影响剂量准确，降低疗效。成药中恰当使用炮制品，可以增强疗效，如小儿健脾丸的神曲必须炒制，健脾效果才好。

三、降低汤剂和成药毒性

中药制剂外敷和内服，均需按照药品标准严格要求洁净卫生。净制可达到保证饮片入药部位和剂量准确性的净度要求，加热炮炙可以进一步使药物净洁，符合卫生学要求。有相当多的药物，必须依方认真炮制，才能保证其临床安全有效。如清宁丸中的大黄，需用黄酒多次蒸制后，才能制丸，否则药力峻猛，易产生服后腹痛的副作用。又如乌头类中药，如果炮制失当，不仅疗效欠佳，而且能引起中毒。因此，在制剂中繁多的中药炮制方法，决不能轻率简化，甚至改变，否则将直接影响疗效。应当根据具体方剂不同要求，严格工艺，随方炮制，务求与理法方药取得一致，才能保证汤剂和中成药安全有效。

第五章
中药炮制与中医临床疗效

来源于天然的药用植物、动物、矿物必须经过加工炮制以后方能用于临床。中药炮制技术是中医中药人员共同发明的制药技术，保证中医临床安全有效是中药炮制的主要目的。

第一节 中药炮制是中医临床用药的特点

依法炮制，复方配伍，是中医临床用药的两大特点。金代刘完素曰："物各有性，制而用之，变而通之，施以品剂，其功岂能穷哉。"其说明了可以通过炮制改变或调整中药的药性，用于不同的处方中，以发挥不同的功效。

一、中药炮制改变或调整药性适应中医临床用药需要

中药材来源于自然界的植物、动物和矿物等天然产物，采集后不能直接入药，必须去除杂质和非药用部位，经过加工炮制成中药饮片以后，方能应用于中医临床或中成药生产。

中医药理论认为中药具有四气五味、归经、升降浮沉等药性，偏则利害相随，不能完全适应临床治疗的要求，甚至产生不良反应。如太寒伤阳，太热伤阴，过酸损齿伤筋，过苦伤胃耗液、过甘生湿助满、过辛损津耗气，过咸易助痰湿。这就需要通过炮制来调整或缓和药性，降低毒副作用，引导药性直达病所，使其升降有序，补泻调畅，解毒纠偏，发挥最佳药效，起到治疗作用，而不对人体产生新的伤害。

中药成分复杂，故常常一药多效，但中医治疗疾病往往不需要中药的所有作用，而是根据病情有所选择，这时需要通过炮制对中药原有的性能药性予以取舍和调整，使某些作用突出、某些作用减弱，充分发挥中药的治疗作用，避免不利因素，力求符合某一人体具体疾病的实际治疗要求。如用何首乌补肝肾、益精血时，就需将生首乌制成熟首乌，以免因其滑肠作用伤及脾胃，导致未补其虚，先伤其正。所以，中药炮制对保证中医临床疗效和安全具有重要的作用，中医临床用药都是以炮制后的饮片配方。

二、炮制多种饮片规格满足中医灵活用药要求

中医非常重视人体本身的统一性、完整性以及与自然界的相互关系，要求治标求本。通过辨证施治，从诊断到治疗整个过程中，都要考虑人体阴阳的盛衰，气血及脏腑的寒热虚实，疾病的发生、发展和相互传导。如伤寒病，因开始是感受的寒邪，寒邪容易损阳，也易伤中，所以立方用药都要注意保存阳气和顾护脾胃。张仲景治伤寒传经热邪的白虎汤和调胃承气汤，尽管为清泄剂，甘草却要求炙用。因为方中用甘草的目的不是清热泻火，而是为了顾护脾胃，防止石膏、知

母或大黄、芒硝大寒伤中。当脾虚内湿较盛时，苍术为常用药，但宜制用。因湿为阴邪，其性黏滞，难以速除；又因脾虚运化无权，水湿容易停滞中焦。反过来，湿盛又易困脾，降低脾土的运化功能。所以脾虚湿困的病证，疗程较长，用药时间较久。苍术温燥之性甚强，虽能燥湿运脾，但久服过于温燥，容易伤胃阴，助胃热，顾此失彼。苍术制后燥性缓和，且有焦香气，健运脾土的作用增强，就能达到慢病缓治的用药要求。

中医治病注意患者的个体差异，以及同一患者疾病不同阶段用药的差异。如对于同是外感风寒、头痛身痛、脉数无汗的风寒表实证，处方"麻黄汤"。但对于风寒感冒初期宜用生麻黄，因为麻黄生用辛散发汗解表力强；而对于表证已解咳喘未愈宜用炙麻黄，因为麻黄蜜炙解表发汗缓和、止咳平喘作用增强。而对于老人、幼儿及体虚患者风寒感冒，则宜用麻黄绒。若患者为表证已解，而喘咳未愈的体虚患者还可以选用蜜炙麻黄绒。

中医还非常重视气候、环境及生活起居对人体的影响。脏腑的属性、喜恶、生理、病理也各有不同，用药时必须考虑这些因素。气候、环境不同，对用药要求也不同。如春季气候转暖，夏季气候炎热，腠理疏松，用药不宜过于燥热和辛散。秋季气候转凉，空气干燥，用药不宜过燥。冬季气候寒冷，腠理致密，用药不宜过于寒凉。北方气候干燥，用药偏润；南方气候炎热潮湿，用药不宜过于滋腻。北方人一般禀赋较强，要求药力较猛，若药力太弱，则药不胜病；南方人一般禀赋较弱，用药较清淡，若药力太猛，则易伤正气。为了适应气候，环境的差异，就需要通过炮制来调整中药的性能。

由此可知，中药必须经过炮制，才能满足中医临床用药的要求，只有炮制才能适应中医整体观念、辨证施治、灵活用药的要求。饮片入药，复方配伍，是中医临床用药的特点，是满足中医临床用药安全、有效、质量可控的重要环节。

第二节　中药炮制与中医临床疗效

中药炮制是中医长期临床用药经验的总结。炮制方法和工艺的确定应以临床需求为依据。炮制方法是否恰当，工艺是否合理，直接影响到临床用药的疗效和安全。因此，中药炮制与中医临床疗效的关系十分密切。清代《修事指南》载："炮制不明，药性不确，则汤方无准，而病症不验也。"强调了炮制与药性及临床疗效的密切关系。

一、中药材净制与临床疗效

由于原药材常常混有一些杂质或非药用部分，需要净制，去除掺杂的泥土、霉烂品等杂质，分离非药用部位，以保证临床处方用药准确。如巴戟天的木心为非药用部分，且占的比例较大，若不除去，则用药剂量不准，降低疗效。又如黄柏、厚朴、杜仲等皮类药材的栓皮层，是非药用部位因而需要净制除去。有的原药材中还可能混有外形相似的其他有毒药物，如八角茴香中混入莽草，黄芪中混入狼毒，贝母中混入光菇子（丽江慈菇），天花粉中混入王瓜根等，这些异物若不拣出，轻则中毒，重则造成死亡。

一种原药材的不同部位作用不同，若一并入药，则难以达到治疗目的，甚至造成医疗事故。如麻黄，茎具有发汗作用，而根具有敛汗作用。

一些中药的一些部位有毒，需要净制除去以保证临床药用安全。如雷公藤皮和白首乌的根皮等均有毒，需净制去掉。

从古至今，医药学家对中药的净制都十分重视，如汉代《金匮玉函经》证治总例云："或须皮去肉，或去皮须肉，或须根去茎，又须花须实，依方拣采，治削，极令净洁。"明确指出了药用部位和净度的要求，《中国药典》（2020年版）"炮制通则"将净制列为三大炮制工序之一，所有的中药材都必须经过净制。

二、中药材切制（及破碎）与临床疗效

一些中药材体积较大，或质地坚硬，无法直接调剂，更不能保证煎出效果，必须按药材的质地不同，采取"质坚宜薄""质松宜厚"的原则进行切制，或将质地坚硬的药物适当破碎，以利于煎出药物的有效成分，并避免药材细粉在煎煮过程中出现糊化、粘锅等现象，显示出饮片"细而不粉"的特色。饮片切制或破碎是提高煎药质量，保证中医临床疗效的关键技术之一。

药材切制前需经过润泡等水处理软化操作，使软硬适度，便于切制。但控制水处理的时间和吸水量至关重要。若浸泡时间过长，吸水量过多，则药材中的成分易大量流失，降低疗效，并给饮片干燥带来不利影响。若饮片厚度或大小相差太大，在煎煮过程中会出现易溶、难溶、先溶、后溶等问题，浸出物将会取气失味或取味失气，达不到气味相得的要求。如调和营卫的桂枝汤，方中桂枝以气胜，白芍以味胜。若白芍切厚片，则煎煮时间不好控制。煎煮时间短，虽能取全桂枝之气（性），却失白芍之味；若煎煮时间长，虽能取白芍之味，却失桂枝之气。方中桂枝和白芍为主药，均切薄片，煎煮适当时间，即可达到气味共存的目的。饮片干燥亦很重要，切制后的饮片因含水量高，若不及时干燥，就会霉烂变质。干燥方法和干燥温度不当，也会造成有效成分损失，特别是挥发性成分或对日光很敏感的成分，若采用高湿干燥或曝晒，疗效会明显降低。

三、中药加热炮制与临床疗效

加热是中药炮制常用的重要手段，如炒、炙、煅、蒸、煮、燀、烘焙、煨、干馏等，都可使中药增效和减毒利于临床，其中炒制和煅制应用最广泛。采用炒法炮制，可从多种途径改变药性。如一些中药经过炒焦，可以产生不同程度的焦香气，收到启脾开胃的作用，如炒麦芽、炒谷芽等。白术生品虽能补脾益气，但其性壅滞，服后易致腹胀，炒焦后不仅能健运脾气，且无壅滞之弊，又能开胃进食。种子和细小果实类中药炒后不但具有香气，而且有利于溶媒渗入中药的内部，提高煎出效果，故自古就有"逢子必炒"的要求。苦寒中药炒后苦寒之性缓和，免伤脾阳，如炒栀子。温燥药或作用较猛的药经炒后可缓和烈性，如麸炒苍术、枳实。有异味的中药炒后可矫臭矫味，利于服用，如麸炒僵蚕。荆芥生用发汗解表，炒炭则能止血。干姜与炮姜仅就温中散寒的作用而言，干姜性燥，作用较猛，力速，适于脾胃寒邪偏盛或夹湿邪者；炮姜则作用缓和持久，适于脾胃虚寒之证。由此可见，中药采用清炒或加辅料炒等法处理，能从不同途径改变药性和药效，以满足临床用药的不同要求。

煅制常用于处理矿物药、动物甲壳及化石类药物，或者需要制炭的植物药。矿物药或动物甲壳类药物，煅后不但能使质地酥脆，利于煎熬和粉碎，而且作用也会发生变化。如白矾煅后燥湿、收敛作用增强。自然铜煅后入药，具散瘀止痛之效并能提高煎出效果。

其他加热的炮制方法对临床疗效和安全也有重要影响。如生地黄加热蒸制成熟地黄，其性味、功效都发生明显的变化；川乌、草乌加热煮制后，其毒性显著降低；杏仁燀制后利于有效成分的保存和煎出；木香煨后实肠止泻作用增强；淡竹干馏出竹沥后产生新药。

四、中药辅料（包括药汁）炮制与临床疗效

中药采用不同辅料和方法炮制后，可借助辅料产生协同或拮抗作用，在中药性味、归经、作

用趋向、功效和毒副作用方面都会发生某些变化，从而最大限度地发挥中药疗效，缓和药性，降低中药毒性的作用，达到符合治疗要求。

中药炮制中常用的辅料种类较多，一般可分为液体辅料和固体辅料两大类，下面举例论述。

1. 蜜制中药与临床疗效　蜜制中药能增强止咳或补气的作用。例如甘草蜜炙能增强其补中益气的功效；蜜炙冬花等能增强润肺止咳化痰的作用；紫菀生用虽然化痰作用较强，但能泻肺气，只适于肺气壅闭，痰多咳嗽的患者，若肺气不足的患者，服用后，有的可出现小便失禁，尤其是小儿，用甘温益气的蜜炼制后可纠此弊，并能增强润肺止咳之功。

2. 酒制中药与临床疗效　如大黄味苦寒，生用泻下作用峻烈易伤胃气，经"以热制寒"的酒炙后可引药上行，缓和其寒性，并借酒可收活血化瘀之效；苦寒中药通常气薄味厚，通过酒制，利用酒的辛热行散作用，既可缓和苦寒之性，免伤脾胃，又可使其寒而不滞，更好地发挥清热泻火作用；活血中药酒制可使其作用增强而力速，适于瘀阻脉络、肿痛较剧或时间较短需速散者；滋腻中药也是气薄味厚，易影响脾胃的运化，酒能宣行药势，减弱黏滞之性，使其滋而不腻，更易发挥药力。

3. 醋制中药与临床疗效　活血中药醋制能使作用缓和而持久，提高疗效。用于血脉瘀滞引起的出血证，如醋五灵脂；用于积聚日久、实中夹虚、需缓治者，如醋大黄。

4. 盐制中药与临床疗效　温肾中药以盐制是味的扶助，使气厚之药得到味的配合，达到"气味相扶"的目的，增强其补肾作用，如盐补骨脂。

5. 姜制中药与临床疗效　可增强其化痰止呕的作用，如姜半夏、姜竹茹等。

6. 药汁制与临床疗效　可发挥辅料与主药的综合疗效，如吴茱萸辛热，以气胜，黄连苦寒，以味胜，用吴茱萸制黄连，一冷一热，阴阳相济，无偏胜之害，故萸黄连长于泻肝火以和胃气；胆汁制中药，例如南星和胆汁均有抗惊厥和抑制中枢神经的作用，胆汁制南星"以寒制热"，产生拮抗解毒协同增效作用。

五、其他制法与临床疗效

中药炮制方法还有发芽、发酵、制霜、水飞等方法，不仅可以达到有效制备新药，而且可产生新的药理活性，满足临床用药需要，还可以炮制降低毒性，保证临床用药安全。如巴豆为剧烈的泻下药，其主要成分为巴豆油，毒性很大。巴豆制霜，可除去大部分油脂，使毒性降低，缓和泻下作用，巴豆中还含有巴豆毒素，能溶解红细胞，使局部细胞坏死，但在制霜过程中加热可使其遇热失活而丧失毒性。又如柏子仁为养血安神药，有镇静作用，但其含脂肪油有泻下作用，其制霜后可除去，以解除滑肠致泻的副作用。

总之，中药通过净制、切制、加热、加辅料等方法炮制，达到去除杂质，保证净度；利于调剂，便于煎出；调整药性，引药归经；降低毒性，纠正偏性；增强疗效等作用。因而，中药炮制与中医临床疗效和安全关系密切，炮制不仅是中医临床用药的特点，还是保证和提高中医临床用药安全和疗效的关键理论与技术。

各 论

净制是指选取规定的药用部位，除去非药用部位、杂质及霉变品、虫蛀品、灰屑等，使中药达到药用净度标准的方法，又称净选、治削、修治，是中药炮制加工的首要环节。早在汉代，著名医药学家张仲景就在其著作《金匮玉函经》中明确提出了中药净制的要求，指出临床用药"或须皮去肉，或去皮须肉，或须根去茎，又须花须实，依方拣采、治削，极令净洁"。在他所著的《伤寒论》《金匮要略》等著作中，明确提出净制要求的中药近30种，其方法有去皮、去心、去核、去毛、去节、去瓤、去芦头、去足翅、洗等。有的还明确提出净制的作用，如水蛭"洗去腥"，海藻"洗去咸"，石韦"手扑速吹去毛尽，曝令燥，复扑之，不尽令人淋"等，表明当时已十分重视中药的净制。净制作用主要有以下三个方面：

1. 提高药材的净度，保证用药剂量的准确　中药来源广泛，品种繁多，原药材在采收、贮存、运输中有些常含有泥沙、杂质、霉变品及残留的非药用部位等，必须进行净选和加工处理；另外某些药材形态、色泽近似，在采收、贮运中相混，必须挑选区分。如黄芪中混入狼毒，川贝母中混入山慈菇等。

2. 分离不同的药用部位，分别药用　有些同一来源的药物因入药部位不同，作用亦异，故须进行分离，须将具有不同作用的药用部位区分开来分别入药。

3. 大小分档，利于进一步炮炙　原药材其形态的大小、粗细和长短是不同的。药材在切制或炮炙前按粗细、大小等加以分档，便于控制水处理软化时湿润的程度，利于切片；炮制时大小分档，便于控制火候；药物大小一致，亦便于与辅料接触、混合均匀，从而利于药物的进一步炮制。

一些生用的中药，通过净制符合药用标准后，不需要进一步切片或炮炙可以直接用于配方或制剂，如部分花、叶、果实、种子类药材等。

第一节　去除杂质和非药用部位

《中国药典》（2020年版）收载的"杂质检查法"中，对药材中混存的杂质规定为：来源与规定相同，但其性状或药用部位与规定不符；来源与规定不同的物质；无机杂质，如砂石、泥块、尘土等。除去杂质的常用方法有挑选、筛选、风选、水选和磁选等。在实际生产中，常多种方法结合使用。

一、去除杂质

1. 挑选　挑选是指用手工挑拣清除混在药物中的杂质、变质品、非药用部位，或将药材按大小、粗细等进行分档。具体可分为：①挑出非药用部位。②拣出用其他方法不宜除去的肉眼可见的杂质，如木屑、砂石、杂草、枝梗、虫卵、鼠粪等。③挑出霉烂虫蛀等变质的药材。④大小分档，按大小粗细，手工挑拣分档。如天南星、半夏、白芍、白附子、白术、大黄、木通等药物，均须按大小、粗细分开，分别浸润或煮制，以便软化浸润时便于控制其湿润的程度或火候，确保中药饮片的质量，使其充分发挥疗效。

目前，产业化生产时，可选用色差分选机以及机械化输送挑选机，物料进料量由物料输送机的大料斗控制调节，输送带的速度由变频器控制调节，从而实现自动上料，自动吸除杂物，提高工作效率。

2. 筛选　筛选是根据药材和杂质体积大小的不同，选用适宜的筛，筛除药材中夹杂的泥沙、灰屑及其他杂物等；或对药物进行大小分档；或筛除炮制所用的固体辅料。筛选的方法，有手工筛和机器筛，手工筛多用竹筛或套筛，效率不高，劳动强度大，同时存在粉尘污染问题，因此现代多用机械操作，机器筛主要有振荡式筛药机和旋转式筛药机。

3. 风选　是根据药材和杂质的比重不同，利用风力，将杂质分离除去，其对象是与药物的质量相差较大的杂质。一般经过簸扬（一般可利用簸箕或风车），借药材起伏的风力，使之与杂质分离，以达到纯净之目的。如苏子、车前子、吴茱萸、青葙子、莱菔子、葶苈子等。有些药物通过风选可将果柄、花梗、干瘪之物等非药用部位除去。如槐米、青葙子、车前子、葶苈子、番泻叶等皆可用风选法除去空壳或其他杂质。一般用簸箕或风车通过扬簸或鼓风，使杂质和药用部位分离，以使药物达到纯净。目前大生产中采用变频立式风选机组，配有自动上料和除尘机组，运用变频技术调节和控制风机的风速和压力，记录变频器的操作数据可以分析风选产品的质量，为饮片生产质量管理提供了量化依据。

4. 水选　是利用清水在较短时间内荡洗去药材附着的泥土或除去杂质；或利用药物与杂质的不同，借助水的浮力清除杂质和分离非药用部位，以使药物洁净，如酸枣仁等常用水漂去核皮；或者将药材置入大量清水中，每天换水2~3次；或将药材置于清洁的长流水中，漂洗去药材中的某些毒性成分、盐分、或腥臭成分和核皮等。如川乌、草乌、半夏等用水浸泡，以除去部分毒性成分；海藻、昆布、盐苁蓉、盐附子等应漂去内部的盐分，海螵蛸须用清水漂至无明显咸味；一些动物类中药如龟甲、鳖甲残留有筋膜腐肉，经浸漂以除腥臭气味。

在药材水选时，应严格掌握时间，对其有效成分易溶于水者，一般采用"抢水洗"法（快速洗涤药材，缩短药材与水的接触时间），以免损失药效，并及时干燥，防止霉变。

5. 磁选　主要利用强磁性材料吸附混合在药材中的磁性杂物（铁屑、铁丝），将药材与磁性杂物分离，避免损坏切制、粉碎机械。

由于药材在采收、储运、加工过程中可能混入铁质杂物，如钉子、铁丝、铁屑等，若不除去，进入后续的工序中会引起设备事故。目前，主要有带式磁选机和棒式磁选机，便于自动化流水作业，铁性物质和磁性物质自动分离，生产效率高。用于半成品、成品中药材的非药物杂质的净制。

二、去除非药用部位

非药用部位是指有效成分含量比较低、生物活性和药理作用比较弱的部位，通过炮制净选加工处理，去除非药用部位，可提高有效成分相对含量，增强生物活性，降低毒性和刺激性。

1. 去芦　"芦"又称芦苗、芦头。一般指根头、根茎、残茎、叶基等部位。历代医药学家认为芦为非药用部位，有的且"能吐人"，故应去掉。《修事指南》曰："去芦头者免吐。"元代吴绶说："人弱者以参芦可代瓜蒂也。"故曾将参芦列为涌吐药。通常认为需要去芦的药物有人参、党参、玄参、牛膝、草乌、黄芪、桔梗、防风、续断、紫菀、秦艽等。但目前通过研究，认为人参芦头没有涌吐作用，药典已不再规定去芦头。

2. 去茎或去根　去茎，是指用根的药物须除去非药用部位的残茎；去根，是指用茎的药物须除去非药用部位的残根。同一植株根和茎都入药，但功效不同，须加以分离，以分别入药。丹参、龙胆、百部、黄芩、威灵仙、续断等根类药物，往往带有残茎，须剪除或切除。茎、根茎或地上部分入药的一些中药，如广藿香、马齿苋、木贼、石斛、仙鹤草、刘寄奴、高良姜、莪术等，须去除残留的根或须根。

3. 去枝梗　去枝梗，是指某些叶、花、果实类等中药，所带有的叶柄、花柄、果柄、老茎枝等非药用部位应除去，以使药物纯净，用量准确。如钩藤、桑寄生、桂枝中常混有老的茎枝，辛夷、马兜铃、枸杞子、夏枯草、槐米、桑叶、花椒、路路通、五味子、连翘、吴茱萸等混有花柄、果柄、叶柄等，应用风选、筛选、挑选、切、摘、剪除等方法加以去除。

4. 去皮壳　去皮壳是指栓皮、根皮、果皮或种皮等属于非药用部位者，有效成分含量甚微，均须除去，以便纯净药物，使用量准确，或有效成分利于煎出。

树皮类中药外皮有粗糙的木栓层，有的还附着青苔、泥沙等不洁物，栓皮干枯而有效成分含量甚微，如不去除则影响调配剂量。如黄柏、肉桂、杜仲、苦楝皮、厚朴、臭椿皮等树皮类中药，加工则须刮净粗皮。

需要去皮的根或根茎药物，一般多趁鲜时在产地去皮。如桔梗、芍药、知母等如不趁鲜去皮，干后就不易刮除。如山药、三棱、大黄、山慈菇、川贝母、天麻、天花粉、天南星、乌药、甘遂、白及、泽泻、半夏均须刮净或撞去外皮。天冬、沙参、明党参等于沸水中煮或蒸后，趁热除去外皮。

5. 去核、瓤　有些果实类药物，其中的核或种子属于非药用部分，或核与果肉作用不同，故须除去或分别入药。《雷公炮炙论》中有"使山茱萸，须去内核，核能滑精"的记载，《修事指南》曰："去核者免滑。"有的中药则除去瓤肉，取用种子。故实际加工中，根据临床需要进行净选。山茱萸、龙眼肉、乌梅、诃子、山楂，通常用肉而不用核，加工时剥取果肉或筛除脱落的核。橘核、木鳖子、瓜蒌子、冬瓜子、青皮等要求除去瓤肉；又如枳壳，切片干燥后筛去碎落的瓤核。

6. 去心　"心"一般指根类药物的木质部或种子的胚芽。《修事指南》曰："去心者免烦。"但在长期实践中服用一些带木质心的药物，未见有使人感觉烦闷。一些根皮类药物其木质心较粗，系非药用部分，宜予除去，而麦冬、天冬虽早在《注解伤寒论》中就有去心的记载，但因服后并不使人心烦，故近代加工不去心。如五加皮、白鲜皮、地枫皮、地骨皮、牡丹皮、香加皮、桑白皮、远志等根皮类药，往往在产地趁鲜除去木质心，剥取根皮。

7. 去毛刺　是指着生于药物表面或内部的绒毛、鳞片、硬刺、动物茸毛等，影响药物净度或有刺激咽喉等副作用，须加工除去。

枇杷叶其叶背密生很多绒毛，历代文献记载均须刷去。唐代《新修本草》载："凡使枇杷叶须火炙布拭去毛，毛射入肺令咳不已。"枇杷叶可以在采摘后趁鲜刷去绒毛；大量者，亦有用机器刷。

骨碎补、狗脊均为蕨类植物的干燥根茎，表面生有鳞叶或绒毛，马钱子表面亦密生银灰色绒毛，皆可用砂烫法将毛烫焦，取出后再撞净筛除。刺猬皮密生硬刺，并具茸毛，用滑石粉烫制，使硬刺焦黄易断，茸毛烫焦脱落，过筛后，利于调配。刺蒺藜果实坚硬，生有许多小刺，以炒黄法炮制，炒至表面微黄色，取出，碾去刺，再筛去刺屑。

金樱子是果实入药，但果实内部有淡黄色毛刺。加工时，可略浸、润透，纵切两瓣，挖净毛刺，去核，干燥。其外部的刺应先用碾法或撞法除去。

8. 去头尾、足翅、鳞片、残肉筋膜　传统认为多数昆虫类的头尾足翅、蛇类的头尾有毒或不作药用，应除去。有些动物的骨骼或甲片入药，但残留筋膜皮肉，易引起腐败变质，也应除净。在加工处理中，蕲蛇、乌梢蛇、金钱白花蛇，均去头尾。斑蝥、虻虫、青娘子、红娘子均去头足翅，蜈蚣除头足。

鳖甲、龟甲往往残留有残肉筋膜，传统方法是以水浸泡，直至皮肉筋膜与骨分离而除去。现多以鳖甲、龟甲置蒸锅内，沸水蒸 45 分钟，取出，放入热水中，用硬刷除净皮肉，洗净，晒干。现多用 0.5% 猪胰脏在 pH 值 8.2 ～ 8.4、温度 40℃ 条件下水解，以除去残肉筋膜。穿山甲在剥取鳞甲时，常使皮肉一起剥下，可置沸水中浸烫，以得到洁净的鳞甲。

蛤蚧早有"毒在眼，效在尾"之说，故传统以"无尾者不用"。实际运用中，蛤蚧尾补肾平喘作用最强，故蛤蚧的净制是除去头足鳞片，不能去尾。其产地的加工是剖腹后除去内脏，用竹片撑开干燥。

第二节　分离不同药用部位

同一来源的中药，因不同部位的临床功效不同，而选用一定的方法加以分离，以分别入药。植物药的入药部位有根、根茎、叶、花、果实、种子或树皮、果皮、种皮等。有些植物药同一植株有几个药用部位均可入药，由于临床功效的差异或不同，应予分离。部分植物药的同一入药部位，因采收季节的不同，分别得到嫩枝或老茎，需要进行适当的挑选区分。另有一些动物类中药，由于不同入药部位相连，或等级规格的不同也需要加以分离，以分别入药。

一、地上部分与根的分离加工

部分植物的地上部分和地下部分都具有药理活性。但所含成分不同，药理作用不同，生物活性不同，可以分别作为两种或几种药物应用。地上部分与根的分离加工，一般是在产地加工时就将其分离，分别作为不同的药材收购和销售。

何首乌来源于蓼科植物，何首乌是其干燥块根，夜交藤是其干燥的藤茎。何首乌生用解毒、消痈、润肠通便，制后能补肝肾、益精血、乌须发；夜交藤则能养血安神、祛风通络。两者皆在秋、冬两季采集，故在采集时加以分离。

天花粉是栝楼的干燥块根，具清热生津、消肿排脓的功效；瓜蒌是栝楼的成熟果实，具清热涤痰、宽胸散结、润燥滑肠的功效。在秋季采收时，即可注意分别采收入药。瓜蒌在临床用药时，还须进一步分离为全瓜蒌、瓜蒌皮和瓜蒌子。

麻黄茎能发汗解表，根能止汗，将麻黄的根与茎经净选分离，以保证临床用药疗效的稳定，以免产生拮抗作用。

二、茎叶与花、果实、种子的分离加工

同一株植物，同是地上部分，但植物器官不同，其所含的化学成分种类和含量不同，药理活性差异较大，长时间的临床应用证明，其疗效不同，要求产地采集、加工和饮片炮制时将其分离。

金银花是忍冬干燥的花蕾或初开的花，能清热解毒，散风热，忍冬的茎藤即忍冬藤亦入药，以清热解毒、疏风通络为好。但金银花与忍冬藤应注意采收的季节，一般忍冬藤是在秋、冬季采收的。

马兜铃具清肺降气、止咳平喘的功效；天仙藤能行气活血、利水消肿，是马兜铃的茎藤。故地上部分采收后还要将果实与茎藤分离，以分别入药。

益母草为干燥的地上部分入药，能活血调经、利水消肿。茺蔚子是益母草的果实，功能活血调经、清肝明目。秋季果实成熟时采割地上部分，晒干，打下果实即得茺蔚子。但益母草一般以花初开，茎叶茂盛时采收、干燥后为佳。

皂荚是豆科植物荚树的果实，有祛痰、开窍的功效；皂角刺功能消肿托毒、排脓、杀虫，来源同皂荚，系用树枝上的棘刺。采收时亦应注意分别收集。

藿香的入药部位是根据临床用药的不同需要而决定的，茎、叶既可分别入药，亦有茎叶混合入药的。处方用名为藿香时，应付茎、叶的混合物；写藿香梗时应付藿香老梗（切厚片）；写藿香叶，则付去梗的藿香叶，故藿香的炮制是将原药材去残根及杂质，抖下叶另放，再将茎洗净，稍润切段、低温干燥或晒干，根据临床的不同需要以备分别选用。

三、果实与果皮、种子与种皮的分离加工

有些植物果实中的果皮和种子、种子与种皮，所含成分不同，临床作用有别，需要产地采集加工，或饮片炮制时加以分离，分别作为不同的药物用于临床。

大腹皮是槟榔的干燥果皮，其采收可以在冬季至次春采收未成熟的果实，剥取的果皮习称"大腹皮"；春末至秋初采收成熟的果实，剥取的果皮习称"大腹毛"。大腹皮具有下气宽中、利水消肿的功效。槟榔的炮制就需要分离除净果皮，再进一步浸润、切薄片。

瓜蒌可以果实整体入药，即全瓜蒌，是果皮、果肉、种子的混合物；种子、果皮在临床使用中亦单独入药。瓜蒌子又名瓜蒌仁，擅长润肺化痰、滑肠通便；瓜蒌皮则偏于清化热痰、利气宽胸。净选时若取用瓜蒌皮，将整瓜蒌剖开，除去瓜瓤，并分离出瓜蒌子即得。

陈皮是橘及同属多种植物的成熟果实的果皮，与陈皮同一药源的尚有橘核、橘络、橘叶等入药部位。其中，橘核是种子、橘络为橘的中果皮及内果皮之间的维管束群（俗称筋络），净选时，应从果实中分离得到陈皮、橘核及橘络，以备分别入药。

莲子是植物莲的成熟种仁，具补脾止泻、益肾固精、养心安神的功效。莲子的青嫩胚芽为莲子心，功能清心、去热、止血、涩精，应与莲子肉相分离。另有中药莲房，即莲蓬壳，是莲的成熟花托，炒炭用能消瘀止血；莲的叶片即荷叶，能清暑利湿、升阳止血。实际采集加工时，可从植物莲的不同部位分别得到莲子（肉）、莲子心、莲房、荷叶等。

扁豆衣是扁豆的种皮，均能健脾和中、祛暑化湿。但扁豆衣气味俱弱，故健脾作用较弱，偏于祛暑化湿。用燀法炮制，可将豆、衣分离。

花椒的果皮和种子作用不同。果皮能温中散寒、止痛杀虫；种子即椒目，具利水、平喘的功效，过筛使果皮与种子分开，以分别入药。

砂仁辛温，功能化湿、行气、温中、安胎，是醒脾和胃之良药。砂仁壳是砂仁之果壳，性味功效与砂仁相似，但温性略减，化湿、行气之力较弱，适用于脾胃气滞、脘腹胀满等。净选时，注意仁、壳分离。

白豆蔻辛温，能化湿、行气、温中、止呕。豆蔻壳为白豆蔻的果壳，性味功效与白豆蔻相似，但温性较减，力亦较弱。净选时，将仁、壳分离，以适应临床的不同需要。

四、其他类中药不同部位的分离加工

紫河车是健康人的干燥胎盘，具温肾补精、益气养血的功效。脐带又名坎炁，与胎盘相连，其功能益肾纳气。加工时，宜趁鲜分离，分别洗净，以利于进一步加工炮制。

鹿茸是雄鹿未骨化密生茸毛的幼角，鹿角是已骨化的角或锯茸后翌年春季脱落的角基。加工鹿茸时，应注意区分骨化程度的不同，注意分出等级，如角尖部为"血片""蜡片"，中上部为"粉片"，下部习称"老角片"。

茯苓是真菌茯苓的菌核，茯苓皮是茯苓菌核的黑色外皮。在加工时按不同部位切制，分离得到茯苓和茯苓皮。亦有在加工时将菌核内部的白色部分切成薄片或小方块，即为白茯苓，皮层下的赤色部分，为赤茯苓；带有松根的白色部分，切成方形薄片，即为茯神，亦称抱木神。传统认为白茯苓偏于健脾，赤茯苓偏于利湿，茯神偏于安神。

第三节　中药饮片的净度要求

净度是指中药炮制品的纯净程度，可以用炮制品含杂质及非药用部位的限度来表示。非药用部位主要是果实种子类药材的皮壳及核，根茎类药材的芦头，皮类药材的栓皮，动物类药材的头、足、翅，矿物类药材的夹杂物等。

一、中药饮片的净度要求

中药饮片的净度要求是：不应该含有泥沙、灰屑、霉烂品、虫蛀品、杂物及非药用部位等。

《中国药典》对部分药物具体规定：五味子杂质不得过1%；山茱萸杂质（果核、果梗）不得超过3%；女贞子杂质不得超过3%；小茴香、穿山甲杂质不得超过4%；草乌杂质（残茎）不得超过5%；酸枣仁杂质（核壳等）不得超过5%；蒲黄杂质不得超过10%。

二、杂质检查法

杂质检查法按《中国药典》（2020年版）中规定的方法进行。

1. 取规定量的供试品，摊开，用肉眼或放大镜（5～10倍）观察，将杂质拣出；如其中有可以筛的杂质，则通过适当的筛，将杂质分出。

2. 将各类杂质分别称重，计算其在供试品中的含量（%）。杂质含量（%）= 杂质的重量 / 样品总重量 ×100%

在杂质检查中，药材或饮片中混存的杂质若与正品相似，难以从外观鉴别时，可称取适量，进行显微、化学或物理鉴别试验，证实其为杂质后，计入杂质重量中。此外，个体大的药材或饮片，必要时可破开，检查有无虫害、霉烂或变质情况。

连　翘

【来源】本品为木犀科植物连翘 *Forsythia suspensa*（Thunb.）Vahl 的干燥果实。秋季果实初熟尚带绿色时采收，除去杂质，蒸熟，晒干，习称"青翘"；果实熟透时采收，晒干，除去杂质，习称"老翘"，筛取籽实作"连翘心"用。连翘虽有"青翘""老翘"之分，但传统经验认为老翘质佳。

【炮制方法】

1.**连翘** 取原药材，除去杂质及枝梗，筛去灰屑。

2.**连翘心** 取老翘，去除果皮杂质。

【饮片功效】

1.**连翘** 具有清热解毒，消肿散结，疏散风热之功。用于痈疽，瘰疬，乳痈，丹毒，风热感冒，温病初起，温热入营，高热烦渴，神昏发斑，热淋涩痛。

2.**连翘心** 入心经，能清心热，偏于清心泻火。治温热病高热烦躁、神昏谵语。

【临床应用】

1.**连翘** 治太阴风温、温热、温疫、冬温，初起但热不恶寒而渴者，如《温病条辨》银翘散。

治小儿一切热：连翘、防风、甘草（炙）、山栀子各等分。上捣罗为末，每服二钱，水一中盏，煎七分，去滓温服（《类证活人书》连翘饮）。

2.**连翘心** 治热陷心包之高热烦躁、夜不安眠、神昏谵语，与犀角、莲子心等配伍，如《温病条辨》清宫汤。

【研究摘要】连翘为"疮家圣药"，主要用于瘰疬、痈疽、丹毒、乳痈、风热感冒、温热入营、温病初起、神昏发斑、高热烦渴、热淋尿闭等。现代研究证明了连翘的主要生物活性成分有连翘酯苷、连翘苷、连翘脂素、苯乙醇苷、皂苷、挥发油等，其中以连翘酯苷的药理作用更为广泛。

大量实验研究及临床研究表明，连翘的抗病毒疗效显著。具有抗呼吸道合胞病毒、抗腺病毒、抗流感病毒、抗疱疹病毒等作用。药理研究表明，连翘具有抗呼吸道合胞病毒的作用，发现连翘水提液有很好的抗呼吸道合胞病毒活性，而且存在着明显的量效关系。临床用于治疗肺脓肿、慢性化脓性中耳炎、治疗血小板减少性或过敏性紫癜等。同时，以中药连翘组成的"排毒饮"治疗单纯疱疹病毒性角膜炎具有较好疗效。

传统经验一直认为老翘好于青翘。但连翘中总黄酮、连翘苷含量测定结果表明，青翘中总黄酮、连翘苷含量都高于老翘，且老翘中连翘苷含量低于《中国药典》标准，但连翘脂素含量老翘高于青翘，因此青翘和老翘应该进行区别使用。关于青翘与老翘的药效差异，有待通过药理进一步研究。

紫 苏

【来源】本品为唇形科植物紫苏 *Perilla frutescens*（L.）Britt. 的全株。依据其不同入药部位和临床功用，可分为紫苏子、紫苏叶和紫苏梗。紫苏子系秋季果实成熟时采收，除去杂质，晒干；紫苏叶系夏秋季枝叶茂盛时采集，除去杂质，晒干；紫苏梗系秋季果实成熟后采割，除去杂质，晒干或趁鲜切片，晒干。

【炮制方法】

1.**紫苏子** 除去杂质，洗净，干燥。

2.**紫苏叶** 除去杂质及老梗；或喷淋清水，切碎，干燥。

3.**紫苏梗** 除去杂质，稍浸，润透，切厚片，干燥。

【饮片功效】

1.**紫苏子** 辛，温。归肺经。功能降气化痰，止咳平喘，润肠通便。用于痰壅气逆，咳嗽气喘，肠燥便秘。

2. 紫苏叶 辛，温。归肺、脾经。功能解表散寒，行气和胃。用于风寒感冒，咳嗽呕恶，妊娠呕吐，鱼蟹中毒。

3. 紫苏梗 辛，温。归肺、脾经。功能理气宽中，止痛，安胎。用于胸膈痞闷，胃脘疼痛，嗳气呕吐，胎动不安。

【临床应用】

1. 紫苏子 治气喘咳嗽、食痞兼痰，常配伍紫苏子、白芥子、萝卜子等，如《韩氏医通》三子养亲汤。

2. 紫苏叶 治外感风寒、发热咳嗽，如《瘟病条辨》杏苏散；治鱼蟹不鲜、食用过量所至腹痛、吐泻，常与生姜配伍，煎水服用。

3. 紫苏梗 治脾胃气滞、胸膈痞闷、嗳气呕吐，常与陈皮、半夏、藿香等配伍；治妊娠恶阻、胎动不安，常与砂仁、陈皮、木香等同用，取其行气止呕、调和脾胃、止痛安胎之功效。

【研究摘要】紫苏叶水煎液有缓和的解热作用，能促进消化液分泌，增进胃肠蠕动；能减少支气管分泌，缓解支气管痉挛；紫苏水煎剂对大肠杆菌、痢疾杆菌、葡萄球菌有抑制作用，有升高血糖作用。紫苏梗水提液对模型大鼠结肠环形肌条收缩运动具有明显兴奋作用，而对正常大鼠结肠收缩运动无兴奋作用。紫苏梗水提液和紫苏叶油均能通过增加结肠平滑肌条收缩振幅和平滑肌细胞收缩率，升高细胞内的 Ca^{2+}，从而达到促进结肠收缩运动的作用。两种成分均能通过增强平滑肌细胞膜的去极化，增强结肠运动功能。可见紫苏梗水提液和紫苏叶油均能维持平滑肌细胞膜流动性，为平滑肌正常运动功能提供必要的物质基础，并为阐释芳香药物的"运脾"作用机理，提供了科学的实验依据。

紫苏梗通过适当的配伍可佐治上呼吸道感染、咽炎、支气管炎等疾病，随着配伍的不同，紫苏梗在处方中的功用亦不同，例如：风寒化热之感冒以紫苏梗配柴胡、葛根在解表升腾的同时兼可宣发肺气；治疗慢性咽炎可用紫苏梗和旋覆花疏肝利肺；治疗风热犯肺型咳嗽将桑叶、菊花配以紫苏梗以增强辛散透表之力；治疗痰热郁肺和肺中伏火型咳嗽加用紫苏梗、枳壳以利肺下气；治疗肺脾气虚和肺胃阴虚型咳嗽时在应用大剂益气养阴药物的同时佐以紫苏梗醒脾和胃，使之补而不滞。

【附注】《本草正义》记载紫苏梗：茎秆中空，芳香气烈，故能彻上彻下，外开皮毛，泄肺气而通腠理，上则通鼻塞，清头目，为风寒外感灵药，中则开胸膈，醒脾胃，宣化痰饮，解郁结而利气滞。

《河南省中药炮制规范》收载醋紫苏梗，醋制后增强了降气止痛作用。

将净选加工后的药材采用适宜的方法软化后，再将其切成片、丝、块、段等一定规格的炮制方法，称为饮片切制。

饮片切制历史悠久，古称"㕮咀"，指以口咬碎。《五十二病方》中载有"细切""削""剉"等早期饮片切制用语。张仲景在《伤寒论》中也记载有：附子破、生姜切等。到南宋时期饮片切制日臻完善，南宋末年的周密在《武林旧事》中，曾记载杭州已有制售"熟药圆散，生药饮片"的作坊了，此时在汤剂中多以"粗末""咀片"为主。而中药切制的饮片形式出现于明代中期陶华的《伤寒六书》制药法中，明确记载有："一川大黄，须锦纹者，佳。剉成饮片，用酒拌匀，干燥，以备后用。"清代吴仪洛在《本草从新》一书中的柴胡项下，提出"药肆中俱切为饮片"。在此以后广泛应用并沿袭至今。

目前，饮片切制仍是中药材加工成为中药饮片的主要技术手段。且大都用机器切制，并按要求在通过 GMP 认证的中药饮片厂中进行。围绕饮片切制的操作工艺和质量控制方面开展的科学研究，取得了一定进展，近年还开展了颗粒饮片和超微饮片的研制以及产地加工饮片炮制一体化的研究，《中国药典》还规定了一部分中药可以产地趁鲜切制。

药材切制成饮片后，利于煎出有效成分，避免细粉糊化，便于炮炙时受热，提升炮炙效果，利于贮藏保管，便于鉴别和调剂制剂等。

第一节　中药材的软化

干燥的药材切制成饮片必须经过软化过程，目的是使药物吸收相当量的水分后，水经过表面毛细管和细胞间隙渗入药材内部组织细胞，细胞膨胀或者破裂后，亲水成分溶解，不亲水成分也膨胀松软，使药材质地由硬变软，以利于切制。明代《本草蒙筌》载："诸药剉时，须要得法，或微水渗，或略火烘。湿者候干，坚者待润，才无碎末，片片薄匀，状与花瓣相侔，合成方剂起眼，仍忌剉多留久，恐走气味不灵，旋剉应人，速能求效。"凡药材进行软化处理，均须先经过净选程序，再根据药物特性，结合季节情况，采用适当方法使之软化。

一、软化方法

常用的软化方法包括淋法、洗法、泡法、漂法、润法等。

1. 淋法　即用清水喷淋或浇淋药物。被处理的药物一般不直接放入水中，而将药物整齐地直立堆成垛状，用多量清水自上而下浇淋（通常浇淋 2 ~ 4 次），以茎部和根部浸软为止。本法多适用于气味芳香，质地疏松的全草类、叶类和有效成分易随水流失的药物，如薄荷、荆芥、佩兰、藿香、枇杷叶等。

2. 洗法　是将药物投入清水中，快速洗涤，及时取出，稍润即切的方法，由于药物与水接触时间短，故称"抢水洗"。适用于质地松软，水分易渗入及有效成分易溶于水的药物，如五加皮、瓜蒌皮、白鲜皮、合欢皮、南沙参、瞿麦、陈皮、防风、石斛、龙胆等。大多数药材洗一次即可，但有些药材附着多量泥沙和其他杂质，则需用水洗数遍，以洁净为度。每次用水量不宜过多，如蒲公英、紫菀、地丁等。

洗法要在保证药物洁净和易于切制的前提下，尽量采取"抢水洗"，操作力求迅速，缩短药材与水接触时间，防止药物"伤水"（因含水量过多对饮片质量造成影响）和有效成分的流失。大生产中多采用洗药机洗涤药物。

3. 泡法　是将药物用清水浸泡一定时间，使其吸收适量水分的方法。先将药物洗净，再加入清水至淹没药物放置一定时间，视药物的质地、大小和季节、水温等灵活掌握，中间不换水，一般浸泡至六至七成透时，捞出，再润软后切片。适用于质地坚硬或体积较大、水分难渗入的药物，如槟榔、三棱、莪术、姜黄、乌药、木香、川芎、常山、泽泻、白芷、山药、天花粉、大黄、葛根等。

泡时要遵循"少泡多润"的原则，既要使药物吸收一定的水分，促使软化，又要尽可能缩短药物在水中浸泡的时间，尽量减少其有效成分的流失。有些药物浸泡时，所含成分逐渐向水中扩散，使水液呈现一定的颜色，习称"下色"。对于易下色的药物，如白术、苍术、泽泻、射干、大黄、甘草等，浸泡时，如观察到水液稍有变色，微呈药物颜色时，应立即捞出，再采用润法使之进一步软化。

此外，"烂"法亦属于泡法的范围，烂与泡的时间要长，以便除去非药用部分，如龟甲、鳖甲等，传统多用烂法处理。该法现已少用，目前主要采用蒸法与猪胰脏酶解法，既快速卫生，又能减少有效成分损失。

4. 漂法　是将药物用多量水、多次漂洗的方法。操作时，将药材放入大量的清水中，漂去有毒成分、盐分及腥臭异味，采用换水法进行。漂的时间，可根据药物的质地、季节、水温而灵活掌握。适用于毒性药物，用盐腌制的药物及有腥臭味的药物，如乌头、附子、半夏、天南星、肉苁蓉、海藻、昆布、紫河车、五谷虫等。漂法处理药物，以春秋季为佳，此时气候适宜，每天换$1 \sim 2$次即可。夏季气温高，漂洗药物时易霉腐变质，若换水太多则易损失大量的有效成分，如需在夏季进行，可在水中加入$2\% \sim 6\%$的明矾防腐。

漂的标准：有毒的药物，取药物切开，放于舌上，以半分钟内不刺舌为准；有盐分的药物，以药物无咸味为准；有腥臭味的药物，如紫河车，以漂去瘀血为度；五谷虫、人中白以漂去臭味为度。

5. 润法　是把泡、洗、淋过的药物，用适当器具盛装，或堆集于润药台上，以湿物遮盖，或继续喷洒适量清水，保持湿润状态，使药物外部的水分徐徐渗透到药物组织内部，达到内外湿度一致，利于切制。润的方法有浸润、伏润、露润等法。

润药得当，既能保证质量，又可减少有效成分损失，有"七分润工，三分切工"之说，润药是关键。润药的优点，一是有效成分损失少，二是饮片颜色鲜艳，三是使水分均匀、饮片平坦整齐，很少有炸心、翘片、掉边、碎片等现象。

6. 特殊软化方法　有些不适宜用水处理方法软化的药物，需采用下述软化方法。

（1）湿热软化　某些质地坚硬或经热处理有利于保存成分的药物，需用蒸、煮法软化，如红参、宣木瓜等蒸软后趁热切片，既能加速软化，又利于保存成分和保持片形美观，并能加速干燥。黄芩经蒸或煮法软化后切片，可破坏黄芩中所含的酶，有利于保存有效成分，提高饮片质量。

（2）酒处理软化　鹿茸、蕲蛇、乌梢蛇等药材用水处理，或容易变质，或难以软化，需用酒处理软化后切片。

此外，一些药材已在产地加工趁鲜切制，如鲜青蒿、鲜鱼腥草、鲜益母草等。如以鲜品入药者，必须趁鲜切制，如鲜石斛、鲜芦根、鲜地黄等；某些质地坚硬、干燥后不易软化的药材，也大多趁新鲜切制，如乌药、土茯苓、鸡血藤、黄药子、白药子等。

7. 药材软化的新技术、新方法与工艺设备　用传统的人工洗涤、自然浸润的软化方法，只适宜于小量加工。目前，大生产中，除继承、改进传统加工方法外，还广泛采用真空加温、减压冷浸、加压冷浸等软化技术，利用相关的软化设备，通过抽气减压或加压，加速药材的软化，缩短浸润时间，减少成分流失和药材霉变，损耗少，产量高，饮片质量好。

二、药材软化程度的检查方法

药材在水处理过程中，要抽样检查其软化程度是否符合切制要求，习惯称"看水头"或"看水性"。现将常用检查方法简介如下。

1. 弯曲法　长条状药材软化至握于手中，大拇指向外推，其余四指向内用力握，药材略弯曲，而不易折断，即为合格，如甘草、黄芪、白芍、木通、木香等。

2. 指掐法　团块状药材软化至手指甲能掐入表面为宜，如白术、白芷、天花粉、泽泻等。

3. 穿刺法　粗大块状药材软化至以铁扦能刺穿而无硬心感为度，如大黄、虎杖等。

4. 手捏法　不规则的根和根茎类药材软化至用手捏粗的一端，感觉其较柔软为宜。如当归、独活等，部分块根、果实、菌类药材，如延胡索、枳实、雷丸等，润至手握无吱吱响声或无坚硬感时为宜。

5. 劈剖法　质地特别坚硬的药材，如桂枝木、金果榄等，可从药材中间劈开，检查其水浸润程度，如水浸润达到 1/3 ～ 3/4 即可切制。

第二节　饮片的类型及切制方法

中药材来源复杂，形状各异，切制饮片既要便于煎煮提取、便于进一步炮炙、便于鉴别，同时又要达到美观、便于患者接受、提高商品价值的目的。因此，自古以来饮片类型多种多样，分类方法也各有不同。选择饮片类型规格的原则是既要便于切制操作，切制的饮片又要达到以下要求。

一、饮片的类型

1. 按厚薄、长短、大小分类

（1）极薄片　厚度≤ 0.5mm，适用于木质类、动物骨骼、角质类药材，如苏木、降香、羚羊角等。

（2）薄片　厚度 1 ～ 2mm，适用于质地致密坚实、不易破碎者，如白芍、乌药、槟榔、天麻等。

（3）厚片　厚度 2 ～ 4mm，适用于质地松泡、黏性大、切薄片易破碎者，如茯苓、山药、泽泻等。

（4）丝　分为细丝（2～3mm）和宽丝（5～10mm），适用于皮类、叶类和较薄的果皮类药材，如黄柏、厚朴、陈皮、荷叶、枇杷叶、冬瓜皮等。

（5）段（咀、节）　长10～15mm，适用于全草类和形态细长、内含成分易于煎出者，如荆芥、益母草、白茅根、麻黄等。

（6）块　大块，长30～40mm，厚5～10mm，如首乌、茯苓、大黄等，现已少用；小块又称丁片，边长为8～12mm，适用于煎煮易糊化及需切成块状的药材，如葛根、茯苓、阿胶丁等。

2. 按切制方法分类

（1）顶刀片　又称顶头片，即刀片与药材长轴垂直切制而成，即横切片，适用于长条形或类圆形药材，如白芍、白芷、三棱、莪术、泽泻等。

（2）斜片　即刀片与药材长轴呈一定角度切制而成，即斜切片，适用于细长药材纤维性强者，如黄芪、甘草、白术、山药、木香等。

（3）顺刀片　即刀片与药材长轴平行切制而成，即顺刀片，又称直刀片或纵切片，适用于长椭圆形药材，如白术、乌头、附子等。

3. 按饮片形状分类

（1）圆片　圆柱形药材顶刀切制的类圆形饮片，如白芍、白芷、三棱、莪术、泽泻等。

（2）斜片　细长或粗大块状药材斜切而成的斜片，有瓜子片，如桂枝、桑枝等；有马蹄片，如大黄、白芍等；有柳叶片，如甘草、黄芪等。

（3）月牙片　依据药材本身形状切制成类似于月牙形状的饮片，如枳壳、木瓜等。

（4）蚊香片（盘香片）　呈单卷筒状药材切制时，经横切，其形如蚊香的饮片，如厚朴（单筒）等。

（5）如意片　呈双卷筒状药材切制时，经横切，其形同如意锁或花卷的饮片，如厚朴（双筒）等。

（6）瓦片或指甲片　将筒状药材先开条成20mm或10mm宽，再横切成片，其形如盖房的瓦或指甲，如厚朴等。

（7）蝴蝶片　将药材横切成形如蝴蝶的片形，如川芎、苍术等。

（8）鱼子片　将全草类药材细切成鱼卵状，如麻黄、香薷等。

二、选择原则

1. 质地致密、坚实者，宜切薄片，如乌药、槟榔、当归、白芍等。

2. 质地松泡、粉性大、切薄片易破碎者，宜切厚片，如山药、天花粉、茯苓等。

3. 为了突出鉴别特征，或为了饮片外形的美观，或为了方便切制操作，视不同情况，可选择切制成直片或斜片，如大黄、何首乌、黄芪、甘草等。

4. 形态细长、内含成分又易煎出者，宜切成段，如木贼、荆芥、薄荷、麻黄等。

5. 皮类和宽大的叶类药材，可切成一定宽度的丝，如陈皮、黄柏、枇杷叶等。

6. 为了便于炮制，可选择一定规格的块或片，如大黄、何首乌、阿胶等。

三、切制方法

目前，饮片切制生产中有机器切制和手工切制两种。

（一）机器切制

目前，全国各地生产的切药机种类较多，功率不等，基本特点是：生产能力大、速度快、节约时间、减轻劳动强度和提高生产效率等。现将主要的切药机简介如下。

1. 转盘式切药机 这种机器的主要特点是刀片在旋转，可以进行颗粒类药物的切制。操作时，将待切制药物装入固定器内，辅平、压紧，以保持推进速度一致，切片均匀。装置完毕，启动机器切片。此类切药机不适宜切制全草类药物（图7-1）。

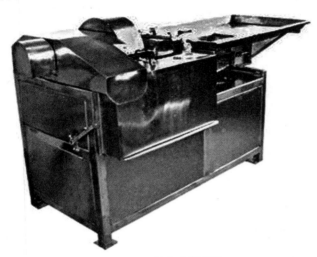

图 7-1　转盘式切药机

2. 剁刀式切药机 这种切药机结构简单，适应性强，功率高，其主要特点是切药刀在上下往复运动，适宜于切制根、根茎、全草类药材。操作时，将被切药材摊于机器台面上，启动机器，药材经输送带送入刀床进行切片（图7-2）。

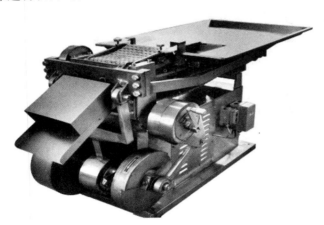

图 7-2　剁刀式切药机

目前多用的是直线往复式切药机（图7-3）、高速万能截断机、纵片切药机等，特制的输送带和压料机构将物料按设定的距离做步进移动，直线运动的切刀机在输送带上切断物料。此类切药机不适宜切制颗粒状药物。

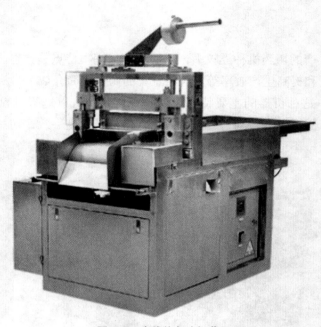

图 7-3 直线往复式切药机

3. 离心旋料式切片机 这种切药机切制力（离心力）与药材自身的质量成正比，故具有自适应性：物料从高速旋转的转盘中心孔投入，在离心力的作用下滑向外圈内壁作匀速圆周运动，当物料经过装在切向的固定刀片时，被切成片状。切制品的片形好、损耗小；整机结构紧凑，操作方便；适宜川芎、泽泻、半夏、贝母、生地黄等团块状或颗粒状药材的切制（图 7-4）。

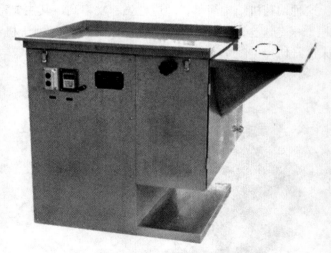

图 7-4 离心旋料式切片机

4. 多功能切药机 该机有多个进药口，倾斜度不同，切出来的饮片可以是圆片、瓜子片、柳叶片等，果实类、块类、茎类药材都可以切制（图 7-5）。

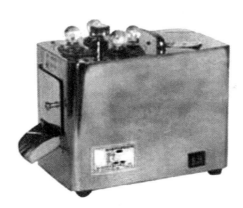

图 7-5　多功能切药机

（二）手工切制

手工切制用的切药刀，全国各地不尽相同，但切制方法大致相似。手工切的工具主要是刀，现将切药刀简介如下：

1. 铡刀　主要由刀片、刀床（刀桥）、压板、装药斗、控药棍等部件组成。操作时，人坐在刀凳上，将软化好的药材，整理成把（"把活"）或单个（"个活"）置于刀床上，用手或一特制的压板向刀口推进，然后按下切片，即切成饮片。饮片的厚薄长短，以推进距离控制。有些"个活"，如槟榔，可用"蟹爪钳"夹紧向前推进。

2. 片刀　多用于切厚片、直片、斜片等，如白术、山药、黄芪、甘草、苍术、桑枝等。左手握住药材向刀口推送，同时右手拿刀柄向下按压，即可切出饮片（图 7-6）。

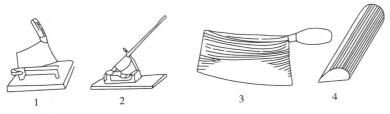

1.2. 铡刀　3. 片刀　4. 压板

图 7-6　常用手工切制工具图

手工切制生产量小，劳动强度大，但切出的饮片平整、光滑、均匀一致，类型和规格齐全，外形美观，弥补了机器切制的不足。

（三）其他切制方法

对于木质及动物骨、角类药物，用上述工具切制较难，应根据不同情况，选择适宜工具进行饮片切制。

1. 镑　本法所用工具是镑刀。镑刀是在木质的柄上，平行镶嵌许多锋利的刀片，操作时，将软化的药材用钳子夹住，另一只手持镑刀一端，来回镑成极薄的饮片。此法适用于动物角类药材，如羚羊角、水牛角等。

2. 刨　本法适宜木质类药材，如苏木、檀香等。操作时，将软化好的药材固定，用刨刀刨成薄片即可。目前也有用于生产的刨片机。

3.锉 有些药材，习惯上用其粉末，但由于用量小，一般不事先准备，而是随处方加工，如水牛角、羚羊角等。调配时，用钢锉将其锉为末，或再加工继续研细即可。

4.劈 本法是利用斧类工具将木质类药材劈成块或厚片，如松节、降香等。

第三节　特殊加工

一、碾捣

某些矿物类、动物甲壳类、果实种子类、根及根茎类药材，由于质地特殊或形体较小，不宜批量切制成饮片，但为了便于调配和制剂，不论生熟，均需临用前碾碎或捣碎，使其充分发挥疗效。

需要碾碎（用碾槽）或捣碎的药物，一般分为以下几类。

1.矿物类 如自然铜、磁石、赭石、石膏、龙骨、龙齿、花蕊石、白石英、紫石英、金精石、银精石、阳起石、赤石脂、禹余粮、寒水石、钟乳石、云母石、海浮石等，可事先碾碎或捣碎。

2.动物甲壳类 如龟甲、鳖甲、穿山甲、石决明、白贝齿、牡蛎、蛤壳、瓦楞子等，可事先碾碎或捣碎。

3.果实种子类 如苏子、芥子、莱菔子、酸枣仁、牵牛子、小茴香、肉豆蔻、桃仁、苦杏仁、砂仁、郁李仁、益智仁、橘核、冬瓜子、草果、补骨脂、胡芦巴、栀子、决明子、苍耳子、川楝子等。本类药材大多数含有脂肪油或挥发油，需临用前碾碎或捣碎，碾或捣碎后不宜贮存过久，以免泛油变质或挥发而失效。

4.根及根茎类 如川贝母、制半夏、珠儿参等。本类药材大多数切成饮片供临床应用，但有的品种形体很小，不便切制时可在调剂过程中捣碎。

二、粉碎

对于三七、马钱子等中药，饮片规格中有三七粉、制马钱子粉等，需要粉碎加工。矿物药质地坚硬，也需要特殊的粉碎设备。近年来，中药动物药出现微粉饮片规格，其粉碎需要专业的方法和设备。

适用于炮制需要粉碎的设备有万能粉碎机（柴田式粉碎机）、万能磨粉机、倾斜式中药材粉碎机、球磨机、羚羊角粉碎机以及微粉设备等。

三、制绒

某些纤维性或体轻泡的药材经捶打，推碾，再筛去粉末，制成绒絮状，以缓和药性，或便于应用。如麻黄碾成绒，则发汗作用缓和，适于老年、儿童和体弱者服用。艾叶加工成绒，便于制成"灸法"所用的艾条或艾炷。

四、拌衣

将药物表面用水湿润，使辅料黏附于药物上，从而起到一定的治疗作用。

1.朱砂拌 将药物湿润后，加入定量的朱砂细粉拌匀，晾干，如朱砂拌茯神、朱茯苓、朱远志、朱麦冬等，以增强宁心安神的作用。

2. 青黛拌 方法同朱砂拌，如青黛拌灯心草，有清热凉肝的作用。

五、揉搓

某些质地疏松而呈条状的药物，为便于调配和煎煮，往往揉搓成团，如竹茹、谷精草、大腹皮等。有些则揉搓成小碎片，如荷叶、桑叶等。

第四节 饮片的干燥与包装

药材经过水处理、切片等程序后，饮片含水量较高，适宜微生物的生长繁殖，如果不及时干燥，饮片则易于变色，甚至霉烂变质。因此药物切成饮片后，为保存药效，便于贮存，必须及时干燥，冷后及时包装，以免吸潮或再次被污染，否则直接影响中药饮片的质量。

一、饮片的干燥

饮片干燥必须注意干燥方法、温度和时间，同时要注意观察饮片外观色泽。各种药物固有的颜色基本上可以代替药材的内在质量，所以饮片的质量标准常以外观色泽作为要求。如果外观色泽改变，往往意味着其化学成分及临床疗效都有改变。例如大黄变黑，黄芩变绿，荆芥、薄荷变黯，槟榔、白芍变红等外观色泽改变，都是质变的标志。

1. 自然干燥 自然干燥是把切制好的饮片置日光下晒干或置阴凉通风处阴干。晒干法和阴干法都不需要特殊设备，如药匾、竹晒垫等，经济方便，成本低。但占地面积较大，易受气候的影响，易被污染，饮片亦不太卫生。《修事指南》载："阴者取性存，晒者取易干。"故一般药物的饮片均用晒干法。对于气味芳香、含挥发性成分较多、色泽鲜艳和受日光照射易变色、走油等类药物，不宜曝晒，通常采用阴干法。

2. 人工干燥 人工干燥是利用一定的干燥设备，对饮片进行干燥。本法的优点是，不受气候影响，比自然干燥卫生，并能缩短干燥时间。但必须控制好温度，否则有损药效。

人工干燥的温度，应视药物性质而灵活掌握。一般药物以不超过80℃为宜。含芳香挥发性成分的药物以不超过60℃为宜，并视药物质地和性质而定。干燥后的饮片，需放凉后再贮存，否则，余热能使饮片回潮，易于发生霉变。但干燥后的饮片含水量应控制在7%～13%为宜。

近年来，全国各地在生产实践中，设计并制造出各种干燥设备，如直火热风式、蒸气式、电热式、红外线式、微波式、冷冻干燥、高压电场等，其干燥能力和效果均有了较大的提高，这些干燥设备正在推广和不断完善，适宜大量生产。

二、饮片的包装

中药饮片要达到预期效果，与饮片的加工炮制有关，与饮片的生产、批发、零售等各个流通环节的质量管理有关，其中饮片的包装质量也直接影响饮片的质量，并且药品标签及包装应符合《中华人民共和国药品管理法》及国务院药品监督管理部门对包装标签的规定，不同包装标签其内容应根据上述规定印制，并应尽可能多地包含药品信息。

对于根、根茎类、种子、果实类、花类、动物类药物的饮片，全部用小包装加大包装的方法。小包装用无毒聚乙烯塑料透明袋，根据饮片的质地不同而固定装量，一般为0.5kg、1.5kg、2kg等。放入饮片检验合格证后封口，装入大包装（即可用大铁盒或硬纸箱）中。在小包装里面和大包装外面都注明饮片品名、规格、数量、生产批号、厂名。必须注意的是对于水制、火制和水火共制的饮片必待凉透后方可包装，否则会出现结露和霉变现象。

对于全草类和叶类药物的饮片，可用无毒聚丙烯塑料编织袋包装，固定量为 10 ～ 15kg 一件。封口时同样要放入检验合格证，并在外面印上饮片的品名、数量、规格、生产批号和厂名。对于矿物类和外形带钩刺药物的饮片宜用双层或多层无毒聚丙烯塑料编织袋包装，以防泄漏。对于贵重、毒剧药物的饮片宜用小玻璃瓶，小纸盒分装到一日量或一次量的最小包装，并贴上完整的使用说明标签。

目前，中药饮片剂量包装已经推广使用，保证了调剂准确，减轻了调剂人员的体力劳动。

第五节　中药饮片的切制要求

一、片形

片形是饮片的外观形状，根据需要可切成薄片、厚片，或为了美观而切成瓜子片、柳叶片和马蹄片。无论哪种片形都要符合《中国药典》及《全国中药炮制规范》的规定。切制后的饮片应均匀、整齐，色泽鲜明，表面光洁，无污染，无泛油，无整体药材，无枝梗，无连刀，无炸心与掉边，无翘边等。

《中药饮片质量标准通则（试行）》规定：异形片不得超过 10%；极薄片不得超过该片标准厚度 0.5mm；薄片、厚片、丝、块不得超过该片标准厚度 1mm；段不得超过该标准厚度 2mm。

二、色泽

中药饮片都有固有的颜色光泽，若加工不当或贮存不当均可引起颜色光泽的变化，从而影响药品的质量。饮片的颜色光泽分为生饮片和熟饮片，生品有其固有的色泽，如花类或叶类药材的红花、款冬花、菊花、侧柏叶、荷叶、大青叶等一旦颜色褪去，说明是日晒或暴露过久，或贮存过久，其药效自然也会降低。有些药材经切制后表面有菊花心、车轮纹等利于鉴别，如黄芪、清风藤等；苍术、白术有朱砂点（油室）；何首乌有云锦花纹（异型维管束）。

三、水分

水分是指在中药材或饮片中存在的不影响其质量的允许含水数值，是控制中药饮片质量的一个基本指标。按各药物的具体性状和性质不同，一般饮片的水分含量宜控制为 7% ～ 13%。

四、灰分

灰分是将药材或饮片在高温下灼烧、灰化所剩残留物的重量。将干净而又无任何杂质的合格炮制品高温灼烧，所得之灰分称为"生理灰分"；如果在生理灰分中加入稀盐酸搅匀后用无灰滤纸滤过，再将具残渣的滤纸一并灼烧，所得之灰分为"酸不溶性灰分"；两者都是控制中药饮片的基本指标。因为，饮片质量稳定时这两者都在一定范围之内，在检测饮片质量时，特别是纯净度方面，是极其有用的指标。

五、其他质量要求

水溶性浸出物和醇溶性浸出物，有效成分的含量，有毒成分的限量，有害物质（重金属、砷盐、黄曲霉毒素、农药残留量）的检查等，根据饮片品种的不同分别确定。

第六节 切制代表药物

鹿 茸

【药材来源】本品为鹿科动物梅花鹿 *Cervus nippon* Temminck 或马鹿 *Cervus elaphus* Linnaeus 的雄鹿未骨化密生毛茸的幼角。前者习称"花鹿茸"，后者习称"马鹿茸"。夏、秋两季锯取鹿茸，经加工后，阴干或烘干。

【炮制方法】

1. 鹿茸片 取原药材，燎去茸毛，刮净，以布带缠绕茸体，自锯口面小孔灌入热白酒至灌满，或基部浸酒中浸润至透；或灌、浸酒后稍蒸至软，尖部横切极薄片，中后部切薄片，用吸潮纸随切随压，使其平整，干燥。

2. 鹿茸粉 取原药材，燎去茸毛，刮净，劈成碎块，研成细粉。

【饮片功效】

1. 鹿茸 具有壮肾阳、益经血、强筋骨、调冲任、托疮毒的功效；用于肾阳不足，精血亏虚，阳痿滑精，宫冷不孕，羸瘦，神疲，畏寒，眩晕，耳鸣，耳聋，腰脊冷痛，筋骨痿软，崩漏带下，阴疽不敛。灌酒处理可以矫臭、防腐、杀虫，利于服用和贮藏，便于软化、切片煎汤饮用。

2. 鹿茸粉 功效同鹿茸，研粉便于冲服或入丸散。

【临床应用】

1. 鹿茸 治阴阳俱虚、阳不化精，可与附子配伍，以助温阳化精，如《世医得效方》之茸附汤。治肾虚阳痿，配伍山药浸酒服，如《普济方》鹿茸酒。治阳痿体弱、遗滑失精，配伍人参、熟地黄等，如《全国中成成药处方集》参茸卫生丸。

2. 鹿茸粉 对于精血不足、小儿发育不良、筋骨软弱、行迟齿迟、龟背鸡胸、脑门不合者，可单用鹿茸粉 1～2g 吞服。治阳虚火衰冲任不固、带下清稀、崩漏或不孕，亦可单用冲服；治肝肾不足、经血两亏、诸虚百损，配伍他药制成丸剂，如《医宗金鉴》加味地黄丸。

【研究摘要】鹿茸具有促性腺激素样作用；对长期不愈合和一时新生不良的溃疡和创口，能增强再生过程，并能促进骨折的愈合。鹿茸精可增强胃肠的蠕动和分泌功能；有利肾促尿作用；增强子宫收缩力作用。临床用于治疗再生障碍性贫血、治疗乳腺病。鹿茸醇提物对心肌损伤有保护作用，鹿茸多肽具有营养神经细胞、抗肝纤维化、改善记忆力和抗疲劳等作用。另外，鹿茸的水提物还具有抗关节炎与抗骨质疏松的作用。

五 加 皮

【药材来源】本品为五加科植物细柱五加 *Acanthopanax gracilistylus* W.W.Smith 的干燥根皮。夏、秋两季采挖根部，洗净，剥取根皮，晒干。主要分布于湖北、河南、安徽等地。

【炮制方法】

1. 五加皮 取原药材，除去杂质，洗净，润透，切段，干燥。

2. 酒五加皮 取五加皮，除去杂质，大小分档，加酒拌匀，闷润，文火炒干或低温烘干。每 100kg 五加皮，用黄酒 20kg。

【饮片功效】

1. 五加皮　具有祛风湿、补肝肾、强筋骨、通瘀血、利水肿的功效。用于风寒湿痹、水肿、小便不利、筋骨痿软、小儿行迟、体虚乏力、脚气。

2. 酒五加皮　酒制后祛风湿、壮筋骨作用更强，风寒湿痹之实证、虚证皆可应用，临床常用其单方浸酒或复方制成酒剂。

【临床应用】

1. 五加皮　治肝肾不足、行走乏力、小儿行迟，如《保婴撮要》五加皮散；治水肿、小便不利，如《太平惠民和剂局方》五皮散。

2. 酒五加皮　《本草纲目》中载单味五加皮，浸酒煮饮用；或与当归、牛膝、地榆等药同用制酒，治一切风湿痿痹。

【研究摘要】本品含二萜类、黄酮类、植物甾醇、苯丙素类及挥发油成分，亦含多糖及微量元素等。具有调节机体对非特异性刺激反应性及"适应原"样作用并具有扶正固本作用，亦具有抗肿瘤、抗炎、调整血压、降血糖等作用。

茯　苓

【药材来源】本品为多孔菌科真菌茯苓 *Poria cocos*（Schw.）Wolf 的干燥菌核。主产于安徽、云南、湖北等省。多于 7～9 月采挖，挖出后除去泥沙，堆置"发汗"后，摊开晾至表面干燥，再"发汗"，反复数次至现皱纹、内部水分大部散失后，阴干，称为"茯苓个"；或将鲜茯苓按不同部位切制，阴干，分别称为"茯苓块"和"茯苓片"。

【炮制方法】

1. 茯苓　取原药材，大小分开，浸泡，洗净，蒸透，趁热切厚片或丁片，同时切取茯苓皮，干燥。

2. 茯苓皮　取茯苓皮，除去杂质，抢水洗，干燥。

3. 朱砂拌茯神　取茯苓片用清水喷湿，加朱砂细粉拌匀，晾干。每 100kg 茯苓片，用朱砂细粉 2kg。

【饮片功效】

1. 茯苓　具有利水渗湿、益脾和胃、健脾安神的功效；多用于水肿尿少、痰饮眩悸、脾虚食少、便溏泄泻、心神不安、惊悸失眠。

2. 茯苓皮　以利水消肿为主，多用于水湿浮肿。

3. 朱砂拌茯神　取朱砂安神镇心解毒之功，与茯神相互协同，增强宁心安神的疗效。多用于心烦不寐、心悸心惊。

【临床应用】

1. 茯苓　治脾弱生湿之证，具有标本兼治的功效，如《伤寒论》五苓散；治痰饮内停、头晕目眩，如《伤寒论》苓桂术甘汤；治疗脾虚诸证，如《太平惠民和剂局方》四君子汤；治脾胃湿重、大便溏泻、带下量多，如《太平惠民和剂局方》参苓白术散。

2. 茯苓皮　治皮肤水肿，与生姜皮、桑白皮、大腹皮等同用；治水湿外泛、皮肤水肿，如《中藏经》五皮散。

3. 朱（砂拌）茯神　治心脾两虚或痰湿内阻所致的心烦不寐、心悸易惊，可用本品配伍他药同用。治心脾不足，如《金匮要略》酸枣仁汤；治痰饮内停者，则常配以石菖蒲、远志等。

【研究摘要】茯苓的化学成分主要有茯苓糖、茯苓三萜（茯苓酸、土莫酸等）、树胶、蛋白质和脂肪酸等。它的乙醇提取物可杀死钩端螺旋体；能缓解肠道肌肉痉挛，预防溃疡发生；可增强机体免疫功能而产生抗癌效果；还具有利尿、抗菌、降低血糖、降血脂、保护肝脏和改善睡眠等功效。

　　【附注】亦有在加工时将菌核内部的白色部分切成薄片或小方块，即为白茯苓；皮层下的赤色部分，为赤茯苓；带有松根的白色部分，切成方形薄片，即为茯神，亦称抱木神。传统认为白茯苓偏于健脾，赤茯苓偏于利湿，茯神偏于安神。

第八章

清炒法

将净选或切制后的药物，置炒制容器内，用不同火力连续加热，并不断搅拌或翻动至一定程度的炮制操作称为炒法。根据炒法的操作及加辅料与否，又分为清炒法和加辅料炒法。

将净选或切制的药物直接投入热锅内、不加辅料的炒法称为清炒法。清炒法根据加热程度不同而分为炒黄、炒焦和炒炭。加辅料炒法也可根据所加辅料的不同进一步分类。

炒法所用火力分为文火、中火、武火。一般来说，炒黄多用文火，炒焦多用中火，炒炭多用武火，加固体辅料炒多用中火或武火。火候是指炮制程度是否合适，一般来说，加热时间应根据炒法的种类和药物性质而定。

炒法的操作：主要有手工炒和机器炒两种。

手工炒：多将锅倾斜 30°～ 45° 置于灶上，便于搅拌和翻动。用具还有铁铲、刷子、簸箕等，适用于小量生产。操作时，先将锅预热，然后投入大小分档的药物，迅速拌炒至所需程度，取出。要求根据炒法的类别及药物的性质和辅料不同，掌握翻动的速度和方法。

机器炒：机器炒主要用滚筒式炒药机，适用于大多数药物的炒制。该炒药机以煤气、电、油等加热，可以控制温度，滚筒内壁有螺齿，打正转时炒药，打反转时出药，大大减轻了劳动强度，又保证了药物炒制质量，此法适用于大生产。

近年来新研制的电脑程控炒药机，使炒药由机械化转向自动化。特别是采用烘烤与锅底"双给热"方式炒制，保证了饮片上下受热的均匀，并可缩短炒制时间，用于炒制批量较大的药物更具优越性，尤其适用于大量生产。

第一节　炒黄法

将净选或切制后的药物，置炒制容器内，用文火或中火加热，炒至药物表面呈黄色，或较原色加深，或发泡鼓起，或种皮爆裂，并透出固有气味的方法，包括炒爆、炒香等方法。

（一）炮制方法

1. 手工炒制　先用适宜的火力将锅预热后，投入大小分档的饮片，迅速拌炒至所需程度，取出，摊晾，除净碎屑。

2. 机器炒制　应根据炒药机的类型、中药饮片的物理参数（水分、形状、密度、传热性）、加入物料的量、炒制季节以及炒黄的质量要求等因素，确定炒制温度、时间、数量和转速等参数，进行批量、连续生产。

炒黄是一个工艺和程度的界定，有些药并没有黄色，所以炒制程度很难判定。根据经验，给出以下简易判定方法：

（1）对比看　炒制时，以生品为对照，密切观察炒制品的颜色，表面变黄或加深，微挂火色即可。如炒酸枣仁等。

（2）听爆声　种子类中药炒制时会发出爆鸣声，当爆裂声由密集转弱时，即可。如炒牵牛子等。

（3）闻香气　很多中药炒制时逸出其固有气味，若嗅到香气或特殊的气味由浓减弱，即可。如炒白芥子等。

（4）看断面　当上述方法仍不能判断炒制程度时，可结合看炮制品的断面来判定，当断面呈淡黄色时，即达到了标准。这也是判定标准中最关键的一条。若外表颜色加深，断面颜色一点没变，有可能是温度太高，导致外焦内生。

以上四条综合运用，可准确判定炒黄的程度。如炒白芍等。

（二）炮制作用

1. 增强疗效，易于粉碎和有效成分的煎出，破酶保苷　如槐米、芥子、决明子等。

2. 降低毒性或副作用　如川楝子、苍耳子、使君子等。

3. 缓和或改变药性　如牵牛子、葶苈子、牛蒡子、莱菔子等。

4. 矫味矫臭，利于服用　如九香虫等。

（三）注意事项

1. 饮片大小分档，炒前锅要预热。

2. 根据炒制要求，选择适当火力。炒黄以文火为主，少数药物用中火，加热时间相对较短，翻动要均匀，出锅要迅速。

芥　子

【药材来源】本品为十字花科植物白芥 *Sinapis alba* L. 或芥 *Brassica juncea*（L.）Czern.et Coss. 的干燥成熟种子。前者习称"白芥子"，后者习称"黄芥子"。夏末秋初果实成熟时割取植株，晒干，打下种子，除去杂质。

【炮制方法】

1. **芥子**　取原药材，除去杂质。用时捣碎。

2. **炒芥子**　取净芥子，用文火炒至深黄色有爆裂声，并有香辣气逸出时，取出，放凉。用时捣碎。

【饮片功效】

1. **芥子**　生芥子辛散力强，善于通络止痛。但生用力猛，易耗气伤阴动火，久咳火旺者不宜。多外用，用于胸闷胁痛、关节疼痛、痈肿疮毒。

2. **炒芥子**　经炒后可缓和辛散走窜之性，可避免耗气伤阴，并善于顺气豁痰。多用于痰多咳嗽。

【临床应用】

1. **白芥子**　治痰壅胸膈，常与甘遂等同用，如《三因方》控涎丹；治痰滞经络，常与木鳖子等同用，如《证治准绳》白芥子散；治痰湿流注，常与麻黄等同用，能消痰散结，如《外科全生集》阳和汤。

2. 炒白芥子　治咳喘痰稀，常与苏子等同用，如《韩氏医通》三子养亲汤；治食积成痞，常与三棱等同用，能消积化痰。

【研究摘要】黄芥子和白芥子中所含的芥子苷，可在芥子酶的作用下，分解成异硫氰酸丙烯酯（黑芥子油）及异硫氰酸对羟基苄酯（芥子油）而发挥生物活性。但芥子油有较强的辛辣味及刺激作用，能使皮肤和黏膜发生水肿、起疱，甚至溃破、感染。大剂量则引起强烈的胃肠道刺激。通过加热炮制，可破坏芥子酶，防止芥子苷在内服前被酶解产生大量的芥子油，使患者免受不必要的痛苦，又可确保芥子苷内服后在胃肠道中缓慢水解，释放出芥子油而产生治疗作用。

测定炮制前后芥子中芥子苷的含量，结果炒芥子中芥子苷含量高于生品，其水煎液中芥子苷的含量为炒芥子粗粉＞生芥子粗粉＞炒芥子＞生芥子，故芥子入煎剂以打碎为宜。炒芥子煎液中只含芥子苷，生芥子煎液中则含芥子苷和芥子油。因此，外用以生品研末为宜，以免因炒后酶失去活性不能水解苷而难以奏效。

以芥子苷含量为指标，比较清炒法、电热恒温烘法和远红外烘烤法炮制白芥子，结果表明：远红外烘烤法制得的炒芥子色泽均匀，芥子苷含量高，易于操作。

王不留行

【药材来源】本品为石竹科植物麦蓝菜 *Vaccaria segetalis*（Neck.）Garcke 的干燥成熟种子。夏季果实成熟、果皮尚未开裂时采割植株，打下种子，除去杂质，晒干。

【炮制方法】

1. 王不留行　取原药材，除去杂质，洗净，干燥。

2. 炒王不留行　取净王不留行，用中火炒至大多数爆裂成白花时，取出放凉。

【饮片功效】

1. 王不留行　生品味苦，性平。归肝、胃经。具有活血通经、下乳消肿的功效。多捣烂外敷，长于消痈肿，用于乳痈或其他疮痈肿痛。

2. 炒王不留行　经炒爆花后走散力较强，长于活血通经、下乳、通淋。多用于产后乳汁不下、经闭、痛经、石淋、小便不利；还用于气郁兼热、乳汁短少。

【临床应用】

1. 王不留行　治乳痈初起，常与鲜蒲公英、鲜夏枯草同捣烂处敷；治乳痈初起、红肿疼痛以及其他痈肿未化脓者的疼痛，如《金匮要略》王不留行散。

2. 炒王不留行　治乳汁不通、产后乳汁不下，常与穿山甲等同用，如《医宗金鉴》通乳汤；治小便涩痛，常与石韦、冬葵子、滑石等同用，能利尿通淋；治前列腺炎所致的小便涩痛，如《北京市中医药制剂选编》前列腺汤；治经闭不通、血滞经闭、小腹疼痛以及经来不畅、量少色暗等症，常与当归、川芎、桃仁等同用，能行血通经。

【研究摘要】王不留行醇提取物对小鼠有抗着床、抗早孕作用，水煎液对离体大鼠子宫有明显兴奋作用，醇浸剂作用更强，此外，王不留行对艾氏腹水癌、人体肺癌有抑制作用。具有抗早孕、抗肿瘤、兴奋子宫、促进乳汁分泌等药理作用。

王不留行目前以炒用为主，要求爆花率达到 80% 以上。水溶性浸出物的增加与爆花程度有关，爆花率越高，水溶性浸出物也越高。浸出物含量完全爆花者较生品增加 1.1 倍，刚爆花者增加 0.6 倍，未爆花者增加 0.2 倍。炒王不留行的最佳工艺为 120～130℃，用文武火，投药 250～500g，炒 5～7 分钟。

酸枣仁

【药材来源】本品为鼠李科植物酸枣 *Ziziphus jujuba* Mill.var.*spinosa*（Bunge）Hu ex H.F.Chou 的干燥成熟种子。秋末冬初采收成熟果实，除去果肉及核壳，收集种子，晒干。

【炮制方法】

1. 酸枣仁 取原药材，除去残留核壳。用时捣碎。

2. 炒酸枣仁 取净酸枣仁，用文火炒至鼓起，有爆鸣声，色微变深，断面浅黄色时取出。用时捣碎。

【饮片功效】

1. 酸枣仁 生品具有补肝、宁心、敛汗、生津的功效；尤以养心安神为长。

2. 炒酸枣仁 经炒后其作用与生酸枣仁相近，养心安神作用强于生酸枣仁。

【临床应用】

1. 酸枣仁 治惊悸怔忡，与人参等同用，如《太平惠民和剂局方》宁志膏；治眩晕耳鸣，常与枸杞等同用，如《摄生秘剖》天王补心丹；治嗜眠多睡，常与远志等同用，如《证治准绳》十味温胆汤。

2. 炒枣仁 治虚烦不眠，常与知母等同用，如《金匮要略》酸枣仁汤；治自汗盗汗，常与人参等同用，如《简便方》治盗汗方；治脾虚湿痹，常与桑白皮等同用，如《证治准绳》酸枣仁散。

【研究摘要】生、炒酸枣仁水煎剂对小鼠中枢神经系统均呈现镇静、催眠和抗惊厥作用，二者之间无明显差异。用生、炒酸枣仁给大鼠灌胃，记录睡眠脑电波，发现慢波睡眠深睡平均时间明显增加，深睡发作频率亦增加，且发作时间持续延长，总睡眠量增加。而对浅睡阶段无明显影响。

微炒和炒黄可增加酸枣仁的水和乙醚浸出物含量，而炒焦和炒黑则低于生品的含量，所以，从浸出物含量来讲，临床上用炒酸枣仁是合理的，但不能炒焦。

临床研究，对确系经常失眠的患者，分别给予生枣仁散、炒枣仁散，以及生枣仁散、炒枣仁散前后交换服用，另外对嗜睡者也给予生枣仁散，每晚睡前 1 小时口服，连服 7 天，结果显有催眠疗效的占 73.5%，无催眠疗效占 26.5%；对多数失眠者无论是生、炒枣仁散均有同样的镇静催眠作用，且睡眠时间延长，对难以入眠、心悸及眠而易醒者也均有效，对少数失眠伴有神经衰弱者，也能显著减轻或消除症状，而对嗜睡者也并未见睡眠减少或有催眠作用。另用枣仁甘草合剂治疗失眠症，分成酸枣仁炒、半生半炒和生用组，每晚睡前服用，结果多数患者均有一定的镇静安眠作用，生、炒枣仁作用相同。

【附注】酸枣仁的功效"主治烦心不得眠"载于《名医别录》；而生熟异治，"睡多生使，不得睡炒熟"则见于宋《重修政和经史证类备用本草》，一直沿用至近代。现代实验证实，酸枣仁生、熟作用一致，均有镇静催眠的功效。由于炒后味香，便于粉碎，使有效成分煎出率提高，因此，现在临床主要用炒酸枣仁，但需注意，炒制不宜过火，否则油枯失效。

牛蒡子

【药材来源】本品为菊科植物牛蒡 *Arctium lappa* L. 的干燥成熟果实。秋季果实成熟时采收果序，打下果实，去杂，干燥。

【炮制方法】

1. 牛蒡子　取原药材，除去杂质，洗净，干燥。

2. 炒牛蒡子　取净牛蒡子，用文火炒至微鼓起，有爆裂声，略有香气时，取出，放凉，用时捣碎。

【饮片功效】

1. 牛蒡子　生品其性寒滑，长于疏散风热，解毒散结。可用于风温初起、痄腮肿痛、痈毒疮疡。

2. 炒牛蒡子　经炒后能缓和寒滑之性，以免伤中，并且气香，宣散作用更强。长于解毒透疹，利咽散结，化痰止咳。用于麻疹不透、咽喉肿痛、风热咳喘。

【临床应用】

1. 牛蒡子　治疹透不畅，常与淡竹叶等同用，如《先醒斋医学广笔记》竹叶柳蒡汤；治风水身肿，如《太平圣惠方》欲裂方；治痄腮肿痛，常与板蓝根等同用，如《医方集解》普济消毒饮。

2. 炒牛蒡子　治风温初起，常与蝉蜕等同用，如《张氏医通》鼠黏子散；治咽喉肿痛，常与薄荷等同用，如《证治准绳》牛蒡汤；治风热喘咳，常与甘草等同用，如《阎氏小儿方论》消毒饮。

【研究摘要】牛蒡子含脂肪油、牛蒡苷、甾醇、维生素 A 样物质等成分。牛蒡子生品质硬难碎，炒后易于粉碎，并利于有效成分的煎出，炒后捣碎用，水溶性浸出物含量均比生品和生品捣碎用高。另外炒后还能杀酶保苷，研究表明，牛蒡子炒制后牛蒡苷受到破坏，其含量顺序为生品＞微炒品＞炒黄品＞炒焦品。炒后脂肪油含量降低，既抑制了滑利之性，又缓和药性，便于临床应用。

莱菔子

【药材来源】本品为十字花科植物萝卜 *Raphanus sativus* L. 的干燥成熟种子。夏季果实成熟时采割植株，搓出种子，去除杂质，晒干。

【炮制方法】

1. 莱菔子　取原药材，除去杂质，洗净，干燥，用时捣碎。

2. 炒莱菔子　取净莱菔子，用文火炒至微鼓起，有爆裂声，并有香气逸出时，取出放凉，用时捣碎。

【饮片功效】

1. 莱菔子　生品能升能散，长于涌吐风痰。能疗痰气互结，咳逆痰多，脚气水肿，气喘，痰壅浮肿。

2. 炒莱菔子　经炒后变升为降，如《本经逢原》所说："生能升，熟能降；生则吐风痰，熟则定痰嗽，皆利气之效。"主要是改变了涌吐痰涎的副作用，缓和了药性。长于消食除胀，降气化痰。多用于食积腹胀，气喘咳嗽。

【临床应用】

1. 莱菔子　以本品为末，温水调服，可以宣吐风痰；治痰气互结，常与白芥子等同用，如《韩氏医通》三子养亲汤；治咳逆痰多，常与葶苈子等同用，如《医学集成》清金丸；治痰多浮肿，常与厚朴等同用，能祛痰消肿，可用于脚气水肿气喘、痰多浮肿、小便不利，如《集验方》莱菔丸。

2. 炒莱菔子　治食积停饮，常与山楂等同用，如《丹溪心法》保和丸；治食滞腹胀，常与木香等同用，能行气除胀。

【研究摘要】莱菔子素为莱菔子中的重要活性物质，有很强抑菌作用，在 1mg/mL 浓度下即对葡萄球菌和大肠杆菌有强烈的抑制作用，亦可抑制链球菌、肺炎球菌等生长。莱菔子经炒制后莱菔子素的含量降低，其脂肪油的含量、物理常数、化学组分也有不同程度的变化。层析结果表明，炒后斑点增加，脂肪油的颜色亦随斑色的个数增加而加深。故临床上以莱菔子治疗肺炎、气管炎、支气管炎、痢疾等细菌性疾病时，认为应以生品入药，不宜炒用。

莱菔子炒后粉碎入药，水溶性浸出物明显增高，并能增强实验动物胃和小肠的运动机能，和生品比较，炒制品能增强离体兔回肠节律性收缩作用和抑制小鼠胃排空率的作用，进而有利于食物在小肠内的消化吸收。这可能是炒莱菔子"消食除胀"的机理之一。莱菔子各炮制品均能明显对抗肾上腺素对离体兔回肠节律性收缩的抑制作用，提示莱菔子对小肠运动的兴奋作用可能与对抗交感神经末梢释放的递质有关。由此推论，莱菔子用于因交感神经紧张性过高引起肠运动减弱所致的腹胀，其效果可能更好。另外，在对离体豚鼠胃平滑肌的节律性收缩和紧张性收缩方面，以及对抗肾上腺素抑制兔回肠运动方面，生品的作用弱于炒品，故临床用炒品作消导药是有道理的，说明中医用炒莱菔子作消导药是合理的。

莱菔子的各种炮制品单用生品有镇咳作用，而在三子养亲汤中，生、炒莱菔子均有良好的镇咳效果，祛痰作用炒莱菔子优于生莱菔子。

<h2 style="text-align:center">决 明 子</h2>

【药材来源】本品为豆科植物钝叶决明 *Cassia obtusifolia* L. 或决明（小决明）*Cassia tora* L. 的干燥成熟种子。秋季采收成熟果实，晒干，打下种子，除去杂质。

【炮制方法】

1. 决明子　取原药材，除去杂质，洗净，干燥。用时捣碎。

2. 炒决明子　取净决明子，用文火炒至微鼓起，并有香气逸出时，取出放凉。

【饮片功效】

1. 决明子　生决明子苦寒甘润，长于清肝热、润肠燥。用于目赤肿痛、大便秘结。

2. 炒决明子　经炒后缓和寒泻之性，有疏风清肝、明目祛翳之效。可用于头痛、头晕、青盲内障。

【临床应用】

1. 决明子　治肝火犯目，常与菊花等同用，如《圣济总录》决明子汤；治肠燥便秘，可单味捣烂泡服，能润肠能便；亦可与麻仁、瓜蒌仁、郁李仁等同用，治疗突发性便秘。

2. 炒决明子　治风热上壅，常与菊花等同用，如《济生方》决明子散；治青盲内障，常与枸杞等同用，如黄连羊肝汤。

【研究摘要】生、炒决明子及其打碎品，在常规煎煮时间内的煎液中，游离蒽醌在打碎品中比未打碎者多，炒品比生品含量高。微量元素变化不大，但炒决明子破碎后微量元素的溶出较多。加热所得各种炮制品，总蒽醌、结合蒽醌均有不同程度的下降，而游离蒽醌则相应地有所增高，水溶性浸出物也有所增加。

决明子含有的结合蒽醌及萘并吡喃酮苷具有泻热通便及对抗四氯化碳和半乳糖胺对原代培养肝细胞的毒害作用，随决明子炒制时受热温度的升高及受热时间的延长，该成分含量均下降，因此决明子炒制品水煎液通便和对抗四氯化碳对小鼠肝脏损害的作用也下降。

在适宜的条件下炒制决明子既保留了保肝作用，又减弱了通便作用，达到缓和寒泻之性、增强疗效的目的。用正交实验法筛选炒决明子最佳工艺为：140℃，炒10分钟。

葶苈子

【药材来源】本品为十字花科植物独行菜 *Lepidium apetalum* Willd. 或播娘蒿 *Descurainia sophia* （L.）Webb.ex Prantl. 的干燥成熟种子。前者习称"北葶苈子"，后者习称"南葶苈子"。

【炮制方法】

1.葶苈子　取原药材，除去杂质，筛去灰屑。用时捣碎。

2.炒葶苈子　取净葶苈子，用文火加热，炒至微鼓起，有爆声，断面浅黄色，并有香气逸出，取出放凉。用时捣碎。

【饮片功效】

1.葶苈子　生品力速而较猛，降泄肺气作用较强，长于利水消肿，宜于实证。用于胸水积滞和全身水肿。

2.炒葶苈子　经炒后药性缓和，免伤肺气，可用于实中夹虚的患者。多用于咳嗽喘逆，腹水胀满。

【临床应用】

1.葶苈子　治胸胁积水、硬满而痛者，常以本品配伍大黄等药，如《伤寒论》大陷胸丸；治腹水胀满、小便不利、大便秘结，常以本品配伍防己等药，如《金匮要略》己椒苈黄丸；治湿邪困脾、小便不利、遍体浮肿，与茯苓等药配伍，如《证治准绳》葶苈子散。

2.炒葶苈子　治肺痈咳喘、胸满不得卧、面目浮肿，用本品配伍大枣，如《金匮要略》葶苈大枣泻肺汤。

【研究摘要】炒制前后葶苈子中止咳有效成分芥子苷的含量进行测定，结果：生芥子含量为2.23%，炒芥子含量为3.94%，炒品是生品的1.77倍；生芥子水煎液含量为0.75%，炒芥子水煎液含量为2.05%，炒品是生品的2.73倍，认为葶苈子炒品及炒品水煎液中芥子苷含量均比生品增高，可增强止咳效果。且炒后杀酶保苷，提高煎出率，减少有刺激性的芥子油的含量，故葶苈子炒用是有道理的。

【附注】《本草问答》载："不炒则不香，不能散，故必炒用。"

花　椒

【药材来源】本品为芸香科植物青椒 *Zanthoxylum schinifolium* Sieb.et Zucc. 或花椒 *Zanthoxylum bungeanum* Maxim. 的干燥成熟果皮。秋季采收成熟果实，晒干，除去种子及杂质。

【炮制方法】

1.花椒　取原药材，除去椒目（另作药用）、果柄及杂质。

2.炒花椒　取净花椒，用文火炒至呈油亮光泽，颜色加深，有香气逸出时，取出晾凉。

【饮片功效】

1.花椒　生品辛热之性甚强，外用杀虫止痒作用较强。用于疥疮、湿疹或皮肤瘙痒。

2.炒花椒　经炒后可减毒，辛散作用稍缓，长于温中散寒、驱虫止痛。用于脘腹寒痛、寒湿泄泻、虫积腹痛或吐蛔。

【临床应用】

1.花椒　治肾风囊痒，如《仁斋直指方》载，以花椒、杏仁，研膏，涂掌心，合阴囊而卧。

治妇人阴痒不可忍者，以花椒、吴茱萸、蛇床子、藜芦、陈茶、烧盐，水煎熏洗。治头上白秃，如《普济方》载，以单味花椒末，猪油调敷。治手脚心风毒肿，如《补缺肘后方》载，以花椒末、盐末等分，以醋调敷。

2. 炒花椒　治中焦有寒之脘腹冷痛、呕吐泄泻，与干姜等同用，如《金匮要略》之大建中汤；治夏伤湿冷、泄痢不止者，可与煨肉豆蔻同用，如《小儿卫生总微论方》川椒丸；治飧泄，可与苍术同用，如《普济方》椒术丸；治齿痛，本品功善止痛，故可用于齿痛，多用其煎汤漱口或研末擦痛处，如《食疗本草》和《太平圣惠方》所载方；治蛔厥，如《伤寒论》之乌梅丸。

【研究摘要】花椒含挥发油，其主要成分为柠檬烯、1,8-桉叶素、月桂烯等成分。花椒有抗溃疡作用，调节肠平滑肌作用，抗腹泻作用，镇痛、抗炎作用。此外，花椒还有保肝、局麻、抗血栓、抑菌、杀疥螨等作用。

【附注】《本草正义》载："补脾固精气，炒熟用良。"《本草汇纂》载："熟用补中和胃。"

使 君 子

【药材来源】本品为使君子科植物使君子 *Quisqualis indica* L. 的干燥成熟果实。秋季果皮变紫黑时采收，除去杂质，干燥。

【炮制方法】

1. 使君子　取原药材，除去残留果柄及杂质。用时捣碎。

2. 使君子仁　取净使君子，除去外壳及霉败的果实。用时捣碎。

3. 炒使君子仁　取净使君子仁，用文火加热，炒至表面黄色微有焦斑，有香气逸出时，取出放凉。用时捣碎。

【饮片功效】

1. 使君子　使君子仁与带壳使君子功效相同，入煎剂可直接用使君子捣碎入药。

2. 使君子仁　多入丸、散剂或嚼食。生品以杀虫力强，常用于蛔虫病、蛲虫病，取其甘润气香，既有良好的杀虫消积作用，又具缓慢的滑利通肠之性。

3. 炒使君子　经炒后可缓和膈肌痉挛的副作用，并长于健脾消积，亦能杀虫。多用于小儿疳疾及蛔虫腹痛。

【临床应用】

1. 使君子、使君子仁　治虫积腹痛以及蛲虫病、肛门瘙痒者，轻症可单用为末冲服，病情较重者，可与胡黄连等同用，如《小儿药证直诀》如圣丸。

2. 炒使君子仁　治虫积腹痛，单用炒香嚼服或为末冲服，如《补要袖珍小儿方论》使君子散；治小儿疳积、多食善饥，常以本品与肉豆蔻等同用，如《太平惠民和剂局方》之肥儿丸；治脾虚便泻是、小儿疳瘦下利、大便溏泻，常与厚朴等同用，如《证治准绳》使君子散。

【研究摘要】使君子具驱蛔虫作用，在体外对猪蛔、蚯蚓、水蛭等均有较强的抑制效果，使君子驱虫的有效部位是水溶的，其中使君子酸钾为驱虫的有效成分之一，现证实脂肪油也有驱虫的作用；使君子还能驱蛲虫；使君子水浸液对多种皮肤真菌有不同程度的抑制作用。

使君子在历代应用中，种仁与果实入药并存，入药部位及是否需炮制，与用法、剂型、患者年龄大小有关。单味嚼服或研粉吞服、小儿服用，以炒使君子仁为主。入复方煎剂或丸散，可连壳使用，并以炮制品为主。目前，连壳打碎生用的用法，尚缺乏充分的文献依据，又不利于减缓其副作用，因此以炮制后入药为宜。

【附注】《医宗粹言》载："慢火煨香熟用。"

郁李仁

【药材来源】本品为蔷薇科植物欧李 *Prunus humilis* Bge.、郁李 *Prunus japonica* Thunb. 或长柄扁桃 *Prunus pedunculata* Maxim. 的干燥成熟种子。前两者习称"小李仁"，后一种习称"大李仁"。夏、秋两季果实成熟时采收，除去果肉及核壳，取出种子，干燥。

【炮制方法】

1. 郁李仁　取原药材，除去杂质。用时捣碎。

2. 炒郁李仁　取净郁李仁，用文火加热，炒至表面深黄色，有香气逸出时取出。用时捣碎。

【饮片功效】

1. 郁李仁　本品质润多脂，润肠化燥，生品通便、行气、利水的作用较强，常用于肠燥便秘、水肿胀满。

2. 炒郁李仁　经炒后药性较缓，适于老人、体虚及产后便秘者。

本品含苦杏仁苷，使用时应注意。

【临床应用】

1. 郁李仁　治津枯肠燥之便秘，常与火麻仁等润肠药同用，如《世医得效方》五仁丸；治水肿，常用本品与利水、行气之品如桑白皮等配伍，如《圣济总录》之郁李仁汤。

2. 炒郁李仁　治咳嗽气逆，如《圣济总录》中即载有郁李仁煎，用于治疗积年上气咳嗽、不得卧，用时以郁李仁水研如杏酪，去滓，煮令无辛气，次下酥枣少食之。

【研究摘要】郁李仁所含郁李仁糖苷具有镇静和利尿作用；酊剂可降低血压，还具有抗惊厥、泻下、祛痰镇咳作用；水煎液还有抗炎镇痛作用。郁李仁生品中含苦杏仁苷，可被水解而产生剧毒成分氢氰酸，其水解条件为在酶的作用下，遇水及胃酸即缓慢分解，炒制后通过加热破坏酶的活性而达到保苷目的，使毒性大大降低。

【附注】《得配本草》载："去惊风，酒炒。"《本草分经》载："得酒则入胆，去皮尖。"

白　果

【药材来源】本品为银杏科植物银杏 *Ginkgo biloba* L. 的干燥成熟种子。秋季种子成熟时采收，去种皮，洗净，稍蒸或略煮后，烘干。

【炮制方法】

1. 白果仁　取原药材，除去杂质及硬壳。用时捣碎。

2. 炒白果仁　取净白果仁，用文火加热，炒至深黄色，有香气，取出，晾凉。用时捣碎。

【饮片功效】

1. 白果　生白果有毒，内服用量宜小。常用于疥癣、酒皶、阴虱。

2. 炒白果　经炒后毒性降低。常用于气逆喘咳、带下。

【临床应用】

1. 白果仁　治头面癣疮，用生白果仁切断，频擦患部取效，方见《秘传经验方》。亦可用生白果捣烂，涂敷患部，治下部疳疮，方见《济急仙方》。治鼻面酒皶，用白果仁、酒醅糟，同嚼烂，夜涂旦洗，方见《医林集要寻源》。治蛀牙，用生白果仁每食嚼一个，治牙齿虫蠶，方见《永类钤方》。

2. 炒白果仁　治风寒喘咳，常与麻黄等配伍，如《摄生众妙方》定喘汤；治白浊带下偏于湿热、带下黄稠而臭，可配黄柏等，如《傅青主女科》易黄汤；偏于虚寒者，可与炒白术等同用；

治肾虚尿频，可与盐益智仁、黄芪等配伍；用于老人及体虚患者，症见腰酸膝软、尿频清长或余沥不尽、体倦神疲，有补气益肾、固涩缩尿的作用。

【研究摘要】白果含白果酸、氢化白果酸、白果酚、白果二酚、白果醇及银杏毒，种仁含微量氢氰酸等成分。白果有祛痰、抑菌、降压以及抗过敏作用，白果所含的白果酸和银杏毒有溶血作用，人多食炒白果和煮白果可中毒。

【附注】《本草品汇精要》载："火煨去壳用。"《本草求真》载："多食则即令人颅胀昏闷。"

苍耳子

【药材来源】本品为菊科植物苍耳 *Xanthium sibiricum* Patr. 的干燥成熟带总苞的果实。秋季果实成熟时采收，干燥，除去杂质。

【炮制方法】

1. 苍耳子 取原药材，除去杂质，用时捣碎。

2. 炒苍耳子 取净苍耳子，用中火加热，炒至黄褐色时取出。放凉、碾去刺，筛净，用时捣碎。

【饮片功效】

1. 苍耳子 生品有毒，需久煎成膏用，消风止痒力强。多用于皮肤痒疹、疥癣。

2. 炒苍耳子 经炒后可降低毒性，偏于通鼻窍、祛风湿、止痛。常用于鼻渊头痛、风湿痹痛、四肢拘挛等。

【临床应用】

1. 苍耳子 治风疹、疥癣，可单味熬膏，噙口内，黄酒送下；治疮疥瘰疬、麻风癞疾、白癜风等皮肤疾患，如《医宗金鉴》苍耳膏。

2. 炒苍耳子 治风寒客于鼻窍、涕流不止或兼头部前额疼痛，与辛夷花等同用，如《济生方》苍耳散；治风湿侵袭肌肉、经络，身体疼痛、四肢拘挛等，与羌活等配伍，如《普济方》苍耳散。

【研究摘要】苍耳子有毒，其毒性成分能溶于水，可能是苍耳苷、毒蛋白或生物碱成分，其有效成分尚不确定。苍耳子毒性物质常损害肝、心、肾等内脏实质细胞，出现黄疸、心律不齐、蛋白尿。尤以损害肝脏为甚，能引起肝昏迷而迅速死亡，即使治愈，也易留下肝肿大后遗症。对苍耳子及其炮制品的急性毒性和药效进行比较，结果显示，各给药组对肝脏损害的严重程度明显不同，苍耳子生品去刺后毒性明显降低；苍耳子经加热炒制或烘制后，可降低苍耳子对肝脏的损害。提示去刺和炒制有降低苍耳子毒性的作用。炒品较生品镇痛作用增强，尤其是炒后去刺效果较好。

以苍耳子脂肪油含量、水浸出物含量和薄层层析等为指标，对炒制、烘制工艺进行了研究。结果显示，苍耳子经炒制和烘制后，水浸出物量均有显著提高，加热有利于水溶性成分的煎出。薄层层析分析表明，炒制和烘制对脂肪油组分无影响。炒制品和烘制品脂肪油的含量较生品有显著提高，但物理常数变化不大，比重和酸值略有降低。这与苍耳子多以炒品入煎剂的传统用药方法是相符的。

【附注】《本草纲目》载："入药炒熟，去刺用。"《炮炙大法》载："蒸用或炒熟捣去刺用。"《景岳全书》载："治鼻渊宜炒熟为末。"

蒺 藜

【药材来源】本品为蒺藜科植物蒺藜 *Tribulus terrestris* L. 的干燥成熟果实。秋季果实成熟时采割植株，晒干，打下果实，除去杂质。

【炮制方法】

1. 蒺藜 取原药材，除去杂质，去刺。用时捣碎。

2. 炒蒺藜 取净蒺藜，用文火加热，炒至微黄色，碾去刺，筛去刺屑。用时捣碎。

3. 盐蒺藜 取净蒺藜，用盐水拌匀，闷润，待盐水被吸尽，用文火加热，炒至微黄色，取出，碾去刺，筛去刺屑。用时捣碎。每 100kg 蒺藜，用食盐 2kg。

【饮片功效】

1. 蒺藜 生品味辛，性升而散，能疏肝经风邪，常用于风热目赤、风疹瘙痒、白癜风等。

2. 炒蒺藜 经炒后辛散之性减弱，长于平肝潜阳、疏肝解郁。常用于肝阳头痛、眩晕、乳汁不通。

3. 盐蒺藜 盐炙引药入肾，走下焦，增强补肝肾、明目退翳的作用。

【临床应用】

1. 蒺藜 治风瘙隐疹，可配伍蒴藋根、白矾等煎膏外洗涂淋；治牙龈出血、牙齿动摇疼痛者，可将本品捣碎外涂，有止血止痛之功。

2. 炒蒺藜 治头痛眩晕、肝阳上亢、头痛眩晕，可以本品与菊花等同用；治目赤多泪、风热上炎，可与菊花等相配，如《审视瑶函》明目流气饮；治风疹瘙痒，可与荆芥等同用，取其辛散苦泄、轻扬疏散、祛风止痒之功。

3. 盐蒺藜 治肝肾阴虚、内障目暗，可与石斛等配伍，如《中国药典》石斛夜光丸；治目翳外障、视物不清，可与菊花等同用，如《中国药典》之拨云退翳丸。

【研究摘要】蒺藜有降压、抗心肌缺血作用，能降低血胆固醇及血糖水平，所含呋甾醇二糖苷类，可促进雄性大鼠精子形成，增强性反射和性欲；其生物碱部分有中等利尿作用。

蒺藜一般都需去刺，过去多用研槽或碾子去刺，劳动强度大，效率低。现可采用碾米机去刺，效果较为理想。

【附注】《医学入门》载："炒去刺，补肾用。"《景岳全书》载："用补宜炒熟去刺；用凉宜连刺生捣。"

九 香 虫

【药材来源】本品为蝽科昆虫九香虫 *Aspongopus chinensis* Dallas 的干燥体。11 月至次年 3 月前捕捉后，用酒少许将其闷死，阴干；或置沸水中烫死，干燥。

【炮制方法】

1. 九香虫 取原药材，除去杂质，筛去灰屑。

2. 炒九香虫 取净九香虫，用文火加热炒至有香气，在颜色加深时取出晾凉。

【饮片功效】

1. 九香虫 九香虫虽有"九香"之名，但实际上具有特异的臭气，故有"打屁虫"之俗称。临床内服通常都不生用。

2. 炒九香虫 经炒后产生香味，以去其腥臭气味，还可增强行气温阳作用。本品芳香理气，入肝、脾经，能调理肝胃气滞而止痛，善治寒郁中焦或肝胃不和所致的脘闷腹胀、胁肋作痛及胃脘疼痛等。

【临床应用】

炒九香虫 治肝胃气痛、肝胃不和疼痛，常配以柴胡、香附等药；治寒滞中焦者，常配以干姜、高良姜等温中散寒止痛之药；治肾阳不足，常配以杜仲、淫羊藿等温肾壮阳之药；治胃寒胀痛、肝胃气滞，常与白术、厚朴、香附等配伍；治肾虚阳痿、腰膝酸痛，常与淫羊藿、蛇床子、鹿茸等配伍应用。

【研究摘要】九香虫含脂肪、蛋白质、甲壳质、金属元素锰和钾等成分。九香虫在体外对金黄色葡萄球菌、伤寒杆菌、甲型副伤寒杆菌、福氏痢疾杆菌等有较强的抑制作用；九香虫有促进机体新陈代谢作用。

炒九香虫及其制剂有很强的胃肠道解痉作用和镇痛作用；其抗菌作用亦增强。

蔓荆子

【药材来源】本品为马鞭草科植物单叶蔓荆 *Vitex trifolia* L.var.*simplicifolia* Cham. 或蔓荆 *Vitex trifolia* L. 的干燥成熟果实。秋季果实成熟时采收，除去杂质，晒干。

【炮制方法】

1. 蔓荆子 取原药材，去净杂质，筛去灰屑。用时捣碎。

2. 炒蔓荆子 取净蔓荆子，用文火加热，炒至颜色加深，取出，搓去蒂下白膜（宿存萼）及枝梗，筛净。用时捣碎。

【饮片功效】

1. 蔓荆子 生品辛散而性偏凉，长于疏风散热，常用于治疗头痛、鼻塞。

2. 炒蔓荆子 经炒后缓和辛散之性，长于升清阳之气、祛风止痛。用于耳目失聪、风湿痹痛、偏正头痛。

【临床应用】

1. 蔓荆子 治风热感冒、风热表证，常配伍菊花等药，如《上池秘录》菊芎饮；治四时感冒，与紫苏、荆芥、防风等配伍，如《医学心悟》加味香苏散；治风湿痹痛、风湿侵袭肌肉、经络、骨节所致筋脉拘挛、关节疼痛，常以本品与羌活等配伍，如《内外伤辨惑论》羌活胜湿汤。

2. 炒蔓荆子 治耳目失聪、中气不足、清阳不升所致之两目昏花、耳聋重听，常以本品与人参等配伍，如《证治准绳》之益气聪明汤；亦可与菊花、川芎、决明子等配伍，治疗偏正头痛、目昏多泪。

【研究摘要】蔓荆子生品、生碎品、炒黄品及炒黄碎品的水浸出物含量分别为 6.72%、7.29%、10.71% 及 12.23%，表明蔓荆子炒黄捣碎能提高煎出效果。

不同炮制品的总黄酮含量，以 10% 酒拌后打碎品含量最高。各炮制品均能显著提高痛阈，但是生品明显强于炒制品，醇提取物明显地强于水提取物。蔓荆子镇痛作用以酒拌品和生品作用最强。

【附注】《医宗粹言》载："破，以酒炒过入煎，今人往往不研不炒而用之，多见不效。"

牵牛子

【药材来源】本品为旋花科植物裂叶牵牛 *Pharbitis nil*（L.）Choisy 或圆叶牵牛 *Pharbitis purpurea*（L.）Voigt 的干燥成熟种子。秋末果实成熟、果壳未开裂时采割植株，晒干，打下种子，除去杂质。

【炮制方法】

1. 牵牛子　取原药材，去净杂质，用时捣碎。

2. 炒牵牛子　取净牵牛子，用文火加热，炒至稍鼓起，有爆裂声，颜色加深，取出，晾凉，用时捣碎。

【饮片功效】

1. 牵牛子　生牵牛子偏于逐水消肿、杀虫。用于水肿胀满、二便不通、虫积腹痛。牵牛子生用有小毒，宜急证。

2. 炒牵牛子　经炒后可降低毒性，缓和药性，免伤正气，以消食导滞见长。多用于食积不化、气逆痰壅。

【临床应用】

1. 牵牛子　治水肿胀满、水邪泛滥、腹大如鼓、形气俱实、大小便涩者，可单用本品或入复方治疗，如《备急千金要方》单用本品研末治水肿；治肢体遍身浮肿、气阻喘促，以本品配木通、白术、桑白皮，如《普济方》牵牛子散；治二便秘结、水肿腹胀，以本品配甘遂等，如《景岳全书》舟车丸。

2. 炒牵牛子　治水肿、腹水等，本品力弱于生品而功能相同，临床多用。如《郑氏小儿方》以本品配青皮或木香，治小儿水肿；治痰湿壅肿、痰壅气阻、咳嗽不利、胸高喘急，用本品与葶苈子、杏仁等配伍，如《太平圣惠方》牵牛子汤；治积滞便秘、饮食停滞、湿热壅阻于肠胃、便秘腹胀、气机不利，如《本草衍义》牵牛丸；治肠寄生虫病，常用本品与槟榔、雄黄、大黄等相伍应用，如《沈氏尊生书》牵牛散。

【研究摘要】牵牛子具有强烈的泻下作用，所含牵牛子苷在肠内遇胆汁及肠液分解出牵牛子素，能刺激肠道，增强肠蠕动而泻下；牵牛子苷能加速菊糖在肾脏中的排泄，可能有利尿作用。牵牛子能抑制前列腺素的活性；对家兔离体肠管、大鼠离体子宫有兴奋作用；体外实验表明有驱蛔作用；对人有毒性，大量服用可致呕吐、腹痛、腹泻及黏液性血便，甚至可引起神经系统的功效异常。

【附注】《医宗粹言》载："微炒捣取头末有力。"《本草通玄》载："碾取头末，去皮麸用，亦有半生半熟用者，皮能滞气，勿得误用。"

薏 苡 仁

【药材来源】本品为禾本科植物薏米 *Coix lacryma - jobi* L.var. *ma - yuen*（Roman.）Stapf 的干燥成熟种仁。秋季果实成熟时采割植株，晒干，打下果实，再晒干，除去外壳、黄褐色种皮及杂质，收集种仁。

【炮制方法】

1. 薏苡仁　取原药材，除去杂质，筛去灰屑。

2. 炒薏苡仁　取净薏苡仁，用中火加热，炒至表面黄色，略鼓起，在表面有突起时取出。

3. 麸炒薏苡仁　先将锅烧热，撒入麦麸即刻烟起，再投入薏苡仁，用中火炒至微黄色，微鼓起，取出，筛去麦麸即得。每100kg薏苡仁，用麦麸15kg。

【饮片功效】

1. 薏苡仁　生品偏寒凉，长于利水渗湿、清热排脓、除痹止痛。可用于小便不利、水肿、脚气、肺痈、肠痈、风湿痹痛、筋脉挛急及湿温病在气分。

2. 炒薏苡仁或麸炒薏苡仁　经炒后寒凉之性偏于平和，长于健脾止泻，可用于脾虚泄泻、纳少腹胀。

【临床应用】

1.薏苡仁　治水肿、脚气，常与附子、败酱草同用，如《金匮要略》薏苡附子败酱散；治湿邪阻滞、肢体重着、骨节疼痛、肌肤麻木不仁，常与苍术、独活、羌活等同用，如《类证治裁》之薏苡仁汤；治肺痈肠痈，可单用本品；治肺痈时，可与苇茎、冬瓜仁、桃仁同用，如《备急千金要方》苇茎汤；治肠痈，与牡丹皮、桃仁、败酱同用，如《医宗金鉴》金鉴薏苡汤。

2.炒薏苡仁或麸炒薏苡仁　治脾虚泄泻，可用本品与人参等药同用，如《太平惠民和剂局方》参苓白术散。

【研究摘要】薏苡仁含薏苡仁酯、薏苡素、脂肪油、氨基酸等成分。薏苡仁油能抑制青蛙骨骼肌的收缩，对离体蛙心有兴奋作用，大剂量时能抑制呼吸中枢，扩张肺血管，对离体兔肠管具低浓度兴奋、高浓度先兴奋后抑制作用，能降低兔血清钙浓度；薏苡仁水提取物有镇痛、解热、抗炎及降血糖作用；薏苡仁还具有抗癌及增强体液免疫功能的作用。

有研究比较了不同炮制方法对薏苡仁煎液的影响，结果表明，沉淀物高度、比重及蒸发剩余物其数值皆按麸薏苡仁、炒薏苡仁、生薏苡仁、爆薏苡仁的顺序增大。爆薏苡仁数值最大，且远高于其他炮制品。这说明同样多的生药材，用爆花的方法炮制，得到的水煎成分最多。

第二节　炒焦法

将净选或切制后的药物置炒制容器内，用中火或武火加热，不断翻炒，至药物表面呈焦黄色或焦褐色，内部颜色加深，并具有焦香气的过程，称为炒焦法。炒焦法多用于健脾胃、助消导的药物以及过于苦寒的药物。

（一）炮制方法

手工炒制、机器炒制的工艺同炒黄法。炒制程度一般为表面焦黄色或焦褐色，内部浅黄色或焦黄色。

（二）炮制作用

1.增强消食健脾作用　如麦芽、神曲等。

2.缓和药性，减少刺激性　如槟榔、山楂等。

3.降低毒性　如川楝子。

（三）注意事项

1.饮片大小分档。

2.掌握好火候，根据饮片质地，选择恰当火力。

山　楂

【药材来源】本品为蔷薇科植物山里红 *Crataegus pinnatifida* Bge.var.*major* N.E.Br. 或山楂 *Crataegus pinnatifida* Bge. 的干燥成熟果实。秋季果实成熟时采收，切片，干燥。

【炮制方法】

1.生山楂　取原药材，除去杂质及脱落的果核。

2. 炒山楂　取净山楂，用中火加热，炒至颜色加深，取出放凉。

3. 焦山楂　取净山楂，用中火加热，炒至表面焦褐色，内部黄褐色，取出放凉。

4. 山楂炭　取净山楂，用武火加热，炒至表面黑褐色，内部焦褐色，取出放凉。

【饮片功效】

1. 山楂　生品长于活血化瘀，常用于血瘀经闭、产后瘀阻、心腹刺痛、疝气疼痛以及高脂血症、高血压病、冠心病。

2. 炒山楂　经炒后酸味减弱，可缓和对胃的刺激性，善于消食化积。用于脾虚食滞、食欲不振、神倦乏力。

3. 焦山楂　经炒焦后不仅酸味减弱，且增加苦味，长于消食止泻。用于食积兼脾虚和痢疾。

4. 山楂炭　经炒炭后其性收涩，具有止血、止泻的功效。可用于胃肠出血或脾虚腹泻兼食滞者。

【临床应用】

1. 山楂　治产后瘀阻腹痛或产后恶露不尽、腹痛拒按、儿枕作痛、血瘀癥瘕，与益母草等同用，如《经验方》产后儿枕痛方；治心血瘀阻胸痛，常与丹参、延胡索、川芎等同用，能活血祛瘀止痛；治疝气偏坠胀痛，常与荔枝核等同用，如《卫生简易方》疝气方。

2. 炒山楂　治食积停滞，常与麦芽等同用，如《丹溪心法》保和丸；治脾虚食少，常与白术等同用，如《医方集解》小保和丸；治妇女气滞血瘀，如《景岳全书》通瘀煎；治高脂血症，同时胃酸过多，如《中医杂志》降脂通脉饮。

3. 焦山楂　治食积泄泻，常与麦芽、神曲、葛根等同用，能健脾止泻，如《丹溪心法》大安丸；治湿热痢疾，常与黄连、黄芩、木香等同用，能消积止血痢。

4. 山楂炭　治肉积血痢，常与木香、青皮等同用，如《匀气散》大安丸。

【研究摘要】研究表明，山楂中的总黄酮和总有机酸集中在果肉中，核中含量甚微，山楂核占整个药材重量的 40% 左右，故去核的要求是合理的。

山楂不同炮制品中，总黄酮和有机酸类成分含量相差很大，这与受热程度有关。炒山楂对成分影响不大，仅有机酸略有减少。焦山楂黄酮类成分、有机酸则大大降低；另外，随着炮制温度升高和加热时间的延长，总磷脂含量明显下降。

山楂生品和炒品可以增强小鼠消化能力，降低亚硝酸含量。另外，山楂各炮制品的水煎液，对小鼠胃排空及对离体兔肠肌有抑制作用，而焦山楂明显优于其他炮制品，说明临床上用焦山楂消食止泻是有一定道理的。体外抑菌实验表明，生、焦山楂均有很强的抑制福氏痢疾杆菌、宋氏痢疾杆菌、变形杆菌、大肠杆菌作用，两者无明显差异，其乙醇提取物抑制作用较水煎液有所增强。

【附注】《握灵本草》载："蒸熟去皮核，捣作饼，生食损齿。"《医宗说约》载："炒黑，能止血积。"《本草通玄》载："核有功力不可去。"

栀　子

【药材来源】本品为茜草科植物栀子 *Gardenia jasminoides* Ellis 的干燥成熟果实。9 ～ 11 月果实成熟呈红黄色时采收，去果梗及杂质，蒸至上汽或置沸水中略烫，取出，干燥。

【炮制方法】

1. 栀子　取原药材，除去杂质，捣碎。

2. 炒栀子　取栀子碎块，用文火加热，炒至黄褐色，取出，放凉。

3. 焦栀子　取栀子碎块，用中火加热，炒至表面焦褐或焦黑色，果皮内面为黄棕色或棕褐色，取出，放凉。

4. 栀子炭　取栀子碎块，用武火加热，炒至黑褐色，喷淋清水熄灭火星，取出，放凉。

【饮片功效】

1. 栀子　生栀子苦寒之性甚强，长于泻火利湿、凉血解毒。但其易伤中气，且对胃有刺激性，脾胃较弱者服后易吐。常用于温病高热，湿热黄疸，湿热淋症，疮疡肿毒；外治扭伤跌损。

2. 炒栀子、焦栀子　经炒后可缓和苦寒之性，免伤脾胃。炒栀子与焦栀子功效相似，炒栀子比焦栀子苦寒之性略强，一般热较甚者可用炒栀子，脾胃较虚弱者可用焦栀子。二者均有清热除烦的功效。常用于热郁心烦，肝热目赤。

3. 栀子炭　经炒炭后善于凉血止血，多用于吐血、咯血、咳血、衄血、尿血、崩漏下血等。

【临床应用】

1. 栀子　治三焦积热，常与黄连等同用，如《外台秘要》黄连解毒汤；治湿热黄疸，常与茵陈等同用，如《伤寒论》茵陈蒿汤；治白淋涩痛，常与白茅根等同用，如《证治准绳》栀子仁散。

2. 炒栀子、焦栀子　治肝热目赤，常与蛇蜕等同用，如《证治准绳》栀子胜奇汤；治虚烦不眠，常与淡豆豉同用，如《伤寒论》栀子豉汤。

3. 栀子炭　治咯血、衄血，常与侧柏炭等同用，如《医经会解》凉血汤；治血热崩漏，常与大黄炭等同用，如《十药神书》十灰散。

【研究摘要】研究表明，栀子中的京尼平苷主要集中在栀子仁中，栀子壳含量低；炒栀子和焦栀子中京尼平苷含量降低，焦栀子比炒栀子降低明显。生栀子与焦栀子水煎液可显著缩短家兔凝血时间，生栀子对注射酵母液引起发热的家兔解热作用明显，焦栀子无此作用，而抗炎作用生栀子水煎液最强。生栀子水煎液对胃总酸分泌和胃蛋白酶活性均有明显抑制作用，炒制、烘制后抑制作用减弱，姜栀子有明显促进作用。生栀子有明显对抗 CCl_4 引起动物肝急性中毒的作用，用于急性黄疸型肝炎以生栀子为宜。生栀子与焦栀子对金黄色葡萄球菌、链球菌、白喉杆菌的抑菌作用相似，生栀子对溶血性链球菌、伤寒杆菌、副伤寒杆菌的抑制作用强，而焦栀子对痢疾杆菌的抑制作用强，与中医对大便溏薄者用焦栀子经验一致。

用甘连栀子汤治疗胃酸过多、胃及十二指肠溃疡、胃伴烧灼感并有潜出血症；栀子豉汤治疗夏季消化道障碍而引起的急性胃炎、食道炎；黄连解毒汤治疗发热黄疸、咯血，疗效可靠，证明栀子具有良好的利胆、清热、消炎的效果，但生栀子比焦栀子效果好；栀子研末吹鼻治鼻衄或作散剂，用于胃肠道出血，有直接止血作用。但对症性出血或黄疸以及发热性疾患，须用生栀子为好；栀子经炮制后，药理作用如清热、泻火、解毒等功效趋于缓和，部分成分含量或有所降低，这与古人的炮制意图基本一致。

【附注】《寿世保元》载："生用清三焦实火，炒黑清三焦郁热。"《得配本草》载："淋症童便炒，退虚火盐水炒，劫心胃火痛姜汁炒，热痛乌药拌炒，清胃血蒲黄炒。"《本草便读》载："炒焦入血，炒黑则能清血分郁热。"

槟　榔

【药材来源】本品为棕榈科植物槟榔 *Areca catechu* L. 的干燥成熟种子。春末至秋初采收成熟果实，用水煮后，干燥，除去果皮，取出种子，干燥。

【炮制方法】

1. 槟榔　取原药材，置水中浸泡，每天换水，浸3～5天，捞起，置容器内经常淋水，润透，切薄片，阴干。

2. 炒槟榔　取净槟榔片，用文火加热，炒至微黄色，取出放凉。

3. 焦槟榔　取净槟榔片，用中火加热，炒至焦黄色，取出放凉。

【饮片功效】

1. 槟榔　生槟榔力峻，有杀虫破积、行水消肿之效，常用于治绦虫、姜片虫、蛔虫及水肿、脚气、疟疾。

2. 炒槟榔　经炒后可缓和药性，以免克伐太过而耗伤正气，并能减少服后恶心、腹泻、腹痛的副作用。有下气散满、消食除胀之效，长于消食导滞。用于食积不消、痢疾里急后重。一般身体素质稍强者可选用炒槟榔。

3. 焦槟榔　经炒焦后药性更加缓和，作用同炒槟榔。身体素质较差者应选用焦槟榔。

【临床应用】

1. 槟榔　治虫积腹痛，常与鹤虱等同用，如安虫丸；治肠虫积滞、腹痛拒按、大便秘结，则常与大黄等同用，如《医学正传》万应丸。治脚气水肿，常与木瓜等同用，如《类编朱氏集验方》鸡鸣散。

2. 炒槟榔　治饮食停滞，常与厚朴等同用，如《寿世保元》开胸顺气丸；治赤白痢疾，常与木香等同用，如《儒门事亲》木香槟榔丸。

3. 焦槟榔　治食积血痢，常与神曲等同用，如《济南市中成药选编》小儿化食丹。

【研究摘要】槟榔有驱虫作用，对蛔虫、蛲虫、绦虫、曼氏血吸虫吸盘与机体等有麻痹或杀灭作用，有效成分槟榔碱有兴奋M胆碱受体和N胆碱受体作用，对中枢神经系统有拟胆碱作用。嚼食适当的槟榔碱可增加食欲；槟榔水浸剂有抗流感病毒及皮肤真菌作用；槟榔还有抗高血压、抗癌作用；槟榔有毒，其煎剂小鼠灌胃的 LD_{50} 为120g/kg。

槟榔生物碱易溶于水，遇热不稳定，炮制加热、切片水浸时，容易造成槟榔碱的流失。槟榔经水泡后，槟榔碱可损失24.7%，减压浸泡可缩短槟榔的软化时间，减少槟榔生物碱的流失，用蒸气蒸1小时后切片，水溶物及醚溶性生物碱损失最少，槟榔切片后应以阴干或低温烘干为宜，曝晒不仅会损失生物碱，而且会使饮片变红，影响外观质量。经炒黄、炒焦、炒炭后，槟榔碱含量随受热温度的升高而降低，而槟榔的油性成分相应增加。

体外抑菌实验表明，槟榔片、炒槟榔和焦槟榔水煎液对大肠杆菌、金黄色葡萄球菌、痢疾杆菌、枯草杆菌和铜绿假单胞菌均有一定的抑制作用。炒槟榔和焦槟榔对大肠杆菌、金黄色葡萄球菌的抑制作用强于生品。

【附注】《医学入门》载："急治生用，经火则无力，缓治略炒，或醋煮过。"

川楝子

【药材来源】本品为楝科植物川楝 *Melia toosendan* Sied.et Zucc. 的干燥成熟果实。冬季果实成熟时采收，除去杂质，干燥。

【炮制方法】

1. 川楝子　取原药材，除去杂质，用时捣碎。

2. 炒川楝子　取净川楝子，切厚片或碾碎，用中火加热，炒至外表焦黄色或焦褐色，取出，放凉。

3. 盐川楝子 取净川楝子片或碎块，用盐水拌匀，闷润，待盐水被吸尽后，用文火加热，炒至深黄色，取出放凉。每 100kg 川楝子，用食盐 2kg。

【饮片功效】

1. 川楝子 生川楝子有小毒，长于杀虫、疗癣，兼能止痛。用于虫积腹痛，头癣。

2. 炒川楝子 经炒焦后可缓和苦寒之性，降低毒性，减少滑肠之弊，以疏肝理气止痛力胜。用于胁肋疼痛及胃脘疼痛。

3. 盐川楝子 经盐炙后能引药下行，作用专于下焦，长于疗疝止痛。常用于疝气疼痛，睾丸坠痛。

【临床应用】

1. 川楝子 治虫积腹痛，常与鹤虱等同用，如《证治准绳》安虫散；治头癣瘙痒，单味干燥后研成细末，用猪油或麻油调成油膏，涂于患处，能治癣止痒。

2. 炒川楝子 治胁脘疼痛，常与延胡索同用，如《保命集》金铃子散。治赤白带下，常与小茴香等同用，如《证治准绳》苦楝丸。

3. 盐制川楝子 治疝气，常与小茴香等同用，如《证治准绳》导气汤；治湿热膏淋，常与小茴香同用，如《太平圣惠方》消膏淋方。

【研究摘要】川楝子含川楝素、生物碱、鞣质及多种苦味的三萜成分，还含苦楝子萜酮、苦楝子萜醇、麦克辛等成分，其中川楝素为驱虫有效成分。

川楝子有小毒，误食或用量过大可引起中毒，其毒性成分可能是毒性蛋白，加热炮制后毒性降低，是毒性蛋白破坏之故；川楝子体外试验对猪蛔虫有杀灭作用，对皮肤真菌及金黄色葡萄球菌有抑制作用，对蚯蚓、水蛭有明显杀灭效力；苦楝子油表现抗关节炎及抗炎作用；川楝子煎剂能促进胆汁排泄；川楝素能阻断神经肌肉接头间的传递，对肉毒中毒的小鼠、家兔、猴有较好的治疗作用；此外，川楝子尚有抗癌作用。

【附注】《得配本草》载："清火生用，治疝煨用，气痛酒蒸用。"《外科证治全生集》载："入丸，用核捶细不用肉。入煎，用肉不用核。"

第三节 炒炭法

将净选或切制后的药物，置炒制容器内，用武火或中火加热，不断翻动，炒至表面焦黑色，内部焦黄色或焦褐色的方法称为炒炭法。有些中药需在高温密闭缺氧条件下加热成炭，称为煅炭。炒或煅炭均要求存性。"炒炭存性"是指药物在炒炭时只能使其部分炭化，更不能灰化，未炭化部分仍应保存药物的固有气味。花、叶、草等类药材炒炭后仍可清晰辨别药物原形，如槐花、侧柏叶、荆芥等。

（一）炮制方法

将净制或切制过的饮片，置预热的炒制容器内，用武火加热，不断翻动，至表面焦黑色，内部焦褐色，见火星喷淋少许清水，熄灭火星，炒干，取出，冷后收藏。

（二）炮制作用

1. 产生或增强止血作用 大多数中药炒炭主要目的是产生或增强收敛止血作用。

2. 缓和药性，降低毒性 如荆芥、牡丹皮等。

（三）注意事项

1. 操作时适当掌握火力，根据质地大小来决定加热时间及火候，质地坚实的药物宜用武火，质地疏松的片、花、花粉、叶、全草类宜用中火，视具体药物灵活掌握。

2. 在炒炭过程中，药物炒至一定程度时，因温度过高，易出现火星，须喷淋适量清水熄灭火星。以免燃烧，取出后必须摊开晾凉，经检查无余热后再贮存，避免复燃，引起事故。

槐　花

【药材来源】本品为豆科植物槐 *Sophora japonica* L. 的干燥花及花蕾。前者习称"槐花"，后者习称"槐米"。夏季花开放或花蕾形成时采收，及时干燥，除去枝、梗及杂质。

【炮制方法】

1. 槐花　取原药材，除去杂质及枝梗。

2. 炒槐花　取净槐花，用文火加热，炒至深黄色并有香气时，取出放凉。

3. 槐花炭　取净槐花，用中火加热，炒至焦褐色，喷洒适量清水熄灭火星，炒干，取出，放凉。

【饮片功效】

1. 槐花　味苦，性微寒。归肝、大肠经。具有凉血止血、清肝泻火的功效。生槐花以清肝泻火，清热凉血见长。用于血热妄行，肝热目赤，头痛眩晕，疮毒肿痛。

2. 炒槐花　经炒后可缓其苦寒之性，免伤中，效同生品，但清热凉血作用弱于生品。

3. 槐花炭　经炒炭后涩性增加，清热凉血作用极弱，以凉血止血力胜。用于咯血、衄血、便血、崩漏下血、痔疮出血等出血证。

【临床应用】

1. 槐花　治头目眩晕，常与夏枯草等同用，现用于治疗高血压，能改善毛细血管的脆性。治血热妄行，常与地榆等同用，能清热凉血；治疗疮肿毒，可单味入酒煎服，亦可与丹参等同用，如《证治准绳》槐花酒。

2. 炒槐花　治喉痹失音，常与桔梗等同用，亦可单味嚼服；治疳蛊腹胀，常与黄芪等同用，如《中药临床常用手册》槐芪汤。

3. 槐花炭　治便血、痔血，常与侧柏叶等同用，如《本事方》槐花散；治咯血、衄血，常与白茅根等同用；治崩漏下血，常与当归等同用，如《医学衷中参西录》固冲汤。

【研究摘要】槐花有显著而短暂的降低血压作用及抗菌、抗炎、解痉、抗溃疡、抗辐射作用；有效成分芸香苷有降低毛细血管通透性的作用；能降低肝脏及主动脉中胆固醇含量，并增加胆固醇–蛋白复合物的稳定性，对实验性动脉硬化有预防及治疗效果；槐米提取物对人血淋巴细胞有致突变作用。槐米止血的有效成分是槲皮素，其有增强毛细血管壁弹性，抑制组胺释放等作用。另还有一种拮抗槲皮素止血作用的成分异鼠李素。炒炭后止血成分槲皮素含量增加，从而抑制止血作用的异鼠李素含量降低，从而增强止血作用。

槐花炒黄后其成分无显著变化，仅部分糖类和氨基酸类有所破坏。但通过加热可破坏鼠李糖转化酶，有利于芦丁的保存，并可使药材组织疏松，便于成分的煎出。炒炭后槐花中大部分芦丁、氨基酸、糖和叶绿素受热破坏，槲皮素含量增加，而异鼠李素含量降低。槐花炒炭，鞣质减少与炮制温度有关，温度低于190℃以下，随受热温度的升高和时间延长，鞣质含量相应升高。当温度高于200℃时，鞣质的含量及芦丁的留存量均迅速下降。

槐花炒炭鞣质含量增高时，确能增强止血作用，能缩短出血时间和凝血时间，与生品比较有非常显著的差异，但若温度过高，鞣质含量下降时，其作用减弱。也有研究认为，槐米炒炭后无论鞣质含量增加或减少，均可以使止血作用增强。

茜 草

【药材来源】本品为茜草科植物茜草 *Rubia cordifolia* L. 的干燥根及根茎。春秋两季采挖，除去泥沙，干燥。

【炮制方法】

1.茜草 取原药材，除去杂质，洗净，润软，切厚片或段，干燥。

2.茜草炭 取茜草片或段，用武火加热，炒至外表焦黑色，取出摊晾。

【饮片功效】

1.茜草 味苦、性寒。归肝经。具有凉血止血、活血祛瘀、通经止痛的功效。生茜草凉血止血，活血祛瘀力胜。用于吐血、衄血、崩漏下血、外伤出血、经闭瘀阻、关节闭痛、跌仆肿痛。

2.茜草炭 经炒炭后味苦涩，增强止血作用。多用于无瘀滞的各种出血症。

【临床应用】

1.茜草 治月经停闭，常与川芎等同用，能活血调经；治跌打损伤，常与红花等同用，能活血通络；治痈疽肿毒，常与牡丹皮等同用，能凉血消肿。

2.茜草炭 治咯血，常与侧柏叶炭等同用，能凉血止血；治阴虚火旺、牙血鼻衄，如《景岳全书》茜草散；治尿血，常与小蓟炭等同用，治其他出血症，如《十药神书》十灰散；治崩漏，常与海螵蛸等同用，如《医学衷中参西录》固冲汤。

【研究摘要】茜草经制炭后，鞣质含量明显升高，总蒽醌含量均减少，并且随温度升高含量降低明显。茜草不同部位的茜草饮片炒炭后，大叶茜草素含量均比炒炭前减少。茜草炒炭过程中 1,3-二羟基蒽醌含量明显增加，并与茜草炭止血作用增强有关。

茜草、茜草炭均有明显的抗炎、镇痛和活血化瘀作用，茜草作用强于茜草炭，而止血作用，茜草作用弱于茜草炭。动物实验证明茜草能延长小鼠凝血时间，而茜草炭则能明显缩短小鼠的凝血时间。家兔口服茜草温浸液后 30～60 分钟均有明显地促进血液凝固的作用，表现为复钙时间、凝血酶原时间及白陶土部分凝血活酶时间缩短，茜草炭口服也能明显缩短小白鼠尾部出血的时间。

以茜草炭的止血作用为指标，采用正交试验法，对其炮制工艺进行系统优选。结果表明，控制锅温230℃，炒制 9 分钟最佳。

【附注】《得配本草》载："酒炒行血，童便炒止血。"

干 姜

【药材来源】本品为姜科植物姜 *Zingiber officinale* Rosc. 的干燥根茎。冬季采挖，除去须根及泥沙，晒干或低温干燥。趁鲜切片晒干或低温干燥者称为"干姜片"。

【炮制方法】

1.干姜 取原药材，用水略泡，洗净，润透，切厚片或块，干燥。

2.炮姜 取净河砂置锅内，用武火加热至灵活状态时，投入干姜块，炒至鼓起，表面棕褐色，取出，筛去砂，晾凉。

3.姜炭 取净干姜块，用武火加热，炒至表面焦黑色，内部棕褐色，喷淋少许清水，灭尽火星，取出，晾干。

【饮片功效】

1. 干姜　味辛，性热。归脾、胃、肾、心、肺经。具有温中散寒、回阳通脉、燥湿消痰温经止血的功效。本品能守能走，故对中焦寒邪偏盛而兼湿者以及寒饮伏肺的喘咳颇为相宜。又因为本品力速而作用较强，故用于回阳救逆，其效甚佳。常用于脘腹冷痛、呕吐泄泻、肢冷脉微、痰饮喘咳。

2. 炮姜　经砂烫后具有温中散寒，温经止血的功效。其辛燥之性较干姜弱，温里之力不如干姜迅猛，但作用缓和持久，且长于温中止痛、止泻和温经止血。可用于中气虚寒的腹痛、腹泻和虚寒性出血。

3. 姜炭　经炒炭后辛味消失，守而不走，长于止血温经。其温经作用弱于炮姜，固涩止血作用强于炮姜，可用于各种虚寒性出血，且出血较急，出血量较多者。

【临床应用】

1. 干姜　治脾胃虚寒，常与人参等同用，如《伤寒论》理中丸；治亡阳虚脱，常与附子、炙甘草同用，如《伤寒论》通脉四逆汤；治痰饮咳喘，常与半夏等同用，如《伤寒论》小青龙汤。

2. 炮姜　治恶露不行、瘀血内阻、小腹疼痛，常与当归等同用，如《景岳全书》生化汤。

3. 姜炭　治崩漏下血，常与棕榈炭、乌梅同用，能止血温经。治冲任不固、崩中漏下、淋漓不止、吐血、衄血、肠风痔瘘下血，如《成方切用》如圣散。

【研究摘要】对干姜、炮姜、姜炭的挥发油含量进行比较，结果表明，干姜含量最高，颜色较浅，炮姜含量明显下降，姜炭含量最底，且后二者挥发油颜色较深。另外干姜在220℃制成炮姜，挥发油下降不明显，在300℃制成姜炭时，挥发油下降约57%，与炮姜的层析图谱大致相同，与干姜有明显区别，经加热炮制后部分斑点消失，同时出现了一些新的斑点，相同 R_f 值斑点之间的相对含量发生了明显改变，醚提取液的气相－质谱检测表明生姜、干姜、炮姜、姜炭各组分的含量都发生了变化，有些成分发生了质的变化。

观察对小鼠的凝血作用，炮姜和姜炭与对照组比较，具有非常显著性的差异，而生姜和干姜则无统计学意义，这与中医临床止血用炮姜或姜炭而不用其他炮制品相吻合。用干姜、炮姜水煎液对大白鼠灌胃，结果表明，炮姜除消炎痛型胃溃疡模型外，对应激性胃溃疡、幽门结扎型胃溃疡均呈明显的抑制倾向，干姜无此作用，毒性试验表明，炮姜水煎液灌胃毒性较干姜增大。

【附注】《医学入门》载："童便炒黑止血衄、唾血、血痢、崩漏。"《炮炙大法》载："若治产后血虚发热及止血俱炒黑，温中炮用，散寒邪，理肺气，止呕生用。"

清代开始有炮姜炭，黑炮姜等名称，把炮姜和姜炭混为一个品种，近代有一部分地区也把两者作为一个炮制品，按炮制火候及成品性状分析，炮姜炭和黑炮姜实为炮姜。

荆　芥

【药材来源】本品为唇形科植物荆芥 *Schizonepeta tenuifolia* Briq. 的干燥地上部分。亦有取干燥花穗入药，后者称荆芥穗。夏、秋两季花开到顶、穗绿时采割，除去杂质，晒干。

【炮制方法】

1. 荆芥　取原药材，除去杂质，洗净，润透，于50℃烘1小时，切段，干燥。

2. 荆芥炭　取荆芥段，用武火加热，炒至表面焦黑色，内部焦黄色，喷淋清水少许，熄灭火星，取出，晾干。

【饮片功效】

1. 荆芥 味辛，性微温。归肺、肝经。具有解表散风的功效。生品具有解表散风、透疹的功效。用于感冒、头痛、麻疹、风疹、咽喉不利、疮疡初起等。

2. 荆芥炭 经炒炭后减弱其辛散之性，具有止血的功效，为血中风药。用于便血崩漏，产后血晕等。

【临床应用】

1. 荆芥 治风寒感冒，常与薄荷等同用，如《医学正传》荆防败毒散；治风温初起，常与银花等同用，如《温病条辨》银翘散；治麻疹初起，常与淡竹叶等同用，如《先醒斋医学广笔记》竹叶柳蒡汤。

2. 荆芥炭 治吐血、衄血，常与茜草根等同用，如《沈氏尊生书》荆芥散；治便血、崩漏，常与槐花等同用，如《本事方》槐花散。

【研究摘要】荆芥中的挥发油以荆芥穗含量最高，荆芥炒炭后挥发油的含量显著降低，油中所含的成分也发生了质的变化。荆芥炭中有 8 种成分未被检出，但另检出了 9 种未能检出的新成分，而主要成分薄荷酮、胡薄荷酮仍存在，其余 18 种生品、炭品中均有的成分，其含量也发生了明显的改变。同时，荆芥炒炭后挥发油折光率增大，并与炒炭程度有关。

用 8% 的荆芥炭混悬液和 2% 的荆芥炭挥发油乳剂均能缩短小鼠出血和凝血时间，具有明显的止血作用，生品则无此作用，提示临床应用荆芥炭治疗出血症以散剂内服为好。

【附注】《本草辨义》载："生用解散风邪，清利头目……若炒黑用，须炒极黑存性，治肠红下血，女人崩漏，产后血晕，取其凉血及血遇黑则止之义也。"《得配本草》载："血晕用穗，止血炒炭，散风生用，敷毒醋调，止崩漏童便炒黑。"

荆芥还分为荆芥穗和荆芥，荆芥穗是摘取荆芥的花穗，芳香气烈，祛风发汗作用较荆芥为强，多用于头部之风邪。荆芥穗的炮制方法和炮制作用与荆芥相似，但荆芥穗炭治产后血晕较荆芥炭为佳。

侧　柏　叶

【药材来源】本品为柏科植物侧柏 *Platycladus orientalis*（L.）Franco 的干燥枝梢及叶。多在夏、秋两季采收，阴干。

【炮制方法】

1. 侧柏叶 取原药材，除去硬梗及杂质。

2. 侧柏炭 取净侧柏叶，用中火加热，炒至表面焦褐色、内部焦黄色，喷淋少许清水，灭尽火星，取出，摊晾。

【饮片功效】

1. 侧柏叶 味苦、涩，性寒。归肺、肝、脾经。具有凉血止血、生发乌发等功效。生品具有凉血止血，祛痰止咳的功效。用于血热妄行的各种出血症，咳嗽痰多，湿热带下及脱发。

2. 侧柏炭 经炒炭后寒凉之性趋于平和，专于收敛止血。常用于热邪不盛的各种出血症。

【临床应用】

1. 侧柏叶 治血热妄行，常与生地黄等同用，如《妇人良方》四生丸；治咳嗽气喘，常与杏仁等同用，能祛痰止咳；治赤白带下，常与椿根皮等同用，如《沈氏尊生书》侧柏樗皮丸；治疠风癫疾，与当归、桑枝、独活等同用，如《证治准绳》侧柏叶丸。

2. 侧柏炭 治咳血、衄血、吐血，常与藕节炭、艾叶炭等同用，如《金匮要略》柏叶汤；治大小便下血，常与槐花炭、陈棕炭等同用；治小便下血，常与小蓟炭、白茅根等同用，能清肠止血；治崩漏下血，常与当归、白芍、血余炭等同用，如《圣济总录》芍药汤。

【研究摘要】侧柏叶含挥发油，主要成分为 α-侧柏酮、侧柏烯、蒎烯、丁香烯等，另含黄酮类成分，主要为扁柏双黄酮、穗花杉双黄酮、槲皮苷等成分。用鲜侧柏捣烂，加 75% 乙醇调成糊状，外敷治疗烧伤，效果很好。亦有用鲜品大剂量煎服，治愈肺结核咯血的报道，这与生侧柏凉血止血的作用相吻合。

侧柏炭中挥发油含量降低，鞣质含量随炮制温度升高而增强，但温度太高，制品太过则含量降低。随炮制程度加重，总黄酮含量降低。侧柏叶炒炭后产生新的成分槲皮素，随着加热时间的延长或加热温度的增加、炮制品炭化程度的加重，槲皮苷、槲皮素均呈下降趋势，直至损失殆尽。侧柏叶各炮制品的黄酮及鞣质含量为生品＞烘品＞炭品，钙的含量为炭品＞生品＞烘品，微量元素（Zn、Pb、Co、Mn、Cr、Cu、P、Fe、K、Ca）的含量按折合率计算为生品＞烘品＞炭品，且随制炭程度加重，增加更为明显，挥发油含量为生品＞烘品＞炭品。

对侧柏炮制前后进行止血药理研究表明，小鼠给药前后凝血时间自身相比，生侧柏叶无显著性差异，炭品均有显著性差异，证明侧柏炒炭止血作用增强。对侧柏叶醇提物研究表明，其含有较强的抗炎成分，作用机制与花生四烯酸的代谢有关。

对侧柏叶及其不同制法的炮制品进行了挥发油、总黄酮和鞣质的含量测定和药理止血实验，比较炮制前后化学成分的变化，优选出侧柏叶的炮制工艺为烘制法，温度为 160～180℃，时间 20 分钟。

【附注】《得配本草》载："生用凉，炙用温。"《本草求真》载："借炒黑以止血耳。"

蒲　黄

【药材来源】本品为香蒲科植物水烛香蒲 *Typha angustifolia* L.、东方香蒲 *Typha orientalis* Presl 或同属植物的干燥花粉。夏季采收蒲棒上部的黄色雄花序，晒干后碾轧，筛取花粉。

【炮制方法】

1. 蒲黄　取原药材，揉碎结块，除去花丝及杂质，过筛。

2. 蒲黄炭　取净蒲黄，用中火加热，炒至棕褐色，喷淋少许清水，灭尽火星，取出，摊晾干燥。

【饮片功效】

1. 蒲黄　味甘，性平。归肝、心包经。具有收敛止血、行血化瘀、利尿通淋的功效。生品具有活血祛瘀，利尿通淋的功效。用于瘀血阻滞的心腹疼痛、痛经、产后瘀痛、跌打损伤、血淋涩痛。

2. 蒲黄炭　经炒炭后性涩，增强止血作用。常用于吐血、咯血、衄血、尿血、便血、崩漏、外伤出血。

【临床应用】

1. 生蒲黄　治痛经、闭经，常与当归等同用，能活血通经；治产后瘀痛，常与五灵脂同用，亦治心腹疼痛，如《太平惠民和剂局方》失笑散；治小便涩痛，常与滑石等同用，如《证治准绳》蒲黄散。

2. 蒲黄炭　治呕血、咯血、衄血，常与当归炭等同用，如《沈氏尊生书》五灰散；治便血、崩漏出血，常与槐角炭等同用，如《圣济总录》蒲黄丸。

【研究摘要】蒲黄对离体兔心有明显增加冠脉血流量的作用；大剂量蒲黄具有抗低压缺氧作

用；有改善循环及抗渗出作用，对心肌损害有防护作用；蒲黄有显著降血脂作用，还有抗炎、抗渗出和较强的抑菌作用；蒲黄对动物的离体子宫平滑肌均呈兴奋作用；蒲黄有促凝血作用；蒲黄可引起小鼠红细胞和白细胞减少。由于本品可收缩子宫，故孕妇不宜服用。

以蒲黄炭的止血作用为指标，采用正交试验法选择温度、时间、加热方式作为三个因素对蒲黄炭的炮制工艺进行优选。结果以温度 140℃、烘制 4 分 20 秒为最佳工艺。在影响成品质量的三个因素中，以温度的影响最大，加热方式的影响亦不可忽视，而加热时间的影响为最小。因此，蒲黄炭的炮制温度不能过高，以烘制加热为好。

【附注】《证类本草》载："入药要破血消肿即生使，要补血止血即炒用。"

地　榆

【药材来源】本品为蔷薇科植物地榆 *Sanguisorba officinalis* L. 或长叶地榆 *Sanguisorba officinalis* L.var. *longifolia*（Bert.）Yü et Li 的干燥根，后者习称"绵地榆"。春季将发芽时或秋季植株枯萎后采挖，除去须根，洗净，干燥或趁鲜切片，干燥。

【炮制方法】

1. 地榆　取原药材，除去杂质，洗净，捞起，除去残茎，润透，切厚片，干燥。

2. 地榆炭　取净地榆片，用武火加热，炒至表面焦黑色，内部棕褐色，取出放凉。

【饮片功效】

1. 地榆　味甘，性寒。归肺、胃、膀胱经。具有凉血止血、清热利尿、生津止渴的功效。生品以凉血解毒力胜。用于血热便血，痔疮出血，热毒恶疮，烧伤，烫伤等症。

2. 地榆炭　经炒炭后味苦，酸涩，微寒，长于收敛止血。常用于各种出血症。

【临床应用】

1. 地榆　治湿热带下，常与椿根皮等同用，如《妇人大全良方》地榆膏；治湿热痢疾，常与黄连等同用，如地榆汤；若痢疾反复不愈，大肠虚滑，则与诃子等同用，如《普济方》地榆丸；治热毒恶疮，常与银花等同用，能解毒疗疮用亦可单味应用，如《小儿卫生总微方论》治小儿面疮赤肿痛方；治烫伤、湿疹，常与煅石膏、枯矾、黄柏同研粉用，亦可单味研粉外用。

2. 地榆炭　治肠风便血，常与槐花等同用，如《沈氏尊生书》地榆散；治崩漏、尿血，常与茜草炭、生地黄炭、血余炭等同用，能凉血止血。

【研究摘要】地榆粉或地榆炭粉给小鼠灌胃，均能明显缩短凝血和出血时间，地榆粉外用治疗兔、狗实验性烫伤有一定的疗效；地榆水浸剂与醇浸剂都具有抗炎消肿作用，能促进伤口早期愈合；地榆水煎剂给鸽灌胃可抑制洋地黄引起的催吐作用；地榆对人子宫颈癌 JTC26 株有抑制作用；对金黄色葡萄球菌、乙型溶血性链球菌、肺炎球菌、脑膜炎双球菌、白喉杆菌、痢疾杆菌、大肠杆菌、伤寒杆菌、副伤寒杆菌、铜绿假单胞菌、人型结核杆菌等以及某些致病真菌、亚洲甲型流感病毒都有抑制作用；地榆对麻醉兔有暂时性轻度降压作用，能显著增强蛋白质的消化能力。

地榆炒炭后止血作用增强，能缩短小鼠出血时间和凝血时间，对血小板有良好的促凝作用，且对于伤寒杆菌、肺炎双球菌、大肠杆菌等具有抑制作用。炒炭则以 150℃烘制品止血效果为佳，但凝血时间以 175℃、220℃烘制为好；地榆炭混悬液对大肠杆菌和痢疾杆菌均有一定的抑制作用，且作用比生品略强。

【附注】《本草纲目》载："地榆除下焦热，治大小便血症。止血取上截切片炒用，其梢则能行血，不可不知。"

白 茅 根

【药材来源】本品为禾本科植物白茅 *Imperata cylindrica* Beauv.var.*major*（Nees）C.E.Hubb. 的干燥根茎。春、秋两季采挖，除去地上部分及泥土，洗净，干燥，除去须根及膜质叶鞘，捆成小把。

【炮制方法】

1. 白茅根　取原药材，除去杂质，洗净，微润，切段，干燥。除去碎屑。

2. 茅根炭　取茅根段，用中火加热，炒至焦褐色，喷淋少许清水，灭尽火星，取出，晾干。

【饮片功效】

1. 白茅根　味甘，性寒。归肺、胃、膀胱经。具有凉血止血、清热利尿、生津止渴的功效。常用于血热妄行的多种出血证，热淋，小便不利，水肿，湿热黄疸，热盛烦渴，胃热呕哕及肺热咳嗽。

2. 茅根炭　经炒炭后味涩，寒性减弱。清热凉血作用轻微，止血作用增强，专用于出血证，并偏于收敛止血，常用于出血证较急者。

【临床应用】

1. 白茅根　治血热妄行，常与牡丹皮等同用，能清热凉血；治肺热咳喘，常与桑白皮同用，如《太平圣惠方》如神散；治胃热呕哕，常与葛根同用，如《沈氏尊生书》茅葛汤；治热结水肿，常与杏仁等同用，如《太平圣惠方》杏仁散；治湿热黄疸，常与栀子等同用，如《普济方》茅根散。

2. 茅根炭　治吐血、衄血，常与旱莲草等同用，如《十药神书》十灰散；治热淋尿血，常与小蓟等同用，能通淋止血。

【研究摘要】白茅根有促凝血作用，能显著缩短凝血时间；白茅根粉能明显缩短兔血浆复钙时间；煎剂和水浸液灌胃，对正常兔有利尿作用，与所含钾盐有关；有抗菌抗病毒作用，对结核杆菌的生长有抑制作用，对肺炎球菌、卡他球菌、流感杆菌、金黄色葡萄球菌及福氏痢疾杆菌均有抑制作用；有一定的抗 HBV 病毒能力；提取物对小鼠有镇咳祛痰作用。

白茅根炒炭后止血作用比生品强，出血时间和凝血时间均比炒炭前缩短。白茅根经炒炭后，鞣质含量明显升高；同时，除 Cd、Co、Cu 含量有所降低外，其余元素如 Zn、Pb、Mn、Cr、P、Fe、K、Ca 等均明显增加。茅根炭比生品有较强的止血作用，更能促进血凝。

以茅根的止血作用为指标，对茅根炭的炮制工艺进行优选，结果表明，茅根炭的最佳炮制工艺为 170℃，烘制 16 分钟，该炮制品的多种无机元素含量明显升高。

大 蓟

【药材来源】本品为菊科植物蓟 *Cirsium japonicum* Fisch.ex DC. 的干燥地上部分。夏、秋两季花开时采割地上部分，除去杂质，晒干。

【炮制方法】

1. 大蓟　取原药材，除去杂质，抢水洗净，润软，切段，低温干燥，筛去碎屑。

2. 大蓟炭　取大蓟段，用武火加热，炒至表面焦黑色，喷淋少许清水，灭尽火星，取出，晾干。

【饮片功效】

1. 大蓟　味甘、苦，性凉。归心、肝经。具有凉血止血、祛瘀消肿的功效。生品以凉血消肿力胜，常用于热淋、痈肿疮毒及热邪偏盛的出血证。

2. 大蓟炭　经炒炭后凉性减弱，收敛止血作用增强。用于吐血、呕血、咯血、嗽血等出血较急剧者。

【临床应用】

1. 大蓟、鲜大蓟　治疮痈肿毒、肠腹瘀积疼痛，可单用，尤以鲜品为佳，亦可与金银花、地榆牛膝捣汁调服；治恶肿、恶疮、痈肿热痛，以鲜品捣烂外敷，或与乳香、明矾、地丁等同用；治血热出血、血热妄行之吐血、衄血、崩中下血者，用鲜大蓟根或叶捣汁服用，亦可配伍鲜地黄汁、白茅根等同用，如《重订严氏济生方》大蓟汁饮。

2. 大蓟炭　治吐血、咯血以及火气上冲、迫血妄行而致的吐血、咯血、呕血，与侧柏炭、白茅根炭、牡丹皮炭等同用，如《十药神书》十灰散。治崩漏、尿血、下焦结热、尿血成淋、崩漏下血以及坠胎出血者，以本品配蒲黄炭、莲房炭、陈棕炭等同用。

【研究摘要】大蓟主含生物碱、大蓟苷、芸香苷、甾醇和挥发油等成分。大蓟炒炭后，多种无机元素含量均较生品有所升高，但鞣质含量降低。大蓟制炭后收敛止血作用增强。动物实验表明，大蓟炭能缩短出血和凝血时间，但其止血作用与鞣质含量无明显规律。

以外观性状、凝血时间、浸出物三者为指标，用正交实验法对大蓟炭的炮制工艺进行优选，结果表明，大蓟炭的最佳炮制工艺为190℃炒制11分钟，该炮制品的多种宏量元素及微量元素含量明显升高。

【附注】《炮炙大法》载："消肿捣汁，止血烧灰存性。"

小　蓟

【药材来源】本品为菊科植物刺儿菜 *Cirsium setosum*（Willd.）MB. 的干燥地上部分。夏秋两季花开时采割，除去杂质，晒干。

【炮制方法】

1. 小蓟　取原药材，除去杂质，洗净，稍润，切段，干燥，筛去碎屑。

2. 小蓟炭　取小蓟段，用武火加热，炒至表面黑褐色，喷淋少许清水，熄灭火星，取出，晾干。

【饮片功效】

1. 小蓟　味甘、苦、性凉。归心、肝经。具有凉血、止血、祛瘀消肿的功效。

2. 小蓟炭　经炒炭后增强止血作用。小蓟生品和炒炭品各自的擅长、用法与大蓟情况相似，二者常配伍应用。

【临床应用】

1. 小蓟　治痈肿疮毒，血热、火热郁结不散的热毒疮痈，可单味内服或外敷，也可与地丁、金银花、乳香等同用；治血热出血、火热亢盛、热伤脉络所致的血热妄行之吐血、衄血、咯血、尿血等，可鲜用捣汁内服，也可与生地黄、白茅根等配伍应用，取其凉血止血之功。

2. 小蓟炭　治尿血、血淋、下焦结热、小便涩痛或尿血成淋者，与生地黄、滑石等同用，如《重订严氏济生方》小蓟饮子。治呕血、咯血，以及血热夹瘀的吐血、咯血、衄血等，常与牡丹皮炭、侧柏炭、大黄炭等同用。

【研究摘要】研究发现，小蓟在炒炭中随温度的升高，炒炭时间越长，其所含有的黄酮类成分被破坏得越严重，小蓟炭中几乎不含有黄酮类成分。小蓟炒炭后，鞣质含量甚微，微量元素的含量多数较生药低。

以止血功效而言，小蓟段对小鼠缩短凝血、止血作用优于小蓟炭，但小蓟炭对小鼠也有凝血、止血作用。现代药理学研究表明，小蓟段的水煎液，醚提取液具有缩短小鼠凝血、止血时间的作用，小蓟去钙的水煎剂同样具有缩短小鼠的凝血、止血时间的作用，排除了小蓟止血作用是由于含钙量高的原因。

有实验采用正交试验法对小蓟炭的炮制工艺进行优选，结果表明，小蓟炭炮制的最佳工艺是温度 210℃，炒制 5 分钟，在此条件下炮制的小蓟炭多种微量元素含量显著升高。

【附注】《本草述钩元》载："消肿，捣汁用；止血，烧灰存性用。"

牡 丹 皮

【药材来源】本品为毛茛科植物牡丹 *Paeonia suffruticosa* Andr. 的干燥根皮。秋季采挖根部，除去细根，剥取根皮，晒干。

【炮制方法】

1. 牡丹皮　取原药材，除去杂质，抢水洗净，润透，切薄片，晒干，筛去碎屑。

2. 牡丹皮炭　取净牡丹皮片，用中火加热，炒至表面黑褐色，喷淋少许清水，灭尽火星，取出，晾干。

【饮片功效】

1. 牡丹皮　味苦、辛，性微寒。归心、肝、肾经。具有清热凉血、活血散瘀的功效。用于温毒发斑或发疹，阴虚发热、无汗骨蒸，肠痈，痈肿疮毒，肝火头痛，经闭，痛经，跌仆损伤。

2. 牡丹皮炭　经炒炭后清热凉血作用较弱，具有止血凉血作用，常用于血热出血。

【临床应用】

1. 牡丹皮　治热入营血所致之高热舌绛、神昏谵语、斑疹吐衄等，常以本品与犀角（水牛角代）、生地黄、赤芍等配伍，如《备急千金要方》犀角地黄汤；治阴虚发热、骨蒸劳热而无汗，配伍青蒿、鳖甲、知母、生地黄等，如《温病条辨》青蒿鳖甲汤；治瘀血经闭、癥瘕积聚，与桃仁等配伍，如《金匮要略》桂枝茯苓丸；若跌仆损伤之瘀血肿痛，可与赤芍、续断等配伍，如《证治准绳》牡丹皮散。

2. 牡丹皮炭　治血热妄行之吐血、呕血、咯血、嗽血等，常与茜草炭、山栀炭、大黄炭、棕榈炭等配伍，如《十药神书》十灰散。

【研究摘要】牡丹皮含有牡丹酚、牡丹酚苷、牡丹酚原苷和牡丹酚新苷，还含有芍药苷、氧化芍药苷、苯甲酰芍药苷、苯甲酰氧化芍药苷和鞣质等成分。牡丹皮在软化处理中牡丹皮酚的含量以水淋法为最高，浸泡至软则最低，阴干又比晒干损失小。

各种炮制品中牡丹皮酚的含量比生品均有下降，尤以牡丹皮炭损失最多，而牡丹皮苷含量却比生品高 4～12 倍。牡丹皮炒炭后鞣质含量增加不明显，但具有强致癌作用的成分苯并（α）芘含量却大幅度下降。牡丹皮炒炭后明显缩短出血时间和凝血时间。

临床研究，牡丹皮炒炭止血作用远不及生用，这与多数人对牡丹皮临床应用"其止血作用系清热凉血之结果"相一致。

乌 梅

【药材来源】本品为蔷薇科植物梅 *Prunus mume*（Sieb.）Sieb.et Zucc. 的干燥近成熟果实。夏季果实近成熟时采收，低温烘干后闷至颜色变黑。

【炮制方法】

1.乌梅　取原药材，除去杂质，洗净，干燥。

2.乌梅肉　取净乌梅，用清水润软或蒸软后，去核，干燥，筛去碎屑。

3.乌梅炭　取净乌梅或乌梅肉，用武火加热，炒至皮肉鼓起，取出，晾凉，筛去碎屑。

4.醋乌梅　取净乌梅或乌梅肉，用米醋拌匀，闷润至醋被吸尽，置适宜容器内，密闭，隔水加热 2～4 小时，取出，干燥。每 100kg 净乌梅或乌梅肉，用米醋 10kg。

【饮片功效】

1.乌梅　味酸、涩，平。归肝、脾、大肠经。具有敛肺、涩肠、生津安蛔的功效。生品长于生津止渴，敛肺止咳，安蛔。多用于虚热消渴，肺虚久咳，蛔厥腹痛。

2.乌梅肉　经去核后功效和适用范围与乌梅同，因去核用肉，故作用更强。

3.乌梅炭　经炒炭后长于涩肠止泻、止血，常用于久泻久痢及便血、崩漏下血等。

4.醋乌梅　经醋蒸后功效与生乌梅相似，但收敛固涩作用更强，尤其适用于肺气耗散之久咳不止和蛔厥腹痛。

【临床应用】

1.乌梅、乌梅肉　治消渴证烦渴多饮，常与天花粉、葛根等同用，如《沈氏尊生书》玉泉丸。治肺虚久咳，常与杏仁等同用，如《世医得效方》一服散。

2.乌梅炭　治久泻久痢，《补缺肘后方》以本品与黄连同用做丸；治天行下痢不能食，配伍黄连、炮姜等同用；治泄泻日久、滑脱不禁，有涩肠止泻、益气理脾之功，如《证治准绳》固肠丸，原方未要求炮制，若方中乌梅炒炭则能增强涩肠固脱作用。乌梅炒炭存性，醋米糊为丸治大便下血，见《重订严氏济生方》方；治小便尿血，见《本草纲目》方。

3.醋乌梅　治肺虚久咳，有较好效果；治蛔厥腹痛，与细辛、炒蜀椒、黄连、干姜等配伍，如《注解伤寒论》乌梅丸。

【研究摘要】乌梅含柠檬酸、苹果酸、琥珀酸及齐墩果酸等成分。乌梅煎剂体外有较强的抑制脑膜炎球菌、百日咳杆菌、伤寒杆菌、副伤寒杆菌、大肠杆菌等作用；对各种真菌亦有抑制作用；乌梅能使胆囊收缩，促进胆汁分泌，还有促进消化，促进碳水化合物代谢作用；乌梅能促使蛔虫从肠道排出。此外，乌梅还有抗过敏、抗疲劳、抗辐射以及延缓衰老等作用。

乌梅炒炭后与生品相比，不同程度的炭药，有机酸均有不同程度的破坏，其中生品和标准品相比较，有机酸破坏了 31.0%。乌梅生品、轻炭、标准炭、重炭的电导率值均随炒炭时间的加长，其电导率值减小。通过测其 pH 值发现，随着炒炭时间的加长，其酸度降低，pH 值增大，相应的游离总酸度值下降。乌梅炒炭后其水浸出物、鞣质含量均较生品明显降低。

药理实验表明，乌梅炭水煎液可明显缩短小鼠的凝血时间，而生乌梅水煎液却无凝血作用，说明用乌梅炒炭收敛止血是有科学道理。体外抑菌试验表明，不同采收期、不同加工方法所得乌梅对常见致病菌（金黄色葡萄球菌、疾病杆菌、铜绿假单胞菌、伤寒杆菌、变形杆菌、大肠杆菌）均有一定抑菌作用。

乌梅色黑，炒炭不易掌握颜色变化，以炒至皮肉鼓起、黏质变枯、色焦黑为宜。

【附注】《鲁府禁方》载："烧存性为末，治赤白痢。"

鸡冠花

【药材来源】本品为苋科植物鸡冠花 *Celosia cristata* L. 的干燥花序。秋季花盛开时采收，晒干。

【炮制方法】

1. 鸡冠花 取原药材，除去杂质及残茎，切段。

2. 鸡冠花炭 取净鸡冠花段，用中火加热，炒至表面焦黑色，喷淋少许清水，灭尽火星，取出，晾干。

【饮片功效】

1. 鸡冠花 味甘、涩，性凉。归肝、大肠经。具有收涩止血、止带、止痢的功效。生品性凉，收涩之中兼有清热作用，多用于湿热带下、湿热痢疾、湿热便血和痔血等。

2. 鸡冠花炭 经炒炭后凉性减弱，收涩作用增强。常用于吐血、便血、崩漏反复不愈及带下、久痢不止等。

【临床应用】

1. 鸡冠花 治赤白带下，常与椿根皮、土茯苓等同用；久痢赤白者，则配石榴皮、罂粟壳、赤石脂等药物；治痔漏疮疡，痔疮肛边肿痛，延久不愈，变成漏疮，以本品配凤眼草煎水洗患处，取其清热收敛之功，如《御药院方》鸡冠散；治疮疖痈肿可鲜用，捣烂外敷，也可与它药配伍，水煎外洗，如《卫生宝鉴》淋泽鸡冠散；治伤寒鼻衄不止，配麝香、生地黄汁同用，如《太平圣惠方》鸡冠花散。

2. 鸡冠花炭 治肠风下血、痔漏出血、痔疮下血及肠风下血，配棕榈炭、羌活等，如《太平圣惠方》鸡冠花散；治崩漏、妇人崩漏、月经过多者，可单用本品研末冲服；对脾虚冲任不固者，可配党参、黄芪等；若为血热崩滑、月经过多，可配生地黄、山栀子以凉血清热。

【研究摘要】鸡冠花含甜菜红素、甜菜黄素、苋菜红素、鸡冠花素及异鸡冠花素等成分。鸡冠花煎剂对人阴道毛滴虫有良好杀灭作用；10%鸡冠花注射液对已孕小鼠、豚鼠和家兔等宫腔内给药有明显中期引产作用。

对鸡冠花炒炭前后溶出液中无机元素进行研究，结果表明，鸡冠花的炭药溶出液钙离子含量下降。古今皆有鸡冠花炒炭的做法，认为炒炭后收涩作用增强。实验证实，鸡冠花制炭后止血效果并不显著。

莲 房

【药材来源】本品为睡莲科植物莲 *Nelumbo nucifera* Gaertn. 的干燥花托。秋季果实成熟时采收，除去果实，晒干。

【炮制方法】

1. 莲房 取原药材，除去杂质，切碎。

2. 莲房炭 取净莲房碎块，用武火加热，炒至外表焦黑色，内部棕褐色，喷淋少许清水，灭尽火星，取出晾干。

【饮片功效】

1. 莲房 味苦、涩，性温。归肝经。具有化瘀止血的功效。生品化瘀之力偏胜，止血力较弱。多用于胎衣不下、痔疮及产后恶露不绝。

2. 莲房炭 经炒炭后收涩力增强，临床多用。常用于崩漏、尿血、痔血等下部出血证。

【临床应用】

1. 莲房 治胎衣不下，用本品甜酒煎服，方见《岭南采药录》；治疗痔疮，方见《疡科选粹》莲房枳壳汤。

2. 莲房炭 治血崩，方见《儒门事亲》莲壳散、《温热经解》莲房饮方；治经血不止，方见

《妇人经验方》瑞莲散。

　　【研究摘要】莲房含腊梅苷、金丝桃苷、少量生物碱、维生素等成分。体外试验表明，莲房水提取物对金黄色葡萄球菌有抑制作用；莲房还能缩短出血时间，炒炭后效果更好。

　　【附注】莲房也可用焖煅法制炭，功效与炒炭相同，均作莲房炭用。方法为：取净莲房碎块，置铁锅内，上面扣一较小口径的锅。两锅结合处用盐泥封固，盖锅上贴一白纸条或放数粒大米，并压重物。用文武火加热，至白纸或大米呈焦黄色为度，停火，待凉后取出。

第九章
固体辅料炒法

　　净制或切制后的饮片与固体辅料同炒的方法，称为固体辅料炒法或加辅料炒法常用的加辅料炒法有麸炒、米炒和土炒等，另外尚有石灰炒等方法，现已少用。加辅料炒的主要目的是降低毒性，缓和药性，增强疗效和矫嗅矫味等。同时，某些辅料具有中间传热作用，能使药物受热均匀，炒后的饮片色泽一致，外观质量好。

第一节　麸炒法

　　将净制或切制后的饮片与麦麸拌炒的方法称为麸炒法。炒制药物时所用麦麸，直接取中等粗细的麸，称为清麸炒或净麸炒；麦麸经用蜂蜜或红糖制过者，称为蜜麸或糖麸，用经过特殊处理的麦麸炒制中药，按其所用麦麸分别称为蜜麸炒或糖麸炒。麦麸炒历史悠久，早在《雷公炮炙论》中就记载了枳壳"用时，先去瓤，以麸炒过，待麸焦黑，遂出"。至唐宋时期一直沿用麦麸炒，用麸炒的还有苦杏仁、木鳖子、白术等。

　　麦麸为禾本科植物小麦的种皮，呈淡黄色。主含淀粉、蛋白质及维生素等。一般不应含残留面粉，所以又称做麸皮。麦麸味甘、淡、性平，具有和中益脾的作用，与补脾胃的中药共制可协同增效。富含纤维，加热冒烟熏染饮片，赋色矫味。

（一）炮制方法

　　1. 清麸炒　先用中火或武火将锅烧热，再将麦麸均匀撒入热锅中，即刻冒烟时，投入药物，不断翻动并适当控制火力，炒至药物表面呈黄色或深黄色时取出，筛去麦麸，放凉。

　　麦麸用量一般为：每 100kg 药物，用麦麸 10～15kg。

　　2. 蜜麸炒　先用中火或武火将锅烧热，再将蜜炙麸皮撒入热锅内，待冒烟时加入药物，炒至黄棕色、逸出焦香气时，取出，筛去蜜炙麸皮。

　　每 100kg 药物，用蜜炙麸皮 10kg。

　　蜜麸的制备方法：将麸皮与熟蜜（加适量开水稀释）拌匀，搓散，过筛，干燥至不黏手为度，过筛，放凉，贮藏，备用。

　　每 100kg 麸皮，用熟蜜 20～30kg。

（二）炮制作用

　　麸炒法多用于补脾胃，以及作用峻烈有刺激性或有不良气味的药物。

　　1. 增强疗效　用于具有补脾作用的药物，如山药、白术等。

2. 缓和药性 某些药物作用峻烈，有燥性，如枳实，麸炒后可缓和其破气作用，苍术麸炒后缓和其辛燥之性。

3. 矫臭矫味 利用麦麸炒时的焦香气，可除去某些药物的不良气味，如僵蚕。

（三）注意事项

1. 麸炒的药物，须充分干燥，否则容易粘麸。

2. 注意火力适当。麸炒一般用中火，并要求火力均匀；锅要预热好，以"麸下烟起"方能投入药物，否则色泽不均。

3. 麸炒药物达到标准时要迅速出锅，以免造成炮制品发黑、火斑过重等现象。

4. 尽管麸炒后中药燥性或辛散耗气之性有所减弱，但阴虚内热及气虚多汗者忌用，或脾胃虚弱及孕妇慎用。

苍 术

【药材来源】本品为菊科植物茅苍术 *Atractylodes lancea*（Thunb.）DC. 或北苍术 *Atractylodes Chinensis*（DC.）Koidz. 的干燥根茎。春、秋两季采挖，除去泥沙，晒干，撞去须根。

【炮制方法】

1. 苍术 取原药材，除去杂质，洗净，润透，切厚片，干燥。

2. 麸炒苍术 先将锅用中火加热，撒入麦麸即刻烟起，随即投入苍术片，迅速翻动，炒至表面呈深黄色时，取出，筛去麦麸，放凉。每 100kg 苍术片，用麦麸 10kg。

3. 焦苍术 取苍术片，用中火加热，炒至焦褐色时，取出，晾凉。

【饮片功效】

1. 苍术 生品温燥而辛烈，燥湿，祛风，散寒力强。用于风湿痹痛、肌肤麻木不仁、脚膝疼痛、风寒感冒、肢体疼痛、湿温发热、肢节酸痛。

2. 麸炒苍术 经麸炒后辛味减弱，缓和燥性，气变芳香，增强了健脾和胃的作用。用于脾胃不和、痰饮停滞、脘腹痞满、青盲、雀目。

3. 焦苍术 经炒焦后辛燥之性大减，以固肠止泻为主。用于脾虚泄泻、久痢或妇女淋带白浊。

【临床应用】

1. 苍术 治风湿痹痛，常与薏苡仁等同用，如《类证治裁》薏苡仁汤；治湿温感冒，常与黄柏同用，如《丹溪心法》二妙散。

2. 麸炒苍术 治脾胃不和，常与厚朴、陈皮、炙甘草同用，如《太平惠民和剂局方》平胃散；治痰饮停滞，常与大枣、麻油为丸；若暑邪内阻，宜加藿香、半夏以祛暑邪，如《太平惠民和剂局方》金不换散；治青盲、雀目，常与白术等同用，如《证治准绳》二术散。

3. 焦苍术 治脾虚泄泻，常与川椒同用，如《保命集》椒术丸；治妇女带浊，常与土茯苓、萆薢、薏苡仁等同用，能除湿止带。

【研究摘要】苍术含挥发油，主要成分为苍术酮、苍术素、茅术醇及 β-桉油醇。

苍术随产地不同而挥发油的含量差异较大，如茅苍术的含量高出北苍术的 3.3～6 倍。苍术所含挥发油，少量对青蛙有镇静作用，同时使脊髓反射功能亢进；较大量可使中枢神经抑制，终至呼吸麻痹而死亡，可见过量苍术挥发油对生物体是有害的。苍术经麸炒、米泔水制能明显增强脾虚小鼠体重，延长游泳时间，改善小鼠脾虚症状，抑制脾虚小鼠的小肠推进运动，减轻泄泻程度，而生品作用不明显。可见炮制后的苍术能增强健脾燥湿和固肠止泻的作用。

苍术经清炒或麸炒后，挥发油的含量降低，比旋度、折光率、比重均有所改变，但其挥发油的组分无明显变化；用常水和米泔水浸泡苍术并测定其挥发油，结果其米泔水制品挥发油中苍术酮、苍术醇较常水制品低，而茅术醇和 β-桉油醇相对百分含量升高，但两者对家兔离体肠管的作用相同。

僵　蚕

【药材来源】本品为蚕蛾科昆虫家蚕 *Bombyx mori* Linnaeus 4～5 龄的幼虫感染（或人工接种）白僵菌 *Beauveria bassiana*（Bals.）Vuillant 而致死的干燥虫体。多于春、秋季生产，将感染白僵菌病死的蚕干燥而得。

【炮制方法】

1. 僵蚕　取原药材，淘洗后干燥，除去杂质。

2. 麸炒僵蚕　先将锅用中火加热，撒入麦麸即刻烟起，随即投入僵蚕，迅速翻动，炒至表面呈黄色时取出，筛去麦麸，放凉。每 100kg 僵蚕，用麦麸 10kg。

【饮片功效】

1. 僵蚕　生品辛散之力较强，药力较猛。用于惊痫抽搐，风疹瘙痒，肝风头痛。

2. 麸炒僵蚕　经麸炒后疏风解表之力稍减，长于化痰散结。用于瘰疬痰核，中风失音。同时有助于除去生僵蚕虫体上的菌丝和分泌物，矫正气味，便于粉碎和服用。

【临床应用】

1. 僵蚕　治风热头痛、喉痛、风热上攻、头痛目赤、迎风流泪者，可与桑叶等同用，如《证治准绳》白僵蚕散；风热喉痛、声音嘶哑者，可与荆芥等同用，如《喉科秘旨》六味汤；治中风面瘫、风痰中络、经脉痹阻所致口眼㖞斜、半身不遂者，常与全蝎等同用，如《杨氏家藏书》牵正散。

2. 麸炒僵蚕　治惊痫抽搐、发热惊风痉挛夹痰热者，与全蝎等配伍，如《寿世保元》千金散；热甚痰壅气粗者，则配牛黄等同用；治小儿惊风、小儿高热惊风者，可与桑叶、钩藤等配用；若系脾虚久泻、慢惊抽搐，则需加配党参、白术、茯苓等补气健脾之品。小儿脐风或破伤风者，可单用研末并外敷脐部或与蝉蜕、全蝎、天麻、天南星等同用。

3. 姜制僵蚕　治喉风喉痹、中风失音或喉风喉痹者，以本品配白矾、甘草为末，并以生姜汁灌服；治小儿急惊、小儿急惊风、痰涎壅盛，以本品配熟大黄等同用，如《湖南省药品标准》化风丸。

【研究摘要】僵蚕含蛋白质、脂肪及多种氨基酸等，体表的白粉中含有草酸铵。

僵蚕生品、清炒和麸炒三种炮制品的水溶性浸出物含量有显著差异，以清炒含量最高，麸炒次之，生品最低。采用聚丙烯酰胺凝胶电泳测定僵蚕的生品与麸炒品的蛋白质区带图谱，结果表明，生僵蚕有 3 条谱带，麸炒品有 1 条谱带，说明僵蚕麸炒对蛋白质有明显影响。

草酸铵是僵蚕息风止痉、抗惊厥的有效成分，但过多的草酸铵容易引起人体血氮升高，从而导致患者昏迷和抽搐，炮制可适度降低草酸铵含量，确保临床用药安全。草酸铵的含量顺序为生品＞麸炒品＞蜜麸炒品＞清炒品＞姜麸炒品＞姜炙品＞糖麸炒品。

枳　壳

【药材来源】本品为芸香科植物酸橙 *Citrus aurantium* L. 及其栽培变种的干燥未成熟果实。7

月果皮尚绿时采收，自中部横切为两半，晒干或低温干燥。

【炮制方法】

1. 枳壳　取原药材，除去杂质，洗净，润透，切薄片，干燥后筛去碎落的瓤核。

2. 麸炒枳壳　先将锅用中火加热，撒入麦麸即刻烟起，随即投入枳壳片，迅速翻动，炒至色变深时取出，筛去麦麸，放凉。每 100kg 枳壳片，用麦麸 10kg。

【饮片功效】

1. 枳壳　生品辛燥，作用较强，偏于行气宽中除胀。用于气实壅满所致之脘腹胀痛或胁肋胀痛，瘀滞疼痛；子宫下垂，脱肛，胃下垂。

2. 麸炒枳壳　经麸炒后可缓和其峻烈之性，偏于理气健胃消食。用于宿食停滞，呕逆嗳气，风疹瘙痒。

【临床应用】

1. 枳壳　治胁肋胀痛，常与白术等同用，如《本事方》枳壳散；治瘀血疼痛，常与五灵脂、桃仁、延胡索等同用，如《医林改错》膈下逐瘀汤。

2. 麸炒枳壳　治肝气郁结、脘腹胀痛、痞满不畅、里急后重，如《儒门事亲》木香槟榔丸；治胃气不和、脾失健运、呕逆嗳气、不思饮食、大肠气滞、里急后重，如《婴童百问》宽肠枳壳汤；治产后劳累或中气不足的子宫脱垂或久泻脱肛，常与黄芪等同用，如《山东医刊》枳壳益气汤。

【研究摘要】枳壳主含挥发油、黄酮类及生物碱类成分等。枳壳麸炒后挥发油含量降低，其水煎液对兔离体肠管，对已孕或未孕的家兔离体子宫及对小鼠胃肠蠕动的强度均低于生枳壳，这与传统枳壳麸炒后"制其燥性而和胃"其作用缓和相一致。

【附注】《本草粹言》载："消食去积滞用麸炒；不尔气刚，恐伤元气。"《本草便读》载："如欲制其燥性，助其消导，以炒黑用之。"

枳　实

【药材来源】本品为芸香科植物酸橙 *Citrus aurantium* L. 及其栽培变种或甜橙 *Citrus sinensis* Osbeck 的干燥幼果。5 ～ 6 月收集自落的果实，除去杂质，自中部横切为两半，晒干或低温干燥，较小者直接晒干或低温干燥。

【炮制方法】

1. 枳实　取原药材，除去杂质，洗净，润透，切薄片，干燥。

2. 麸炒枳实　先将锅用中火加热，撒入麦麸即刻烟起，随即投入枳实片，迅速翻动，炒至色深时取出，筛去麦麸，放凉。每 100kg 枳实片，用麦麸 10kg。

【饮片功效】

1. 枳实　生品性较峻烈，以破气化痰为主，但破气作用强烈，有损伤正气之虑，适宜气壮邪实者。用于胸痹、痰饮；近年亦用于胃下垂。

2. 麸炒枳实　经麸炒后可缓和其峻烈之性，以免损伤正气，以散结消痞力胜。用于食积胃脘痞满，积滞便秘，湿热泻痢。

【临床应用】

1. 枳实　治胸痹，常与薤白等同用，如《金匮要略》枳实薤白桂枝汤；治痰饮，常与半夏、天南星等同用，如《济生方》导痰汤；治痰阻心窍，常与胆南星等同用，如《济生方》涤痰汤。

2. 麸炒枳实　治胃脘痞满，常与厚朴等同用，如《兰室秘藏》枳实消痞丸；治湿热内阻、饮食积滞、下痢或泄泻腹部疼痛，与大黄、黄连、神曲等同用，如《内外伤辨惑论》枳实导滞丸；治气滞便秘，常与大黄等同用，如《伤寒论》大承气汤。

【研究摘要】枳实主含挥发油、黄酮类成分及生物碱成分等。另外，从麸炒枳实中分离得到的单体化合物对肠平滑肌条收缩幅度有明显的抑制作用，从而起到抑制平滑肌收缩的作用。

比较枳实生品及不同炮制品（麸炒品、砂炒品、酒炙品、醋炙品、土炒品、炒炭品）中橙皮苷的含量，结果由高到低依次为醋炙品＞酒炙品＞炒炭品＞砂炒品＞生品＞土炒品＞麸炒品。枳实不同炮制品中辛弗林的含量依次为醋炙品＞生品＞麸炒品＞砂烫品＞土炒品＞炒炭品＞酒炙品。

枳实挥发油使肠蠕动频率增加，振幅降低，肠蠕动收缩张力加强，舒张不完全，平滑肌处于痉挛状态。麸炒后，挥发油减少，减弱枳实对肠道平滑肌的刺激，这符合古人"麸皮制去燥性而和胃"及"生用峻烈，麸炒略缓"的记载。

枳实4年贮存期与贮存期不到1年的比较：辛弗林、挥发油含量明显降低，水溶性浸出物，醇溶性浸出物也均有降低。相同贮存期的麸炒枳实，辛弗林含量亦有差异，$RSD > 5\%$。说明贮存期和炮制过程对麸炒枳实的成分均有影响。

第二节　土炒法

将净制或切制过的中药饮片与定量的灶心土粉（伏龙肝）共同加热，并不断翻动至一定程度的操作过程，称为土炒。明代《本草蒙筌》载："陈壁土制，窃真气骤补中焦。"土炒法适用于炮制补脾止泻的中药。

土炒所用的土通常为灶心土，为久经柴草熏烧的锅底所对灶心之土，色赤如肝，又称伏龙肝。将烧结的灶心土块，用刀削去焦黑部分及杂质，所余焦黄部分粉碎成细粉，过筛即得灶心土粉。成品灶心土为红褐色、质细软的粉末，有烟熏气，味淡。灶心土主含硅酸盐、钙盐及多种碱性氧化物。

灶心土味辛，性温，具有温中和胃、止血、止呕、涩肠止泻的作用。灶心土目前不易获得，所以多用黄土、赤石脂代替。

（一）炮制方法

将细土粉置锅内，用中火加热，炒至土呈灵活状态（流动状）时，随即投入药物拌炒，炒至药物表面均匀挂上一层土粉，并透出土香气时，取出，筛去土粉，放凉。

土的用量一般为：每100kg药物，用灶心土25～30kg。

（二）炮制作用

土炒法多适用于补脾止泻的药物。

1. 增强疗效　土炒后增强补脾止泻作用，如山药、白术。

2. 缓和药性或降低副作用　土炒消除某些药物的滑肠作用，如当归。

（三）注意事项

1. 灶心土要预先碾成细粉，加热炒至灵活状态时，投入药物，要适当调节火力，并勤加翻动，防止药物烫焦。

2. 用土炒制同种药物时，灶心土可连续使用，若土色变深时，应及时更换新土。

山 药

【药材来源】本品为薯蓣科植物薯蓣 *Dioscorea opposita* Thunb. 的干燥根茎。冬季茎叶枯萎后采挖，切去根头，洗净，除去外皮和须根，干燥，习称"毛山药"；也有选择肥大顺直的干燥山药，置清水中，浸至无干心，闷透，切齐两端，用木板搓成圆柱状，晒干，打光，习称"光山药"；或除去外皮，趁鲜切厚片，干燥，称为"山药片"。

【炮制方法】

1. 山药　取原药材，除去杂质，大小分开，泡润至透，切厚片，干燥。

2. 土炒山药　先将土粉用中火加热至灵活状态，再投入山药片拌炒，至表面均匀挂上土粉时，取出，筛去剩余土粉，放凉。每 100kg 山药片，用灶心土 30kg。

3. 麸炒山药　先将锅预热，撒入麦麸，待其冒烟时投入山药片，用中火加热，不断翻炒至黄色时，取出，筛去麦麸，放凉。每 100kg 山药片，用麦麸 10kg。

注意事项：①山药切片以春秋季为宜，在水处理过程中，防止发黏变质，切片后宜及时干燥。②土粉经加热后逐渐变色，因此炒山药的土稍显黑色时及时换新土，以保持药色美观。

【饮片功效】

1. 山药　生品以补肾生精，益肺阴为主。用于肾虚遗精、尿频、肺虚喘咳、阴虚消渴。

2. 土炒山药　经土炒后以补脾止泻为主。用于脾虚久泻或大便泄泻。

3. 麸炒山药　经麸炒后以补脾健胃为主。用于脾虚食少、泄泻便溏、白带过多。

【临床应用】

1. 山药　治阴虚消渴，常与黄芪等同用，如《医学衷中参西录》玉液汤；治虚痨咳嗽，常与阿胶等同用，如《金匮要略》薯蓣丸。

2. 土炒山药　治脾虚久泻，常与白术、龙眼肉同用，如《医学衷中参西录》扶中汤。

3. 麸炒山药　治脾虚厌食，常与人参、白术、茯苓等同用，如《太平惠民和剂局方》参苓白术散；治梦遗滑精，常与芡实等同用，如《景岳全书》必元煎；治尿频、遗尿，常与益智仁、乌药同用，如《妇人良方》缩泉丸；治白带绵下，常与白术等同用，如《傅青主女科》完带汤。

【研究摘要】山药主含薯蓣皂苷元、皂苷、黏液质、氨基酸及淀粉等。山药能刺激小肠运动，促进肠道排空，具有助消化作用；可降低血糖，预防和治疗四氧嘧啶引起的小鼠糖尿病；能增强机体免疫力；有显著的常压耐缺氧作用；有滋补和延缓衰老作用。

生山药及清炒、土炒、麸炒等四种饮片煎剂对家兔离体肠管节律性活动均有明显作用。对脾虚大鼠有一定的治疗作用。而山药生品、麸炒品及土炒品还能增强小鼠的非特异性免疫功能，其中生品又强于麸炒品和土炒品，所以补气宜用生品。山药经土炒、清炒和麸炒法炮制后，其主要活性成分薯蓣皂苷元的溶出量显著提高，土炒和清炒品比生品高约 3 倍，麸炒品比生品高 2 倍多。对不同产地山药及其麸炒品中尿囊素的含量进行测定，结果麸炒品中尿囊素含量较生山药均有所上升。山药经不同方法炮制后，水溶性和醇溶性浸出物含量均有所增高。其中，土炒山药含量最高，麸炒山药和炒山药含量相近。

山药经炮制后薯蓣皂苷元溶出量显著增高；人体必需氨基酸含量及总磷脂的含量却降低；土炒品除了 Co 元素以外，各种微量元素含量均大大升高，而麸炒品中某些微量元素含量却降低。

【附注】《本草求真》载："入滋阴药中宜生用，入补脾药内宜炒黄用。"《本草害利》载："入脾胃土炒，入肾盐水炒。"

白　术

【药材来源】本品为菊科植物白术 *Atractylodes macrocephala* Koidz. 的干燥根茎。冬季下部叶枯黄、上部叶变脆时采挖，除去泥沙，烘干或晒干，再除去须根。

【炮制方法】

1. 白术　取原药材，除去杂质，洗净，润透，切厚片，干燥。

2. 土炒白术　先将土粉用中火加热，炒至土呈灵活状态时，投入白术片，不断翻炒至白术表面挂土粉时，取出，筛去土粉，放凉。每100kg白术片，用灶心土25kg。

3. 麸炒白术　先将锅用中火加热，撒入麦麸（或蜜炙麦麸），待冒烟时，投入白术片，不断翻炒，至白术表面呈焦黄色，逸出焦香气时，取出，筛去麦麸，放凉。每100kg白术片，用麦麸10kg。

【饮片功效】

1. 白术　生品以健脾燥湿，利水消肿为主。用于痰饮，水肿，以及风湿痹痛。

2. 土炒白术　经土炒后借土气助脾，补脾止泻力胜。用于脾虚食少，泄泻便溏，胎动不安。

3. 麸炒白术　经麸炒后能缓和燥性，借麸入中，增强健脾、消胀作用。用于脾胃不和，运化失常，食少胀满倦怠乏力，表虚自汗。

【临床应用】

1. 白术　治四肢浮肿，常与茯苓等同用，如《伤寒论》五苓散；治水饮内停，常与桂枝等同用，如《伤寒论》苓桂术甘汤；治风湿痹痛，常与附子等同用，如《金匮要略》白术附子汤。

2. 土炒白术　治脾虚泄泻，常与白芍、防风、陈皮同用，如《景岳全书》痛泻要方。

3. 麸炒白术　治脾虚食滞，常与枳实同用，如《脾胃论》枳术丸；治中气下陷，常与黄芪、人参、升麻等同用，如《脾胃论》补中益气汤；治表虚自汗，常与黄芪、防风同用，如《世医得效方》玉屏风散；治胎动不安，常与川芎、黄芩、当归等同用，如当归散。

【研究摘要】白术主含挥发油，其主要成分为苍术酮、苍术醇等；药理研究表明，白术内酯具有与白术健脾运脾相一致的功效；而白术炮制后，其健脾作用增强，是由于在加热炒制的过程中苍术酮氧化生成白术内酯的缘故。对白术生品及不同炮制品中还原糖和水溶性糖含量进行测定，结果除清炒品外，白术炮制后还原糖含量增加，基本上是随着炮制程度的升高而增高。水溶性糖的含量，则除清炒品较生品稍高外，其余炮制品含量均较生品降低。

麸炒白术水煎液使大鼠饮水量减少，但利水作用弱于生品；麸炒白术品较生品能更好地降低脾虚大鼠血清中生长抑素、血管活性肠肽，促进胃排空，兴奋回肠和胆囊收缩，促进胃肠蠕动，调节消化液分泌，进而缓解脾虚症状；白术麸炒品较生品能更好地促进脾虚大鼠胃泌素、P物质、胆碱酯酶、一氧化氮分泌，从而改善黏膜局部供血保护胃黏膜，促进胃酸分泌、胃肠蠕动，进而缓解以泄泻为表证的脾虚症状。

【附注】《医学入门》载："泻胃火生用，补胃虚土炒。"《医宗粹言》载："去湿利水用麸炒，补胃用净土炒。"《本草通玄》载："米泔浸之，借谷气以和脾也，璧土蒸之，窃土气以助脾也。"

有的地区用焦白术，清炒至表面有焦斑、内呈深黄色、有焦香气，可用于脾虚腹胀的泄泻者。

第三节　米炒法

将净选或切制后的药物与米同炒的方法，称为米炒。南北朝《雷公炮炙论》就有糯米、小麻子同炒的记载。适用于某些补中益气的中药及某些具有毒性的昆虫类中药。

米炒中药所用的米为符合食用卫生标准的稻米。稻米为禾本科植物粳稻、籼稻或糯稻的种仁。古代多用糯米，也有用粳米的，现代多用粳米或籼米。稻米主要含有淀粉（75%以上）、蛋白质（约8%）、脂肪（0.5%～1.0%）、矿物质，尚含少量的B族维生素、多种无机盐及糖类。稻米味甘，性平，入脾、胃经，具有补中益气、健脾和胃、除烦止渴、止泻痢的作用。

（一）炮制方法

1. 米拌炒法　先将锅烧热，加入定量的米，用中火加热，炒至冒烟时，投入药物，拌炒至一定程度，取出，筛去米，放凉。

2. 米上炒法　先将锅烧热，加入湿米平贴于锅内，用中火加热，炒至冒烟时，投入药物，轻轻翻动米上药物，至所需程度，取出，筛去米，放凉。

米的用量一般为：每100kg药物，用米20kg。

（二）炮制作用

米炒法适用于健脾止泻的药物以及一些颜色鲜明的昆虫类药物。

1. 增强疗效　米炒时产生焦香味而增强药物的健脾和中作用，如党参。

2. 降低药物毒性　米能吸附某些药物的毒性成分，故能降低药物的毒性，如斑蝥、红娘子。

3. 矫正不良气味　昆虫类药物多有腥臭味，米炒后矫正气味，如斑蝥。

（三）注意事项

炮制昆虫类药物时，以米的色泽观察火候，炒至米变焦黄或焦褐色为度；炮制植物类药物时，观察药物色泽变化，炒至黄色为度。

斑　蝥

【**药材来源**】本品为芫菁科昆虫南方大斑蝥 *Mylabris phalerata* Pallas 或黄黑小斑蝥 *Mylabris cichorii* Linnaeus 的干燥虫体。夏、秋两季捕捉，闷死或烫死，晒干。

【**炮制方法**】

1. 斑蝥　取原药材，除去杂质。

2. 米炒斑蝥　取净斑蝥与米同置热锅内，用中火拌炒至米呈黄棕色，取出，筛去米，除去头、足、翅，放凉。每100kg斑蝥，用米20kg。

注意事项：斑蝥在炮制和研粉加工时，操作人员应戴眼罩或防毒面具进行操作，以保护眼、鼻黏膜免受其损伤，炒制后的米要妥善处理，以免伤害人畜，发生意外事故。

【**饮片功效**】

1. 斑蝥　生斑蝥多外用，毒性较大，以攻毒蚀疮为主。用于瘰疬瘘疮，痈疽肿毒，顽癣瘙痒。

2. 米炒斑蝥　经米炒后，降低其毒性，矫正其气味，可内服。以通经，破癥散结为主。用于经闭癥瘕，狂犬咬伤，瘰疬，肝癌，胃癌。

【临床应用】

1. 斑蝥　治瘰疬疮瘘，常与白砒、青黛、麝香研末外敷，如《验方》生肌干脓散；亦可与大蒜捣膏外贴，能攻毒拔脓；治顽癣瘙痒，捣末与蜂蜜调敷能使皮肤发疱，可用于皮癣、白斑等，如《外台秘要》治顽癣方。

2. 米炒斑蝥　治经闭癥瘕，常与桃仁、大黄共研细末，酒糊为丸，如《济阴纲目》斑蝥通经丸；治肝癌、胃癌，常用鸡蛋打一小孔，放入净斑蝥2只，烤熟去斑蝥，食蛋，每天1只；或提取斑蝥素压成片剂，可用于肝癌、胃癌及多种癌症。

【研究摘要】斑蝥主含斑蝥素、脂肪、树脂、蚁酸及色素等。斑蝥中的有毒物质为斑蝥素，对皮肤、黏膜有强烈的刺激性，能引起充血、发赤和起疱。口服毒性很大，可引起口咽部灼烧感、恶心、呕吐、腹部绞痛、血尿及中毒性肾炎等，甚至引起肾功能衰竭或循环衰竭而致死亡。故斑蝥生品不内服，只能作外用，口服必须经过炮制。

斑蝥的毒性及刺激性与其所含的斑蝥素和甲酸有关，从斑蝥素的理化特性而言，以米炒较为适宜，由于斑蝥素在84℃开始升华，其升华点为110℃，米炒可使斑蝥素升华，又不致温度太高使斑蝥焦化，从而可使毒性降低，使小鼠的半数致死量（LD_{50}）升高。

采用低浓度的药用氢氧化钠溶液炮制斑蝥，可使斑蝥素在虫体内转化成斑蝥酸钠，经药理实验证明，不但毒性降低，且保留和提高体内外抗肿瘤作用，并均优于米炒法。

【附注】《本草蒙筌》载："去翅、足，同糯米炒熟。生者误服，吐泻难当。"

党　参

【药材来源】本品为桔梗科植物党参 *Codonopsis pilosula*（Franch.）Nannf.、素花党参 *Codonopsis pilosula* Nannf.var.*modesta*（Nannf.）L.T.Shen 或川党参 *Codonopsis tangshen* Oliv. 的干燥根。秋季采挖，洗净，晒干。

【炮制方法】

1. 党参　取原药材，除去杂质，洗净，润透，切厚片，干燥。

2. 米炒党参　将米用中火加热，炒至冒烟时，投入党参片拌炒，至党参呈黄色时取出，筛去米，放凉。每100kg党参片，用米20kg。

3. 蜜炙党参　取熟蜜用适量沸水稀释后，与党参片拌匀，闷透，置炒制容器内，用文火加热，不断翻炒至黄棕色，不黏手时取出，放凉。每100kg党参片，用熟蜜20kg。

【饮片功效】

1. 党参　生品擅长益气生津。常用于气津两伤或气血两亏之证。

2. 米炒党参　经米炒后气变清香，能增强和胃、健脾止泻作用。多用于脾胃虚弱，食少，便溏。

3. 蜜党参　经蜜炙后增强了补中益气润燥养阴的作用。用于气血两虚之证。

【临床应用】

1. 党参　治气阴两伤，常与北沙参，龙眼肉同用，如《得配本草》上党参膏；治气血两亏，常与熟地黄同用，如《中药成方集》两仪膏。

2. 米炒党参　治脾虚泄泻，常与白术、干姜、炙甘草同用，如《伤寒论》理中汤。

3. 蜜炙党参　治肺气亏虚，常与黄芪、五味子、紫菀等同用，方见《永类钤方》；治中气下陷，常与黄芪、白术、升麻等同用，如《太平惠民和剂局方》参芪白术汤。

【研究摘要】党参主含皂苷、微量生物碱、菊糖及植物甾醇。党参米炒后可产生 5- 羟甲基糠醛，丹参多糖与阿魏酸等有机酸共同加热是生成 5- 羟甲基糠醛的主要途径。

党参经米炒后挥发油总量降低，挥发油中各成分的含量比例也发生了变化。采用炭粒廓清实验和抗疲劳实验，比较了党参生品、蜜炙品、米炒品的补气作用，结果在提高小白鼠巨噬细胞吞噬能力和抗疲劳能力方面，蜜炙党参强于生党参和米炒党参，而米炒党参又弱于生党参。因此，蜜炙能增强补中的作用。

【附注】《得配本草》载："补肺，蜜拌蒸熟。"

第十章

固体辅料烫法

将净选或切制后的中药饮片与固体辅料共同加热，掩埋拌炒，烫至鼓起，质地酥松的炮制方法，称为固体辅料烫法，也属于固体辅料炒法。

河砂、滑石粉、蛤粉等固体辅料烫法和麦麸、米等固体辅料炒法相比，其特点是辅料用量大，操作温度根据炮制的药物不同差异比较大，有毒中药例如马钱子炮制温度比较高，胶类、甲片类等中药含蛋白质氨基酸类成分，温度要适中。烫法的炮制作用主要是利用固体辅料的掩埋翻炒，使药物受热均匀，通过高温加热，使药物膨胀鼓起，质地酥松，便于粉碎，便于制剂。同时，高温加热，改变或缓和药性，达到降低毒性或刺激性、矫臭矫味、便于服用的目的。

第一节　砂烫法

净选或切制后的药物与热砂共同拌炒的方法称为砂烫，亦称砂炒。炮制用砂可以是清砂或者油砂。用河砂作中间传热体拌炒药物，由于质地坚硬，传热快，与药物接触面积较大，可使坚硬的药物受热均匀，又因砂炒火力强，温度高，适用于炒制质地坚硬的药材。

砂烫后药物受热膨胀鼓起，趁热放入冷的液体中浸淬，一方面吸收液体辅料，增强疗效，同时使其质地疏松、酥脆易碎，另一方面可以达到矫味矫臭、清洁药物的目的。

（一）炮制方法

1. 河砂及油砂的制备　取河砂筛去粗大的石子和极细者，用清水洗净泥土，取中等细的河砂，干燥，备用。将合乎要求的干燥河砂，置锅内加热，用锅铲沾少许食用植物油，加热拌炒，至砂由灰白色转为乌黑色并发亮，油烟散尽且色泽均匀时，取出即得。

2. 砂烫操作方法　取河砂或油砂置锅内，用武火加热至滑利，翻动灵活时，投入药材，不断翻炒，至质地酥脆或鼓起，外表呈黄色或较原色加深时取出，筛去河砂，放凉。需要烫淬的饮片要趁热进行。

河砂每一次的操作用量一般是所投药材或饮片重量的 30 ～ 40 倍，以能掩盖所加饮片或药材为佳。砂可重复使用，所以相对用量反而不大。

（二）炮制作用

1. 利于调剂和制剂，亦能提高药效　质地坚硬的药物，经砂炒后变得松软、酥脆，从而易于煎煮和粉碎。如狗脊。

2. 降低毒性　毒性药材经砂炒后，利用砂温较高，可使部分毒性成分被破坏，降低其毒性。

如马钱子。

3. 矫味矫臭　气味不良的药材，经砂炒后其不良气味可得到一定程度的矫正。如脐带、刺猬皮。

4. 利于净选　有些药材附带绒毛等非药用部分，经砂炒后易于除去。如骨碎补、马钱子等。

（三）注意事项

1. 用过的河砂可反复使用，但需将残留在其中的杂质除去，炒过毒性药物的河砂不可再用于炒制其他药物。

2. 若反复使用油砂时，每次均需添加适量食用植物油拌炒，以便提高砂温与滑利感。

3. 操作时温度控制很重要，温度过低，不易烫酥；温度过高，容易烫焦药物，可添加冷砂或降低火力，炒到符合规格要求时，迅速出锅，立即筛去河砂，防止烫焦或粘砂。

马　钱　子

【**药材来源**】本品为马钱科植物马钱 *Strychnos nux-vomica* L. 的干燥成熟种子。冬季采收成熟果实，取出种子，晒干。

【**炮制方法**】

1. 马钱子　取原药材，除去杂质，筛去灰屑。

2. 制马钱子

（1）砂烫　将砂置热锅内，用武火加热至灵活状态时，投入大小一致的马钱子，不断翻动，至两面均膨胀鼓起、边缘较厚、表面棕褐色或深棕色、内部红褐色并起小泡、质坚脆时，取出，筛去砂子，放凉。亦可供制马钱子粉用。

（2）油炸　取麻油适量置锅内，加热至 230℃ 左右，投入马钱子，炸至老黄色时立即取出，沥去油，放凉。用时研粉。

3. 制马钱子粉　取砂烫马钱子，粉碎成细粉，测定士的宁含量后，加适量淀粉，使含量符合规定，混匀，即得。

【**饮片功效**】

1. 马钱子　具有通络止痛、散结消肿的功效。生马钱子毒性剧烈，而且质地坚硬，仅供外用。

2. 制马钱子　经砂烫或油炸炮制后毒性降低，质地酥脆，亦易粉碎，可供内服，常制成丸散应用。多用于风湿痹痛，跌打损伤，骨折瘀痛，痈疽疮毒，瘰疬，痰核，麻木瘫痪。

3. 制马钱子粉　砂炒后降低毒性，易于粉碎，亦便于去除绒毛，可供内服。具有通络散结、消肿定痛之效。治疗跌伤肿痛、风湿顽痛、麻木瘫痪，亦可用于多种癌症。

【**临床应用**】

1. 生马钱子　治痈疽初起、瘰疬结核或关节肿痛或跌仆瘀血凝滞之肿痛，常与乳香、没药同研细粉，外敷患处；制备外用制剂，用于局部肿痛或痈疽初起，如"伤湿止痛膏"。

2. 制马钱子　治跌伤肿痛，常与乳香、没药、穿山甲等同用，如《救生苦海》马钱散；治风湿疼痛，常与牛膝、乳香、羌活等同用，如《御药院方》疏风定痛丸；治疗寒湿瘀阻经络所致的腰椎间盘突出症、坐骨神经痛、腰肌劳损、腰肌纤维炎等，常与川牛膝、乳香、没药、土鳖虫等同用，如《中国药典》腰痛宁胶囊；治喉痹肿痛，常与山豆根、青木香各等成分研末吹喉，能消痹止痛；现用于治疗多种癌症。

【研究摘要】马钱子的炮制，以砂炒法简便、经济、易于生产。马钱子经砂烫、油炸等加热炮制后，可使绒毛焦枯、质地酥脆，便于去毛和粉碎，并能降低马钱子和士的宁碱的含量，以降低毒性。

毒性降低的程度主要与加热的温度和时间有关，砂烫在270℃以上，士的宁碱含量开始降低，砂烫以同一条件下，时间越长，程度越老，马钱子中士的宁的含量也愈低，在280℃砂烫，士的宁的含量降低26.10%，毒性亦降低，在220℃砂烫虽然通过延长时间，达到外观要求，但士的宁含量基本不降低，毒性也不能降低。据研究，砂烫法从230～240℃和3～4分钟时士的宁转化了10%～15%，马钱子碱转化了30%～35%，而此时士的宁和马钱子碱的异型和氮氧化合物含量最高，如果低于该温度或少于该温度或少时该时间，士的宁则不易转化成异型和氮氧化合物，士的宁减少甚微，如果高于该温度和延长时间，其中生物碱及其他成分一同被破坏，故认为该温度和炮制时间是最佳的。

从已有研究资料表明，士的宁不是马钱子中唯一的有效成分，在目前尚不能以士的宁含量为标准，用减量生用的办法使用马钱子，但通过控制士的宁的含量来控制马钱子的毒性是有意义的。因此，1985年《中国药典》开始收载制马钱子粉，仍规定马钱子经砂烫后粉碎，再用适宜淀粉稀释，调整其士的宁的含量为0.78%～0.82%，这样既有助于控制马钱子的毒性，又有利于克服生马钱子难以粉碎的困难。马钱子用量安全限度研究证明，含马钱子的中成药，一次服用剂量士的宁含量控制在6mg左右比较适宜。

通过现代发酵技术，以马钱子为药性基质，分别选用20余种真菌、朱红栓菌进行固体发酵；或者采用红栓菌进行液体发酵，均可达到减毒增效的目的。此外，在临床使用过程中，马钱子通过配伍生姜、甘草、生地黄、熟地黄、赤芍、白芍、肉桂、桂枝、苏木等中药，也可以达到减毒增效的目的。

马钱子皮毛不是毒性和刺激性大的部位，因为皮毛中未检出与种仁不同的生物碱，带毛马钱子经烫后压粉加入丸剂，经临床观察并没有中毒及刺激性反应，马钱子经砂烫等加热炮制后，直接粉碎入药即可，现在《中国药典》已不再规定除去绒毛。

骨碎补

【药材来源】本品为水龙骨科植物槲蕨 *Drynaria fortunei*（Kunze）J.Sm. 的干燥根茎。全年均可采挖，除去泥沙，干燥，或再燎去茸毛（鳞片）。

【炮制方法】

1. 骨碎补　取原药材，除去非药用部分及杂质，洗净润透，切片干燥。

2. 砂炒骨碎补　先将砂置锅内，加热炒至滑利感，容易翻动时，投入骨碎补，不断翻动至鼓起，表面红棕色，绒毛呈焦黄色时，取出筛去砂、放凉、撞去绒毛。

【饮片功效】

1. 骨碎补　具有补肾强骨，续伤止痛的功效。生品密被鳞片，不易除净，且质地坚硬而韧，不利于粉碎和煎出有效成分，临床较少应用。

2. 砂炒骨碎补　砂烫后质地松脆，易于除去鳞片，便于调剂和制剂，有利于煎出有效成分，以补肾强骨、续伤止痛为主。用于肾虚腰痛、耳鸣、牙痛、跌打损伤、瘀血肿痛、伤筋断骨、痛不可忍。

【临床应用】

1. 骨碎补　治斑秃，常与斑蝥同用，酒浸擦患处，用于初起白痂、瘙痒难忍、久则发枯脱落。

2. 砂炒骨碎补 治肾虚腰痛，常与熟地黄、山茱萸、牡丹皮等同用，如《本草汇言》加味地黄汤；治跌打损伤，常与自然铜、没药、红花等同用，如《太平圣惠方》骨碎补散；治跌打损伤、瘀血疼痛、闪腰岔气，常与乳香、没药、红花、三七等同用，如《中国药典》跌打活血散。

【研究摘要】研究发现骨碎补的砂烫品及烘制品中的柚皮苷含量均高于生品，清炒品也比生品略高，说明骨碎补经去毛净制后，可提高总黄酮及柚皮苷的含量；经砂烫、砂烫酒制及砂烫盐制后，虽然并不影响总黄酮及柚皮苷含量，但是由于经炮制后，药物质变酥脆，却有利于有效成分的溶出。

对骨碎补砂烫品、酒炙品、盐炙品化学成分的差异进行进一步研究比较后发现：骨碎补经炮制后柚皮苷含量变化不大，但是其他主要化学成分如 1- 咖啡酰葡萄糖苷、表没食子儿茶素、新北美圣草苷和圣草次苷等含量发生了较大变化，这些可能是骨碎补不同炮制品临床功效存在差异的主要原因。与生品比较，烫品和盐品中的 1- 咖啡酰葡萄糖苷和表没食子儿茶素均显著降低，可能与这两种化合物在高温条件下不稳定，容易发生降解有关。3 种炮制品中的新北美圣草苷含量显著降低，而圣草次苷含量显著升高，这可能与新北美圣草苷和圣草次苷存在互变异构有关。

将骨碎补的传统砂烫法改为：180℃烘箱烘烤 10 分钟，至全部鼓起，撞去毛或经砂烫后的骨碎补放入糖衣锅或滚筒式炒药机中，转动磨擦后，撞断绒毛，取出，筛净。新法可提高饮片质量及工作效率。

砂烫与盐烫骨碎补的比较试验结果表明：除盐烫骨碎补收率略小于砂烫骨碎补外，柚皮苷、总黄酮、煎出物量、膨胀率、收率、去毛情况、色泽等各指标及各指标的转换值之和，盐烫工艺均优于砂烫工艺，从而为骨碎补盐烫工艺的应用和推广提供了试验依据。

【附注】《得配本草》载："烧炭存性，米饮或酒服治肠失血，瓦锅慢火炒黑为末，擦齿痛出血神效。去毛蜜拌蒸晒擦齿。炒黑敷伤处粥调。"

鸡 内 金

【药材来源】本品为雉科动物家鸡 *Gallus gallus domesticus* Brisson 的干燥沙囊内壁。杀鸡后，取出鸡肫，立刻剥下内壁，洗净，干燥。

【炮制方法】

1. 鸡内金 取原药材，除去杂质，洗净，干燥。

2. 炒鸡内金 将净鸡内金置热锅内，用中火加热，炒至表面焦黄色，取出，放凉。

3. 砂炒鸡内金 取砂子置锅内，用中火加热至灵活状态，投入大小一致的鸡内金，不断翻动，炒至鼓起卷曲、酥脆、呈深黄色时取出，筛去砂子，放凉。

4. 醋鸡内金 将鸡内金压碎，置锅内用文火加热，炒至鼓起，喷醋，取出，干燥。每 100kg 鸡内金，用醋 15kg。

注意事项：砂炒鸡内金宜用中火，选用中粗河砂进行炒制，否则成品会出现粘砂现象。

【饮片功效】

1. 鸡内金 具有健胃消食、涩精止遗的功效。生品长于攻积，通淋化石。用于泌尿系结石和胆道结石。

2. 炒鸡内金、砂炒鸡内金 经炒（或砂炒）后质地酥脆，便于粉碎，并增强健脾消积的作用。用于消化不良、食积不化、肝虚泄泻及小儿疳积。

3. 醋鸡内金 质酥易碎，矫正不良气味，有疏肝助脾的作用。用于脾胃虚弱、脘腹胀满。

【临床应用】

1. 鸡内金 治食滞不消成痞，常与枳实等配伍；治砂石淋证、湿热互结酿成砂石、小便淋漓疼痛或夹有砂石者，与金钱草、冬葵子、木通、朴硝等同用，如《医学衷中参西录》砂淋丸；治小儿疰夏、脾胃虚弱或气阴不足，常于夏季炎热时发作者，多用生鸡内金、牛蒡子、生山药、玄参、白术等药组方水煎服。

2. 炒鸡内金 治消化不良和食积不化，如《备急千金要方》（卷十六）独用本品治消化不良、反胃噎食；治小儿疳积，可与白术等健脾益气之药同用；治脬气不固，膀胱虚弱或肾气不足、夜间遗尿或小便频数，与桑螵蛸、益智仁、石菖蒲同用，如《太平圣惠方》（卷七）之鸡脉胵散和《圣藏经验方》之鸡脬胵丸。治小儿泄泻，以鸡内金、炒白术与煨熟的苹果肉混成糊状，治疗婴幼儿腹泻。

3. 焦鸡内金 治脾虚泄泻或伤食泄泻、脾胃虚弱、饮食减少、大便泄泻、日久不愈者，与白术、山药、党参等同用治疗，如《医学衷中参西录》益脾饼。

4. 醋鸡内金 治肝脾失调、消化失常、腹满鼓胀者，常用醋鸡内金配以白术、柴胡、陈皮等治疗，如《医学衷中参西录》之鸡胵汤。

【研究摘要】清炒和醋制鸡内金中的微量元素含量略有升高，Pb 含量降低。清炒后水解氨基酸略降低，但 7 种人体必需氨基酸含量基本不变。醋制品水解氨基酸略有升高。两种炮制品都显著地增加了微量元素的溶出率，有利于人体的吸收利用。

选择生内金、清炒、炒焦、砂炒、醋炒几种常用且具代表性的炮制品，通过比色法测定其中淀粉酶的比活力，比较炮制方法对鸡内金中淀粉酶比活力的影响。结果醋内金中淀粉酶的比活力最高，清炒法较接近，砂炒法最低。因此，鸡内金醋炒法对其中的淀粉酶活力破坏最小，且醋制后质地酥脆，易于煎出，醋制法应是最佳的炮制方法。

鸡内金经清炒、砂烫、醋制、烘制后，水和乙醇浸出物含量均较生品有所增加；氯仿浸出物，清炒和烘制品也高于生品。亚硝酸盐含量，清炒、烘制和砂烫均较生品明显降低（$P < 0.05$），可能是由于加热使有毒的亚硝酸盐转化为硝酸盐之故，经综合分析认为，烘制鸡内金为最佳制品，因其不但利于煎出有效成分，有毒成分含量最低，而且具有易于炮制的优点。用聚丙烯酰胺凝胶电泳测定鸡内金的蛋白质区带图谱，结果鸡内金生品中的 8 条谱带，在砂炒后完全消失，证明砂炒对鸡内金蛋白质影响较大。

鸡内金生品及不同炮制品的混悬剂，给小鼠灌胃 30 分钟内，小鼠胃中游离酸、总酸、胃蛋白酶基本无变化，而灌胃 60 分钟后，则各项指标显著增高，其中砂烫、烘制品优于其他炮制品。而对肠胃推进功能有增强趋势，但不显著（$P > 0.05$）。以上实验结果表明，鸡内金的消食作用出现缓慢，但较持久；可见并不是药物在胃内的局部作用或直接刺激肠胃运动引起的，可能是药物消化后进入血液循环刺激胃腺分泌增加而引起间接助消化作用。

狗　脊

【药材来源】本品为蚌壳蕨科植物金毛狗脊 *Cibotium barometz*（L.）J.Sm. 的干燥根茎。秋、冬两季采挖，除去泥沙，干燥；或去硬根、叶柄及金黄色绒毛，切厚片，干燥，为"生狗脊片"；蒸后，晒至六至七成干，切厚片，干燥，为"熟狗脊片"。

【炮制方法】

1. 狗脊 取原药材，除去杂质；未切片者，浸泡，润透，切厚片（或蒸软后切片），干燥，筛去碎屑。

2. 砂炒狗脊　将砂置热锅内，用武火加热至灵活状态时，投入狗脊片，不断翻动，炒至鼓起，鳞片呈焦褐色时取出，筛去砂，放凉，除去残存绒毛。

3. 蒸狗脊　取净狗脊片置蒸笼内，用武火加热，蒸4～6小时，停火，闷6～8小时，取出，干燥。

4. 酒狗脊　取净狗脊片，加定量黄酒拌匀，润透后，置蒸制容器内，用武火加热，蒸4～6小时，取出，干燥。每100kg狗脊片，用黄酒15kg。

【饮片功效】

1. 生狗脊　质地坚硬，并在边缘覆有金黄色绒毛，不易除去。临床较少应用。

2. 砂烫狗脊　狗脊经砂烫后质变酥脆，便于粉碎和煎出有效成分，也便于除去残存绒毛。以补肝肾，强筋骨为主。用于肝肾不足或冲任虚寒的腰痛脚软，遗精，遗尿，妇女带下等。

3. 蒸狗脊、酒狗脊　狗脊经蒸制或酒拌蒸后，增强补肝肾、强腰脊的作用。

【临床应用】

1. 砂烫狗脊　治肝肾虚损兼有风寒湿邪所致的腰痛脊强、不能俯仰或足膝软弱、关节不利等，可用狗脊与杜仲、川续断、熟地黄、海风藤等药配伍，取其补肝肾、壮筋骨、强腰膝之功能，如《太平圣惠方》狗脊丸；治妇女冲任虚寒、带下纯白，即用本品与鹿茸、白蔹为丸，温酒空腹服下，如《普济方》中白蔹丸，

2. 蒸狗脊、酒狗脊　治肾虚带下，具壮阳止带起痿之功效，常与淫羊藿、鹿茸等同用。

【研究摘要】狗脊中挥发油的主要成分是高级脂肪酸，其含量最高的是十六酸和十八碳二烯酸，炮制后这两种成分明显增加，尤其是单蒸和酒蒸品，可能是异构体的转化所致。十六酸具抗炎作用，十八碳二烯酸具降血脂作用，也可能与狗脊祛风湿止痛作用有关。炮制后1,3-苯间二氮杂环戊烯和十五碳酸均未检出，异十六酸在单蒸和酒蒸品中亦未检出，而在酒蒸品中却增加了异十八碳二烯和十八碳酸，炮制后刺激性缓和可能与杂环等化合物的未检出有关。

实验表明，狗脊及其不同炮制品均能对抗凝血酶诱导的兔血小板聚集作用，而砂烫品的作用最强。狗脊能够改善佐剂性关节炎大鼠及肾阳虚佐剂性关节炎大鼠血液流变性，通过活血化瘀起到一定的治疗作用，而且砂烫炮制后作用增强。

狗脊经砂烫炮制后多糖含量均有比较显著的升高，狗脊生品以祛风湿、利关节为主，砂烫炮制后以补肝肾、强筋骨为主，前期研究发现，狗脊经炮制后，抗骨质疏松作用增强，可能与其大极性成分的变化有关，炮制后多糖含量的增加与其抗骨质疏松作用增强可能存在着一定的相关性。

狗脊经砂烫炮制后总酚酸含量均有不同程度的降低，推测可能与羟基酸对热不稳定、加热易发生脱水反应有关，因为狗脊在炮制过程中要高温加热破坏一部分酚酸。

从狗脊的砂烫品及升华物中分离到生品中不存在的5-羟甲基糠醛，而酒制、盐制、单蒸者5-羟甲基糠醛浓度很低。同时首次证明其是由葡萄糖或果糖加热脱水所致的，与地黄炮制后变化有相似之处，较好地解释了其中的炮制原理。

鳖　甲

【药材来源】本品为鳖科动物鳖 *Trionyx sinensis* Wiegmann 的背甲。全年均可捕捉，以秋、冬两季为多，捕捉后杀死，置沸水中烫至背甲上的硬皮能剥落时，取出，剥取背甲，除去残肉，晒干。

【炮制方法】

1. 鳖甲 取原药材，置蒸锅内，沸水蒸45分钟，取出，放入热水中，立即用硬刷除去皮肉，洗净，晒干；或取原药材用清水浸泡，不换水，至皮肉筋膜与甲骨容易分离时取出背甲，洗净，日晒夜露至无臭味，干燥。

2. 醋鳖甲 先将砂置锅内，武火加热，砂炒至灵活状态时，投入大小分档的净鳖甲，炒至酥脆，外表呈深黄色，取出，筛去砂，趁热投入醋液中稍浸，捞出，干燥，捣碎。每100kg鳖甲，用醋20kg。

【饮片功效】

1. 鳖甲 具有滋阴潜阳，软坚散结，退热除蒸的功效。养阴清热、潜阳息风之力较强，多用于热病伤阴或内伤虚热、虚风内动。鳖甲质地坚硬，有腥臭气，入汤剂宜先煎久煎。

2. 醋鳖甲 砂炒醋淬后，质变酥脆，易于粉碎及煎出有效成分，并能矫臭矫味。醋制还能增强药物入肝消积，软坚散结的作用。常用于癥瘕积聚，月经停闭。

【临床应用】

1. 鳖甲 治外邪传里伤阴之风劳，配伍秦艽等，如《卫生宝鉴》秦艽鳖甲散；治手足瘛疭，常与白芍、干地黄、麦冬、阿胶等同用，如《温病条辨》二甲复脉汤、三甲复脉汤、大定风珠。

2. 醋鳖甲 治虚热骨蒸较重而阴虚轻者，常配伍地骨皮等，如《证治准绳》清骨散。治癥瘕、疟疾，疟疾日久不愈，则肋下痞硬成块，常与大黄、桃仁等同用，如《金匮要略》鳖甲煎丸；治癥瘕、经闭，常与活血化瘀药同用，如《太平圣惠方》鳖甲丸。

【研究摘要】鳖甲炮制前后蛋白质含量基本相近，但炮制后煎出率显著增高，煎煮3小时后，蛋白质煎出量，钙的煎出率均大大高于生品。另外鳖甲炮制前后Zn、Fe、Se及Ca的含量明显增高。

通过建立双缩脲反应－酶联免疫检测仪对肽类的快速定量方法，测定鳖甲炮制前后肽类含量差异，结果醋鳖甲总肽含量明显高于生鳖甲总肽含量，醋制法可提高鳖甲有效成分溶出度。

对炮制鳖甲前后的高效毛细管电泳（HPCE）指纹图谱进行对比与分析发现，生鳖甲与醋鳖甲抗肝纤维化有效物质部位HPCE指纹图谱峰面积与指纹峰数量都有非常大的差异性，而且醋鳖甲指纹峰要比生鳖甲多，由此表明，醋鳖甲中含有新活性五肽HGRFG指纹峰，从而阐释了醋鳖甲抗肝纤维化要比生鳖甲效果好，同时也为醋鳖甲治疗肝纤维化提供有效科学依据。

采用远红外烤箱炮制鳖甲能控制温度同样达到药物受热均匀的目的，且容易掌握。同时在密闭条件下操作，不污染环境，清洁卫生。净制时采用食用菌法操作，净制品中游离氨基酸、醇溶性浸出物均高于传统炮制品，微量元素Cr、Cu、Fe、Ca含量也均高于传统炮制品，而有毒的As、Pb含量低于传统炮制品。

龟 甲

【药材来源】本品为龟科动物乌龟 *Chinemys reevesii*（Gray）的背甲及腹甲。全年均可捕捉，以秋、冬两季为多，捕捉后杀死或用沸水烫死，剥取背甲和腹甲，除去残肉，晒干。

【炮制方法】

1. 龟甲 取原药材，置蒸锅内，沸水蒸45分钟，取出，放入热水中，立即用硬刷除净皮肉，洗净，晒干。或取原药材用清水浸泡，不换水，使皮肉筋膜腐烂，与甲骨容易分离时取出，用清水洗净，日晒夜露至无臭味，晒干。

2. 醋龟甲 先将砂置锅内，武火加热至灵活状态，投入大小分开的净龟甲，炒至质酥表面黄色时，取出，筛去砂子，立即投入醋中淬之，捞出，干燥。每100kg龟甲，用醋20kg。

【饮片功效】

1. 龟甲 具有滋阴潜阳，益肾强骨，养血补心的功效。龟甲质地坚硬，有腥气，功善滋阴潜阳；用于肝风内动，肝阳上亢。

2. 醋龟甲 砂炒醋淬后质变酥脆，易于粉碎，利于煎出有效成分，并能矫臭矫味。以补肾健骨，滋阴止血力胜；常用于劳热咯血，脚膝痿弱，潮热盗汗，痔疮肿痛。

【临床应用】

1. 龟甲 治内中风证所致头目眩晕，与牛膝等同用，如《医学衷中参西录》镇肝息风汤；治虚风内动，与鳖甲同用，如《温病条辨》大定风珠和三甲复脉汤。

2. 醋龟甲 治阴虚发热，与熟地黄等同用，如《丹溪心法》大补阴丸；治筋骨痿弱、行步乏力，或小儿囟门不合，与熟地黄、知母、白芍、狗骨等同用，如《丹溪心法》虎潜丸；治失眠健忘、阴血亏虚、心神失养，与龙骨等同用，如《备急千金要方》孔子大圣知枕中方及《圣济总录》龟甲散；治崩中漏下，常与黄柏等同用，如《医学入门》固经丸。

【研究摘要】龟背甲和龟腹甲的化学成分基本相同，仅含量上有所差异。如微量元素Zn和Mn的含量，龟腹甲明显高于龟背甲，而砂炒醋淬品的煎出物含量也是龟腹甲高。龟上甲的砂炒品、砂炒醋淬品的煎出量高于生品；总氨基酸含量、总含氮量顺序均是砂炒醋淬品＞砂炒品＞生品；说明砂炒醋淬龟甲有助于其成分的溶出。

由于生龟甲经过煮、刮等炮制后，龟甲的胶原蛋白含量会大幅度降低，所以生龟甲胶原蛋白含量高于炙龟甲，与浸出物含量测定结果相吻合。

从烘法炮制龟甲的实验结果来看，炮制品的最大煎出率优于《中国药典》砂炒醋淬法，而饮片加工损耗率却大大低于药典法。不同温度、不同时间所得的炮制品，其有效成分煎出率不同，温度太低或时间太短，药材酥脆度不够，煎出率就低；反之，温度太高或时间太长，药材过于酥脆或近于焦化，可供煎出的物质受到破坏，同样煎出率亦低。

【附注】《本草必用》载："或酥或酒，或醋或猪脂……若煅末入丸散，恐中湿则遂其变化之性，或癥瘕于腹中。故经言中湿有毒，煎胶用良。"

穿 山 甲

【药材来源】本品为鲮鲤科动物穿山甲 *Manis pentadactyla* Linnaeus 的鳞甲。收集鳞甲，洗净，晒干。

【炮制方法】

1. 穿山甲 取原药材，除去杂质，洗净，干燥。

2. 炮山甲 取砂置热锅内，用武火加热至灵活状态时，投入大小一致的净穿山甲片，拌炒至鼓起，呈金黄色时，取出，筛去砂子，放凉。

3. 醋山甲 取砂置热锅内，用武火加热至灵活状态时，投入大小一致的净穿山甲片，拌炒至鼓起，呈金黄色时，取出，筛去砂子，趁热倒入醋液中，略浸，捞出，晒干。每100kg穿山甲，用醋30kg。

【饮片功效】

1. 穿山甲 具有通经下乳，消肿排脓，搜风通络的功效。穿山甲质地坚硬，不易煎煮和粉碎，并有腥臭气。一般不直接入药。

2. 炮山甲 砂炒质变酥脆，易于粉碎及煎出有效成分。长于消肿排脓、搜风通络，用于痈疡肿毒、风湿痹痛。

3. 醋山甲 砂炒醋淬后质变酥脆，易于粉碎及煎出有效成分，矫正其腥臭之气。通经下乳力强，用于经闭不通、乳汁不下。

【临床应用】

1. 炮山甲（炮甲珠） 治风湿痹痛、筋脉拘挛，与羌活、防风等同用，如《类证治裁》透痉解挛汤；治痈疽肿毒、痈毒初起、赤肿焮痛，与金银花、天花粉等同用，如《外科发挥》仙方活命饮；若疮疡脓成未溃者，可配伍黄芪等同用，如《外科正宗》透脓散。

2. 醋山甲 治经闭、癥瘕、小腹疼痛，与川芎、赤芍、当归等同用，如《校注妇人良方》穿山甲散。治乳汁不下，与王不留行相须为用，或配伍黄芪、木通等，如《卫生宝鉴》涌泉散；治跌打损伤、瘀血肿痛，配伍天花粉、当归等，如《医学发明》复方活血散。

【研究摘要】穿山甲主含蛋白质和钙，还含人体必需的氨基酸及微量元素。穿山甲炮制前后的化学成分基本相同，但炮制后 L- 丝 -L- 酪环二肽和 D- 丝 -L- 酪环二肽两种成分的含量显著增高，说明炮制对药物疗效的增强具有一定的意义。以蛋白质为指标，穿山甲各炮制品的煎煮液和释放液中的蛋白质含量均明显高于生品。这表明穿山甲炮制后不仅易于粉碎，而且煎煮量及体外溶出量均明显增加，因此穿山甲需炮制后入药是合理的。

穿山甲生品与不同炮制品煎液中总浸出物，总蛋白质和钙的含量由高到低顺序是：醋淬品＞砂炒品＞生品。因此认为醋淬品质量为最好，砂炒品次之，生品不应直接入药。

采用卧式炒药机炮制穿山甲，利用中速转动搅拌，锅内温度120℃左右，只需8～12分钟，同样能达到炮制品的质量要求。实验认为，在230～250℃炮制的穿山甲外观性状较好，水煎出率及蛋白质含量较高，但醋山甲蛋白质含量稍低于烫山甲。

以"鼓起，卷曲，呈金黄色或棕黄色，质酥脆"为标准，优选微波炮制穿山甲的最佳工艺条件。结果：微波炮制穿山甲的最佳工艺条件为100%的微波火力，烘烤3.5分钟。与砂烫法比较，微波法炮制品的水溶性浸出物、蛋白质含量和成品率均较高。炮制品质量好且方法简便、安全、效率高、无污染，可为工业化生产提供依据。

对炮山甲二氧化硫残留量超标原因进行研究发现，炮山甲二氧化硫残留量超标与炮制辅料、产地无关，与自身存在的微量元素硫有关，超标过程主要发生在砂炒环节中，炮山甲二氧化硫残留量限度标准是否需要提高有待进一步研究。

第二节　滑石粉烫法

将净选或切制后的药物与滑石粉共同拌炒的方法为滑石粉烫法，亦称滑石粉炒法。

滑石粉为单斜晶系鳞片状或斜方柱状的硅酸盐类矿物滑石经精选净化、粉碎、干燥而制得的细粉。本品为白色或类白色、细微、无砂性的粉末，手摸有滑腻感。滑石粉性味甘寒。能利尿，清热，解暑。滑石粉质地细腻，传热缓慢，与药物接触面大，中药炮制常用滑石粉作中间传热体拌炒药物，可使药物受热均匀。适用于韧性较大的动物类药物的炮制。

（一）炮制方法

将滑石粉置热锅内，加热至灵活状态时，投入药物，不断翻炒至质地松泡，酥脆，颜色加深时，取出，筛去滑石粉，放凉。

每 100kg 药材，用滑石粉 30 ～ 40kg，尤其少量炮炙要以能掩埋药物为宜。

（二）炮制作用

1. 使药材质地松泡、酥脆，便于粉碎制剂、调配煎煮　如象皮、黄狗肾等。

2. 降低毒性及矫味矫臭　如刺猬皮、水蛭等。

（三）注意事项

滑石粉炒一般用中火，操作时适当调节火力，防止药物生熟不均或焦化。如温度过高时，可酌加冷滑石粉调节。

刺　猬　皮

【**药材来源**】本品为刺猬科动物刺猬 *Erinaceus europaeus* Linnaeus 的干燥外皮。捕捉后，将皮剥下，除去肉脂，撒上一层石灰，于通风处阴干。

【**炮制方法**】

1. 刺猬皮　取原药材用碱水浸泡，将污垢洗刷干净，再用清水洗净，润透，切成小块干燥。

2. 滑石粉炒刺猬皮　将滑石粉置锅内，加热至灵活状态时，投入刺猬皮不断翻炒，至刺尖卷曲焦黄，质地发泡时，取出，筛去滑石粉，放凉。每 100kg 刺猬皮，用滑石粉 50kg。

3. 砂炒刺猬皮　将砂置热锅内，加热至砂滑利容易翻动时，投入刺猬皮，不断翻动，炒至刺尖卷曲焦黄，质地发泡时，取出，筛去砂，放凉。另有炒至上述程度，筛去砂后立即倾入醋液中稍浸，捞出干燥。每 100kg 刺猬皮，用河砂 50kg。

【**饮片功效**】

1. 刺猬皮　具有止血行瘀、固精缩尿、止痛的功效。因腥臊气味较浓，很少生用。

2. 炒刺猬皮　经炒制后质地松泡酥脆，便于煎煮和粉碎，并能矫臭矫味，临床多用此炮制品。用于胃痛吐食、痔漏下血、遗精、遗尿。

3. 砂炒醋淬刺猬皮　砂炒醋浸后便于煎煮和粉碎，增强散瘀止痛之效，尤能矫味矫臭。

【**临床应用**】

1. 炒刺猬皮　治便血、痔漏，常与木贼同用；治肠风便血，与当归、槐角、黄连同用，如《杨氏家藏方》刺猬散、《圣济总录》猬皮丸；治遗精、遗尿，常与益智仁、龙骨等同用，能固精缩尿。

2. 醋浸刺猬皮　治胃脘疼痛，常与延胡索、木香、白芍等同用，能化瘀止痛。

【**研究摘要**】刺猬皮上层主含角质蛋白，下层主含胶原与其他蛋白质、脂肪、钙盐。刺猬皮含蛋白质、钙盐等，经炒后由于高温的作用，使钙盐生成氧化钙，收涩之性大增。内服后在胃酸的作用下形成中溶性钙盐，从而增加人体内钙的含量，促进血凝，增强收敛止血作用。临床用于治疗烫伤、胃痛、痔疮、痔疮出血、乳糜尿等。

水　蛭

【**药材来源**】本品为水蛭科动物蚂蟥 *Whitmania pigra* Whitman、水蛭 *Hirudo nipponica* Whitman 或柳叶蚂蟥 *Whitmania acranulata* Whitman 干燥全体。夏、秋两季捕捉，用沸水烫死、晒干或低温干燥。

【炮制方法】

1. 生水蛭　取水蛭，洗净，闷软，切段，晒干。

2. 滑石粉炒水蛭　取滑石粉置锅内，加热炒至灵活状态时，投入水蛭段，勤加翻动，拌炒至微鼓起，呈黄棕色时取出，筛去滑石粉，放凉。每100kg水蛭，用滑石粉40kg。

【饮片功效】

1. 水蛭　具有破血逐瘀、通经的功效。生品有毒，质韧，不易粉碎，多入煎剂，以破血逐瘀为主。

2. 滑石粉炒水蛭　炒后能降低毒性，质地酥脆，利于粉碎，多入丸散。

【临床应用】

1. 水蛭　治血滞结块，常与虻虫、大黄、桃仁等同用，如《金匮要略》抵当汤。

2. 滑石粉炒水蛭　治经闭腹痛，常与熟地黄、虻虫、桃仁等同用，如《妇人良方》地黄通经丸；治跌损瘀血，常与大黄、牵牛子同用，如《济生方》夺命散。

【研究摘要】水蛭清炒品与砂炒品氨基酸总量、人体必需氨基酸总量均较生品大为降低，而滑石粉炒后其氨基酸总量增至66.7%，人体必需氨基酸总量增至59.9%。氨基酸在人体内直接参与合成各种酶、激素，发挥着特殊的生理功能。作为破血逐瘀药，临床应用以滑石粉炒为宜。

生水蛭灌胃具有显著延长小鼠凝血时间、出血时间和体内抗血栓作用；制水蛭（酒润麸炒）能使出血时间延长，但对凝血时间和体内血栓形成无明显影响；烫水蛭对凝血时间、出血时间和体内血栓形成均无明显作用。但生水蛭、制水蛭、烫水蛭体外均有溶解纤维蛋白作用。另据报道，温浸或冷提的水蛭生粉提取液的抗凝作用均显著优于宽体金线蛭，煎煮或炮制后的水蛭生粉提取液抗凝作用剧减。烫制后抗凝活性降低。

水蛭生品、烫品或制品（酒润麸制）灌胃高脂血症大鼠10天，均可纠正血浆脂蛋白紊乱，对巴豆油诱发的小鼠耳壳肿胀均有显著抑制作用，均能明显减轻小鼠腹腔毛细血管的通透性，其作用强度烫品＞制品＞生品。经研究提出"酒润麸炒法"，既能达到便于粉碎、矫味去腥的目的，又能增强活血化瘀作用。

对水蛭不同炮制品（生水蛭、酒制水蛭、滑石粉烫水蛭、冻干水蛭）中水溶性蛋白的差异性进行研究，采用考马斯亮蓝法测定水溶性蛋白质含量，SDS-PAGE比较各样品中的蛋白的种类和丰度差异性；以生物检定技术为基础，检查水蛭及其炮制品的抗凝血酶活性。蛋白含量测定结果为冻干水蛭＞生水蛭＞酒制水蛭＞滑石粉烫制水蛭，说明高温炮制导致水蛭中蛋白含量降低。抗凝活性测定结果表明：生水蛭与冻干水蛭相近，高于酒制水蛭和滑石粉烫炒水蛭，滑石粉烫炒水蛭最低，高温炮制可造成水蛭的抗凝血作用减弱。

另有报道，分别采用水提取法和仿生提取法研究水蛭不同炮制品（水蛭清水吊干品、滑石粉烫制品、酒浸闷烘品）的体外抗凝活性，对比发现，采用水提取法时，活化部分凝血酶时间（APTT）、凝血酶原时间（PT）、凝血酶时间（TT）、抗凝血酶活性4种指标结果均显示，滑石粉烫制或酒浸闷烘后水蛭的抗凝活性降低，活性顺序为清水吊干品＞酒浸闷烘品＞滑石粉烫制品，此结果与水蛭不同炮制品水提物蛋白含量顺序一致；而采用仿生提取法时，除滑石粉烫制后APTT缩短外，其他结果均显示炮制使水蛭抗凝活性升高，且活性顺序为酒浸闷烘品＞滑石粉烫制品＞清水吊干品，认为仿生提取法与水提取法相比更符合水蛭口服后在人体内的吸收过程，结果更具科学性，所以，传统的炮制方法不仅可以矫味矫臭，还可增强水蛭的抗凝活性作用。

生水蛭、烫水蛭、制水蛭24小时内给小鼠灌胃3次，给药剂量相当于《中国药典》规定成人每天3g量的200倍，未见毒性反应与死亡。

采用液氮快速冷冻和冷冻干燥技术研究低温炮制工艺对水蛭水溶性蛋白组成及其纤溶活性的影响，结果证明：在防止水蛭中蛋白质类活性成分的降解、变性与失活方面，低温炮制工艺优于传统炮制工艺。

【附注】《重修政和经史证类备用本草》载："极难修制，须细锉后用微火炒令色黄乃熟。不尔，入腹生子为害。"

鱼　鳔

【药材来源】本品为石首鱼科动物大黄鱼 *Pseudosciaena crocea*（Richardson）、小黄鱼 *Pseudosciaena polyactis* Bleeker 或鲟科动物中华鲟 *Acipenser sinensis* Gray、鳇鱼 *Huso dauricus*（Georgi）等的干燥鱼鳔。取得鱼鳔后，剖开，压扁或制成一定形状，干燥。

【炮制方法】

1. 鱼鳔　取鱼鳔除去杂质，微火烘软，切成小方块或丝。

2. 滑石粉炒鱼鳔　将滑石粉置热锅内，用中火加热炒至灵活状态时，投入净鱼鳔，不断翻动，至发泡，鼓起，颜色加深时，取出，筛去滑石粉，放凉。每100kg鱼鳔，用滑石粉40kg。

【饮片功效】

1. 鱼鳔　具有补肾益精、滋养筋脉、止血、散瘀消肿的功效。生品有腥臭味，不便粉碎，不利于服用，很少生用。

2. 滑石粉炒鱼鳔　炒制后降低滋腻之性，矫正腥臭味；并使其质地酥脆，利于粉碎。临床多用，用治肾虚滑精，吐血，血崩等。

【临床应用】

鱼鳔、滑石粉炒鱼鳔　治肾虚气弱，阳痿不举，命门火衰，腰腿酸痛，精神疲倦，食欲不佳，方见《全国中药成药处方集》三肾丸；治肾水不足、阴虚血虚，方见《拔萃良方》鱼鳔丸。

【研究摘要】有报道认为，185℃恒温箱内烘烤至鱼鳔形体鼓起，松泡，呈黄色时，取出放凉。此法简便易行，制品受热均匀，色泽一致，且无糊化现象。

以粉碎率和醇溶性浸出物为评价指标，采用 $L_9 3^4$ 正交试验法，考察烫制温度、烫制时间和翻炒速度因素，优选鱼鳔胶滑石粉烫制最佳工艺。结果：最佳炮制工艺为100kg鱼鳔胶加30kg滑石粉，烫制温度为320～340℃，以 8rpm/min 的速度翻炒2分钟。优选出的鱼鳔胶滑石粉烫制工艺稳定可行，重现性好。

第三节　蛤粉烫法

将净选或切制后的药物与蛤粉同炒的方法称为蛤粉烫法，亦称蛤粉炒。蛤粉烫法适用于胶类药物的炮制。

蛤粉为帘蛤科动物文蛤、青蛤等的贝壳，经煅制粉碎后的灰白色粉末。主要成分为氧化钙等。蛤粉性味咸，寒。有清热利湿，软坚化痰的功效。蛤粉炒时，由于火力较弱，粒度软细，传热作用较缓慢，能使药物缓缓受热，使其膨胀，与药物共制可除去药物的腥味，增强疗效。

（一）炮制方法

将研细过筛后的蛤粉置锅内，用中火加热至灵活状态时，投入药材不断翻炒，至鼓起内部疏松时，取出筛去蛤粉，放凉即得。

每 100kg 胶丁，用滑石粉 30 ～ 40 倍，尤其少量手工炮炙要以能掩埋药物为宜。

（二）炮制作用

1. 使药物质地变脆便于调剂和制剂。如鹿角胶。
2. 降低药物的滞腻之性，矫正不良之气味。
3. 增强药物清热化痰的功效。如阿胶。

（三）注意事项

1. 胶块切成立方丁，再大小分别炒制，以免生熟不匀。
2. 投入药材后，翻炒要迅速而均匀，温度适中，过高易烫焦或烫死，过低易成"溏心"或"僵子"。
3. 蛤粉可反复使用 2 次以上，至色变灰暗时更换。

阿 胶

【药材来源】本品为马科动物驴 *Equus asinus* L. 的干燥皮经煎煮、浓缩制成的固体胶。

【炮制方法】

1. 阿胶 取原药材，烘软切成立方小块，烊化服用。

2. 蛤粉炒阿胶 将蛤粉置锅内，加热至灵活状态时，投入阿胶丁，不断翻炒，至鼓起成圆球形，内无溏心，取出，筛去蛤粉，放凉。

3. 蒲黄炒阿胶 将蒲黄置锅内，加热至稍变色时，投入阿胶丁，不断翻炒至阿胶鼓起成圆球形，内无溏心时，取出，筛去蒲黄，放凉。

【饮片功效】

1. 阿胶 生用其性滋腻，且具有腥气，有碍脾之弊，善于滋阴补血。用于热病伤阴、心烦不眠、血不养筋或肝风内动、手足瘛疭。宜入汤剂。

2. 蛤粉炒阿胶 经蛤粉炒后降低了滋腻之性，质泡易于粉碎，有养阴润肺，化痰之效。用于肺痨日久，伤及阴血。

3. 蒲黄炒阿胶 经蒲黄炒后以止血安络为主，用于阴虚咳血、崩漏、便血。

【临床应用】

1. 阿胶 治虚烦不眠，常与黄连、鸡子黄、白芍等同用，如《伤寒论》黄连阿胶汤；治手足抽动，常与钩藤、鸡子黄、生牡蛎等同用，如《通俗伤寒论》阿胶鸡子黄汤。

2. 蛤粉炒阿胶 治肺痨燥咳，常与杏仁、马兜铃、牛蒡子等同用，如《小儿药证直诀》阿胶散。

3. 蒲黄炒阿胶 治吐血、衄血、咯血，常与生地黄、炒蒲黄同用，如《沈氏尊生书》阿胶汤；治胎前产后下血，常与当归、艾叶、熟地黄等同用，如《金匮要略》胶艾四物汤；治久痢伤阴、赤痢腹痛、里急后重、休息痢，常与黄连、当归、炮姜同用，如《中国药典》驻车丸。

【研究摘要】阿胶的烊制条件与蛤粉温度和烊制时间呈函数关系。在蛤粉温度在 145 ～ 160℃、时间 5 ～ 8 分钟时，炮制品质量好。

对不同炮制方法的阿胶进行了总氮、氨基酸测定以及烊化速率、溶出度的比较，结果表明：阿胶丁、烤阿胶珠、烫阿胶珠的含氮量无多少差异。烊化溶出实际结果表明：阿胶丁烊化速率低，溶出慢，完全溶化需 30 分钟以上，服用不便。炮制后大多数氨基酸无破坏，阿胶丁氨基酸总量为 63.55%，阿胶珠氨基酸总量为 78.13%，可能是炒珠后水分降低之故。经蛤粉炒后，增强了某些功效，利于调剂和服用，选用阿胶珠是合理的。其微量元素的含量因厂家不同而有明显差别。

另有研究以总氮量为指标，对微波炮制阿胶珠工艺进行单因素和正交实验考察，优选出微波炮制阿胶珠的最佳工艺：阿胶丁大小为 0.5cm×0.5cm×0.6cm，微波强度为高火，微波时间为 4 分钟，加水量为 15mL。通过水分测定可以看出，微波制阿胶珠的含水量明显低于生品和蛤粉炒阿胶珠，说明微波制阿胶珠总氮量高于其他两种，可能是因为水分减少的原因。

对阿胶生品和不同方法炮制阿胶珠的化学成分进行比较研究，结果表明：①阿胶及其不同炮制品在 TLC 上具有相同的斑点，并没发现有新成分的斑点。②阿胶、蛤粉炒阿胶珠和微波制阿胶珠都富含 16 种氨基酸，其中包括人体所需的 7 种必需氨基酸和儿童所需的氨基酸。③微波制阿胶珠所含锰、铜和锌元素的含量均高于生品和蛤粉炒阿胶珠。

对阿胶生品、蛤粉炒阿胶珠及微波制阿胶珠进行了补血和免疫作用比较研究，可以得出，阿胶及不同炮制品均有补血和增强免疫作用，且微波制阿胶珠作用最强。

【附注】《本草述钩元》载："调经丸药中用，宜入醋重汤炖化，和药。胃弱作呕者，弗烊化服，打碎同蛤粉、蒲黄、牡蛎粉炒，随宜。"《得配本草》指出："和血，酒蒸。止血，蒲黄炒。止嗽，蛤粉炒。清火，童便化。"

第十一章

酒制法、醋制法、姜制法

炮制过程中分别添加一定量酒、醋、姜作为辅料的炮制方法。由于酒、醋、姜均味辛性散，含有挥发性成分，因此将此类方法放在一起介绍。饮片加入辅料酒、醋、姜炮制后，在性味、功效、作用趋向、归经和理化性质方面均能发生某些变化，起到改变药性、降低毒性、抑制偏性、增强疗效、矫臭矫味和使有效成分易于溶出等作用，从而最大限度地发挥疗效。

目前饮片加入辅料酒、醋、姜炮制，常用的操作是炙法。将净选或切制后的饮片，加入一定量的液体辅料拌炒，使辅料逐渐渗入药物组织内部的炮制方法称为炙法。炙法与加辅料炒法在操作方法上基本相似，但两者又略有区别。加辅料炒法使用固体辅料，掩埋翻炒使药物受热均匀或辅料黏附在药物表面共同入药；而炙法则是用液体辅料，拌匀闷润使辅料渗入药物内部发挥作用。加辅料炒的温度较高，一般用中火或武火，在锅内翻炒时间较短，药物表面颜色变黄或加深；炙法所用温度较低，一般用文火，在锅内翻炒时间稍长，以药物炒干为宜。在炮制作用上，二者各有不同，"炒者取芳香之性，炙者去中和之性"；炒法以缓性为主，炙法以增效为要。

第一节　酒制法

将净选或切制后的药物，加入一定量的黄酒或白酒炮制的方法称为酒制法。酒制的方法比较早，《神农本草经》就有酒煮刺猬皮。唐代以前有酒洗、酒浸、酒蒸、酒炒等，以后又出现了酒炖等方法，"酒制升提""借酒力以上腾也"是早期酒制作用的阐述。《新修本草》载："诸酒醇醨不同，惟米酒入药用。"故古代炮制用酒均为米酒，古称清酒、米酒。现代炮制用酒有黄酒、白酒两大类。炙药多用黄酒，酒炖、酒蒸也多用黄酒，浸药多用白酒。酒味甘、苦、辛，性温热，气味芳香，能升能散，具有活血通络、祛风散寒、宣行药势、升提药力、矫味去腥的作用。

酒含有乙醇，乙醇是良好的溶媒，能溶解大多数有机物，如生物碱、苷、鞣质、有机酸、挥发油、树脂、糖类等。此外，还能提高某些无机成分的溶解度，酒中所含的酯类等醇香物质可矫正异味，同时动物类药物的腥膻气味如三甲胺、氨基戊醛类等成分，可随酒炙过程而挥发。

（一）炮制方法

1. 酒炙法　将净饮片与定量酒拌匀，闷润至酒被吸尽，用文火炒干，取出放凉。此法简称润炒法，适用于大多数中药饮片。个别质地疏松的饮片可以先炒至一定程度，再喷洒定量酒，用文火炒干，取出放凉。此法简称喷炒法，如酒五灵脂。

酒的用量：一般为每 100kg 净饮片，用黄酒 10 ～ 20kg。

2. 酒炖法　将净饮片或净药材与定量黄酒拌匀，置容器中密闭后隔水炖至一定时间，使其色泽质地均达到要求时，取出直接干燥或切片后干燥，如熟大黄。

酒的用量：每 100kg 净药材或饮片，用黄酒 30 ～ 50kg。

3. 酒煮法　将净饮片与加定量黄酒，再加入适量的水煮至药透水尽，如清宁片的制作。

酒的用量：一般为每 100kg 净饮片，用黄酒 10 ～ 20kg。

4. 酒浸法　将净饮片置适宜的容器中，加入定量的白酒或黄酒，浸渍一定的时间，然后低温干燥的方法，如蟾酥。

古代尚有酒洗法，如酒洗大黄、酒洗当归等，现已少用。

（二）炮制作用

酒制多用于活血祛瘀、祛风通络的中药增强药效；也用于性味过于苦寒，改缓药性；还用于有腥气的动物药矫味矫臭。

1. 升提药力，引药上行　苦寒药物性本沉降，多用于清中下焦湿热，酒制后不仅缓和寒性，免伤阳气，并借酒升提之力，引药上行，清上焦之热，如黄连、大黄等。

2. 增强疗效　活血通络的药物经酒制后，酒渗入饮片内部与药物起协同作用，增强其活血通络的作用，如当归、川芎、牛膝等；酒炙后有助于有效成分的溶出而增加疗效。

3. 矫味矫臭　具有腥臭气味的药物经酒制后，能起到矫臭矫味作用，利于服用，如乌梢蛇、蕲蛇等。

（三）注意事项

1. 酒制重点过程在闷润浸渍，容器上面应加盖，以防酒的迅速挥发。
2. 加热炒炙时，火力不宜大，翻动宜勤，一般炒至近干，颜色加深时即可取出。
3. 酒炖时，宜采用药物与酒拌匀密闭后隔水加热的方法。

大　黄

【药材来源】本品为蓼科植物掌叶大黄 *Rheum palmatum* L.、唐古特大黄 *Rheum tanguticum* Maxim.ex.Balf. 或药用大黄 *Rheum offcinale* Baill. 的干燥根及根茎。秋末茎叶枯萎或次春发芽前采挖，除去细根，刮去外皮，切瓣或段，绳穿成串干燥或直接干燥。

【炮制方法】

1. 大黄　取原药材，除去杂质，大小分档，洗净，润透，切厚片或块，晾干。筛去碎屑。

2. 酒大黄　取净大黄片，加定量黄酒拌匀，润透，用文火炒干，取出晾凉。每 100kg 大黄片，用黄酒 10kg。

3. 熟大黄　取净大黄块，加定量黄酒拌匀，隔水炖至大黄内外均呈黑褐色时，取出干燥。每 100kg 大黄块，用黄酒 30 ～ 50kg。

4. 大黄炭　取净大黄片，用武火炒至外表呈焦黑色，内部为焦褐色时，喷洒清水少许，熄灭火星，取出晾干。

5. 醋大黄　取净大黄片，加定量米醋拌匀，润透，用文火炒干，取出晾凉。每 100kg 大黄片，用米醋 15kg。

6. 清宁片　取净大黄片或块，置煮制容器内，加水满过药面，用武火加热，煮烂时，加入黄酒（100：30）搅拌，再煮成泥状，取出晒干，粉碎，过 100 目筛，取细粉，再与黄酒、熟蜜混合成团块状，置笼屉内蒸至透，取出揉匀，搓成直径约 14mm 的圆条，于 50 ～ 55℃低温干燥，烘至七成干时，装入容器内，闷约 10 天至内外湿度一致，手摸有挺劲，取出，切厚片，晾干。筛去碎屑。每 100kg 大黄片或块，用黄酒 75kg，熟蜜 40kg。

【饮片功效】

1. 大黄　生品苦寒沉降，气味重浊，走而不守，直达下焦，泻下作用峻烈。具有攻积导滞，泻火解毒的功效。用于实热便秘、高热、谵语、发狂、吐血、衄血、湿热黄疸、跌打瘀肿、血瘀经闭、产后瘀阻腹痛，外治痈肿疔毒、烧烫伤。

2. 酒大黄　经酒炙后苦寒泻下作用稍缓，增强活血化瘀作用，并借酒升提之性，引药上行，善清上焦血分热毒。用于跌打损伤，血有所瘀，闭而不行，目赤咽肿，齿龈肿痛。

3. 熟大黄　经长时间酒炖或蒸后泻下作用缓和，腹痛之副作用减轻，活血祛瘀之功增强。

4. 大黄炭　经炒炭后泻下作用极微，并有凉血化瘀止血作用。用于血热有瘀出血。

5. 醋大黄　经醋炙后泻下作用减弱，以消积化瘀为主。用于食积痞满，产后瘀停，癥瘕癖积。

6. 清宁片　泻下作用缓和，具缓泻而不伤气，逐瘀而不败正之功。用于饮食停滞，口燥舌干，大便秘结之年老体弱、久病患者。可单用。

【临床应用】

1. 大黄　治热结便秘、潮热谵语，配厚朴、枳实，如《伤寒论》大承气汤；治结胸热实、心下痛，与芒硝、甘遂等同用，如《伤寒论》大陷胸汤；治热痈肿毒，配朴硝、白及，粉末调涂，如《景岳全书》大黄捣毒散。

2. 酒大黄　治打扑内伤，瘀血在腹，如《圣济总录》大黄散；治蓄血，瘀热在里，配水蛭、桃仁等，如《伤寒论》抵当汤；治眼暴热痛、头肿起，与黄芩、栀仁等同用，如《圣济总录》大黄汤。

3. 熟大黄　治瘀血停滞、胸胁、疼痛等，配伍杏仁等，如《三因方》鸡鸣散；治瘀血内停、腹部肿块、月经停闭，同桃仁、䗪虫等药配伍，如《金匮要略》大黄䗪虫丸。

4. 大黄炭　治热邪伤络、血不循经、呕吐、咯血等，配伍茜草炭等，如《十药神书》十炭散。

5. 醋大黄　治饮食过多、痞闷疼痛，与三棱、莪术等同用，如《卫生宝鉴》三棱煎丸；治妇人瘀血积聚、癥瘕，以本品配桃仁、红花、虻虫，如《宣明论方》大红花丸。

6. 清宁片　可单用。治饮食停滞，口燥舌干，大便秘结之年老体弱、久病患者。

【研究摘要】大黄主含蒽醌类衍生物、二蒽酮衍生物及鞣质等。结合型蒽醌衍生物及番泻苷为主要泻下成分，而鞣质为收敛、止血的主要有效成分。酒大黄、醋大黄、熟大黄三者的醇溶性浸出物浸出率和水溶性浸出物浸出率与生大黄比较均有所提高；酒大黄和熟大黄中多糖含量较生品有所增加，且酒炙对大黄中多糖的含量影响较大；大黄炭和醋大黄中多糖含量较生品有所降低，且醋炙对大黄中多糖的含量影响较大；炮制后结合性蒽醌含量下降，大黄生、酒、醋饮片中儿茶素的含量接近，而熟片和炭片中未检测到；有研究发现，熟大黄、大黄炭与生大黄相比变化显著，泻下作用代表成分蒽醌苷总量分别降低了 55% 和 95%，相反，蒽醌苷元总量分别增加了 75% 和 46%。另外，熟大黄和大黄炭中没食子酸的含量显著增加，分别为生大黄 2.4 倍和 1.3 倍。泻下和解热药理实验结果显示生大黄作用最强，而熟大黄和大黄炭基本无泻下作用。酒炒大黄泻下效力比生品降低 30%，熟大黄（酒炖）、清宁片降低 95%，大黄炭无泻下作用。炮制对大黄解热作用无明显影响，但生大黄和酒大黄解热作用高于熟大黄和大黄炭，大黄可抑制 Na^+-K^+-ATP 酶的活性，减少 ATP 分解，使产能下降，为解热机理之一。无论动物解热实验还是临床某些病例均显示：服用大黄生品或制品后体温下降时间早于泻下出现时间。说明解热和泻下作用，不是一种物质，而是不同成分在发挥作用，解热成分似比泻下成分对热更稳定。

体外抑菌实验表明，大黄生品、制品煎剂对金黄色葡萄球菌、铜绿假单胞菌、痢疾杆菌、伤寒杆菌、大肠杆菌等菌种均有一定抑制作用。对金黄色葡萄球菌最敏感。不同炮制品抑菌活性各有特点，酒炒与酒炖大黄保持了与生品相近的抑菌效力，特别是对金黄色葡萄球菌、痢疾杆菌、伤寒杆菌等抑制作用较好，为临床应用熟大黄等制品治疗肠伤寒、痢疾等细菌感染疾病提供了科学依据。选择治疗痢疾进行临床验证比较，生、熟大黄两组，便常规转阴与便培养转阴天数基本一致，但从副作用及机体一般情况恢复快慢来看，以熟大黄为优。其他炮制品如醋炒大黄、石灰炒大黄及大黄炭对痢疾杆菌、伤寒杆菌的抑制作用明显减弱，但对铜绿假单胞菌、金黄色葡萄球菌仍保持较好抑制作用。这为临床外用石灰大黄、大黄炭治疗烧伤、烫伤提供了科学依据。

对大鼠关节肿、巴豆油诱发小鼠耳部炎症及棉球肉芽肿等模型，酒炒大黄消炎作用与生大黄近似，熟大黄、大黄炭消炎作用减弱。但在临床应用中，熟大黄（酒炖）在治疗成人及儿童化脓性扁桃体炎时，不仅有较好的解热抑菌作用，还显示了较好的消炎作用。

生大黄、熟大黄、大黄炭内服，对实验性胃溃疡的出血和出血灶的发生均有良好的止血和预防作用。生大黄在治疗上消化道出血临床验证中显示止血速度快、作用好等优点，在止血天数上明显优于熟大黄（酒炖），但熟大黄胃肠道副作用小，较生大黄更受患者欢迎。

体外实验证明，大黄生品、制品去鞣质煎剂，均对人血清中的 IgMA、IgMB、IgGD 的特异性抗原抗体血凝反应有明显的阻断作用。熟大黄的阻断效力明显强于生品及其他制品，大黄炭作用最弱。

生大黄水煎液仅对血液流变学部分指标（低切、中切、血沉、RBC 聚集）有一定作用，白酒炙后对血液流变学各项指标均有显著作用，作用比生品显著增强，故认为酒制可增强大黄的活血作用。

熟大黄尚具有对血小板聚集的抑制作用（以热压制品作用最显著），以及对小鼠流感病毒性肺炎的治疗作用，镇痛、镇静作用，降尿素氮作用等。

炮制能降低大黄的毒副作用，在临床应用中，生大黄的主要副作用是引起腹痛、恶心、呕吐等胃肠道反应，而熟大黄在应用中，则无上述消化道不适反应，说明适宜的炮制程度可消除这一副作用。

急性与亚急性毒性实验表明，熟大黄和大黄炭的毒性显著减弱。炮制可减弱生大黄抑制胃酸分泌和消化酶活性的作用，熟大黄、大黄炭、清宁片达到了消除或缓和"苦寒败胃"的副作用。炮制能缓和大黄的泻下作用，对不需要攻下的大黄适应证患者，特别是年老体弱、婴幼儿、孕妇及长期服药者，既可排除其肠内积滞，又可降低其"伤阴血"的副作用。

黄　连

【**药材来源**】本品为毛茛科植物黄连 *Coptis chinensis* Franch.、三角叶黄连 *Coptis deltoidea* C.Y.Cheng et Hsiao. 或云连 *Coptis teeta* Wall. 的干燥根茎。以上三种分别习称"味连""雅连""云连"。秋季采挖，除去须根和泥沙，干燥，撞去残留须根。

【**炮制方法**】

1. 黄连　取原药材，除去杂质，洗净，润透，切薄片，晾干，筛去碎屑。或用时捣碎。

2. 酒黄连　取净黄连片，加定量黄酒拌匀，润透，用文火炒干，取出晾凉。每 100kg 黄连片，用黄酒 12.5kg。

3. 姜黄连　取净黄连片，加定量生姜汁拌匀，润透，用文火炒干，取出晾凉。每 100kg 黄连片，用鲜生姜 12.5kg 或干姜 4kg。

4. 萸黄连　取定量吴茱萸加适量水，煎煮取汁，除去吴茱萸，药液与净黄连片拌匀，润透，用文火炒干，取出晾凉。每 100kg 黄连片，用吴茱萸 10kg。

【饮片功效】

1. 黄连　生品具泻火解毒，清热燥湿的功效，以泻心经实热见长。用于湿热痞满，呕吐吞酸，泻痢，黄疸，高热神昏，心火亢盛，心烦不寐，血热吐衄，目赤，牙痛，消渴，痈肿疔疮；外治湿疹，湿疮，耳道流脓。

2. 酒黄连　经酒炙后寒性缓和，引药上行，善清上焦风热，散风止痛，清热通便，泻头目之火。

3. 姜黄连　经姜汁炙后寒性缓和，清胃和胃，止呕作用较强。

4. 萸黄连　经吴茱萸汁炙后寒而不滞，清气分湿热，散肝胆郁火，止痢止痛作用增强。用治湿热痢疾腹痛。

【临床应用】

1. 黄连　治热病、热盛火炽、壮热、烦躁，甚至神昏谵语，与葛根、黄芩同用，如《伤寒论》葛根芩连汤；治胃热吐血，配黄芩、大黄，如《金匮要略》泻心汤；治痈肿疮毒，配黄芩、连翘同用，如《外科正宗》黄连解毒汤。

2. 酒黄连　治头晕脑胀，口舌生疮，咽喉红肿，牙肿火眼，如《中国药典》黄连上清丸；治目赤肿痛、口舌生疮，如《证治准绳》黄连天花粉丸。

3. 姜黄连　治脘腹疼痛，嗳气吞酸，与盐吴萸同用，如《四川省药品标准》萸连片；治湿热中阻、胃失和降、呕吐、泄泻，如《证治准绳》香姜散。

4. 吴萸连　治痢疾、里急后重、腹痛泄泻，与木香、槟榔同用，如《太平惠民和剂局方》大香连丸以及《中国药典》香连丸。

【研究摘要】黄连主含多种生物碱类成分，如小檗碱、黄连碱、掌叶防己碱、药根碱、甲基黄连碱、木兰花碱等。

黄连切制时，宜在水温较低时进行，并尽量减少在水中的浸润时间，否则宜损失药效。目前实际应用中，黄连多在用时捣碎，以避免在切制过程中成分的流失。

炮制对黄连化学成分有一定影响，黄连经酒、姜汁、吴茱萸汁炮制后，主要化学成分小檗碱、巴马汀、药根碱含量均无明显变化。但也有报道证明，随着炮制温度升高，黄连中小檗碱含量有所降低，但炮制可提高小檗碱在水中的溶出率。也有研究表明，黄连炮制后总生物碱含量有所改变，不同辅料炮制黄连中生物碱含量变化不同。除了醋制品以外，以辛热辅料（酒、姜、吴茱萸汁）炮制的黄连其总生物碱的量普遍高于寒凉辅料（胆汁、盐）炮制的黄连，说明药性与成分变化存在一定关联性。随着温度升高，部分盐酸小檗碱转化成小檗红碱，从而使小檗碱的含量降低；黄连具有抗菌、抗病毒、抗炎、抗溃疡、预防肿瘤和抑制中枢神经等多种药理作用，生黄连对乙醇致小鼠胃黏膜损伤有保护作用，姜黄连保护作用更强。

另有报道黄连用吴茱萸炮制后小檗碱的含量减少，以 20%、30% 吴茱萸炮制的萸黄连中小檗碱的含量较高，萸黄连中确实吸收了吴茱萸中的成分。黄连经酒、姜汁、吴茱萸汁炮制后，仍有不同程度的抗菌活性，且均出现了炮制前未有的对铜绿假单胞菌的抑制作用。此外，黄连经姜汁制后对变形杆菌的抑制作用增强，并优于其他炮制品。

黄连中季铵碱类成分不耐热，加热炮制后含量降低，因此治心肌缺血、心悸胸痛宜用生黄连。

当 归

【药材来源】 为伞形科植物当归 *Angelica sinensis*（Oliv）Diels 的干燥根。秋末采挖，除去须根和泥沙，待水分稍蒸发后，捆成小把，上棚，用烟火慢慢熏干。

【炮制方法】

1. 当归（全当归） 取原药材，除去杂质，洗净，稍润，切薄片，晒干或低温干燥。筛去碎屑。

2. 当归头 取原药材，除去杂质，洗净，稍润，将当归头部分切下 4～6 片（薄片），晒干或低温干燥（有取当归头部分，纵向切薄片）。筛去碎屑。

3. 当归身 取原药材，除去杂质，洗净，润透，去根皮，取当归身部分，切薄片，晒干或低温干燥。筛去碎屑。

4. 当归尾 取原药材，除去杂质，洗净，润透，取须根部分，切片，晒干或低温干燥。筛去碎屑。

5. 酒当归 取净当归片，加定量黄酒拌匀，润透，用文火炒干，取出晾凉。每 100kg 当归片，用黄酒 10kg。

6. 土炒当归 将灶心土粉炒至灵活状态，投入净当归片，炒至表面挂土，取出。筛去土，摊晾。每 100kg 当归片，用灶心土粉 30kg。

7. 当归炭 取净当归片，用中火炒至外表黑褐色，内部棕褐色，取出晾凉。

【饮片功效】

1. 当归 生品具有补血、调经、润肠通便的功效。用于血虚萎黄、眩晕心悸、月经不调、肠燥便秘、痈疽疮疡。

2. 酒当归 经酒炙后活血通经，祛瘀止痛作用增强。用于经闭痛经、风湿痹痛、跌仆损伤、瘀血肿痛。

3. 土炒当归 经土炒后既增强入脾补血作用，又缓和油润而不至滑肠。适用于血虚便溏、腹中时痛。

4. 当归炭 经炒炭后以止血补血为主。用于崩中漏下，月经过多。如治妇人血崩，以本品与白芍、干姜、棕榈同为炭药，共入散剂（《百一选方》）。

【临床应用】

1. 当归 治血虚便秘，常与桃仁、生地黄、火麻仁等同用，如《沈氏尊生书》润肠丸；治老年肾虚血亏之肠燥便秘，常与肉苁蓉、枳壳、牛膝等同用，如《景岳全书》济川煎；治痈疽疮肿，常与黄芪同用，如《验方新编》治疮毒日久而疮重体虚之神仙枣；治心脾两虚，思虑过度，劳伤心脾，气血不足，心悸怔忡，健忘不眠，盗汗虚热，食少体倦，配黄芪、白术、龙眼肉等同用，如《济生方》归脾汤。

2. 酒当归 对瘀血闭阻之痛经、闭经，加用桃仁、红花等，如《医宗金鉴》之桃红四物汤；对血虚寒滞之月经不调或痛经者，常与吴茱萸、桂枝、人参、川芎等同用，如《金匮要略》之温经汤；治肝郁气滞、气血逆乱导致月经不调或痛经，与柴胡、芍药、白术、茯苓等同用，如《太平惠民和剂局方》逍遥散；治跌打损伤、骨折筋伤、瘀血肿痛，常与炮山甲、酒大黄、桃仁等同用，如《医学发明》之复元活血汤；治肝火上升，两目涩痛，午后至夜尤甚，则常与酒香附、夏枯草、白芍同用，如《审视瑶函》四物补肝散。

3. 土炒当归 治血虚便溏，血亏而兼脾胃虚弱，腹痛溏泻，与芍药、生姜、炙甘草等同用，如《千金翼方》当归建中汤；治血虚脾寒，中焦虚寒，气血凝滞，脉络不通，脘腹冷痛，与生姜、羊肉、桂枝、芍药、饴糖等同用，如《金匮要略》当归生姜羊肉汤。

4.当归炭 治崩中漏下，冲任不固，月经过多或崩中漏下，与棕榈炭、龙骨、香附等同用，如《儒门事亲》之当归散；治吐血，与丹参、地黄炭、牛膝炭等同用，如《揣摩有得集》丹参归脾汤。

【研究摘要】当归头、身、尾作用不同，三部分挥发油含量、比重、折光率、含糖量、旋光度，以及水分、灰分均无明显差别，但微量元素的含量有差别；有实验表明，归头中的钙、铜、锌最高，归尾中钾、铁含量高，挥发油含量，归尾比归头高，但挥发油中藁本内酯含量，却以归尾中最低。阿魏酸含量以归尾最高，归身次之，归头最低。这与传统经验认为归尾破血的经验似相吻合。

当归经炮制后阿魏酸、藁本内酯和总挥发油的含量均有不同程度的降低，生当归＞酒当归＞土炒当归＞当归炭；阿魏酸含量依次为生当归≈酒当归＞当归炭；藁本内酯的含量依次为当归炭＞酒当归＞生当归。阿魏酸含量随着炮制温度升高而降低。当归不同炮制品还原性糖含量依次为酒炒当归＞生当归＞清炒当归＞土炒当归＞当归炭，水溶性糖的含量为酒炒当归＞生当归＞土炒当归＞清炒当归＞当归炭。

当归对神经系统、免疫系统也有作用，并具有抗肿瘤、抗辐射、抗炎镇痛、抗氧化、抗衰老等作用，当归炮制后具有清除自由基和抗脂质过氧化作用，当归多糖为当归主要水溶性成分，具有明显地改善血液系统、免疫促进、抗肿瘤等药理作用。不同炮制品清除羟自由基和氧自由基的能力各不相同，其中清除羟自由基能力依次为酒当归＞生当归及炒当归＞焦当归＞当归炭，且水提液清除羟自由基的效果优于醇提液；清除氧自由基能力依次为当归炭＞焦当归＞酒当归＞炒当归及生当归，醇提液清除氧自由基的效果优于水提液。

当归及其提取物有显著扩张冠脉作用，增加冠脉血流量，心肌耗氧量显著下降，对血小板聚集有明显的抑制作用。当归对子宫具有"双向"调节作用，当归高沸点挥发油对子宫呈抑制作用，而当归水溶性和醇溶性成分对离体子宫有兴奋作用。当归头、身、尾三种煎剂均有明显兴奋家兔子宫平滑肌的作用，收缩振幅明显增大，紧张度增加，但三者之间无明显差异，似乎尾部作用较强。

【附注】传统习惯止血用当归头，如治血崩不止的当归头散（《杏苑生春》）；补血用归身，如治血虚烦躁的当归补血汤（《兰室秘藏》）；破血用当归尾，如治月经逆行从口鼻出（《简单便方》）；补血活血用全当归，如治痔漏及脱肛便血的连归丸（《医学入门》）。

川　芎

【药材来源】本品为伞形科植物川芎 *Ligusticum chuanxiong* Hort. 的干燥根茎。夏季当茎上的节盘显著突出，并略带紫色时采挖，除去泥沙，晒后烘干，再去须根。

【炮制方法】

1.川芎 取原药材，除去杂质，大小分档，洗净，略泡，润透，切薄片，干燥。筛去碎屑。

2.酒川芎 取净川芎片，加定量黄酒拌匀，润透，用文火炒干，表面棕黄色时取出晾凉。每100kg 川芎片，用黄酒 10kg。

【饮片功效】

1.川芎 生品具有活血行气、祛风止痛的功效。用于月经不调、经闭痛经、癥瘕腹痛、胸胁刺痛、跌仆肿痛、头痛、风湿痹痛。

2. 酒川芎　经酒炙后引药上行，活血行气止痛作用增强。多用于血瘀头痛，偏头痛，风寒湿痛，产后瘀阻腹痛等。

【临床应用】

1. 川芎　治胁肋疼痛，肝气郁结，血行不畅，胁肋疼痛，与柴胡、香附、枳壳等配伍，如《景岳全书》柴胡疏肝散；治胸膈痞闷，脘腹胀满，吞酸呕吐，与香附等配伍，如《丹溪心法》之越鞠丸；治瘀血停滞，胸胁刺痛，与桃仁等同用，如《医林改错》血府逐瘀汤；治头痛，外感风寒，目眩鼻塞，配细辛、防风等同用，如《太平惠民和剂局方》川芎茶调散；治疮疡成浓而不溃，配黄芪、当归、皂角刺等同用，如《外科正宗》托里消毒散。

2. 酒川芎　治风寒湿痹，肢体关节疼痛，可与羌活等配伍，如《医学心悟》蠲痹汤；治寒痹剧痛，筋骨拘挛，与独活、天麻、当归等同用，如《普济方》通痹散；治经闭腹痛，血瘀经闭，腹中结块疼痛，配莪术、桂枝，如《普济方》六合汤；治头面上部血瘀之证，可与赤芍、桃仁、红花等配伍，如《医林改错》之通窍活血汤。

【研究摘要】川芎含有挥发油、生物碱、酚性物质、有机酸、内酯等成分。其中川芎嗪有抗血小板聚集，扩张小动脉，改善微循环和活血化瘀作用。阿魏酸具有抗血小板聚集，抑制血小板 5- 羟色胺释放，抑制血小板血栓素的生成，增强前列腺素活性，镇痛，缓解血管痉挛等作用。川芎炮制后挥发油含量较生品有不同程度的降低，挥发油含量依次为生品＞酒炙品＞醋炙品＞炒黄品＞酒煮品。川芎经醋制或酒制后，阿魏酸、藁本内酯、丁基苯酞、丁烯基苯酞 4 种成分的含量均明显降低，清炒法含量最低。

川芎具有活血，改善微循环，扩张血管，保护血管内皮细胞等作用。川芎黄酒炙、白酒炙后的水煎液和生川芎醇提液均有明显降低全血黏度、血浆黏度、血沉、血浆总蛋白、纤维蛋白原等作用；白酒炙川芎与白酒组比较，除血沉外各指标均有显著性差异，说明酒炙确能增强川芎活血作用。

牛　膝

【药材来源】本品为苋科植物牛膝 *Achyranthes bidentata* Bl. 的干燥根。冬季茎叶枯萎时采挖，除去须根和泥沙，捆成小把，晒至干皱后，将顶端切齐，晒干。

【炮制方法】

1. 牛膝　取原药材，除去杂质，大小分档，洗净，润透，除去芦头，切段，晒干。

2. 酒牛膝　取净牛膝段，加定量黄酒拌匀，润透，用文火炒干，至表面颜色加深时取出晾凉。每 100kg 牛膝段，用黄酒 10kg。

3. 盐牛膝　取净牛膝段，加定量盐水拌匀，润透，用文火炒干，取出晾凉。每 100kg 牛膝，用食盐 2kg。

【饮片功效】

1. 牛膝　生品具有逐瘀通经的功效，还可引血下行。用于胎衣不下、肝阳眩晕、火热上逆。

2. 酒牛膝　经酒炙后补肝肾、强筋骨、祛瘀止痛作用增强。用于腰膝酸痛、筋骨无力、经闭癥瘕。

3. 盐牛膝　经盐炙后引药下行，走肾经，增强通淋行瘀的作用。用于小便淋沥涩痛、尿血、小便不利。

【临床应用】

1. 牛膝　治胃火炽盛、火邪上炎、齿龈肿痛等，如加味消胃散；治尿血、小便不利、尿道涩痛，与当归、瞿麦、通草、滑石等配伍，如《备急千金要方》牛膝汤；治吐血、衄血、齿痛、口舌生疮以及头痛眩晕，如《景岳全书》玉女煎。

2. 酒牛膝 治肝肾两亏，腰部疼痛，风寒湿痹，如《备急千金要方》独活寄生汤。

3. 盐牛膝 治腰膝酸痛，下肢无力，如《中国药典》木瓜丸；治湿热下注引起的腰膝关节酸痛，脚肿痛，如《医学正传》三妙丸。

【研究摘要】牛膝炮制后牛膝多糖、齐墩果酸的含量升高，酒牛膝含量最高；牛膝经酒炙后蜕皮甾酮含量升高，且蜕皮甾酮含量与炮制所用酒的浓度成正比。

采用小鼠扭体法、热板法对牛膝不同炮制品进行了镇痛作用比较，结果表明，牛膝不同炮制品有一定程度的镇痛作用，其中以酒炙牛膝镇痛作用强而持久。以小鼠由巴豆油所致的耳肿进行抗炎作用比较，结果显示，酒炙牛膝抗炎作用最显著。

续 断

【药材来源】本品为川续断科植物川续断 *Dipsacus asper* Wall.ex Henry 的干燥根。秋季采挖，除去根头和须根，用微火烘至半干，堆置"发汗"至内部变绿色时，再烘干。

【炮制方法】

1. 续断 取原药材，洗净，润透，切薄片，干燥。筛去碎屑。

2. 酒续断 取净续断片，加定量黄酒拌匀，润透，用文火炒干，至微黑色时，取出晾凉。每100kg 续断，用黄酒 12kg。

3. 盐续断 取净续断片，加定量盐水拌匀，润透，用文火炒干，取出晾凉。每100kg 续断，用食盐 2kg。

【饮片功效】

1. 续断 生品具有补肝肾、强筋骨的功效。用于腰膝酸软、关节痹痛。

2. 酒续断 经酒炙后增强通血脉、续筋骨、止崩漏作用。多用于崩漏经多、胎漏下血、跌打损伤、乳痈肿痛。

3. 盐续断 经盐炙后引药下行，增强补肝肾、强腰膝的作用。用于腰背酸痛、足膝软弱。

【临床应用】

1. 续断 治腰痛脚弱、遗精、崩漏，如《扶寿精方》续断丸；治崩漏经多、胎漏下血、胎动欲坠，如《医学衷中参西录》寿胎丸；治跌打损伤、金疮、痈疽溃疡，如接骨散。

2. 酒续断 治乳痈，如《本草汇言》治乳痈方；临床还常与蒲公英同用，治疗乳痈；与当归、川芎、麻黄、穿山甲同用，治疗乳汁不行。

3. 盐续断 治肝肾不足、腰痛脚弱，如《妇人良方》续断丸。

【研究摘要】续断主要含皂苷类、生物碱类、挥发油等成分。与续断生品比较，盐制续断中总生物碱含量较高，而清炒续断和酒炙续断中总生物碱的含量相对较低。炮制后续断皂苷Ⅵ的含量较生品有所增加。续断浸膏、总生物碱及挥发油对未孕或妊娠小鼠子宫皆有显著的抑制收缩作用。浸膏与挥发油能显著抑制妊娠小鼠离体子宫的自发收缩频率，续断生物碱能显著抑制妊娠大鼠在体子宫平滑肌自发收缩活动。续断具有良好的免疫增强作用，其水煎剂对5种痢疾杆菌均有不同程度的抑制作用。

【附注】《河南中药炮制规范》载："制炭：取续断片，置锅内，用武火炒至片面呈黑褐色为度，喷淋清水适量，灭尽火星，取出放凉。"

《湖南炮制规范》载："酒麸制：取续断片，用酒拌匀稍闷，待吸尽酒，用麸炒至微黄色，取出，筛去麸，放凉。每100kg续断片，用白酒12～20kg。"

益母草

【药材来源】本品为唇形科植物益母草 *Leonurus japonicus* Houtt. 的新鲜或干燥地上部分。鲜品春季幼苗期至初夏花前期采割；干品夏季茎叶茂盛、花未开或初开时采割，晒干或切段晒干。

【炮制方法】

1. 益母草　取原药材，除去杂质，迅速洗净，润透，切段，干燥。

2. 酒益母草　取净益母草段，加定量黄酒拌匀，润透，文火炒干。每100kg益母草，用黄酒15kg。

3. 益母草炭　取净益母草段，中火炒至叶焦黑色，茎焦褐色，取出晾凉。

【饮片功效】

1. 益母草　临床多生用或鲜用。具有活血调经、利水消肿的功效。用于月经不调、痛经、经闭、恶露不尽、水肿尿少、急性肾炎水肿及疔疮乳痈。

2. 酒益母草　经酒炙后增强活血祛瘀，调经止痛作用，寒性降低。多用于月经不调、血结作痛、恶露癥瘕、瘀滞作痛及跌打伤痛等。

3. 益母草炭　经炒炭后具有活血祛瘀、破血止血的作用。

【临床应用】

1. 益母草　治妇女血脉阻滞之月经不调，可单用熬膏内服，也可与当归、川芎、赤芍等配伍同用；治小便不利、水肿，可单用煎服，也常与他药配伍，以增强利尿消肿之效。

2. 酒益母草　治经闭、痛经及产后瘀血腹痛，如《中国药典》益母草膏。

3. 益母草炭　治血瘀出血，常用益母草炭配他药活血化瘀止血。用于调经及产后子宫出血、子宫复原不全等，如《中国药典》益母草流浸膏。

【研究摘要】益母草主要含生物碱类、黄酮类、二萜类成分。益母草炮制后，其生物碱和黄酮类化合物的含量均低于生品。益母草可作为一种作用和缓的保钾利尿药使用。益母草中水苏碱能显著增加大鼠尿量，益母草碱也有一定效果，其作用均在2小时内达到高峰。相比较而言，水苏碱作用更加迅速，而益母草碱作用较为和缓，尿液中的离子分析表明，两种生物碱成分增加 Na^+ 的排出量，而使 K^+ 的排出量减少，Cl^- 也有所增加。益母草对子宫有收缩作用，利于流产后子内膜创伤的恢复再生，还可治疗冠心病、心肌缺血、高黏血症、痛经等。比较鲜益母草、干益母草和酒炙益母草不同炮制品 95% 乙醇热回流提取物对小鼠的急性毒性，结果鲜益母草毒性最大，干益母草次之，酒炙益母草毒性最低。

益母草临床用于治疗急性肾炎浮肿、月经不调、冠心病等。益母草炭临床用于祛瘀止血。

龙　胆

【药材来源】本品为龙胆科植物条叶龙胆 *Gentiana manshurica* Kitag.、龙胆 *Gentiana scabra* Bge.、三花龙胆 *Gentiana triflora* Pall. 或坚龙胆 *Gentiana rigescens* Franch. 的干燥根及根茎。前三种习称"龙胆"，后一种习称"坚龙胆"。春、秋两季采挖，洗净，干燥。

【炮制方法】

1. 龙胆　取原药材，除去杂质及残茎，洗净，润透，切段，干燥，筛去碎屑。

2. 酒龙胆　取净龙胆段，加定量黄酒拌匀，润透，用文火炒干，取出晾凉。每100kg龙胆，用黄酒10kg。

【饮片功效】

1. 龙胆　生品具清热燥湿、泻肝胆火的功效。用于湿热黄疸、阴肿阴痒、带下、强中、湿疹、瘙痒、目赤、耳聋、胁痛、口苦、惊风抽搐。

2. 酒龙胆　经酒炙后升提药力，引药上行。用于肝胆实火所致的头胀头痛，耳鸣耳聋，目赤肿痛等。

【临床应用】

1. 龙胆　治肝经热盛之急惊抽搐、高热不退，配伍黄连、牛黄等药，如《小儿药证直诀》凉惊丸；治湿热黄疸，配伍茵陈、栀子等药，取其清热利湿退黄之功。

2. 酒龙胆　治头晕耳聋、目赤肿痛、配伍酒黄芩、酒栀子等，如《医方集解》龙胆泻肝汤；治胸胁疼痛、口苦咽干，配伍柴胡、黄芩香附等药，取其清泻湿热，疏肝行气止痛之效。

【研究摘要】龙胆中主要含龙胆苦苷等环烯醚萜苷类、多糖等成分。有研究表明，龙胆炮制后龙胆苦苷的含量降低，但也有人对不同产地、品种的龙胆进行研究后发现酒龙胆的龙胆苦苷含量增高，认为酒炙可促进龙胆苦苷的溶出。其所含的龙胆多糖具有一定的保肝、降血脂及免疫调节作用。龙胆地上、地下部分，利尿、抗菌、抗炎药理作用存在差异。在利尿作用方面，龙胆地下部分明显优于地上部分，在抗炎方面，龙胆地上部分明显优于地下部分，在抗菌方面，龙胆地上部分和地下部分相差不大。

丹　参

【药材来源】本品为唇形科植物丹参 *Salvia miltiorrhiza* Bge. 的干燥根及根茎。春、秋两季采挖，除去泥沙，干燥。

【炮制方法】

1. 丹参　取原药材，除去杂质及残茎，洗净，润透，切厚片，干燥。筛去碎屑。

2. 酒丹参　取净丹参片，加定量黄酒拌匀，润透，用文火炒干，取出晾凉。每100kg丹参，用黄酒10kg。

【饮片功效】

1. 丹参　临床多生用。具祛瘀止痛、活血通经、清心除烦的功效。善调妇女经脉不匀，因其性偏寒凉，故多用于血热瘀滞所致的疮痈、产后瘀滞疼痛、经闭腹痛、心腹疼痛及肢体疼痛。

2. 酒丹参　经酒炙后活血祛瘀、调经止痛作用增强，寒凉之性缓和。多用于月经不调、血滞经闭、恶露不下、心胸疼痛、癥瘕积聚、风湿痹痛。

【临床应用】

1. 丹参　治温热病热入营血所致心悸怔忡、失眠，如《温病条辨》清营汤；治疮痈肿痛，与金银花、连翘等配伍使用。

2. 酒丹参　治气滞血瘀、心胃诸痛，如《时方歌括》丹参饮；治气血凝滞、心腹疼痛、跌打瘀肿、内外疮疡及癥瘕积聚，如《医学衷中参西录》活络效灵丹；治胸憋闷、心绞痛，如《中国药典》复方丹参片；治气滞血瘀、胸闷、心悸气短，如《中国药典》冠心丹参片。

【研究摘要】丹参中化学成分主要为脂溶性成分丹参酮类、丹参酮醌类、丹参内酯类等；水溶性成分丹参素、原儿茶醛、迷迭香酸、紫草酸及丹酚酸类等。对丹参饮片及其不同炮制品中水溶性总酚的含量测定结果表明，丹参饮片经酒、醋炙或炒炭后，水溶性总酚浸出量显著增高，尤以丹参炭最为显著，为生品的5倍多。说明丹参经酒、醋等辅料经炮制后，能显著提高丹参水溶性总酚浸出量。这一点与文献所载酒制助其活血调经、增强活血和镇痛作用是相符的。酒蒸、醋制和米炒均显著提高了丹参饮片中多糖的含量，而丹参炒炭中多糖的含量则显著降低。丹参经加热炮制后丹参酮ⅡA含量明显降低，经水洗后丹酚酸含量亦会降低，有人对不同炮制方法中的丹酚酸B进行了比较，结果：酒丹参＞醋丹参＞生丹参。用HPLC法对丹参五种炮制品进行丹参酮ⅡA的含量测定，结果表明：炮制后丹参酮ⅡA含量的增加或者减少与其所用炮制方法有关。丹参具有保护血管内皮细胞、抗心律失常、抗动脉粥样硬化、改善微循环、保护心肌、抑制和解除血小板聚集、增加冠脉血流量、提高机体耐缺氧能力、抑制胶原纤维的产生和促进纤维蛋白的降解、抗炎、抗脂质过氧化和清除自由基以及保护肝细胞、抗肺纤维化等作用。

通过对比实验，观察生丹参、酒丹参、醋炒丹参三种不同炮制品对由四氯化碳造成家兔急性肝损伤，中毒性肝炎模型的谷丙转氨酶（ARP）变化，肝脏病理学改变的影响。结果表明：丹参生品、酒炙品对兔模型的ARP升高具有显著的降低作用，尤以生品为优，而醋炒丹参作用不显著。肝脏病理学观察结果与此相一致。

白　芍

【药材来源】本品为毛茛科植物芍药 *Paeonia lactiflora* Pall. 的干燥根。夏、秋两季采挖，洗净，除去头尾和细根，置沸水中煮后除去外皮或去皮后再煮，晒干。

【炮制方法】

1. 白芍　取原药材，除去杂质，大小分档，洗净，浸泡至六至七成透时，取出，润透，切薄片，干燥。筛去碎屑。

2. 炒白芍　取净白芍片，用文火炒至表面微黄色，取出，晾凉。筛去碎屑。

3. 酒白芍　取净白芍片，加定量黄酒拌匀，润透，用文火炒干，取出晾凉。每100kg白芍，用黄酒15kg。

4. 醋白芍　取净白芍片，加定量米醋拌匀，润透，用文火炒干，取出晾凉。每100kg白芍，用米醋20kg。

5. 土炒白芍　取定量灶心土（伏龙肝）细粉，用中火炒至土呈灵活状态，加入净白芍片，炒至表面挂土色，微显焦黄色时，取出，筛去土粉，摊晾。每100kg白芍，用灶心土粉15kg。

【饮片功效】

1. 白芍　生品具有泻肝火、平抑肝阳、养阴祛烦的功效。用于肝阳上亢、头痛、眩晕、耳鸣、阴虚发热、烦躁易怒。

2. 炒白芍　经炒黄后，寒性缓和，以养血和营、敛阴止汗为主。用于血虚萎黄、腹痛泻泄、自汗盗汗。

3. 酒白芍　经酒炙后，酸寒伐肝之性降低，入血分，善于调经止血，柔肝止痛。用于肝郁血虚、胁痛腹痛、月经不调、四肢挛痛。

4. 醋白芍　经醋炙后，引药入肝、敛血养血、疏肝解郁的作用增强。用于肝郁乳汁不通、尿血。

5. 土炒白芍　经土炒后借土气入脾。养血和脾、止泻作用增强。用于肝旺脾虚、腹痛腹泻。

【临床应用】

1. 白芍　治头晕目眩，与怀牛膝、代赭石、生牡蛎等同用，如《医学衷中参西录》镇肝息风汤。治肝阳上亢、头晕目眩、耳鸣目胀、心悸健忘、烦躁不安，亦可与山药、龙骨、牡蛎等同用，如《医学衷中参西录》建瓴汤。治冲任虚损，血虚而滞，月经不调或痛经，脐痛硬块，崩中漏下，与当归、川芎、熟地黄同用，如《太平惠民和剂局方》之四物汤。

2. 酒白芍　治血瘀腹痛，与当归、桃仁、红花等同用，如《罗氏会约医镜》化瘀汤；治产后心腹痛，恶血不行，或儿枕痛，常与当归、川芎、五灵脂等同用，如《古今医鉴》起枕散；治脘腹挛痛，常与甘草配伍，如《伤寒论》芍药甘草汤；治中焦虚寒，肝气乘脾所致之腹痛绵绵、喜温喜按、形寒肢冷，配伍桂枝、饴糖、甘草等，如《伤寒论》之小建中汤。

3. 醋白芍　治乳汁不通，与酒当归、炒白术、通草等同用，如《傅青主女科》之通肝生乳汤。治尿血，与生地黄、蒲黄、炒阿胶、荆芥炭等同用，如《医略六书》之加减黑逍遥散。

4. 炒白芍　治妊娠痢疾，与炒黄芩、炒黄连、土炒白术等同用，如《万氏女科》之当归黄芩芍药汤。

5. 土炒白芍　治泄痢不已，泄痢不止，气虚脱陷，谷道不合，与炒黄芪、土炒白术、人参、诃黎勒同用，如《时病论》所载方；治肝旺脾虚证，肠鸣腹痛，大便泄泻，泻必腹痛，证属肝旺脾虚，与炒白术、炒陈皮、防风同用，如《丹溪心法》之痛泻要方。

【研究摘要】以浸出物、芍药苷和芍药内酯苷的含量为指标，对蒸法、煮法、闷润法、浸泡、减压冷浸法5种软化方法进行比较，结果闷润法及蒸法软化白芍药材质量优于其他加工方法。白芍经炮制后，芍药苷的含量有所下降：生白芍＞酒白芍＞麸炒白芍，芍药内酯苷及苯甲酰芍药苷含量均有所升高：麸炒白芍＞酒白芍＞生白芍。

白芍不同炮制品均可增加小鼠痛阈值，抑制醋酸所致扭体反应，其中酒白芍、醋白芍的作用更为显著。

白芍5种炮制品的水煎液均能使离体兔肠自发性收缩活动的振幅加大，剂量增加，作用加强，且以醋制品作用最强。对氯化钡引起的兔肠收缩加强，生品有明显的拮抗作用，剂量增大，作用加强。其他炮制品对氯化钡的拮抗作用不明显。对肾上腺素引起的肠管活动抑制，除生品和麸炒品作用不明显外，清炒品、酒炒品、醋炒品均有不同程度的拮抗作用，并随剂量增加而作用加强，尤以醋制品拮抗作用为最明显。另以，5种不同方法炮制的芍药配伍组成的芍药甘草汤均有不同程度的镇痛作用，尤以醋炒白芍甘草汤镇痛作用最为显著。对乙酰胆碱所致的肠管痉挛性收缩均有明显的拮抗作用，对巴豆油所致的小鼠耳壳炎症、醋酸所致小鼠腹腔炎症及毛细管通透性均有明显的抑制作用，各炮制品之间无明显差异。动物实验表明，白芍炒炭后，凝血时间比用药前缩短50%。临床上用白芍炭治疗晚期血吸虫病，食管静脉破裂出血有相当疗效。

【附注】《安徽省中药饮片炮制规范》麸炒白芍：取定量麦麸，用中火加热，待冒烟时投入净白芍片，炒至表面黄色时，取出，筛去麦麸，放凉。每100kg白芍，用麦麸10kg。

威 灵 仙

【药材来源】本品为毛茛科植物威灵仙 *Clematis chinensis* Osbeck、棉团铁线莲 *Clematis hexapetala* Pall. 或东北铁线莲 *Clematis manshurica* Rupr. 的干燥根和根茎。秋季采挖，除去泥沙，晒干。

【炮制方法】

1. 威灵仙　取原药材，除去杂质，洗净，润透，切段，干燥。

2. 酒威灵仙　取净威灵仙段，加定量黄酒拌匀，润透，用文火炒干，取出晾凉。每100kg威灵仙，用黄酒10kg。

【饮片功效】

1. 威灵仙　生品具有利湿祛痰、消诸骨鲠咽的功效。用于痰饮积聚、疟疾、骨鲠咽喉。

2. 酒威灵仙　经酒炙后，祛风除痹、通络止痛功效增强。用于风湿痹痛、肢体麻木、筋脉拘挛、屈伸不利。

【临床应用】

1.威灵仙　治风湿腰痛或跌打损伤，以本品与桂心、当归同用，方见《证治准绳》；治气血闭滞而痛，常与乳香、没药等同用，如《妇人良方大全》灵仙散；治骨刺鲠咽，吐之不出、咽之不下者，可用本品与砂仁、砂糖同用，如《本草纲目》方。治痰饮停积、停痰宿饮、咳喘呕逆、不可入食，可用本品与葶苈子、半夏、皂角等同用，取其消痰散饮之功，如《本草纲目》方。

2.酒威灵仙　治风湿痹痛，骨节不利，肢体疼痛，方见《沈氏尊生书》灵仙除痛饮；治腰脚疼痛久不愈，方见《太平圣惠方》威灵仙散；治腹内气血冷滞，久积癥瘕，方见《妇人良方大全》灵仙散。

【研究摘要】威灵仙主要含皂苷类、黄酮类、挥发油类成分。威灵仙总皂苷具有显著抗炎、镇痛作用。实验证明威灵仙生品和酒炙品均有镇痛抗炎作用。此外威灵仙水煎液外用也具有良好的抗炎镇痛作用。威灵仙具有镇痛和调节胃肠功能作用，可用于类风湿关节炎的辅助治疗。可使动物食管蠕动节律增强，通过其抗组织胺作用，使人体食管或咽部蠕动改变，局部松弛而使骨松脱；具利胆、降压作用；对垂体后叶素引起的心肌缺血有保护作用，有较强的抗缺氧活性；有显著的抗利尿作用；稀醇提取液对小鼠中期妊娠有引产作用；有明显的抗菌、抗疟和抗真菌作用。大剂量威灵仙水煎剂对大鼠肾组织结构有一定影响。

临床用于治疗坐骨神经痛、胆结石、小儿龟头炎，熏洗前阴可治疗小儿尿频，贴穴可治疗麦粒肿、结膜炎等。

菟 丝 子

【药材来源】本品为旋花科植物南方菟丝子 *Cuscuta australis* R.Br. 或菟丝子 *Cuscuta chinensis* Lam. 的干燥成熟种子。秋季果实成熟时采收植株，晒干，打下种子，除去杂质。

【炮制方法】

1.菟丝子　取原药材，除去杂质，洗净，干燥。

2.盐菟丝子　取净菟丝子，文火炒至微黄色，微有爆声，加盐水拌炒至干，并有香气透出时，取出晾凉。每100kg菟丝子，用食盐2kg。

3.酒菟丝子饼　取净菟丝子，加适量水煮至开裂，煮时不断搅拌，待水液吸尽，全部显黏丝稠粥状时，加定量黄酒和白面拌匀，制饼，切约1cm³方块，晒干。每100kg菟丝子，用黄酒15kg，面粉15kg。

4.炒菟丝子　取净菟丝子，文火炒至微黄色，微有爆声，并有香气逸出时，取出晾凉。

【饮片功效】

1.菟丝子　生品药性偏温，补阳胜于补阴。具有益肾固精、安胎、养肝明目、止泻的功效。多用于煎剂和酊剂中。

2.盐菟丝子　经盐炙后不温不寒，平补阴阳。引药归肾，补肾固精安胎作用增强。用于阳痿、滑精、遗尿、带下、胎气不固、消渴。

3.酒菟丝子饼　经酒制后可增加温肾壮阳固精的作用，并提高煎出效果，便于粉碎，为临床较常用的炮制品。用于腰膝酸软、目昏耳鸣、肾虚胎漏、脾肾虚泄、消渴、遗精、白浊。

4.炒菟丝子　功效与生品相似，但经炒黄后可提高煎出效果，便于粉碎，利于制剂，多入丸散。

【临床应用】

1. 菟丝子、炒菟丝子 治肝虚目暗，如《太平惠民和剂局方》驻景丸，即由菟丝子、熟地黄、车前子所组成，治肝肾不足，目暗不明。

2. 盐菟丝子 治下元虚弱，阳痿早泄，腰膝酸软，如《证治准绳》五子衍宗丸；治心肾不足，小便频数或余沥不尽等，以本品配伍白茯苓、石莲子，如茯菟丸。

3. 酒菟丝子饼 治肾阳虚诸症、肾阳不足所致阳痿早泄、腰膝无力或腰冷痛楚、小便不禁、尿频等，与炙桑螵蛸、煅牡蛎、酒苁蓉、炮附子、五味子等同用，如《世医得效方》之菟丝子丸；治肾虚腰痛，以本品与鹿茸、肉桂、附子等同用，如《太平惠民和剂局方》之菟丝子丸；治脾虚久泻，腰肾虚弱，运化无力，则日久泄泻，或肾虚五更泻。常以本品与白术、山药、如豆蔻等同用，如《沈氏尊生书》之菟丝子丸。

【研究摘要】菟丝子中主要含黄酮、多糖、生物碱类成分等。菟丝子经清炒和酒制后多糖含量较生品均有所提高；清炒品、盐炒品的黄酮含量也高于菟丝子生品。对菟丝子生品、清炒品、酒炒品、菟丝饼进行浸出物比较。结果表明，炮制品浸出物较生品均有不同程度的增加，而且易于粉碎。不论用冷浸法或是热浸法，其浸出率均是菟丝饼＞酒炒品＞清炒品＞生品；但在冷浸法中，制饼与酒炒的浸出率相差不大；菟丝子煎煮 90 分钟，其煎出物含量高低顺序是高压蒸煮法＞清炒法＞生品；并且高压蒸煮品煎出物质较黏，清炒品煎出物质脆，生品煎出物黏性大，干后质坚硬。

菟丝子因质地坚硬，制饼的目的是利于煎出有效成分或入丸散剂时易于粉碎。古人制饼是指捣碎后，在容器中自然形成饼状，若加面制饼，则有失原意。特别是夏秋季节，易于酸败生霉，不仅影响疗效，而且对人体有害。认为较恰当的方法是淘洗干净后的菟丝子用酒浸一夜（淹过药面为度），次日加入适量水，煮至开裂，煮时不断搅拌，待水被吸干后，干燥备用。也可用少许水或酒浸后晾制饼或者用适量水煮爆后晾干制饼。但用水煮时要控制水量，否则，大部分成分流失。

地 龙

【药材来源】本品为钜蚓科动物参环毛蚓 *Pheretima aspergillum*（E.Perrier）、通俗环毛蚓 *Pheretima vulgaris* Chen、威廉环毛蚓 *Pheretima guillelmi*（Michaelsen）或栉盲环毛蚓 *Pheretima pectinifera* Michaelsen 的干燥体。前一种习称"广地龙"，后三种习称"沪地龙"。广地龙春季至秋季捕捉，沪地龙夏季捕捉，及时剖开腹部，除去内脏和泥沙，洗净，晒干或低温干燥。

【炮制方法】

1. 地龙 取原药材，除去杂质，洗净，切段，干燥，筛去碎屑。

2. 酒地龙 取净地龙段，加定量黄酒拌匀，润透，用文火炒干，表面呈棕色时，取出晾凉。每 100kg 地龙，用黄酒 12.5kg。

【饮片功效】

1. 地龙 鲜品和生品具有息风止痉、祛热定惊、平喘、通络、利尿的功效。用于高热神昏、惊痫抽搐，关节痹痛，肢体麻木，半身不遂，肺热咳喘，尿少水肿，高血压。

2. 酒地龙 经酒炙后通经活络作用增强，利于粉碎和解腥矫味，便于内服外用。用于偏正头痛，寒湿痹痛，骨折肿痛。

【临床应用】

1. 鲜地龙、地龙 治壮热烦躁、惊痫抽搐，可单用鲜品绞汁或干品水煎服，现治高热惊痫抽搐或乙型脑炎高热不退；治肝阳上亢之头痛眩晕，常以本品与石决明、黄芩、夏枯草等同用，现多用于治高血压属肝阳上亢型。治痈疡肿毒，乳痈肿痛，下肢溃疡，水火烫伤及肿毒疔疮，取活蚯蚓白糖浸出液或与白糖共捣烂，涂敷患处，有一定疗效。

2. 酒地龙　治风寒湿痹、关节屈伸不利疼痛，与川乌、草乌、天南星、乳香等温经活血止痛药同用，如《太平惠民和剂局方》小活络丹；治气虚血滞、经络不利所致的中风后遗症、半身不遂，与黄芪、当归、川芎、红花等同用，如《医林改错》补阳还五汤；治急性腰腿损伤疼痛，可与归尾、苏木、桃仁、肉桂等同用，如《证治准绳》地龙散。

【研究摘要】地龙含溶血成分蚯蚓素，含解热成分蚯蚓解热碱，有毒成分蚯蚓毒素，还含丁二酸及黄嘌呤等。其中丁二酸和黄嘌呤为平喘的有效成分。

据研究，地龙生品不利于成分的煎出，同时腥味太大，不利于服用，需炒后入药，但对成分有一定损失。醋制品的水煎液所含成分较生品、酒制品、清炒品及砂烫品为高，且醋可解腥，并能协同增效，故认为以醋炒为宜。广地龙不同炮制品中次黄嘌呤和肌苷含量较生品有较大的差异，次黄嘌呤含量依次为蛤粉制＞黄酒制＞白酒制＞醋制＞净制品，而各炮制品中肌苷含量与次黄嘌呤含量的高低顺序则相反。

比较地龙各炮制品的药理作用，结果显示：地龙热浸液、酒地龙热浸液对大鼠血液黏度均能降低，尤以酒地龙作用显著。降低大鼠红细胞压积尤以广地龙与酒地龙为佳。体外抗血栓的溶解作用：酒地龙＞广地龙＞沪地龙。地龙临床上用于哮喘、高血压等疾病。

乌梢蛇

【药材来源】本品为游蛇科动物乌梢蛇 *Zaocys dhumnades*（Cantor）的干燥体。多于夏、秋两季捕捉，剖开腹部或先剥皮留头尾，除去内脏，盘成圆盘状，干燥。

【炮制方法】

1. 乌梢蛇　取原药材，除去头及鳞片，切寸段。

2. 酒乌梢蛇　取净乌梢蛇段，加定量黄酒拌匀，润透，用文火炒干，至表面微黄色时，取出晾凉。每 100kg 乌梢蛇，用黄酒 20kg。

3. 乌梢蛇肉　取原药材，除去头及鳞片，加定量黄酒拌匀，润透，除去皮骨，切段，干燥。每 100kg 乌梢蛇，用黄酒 20kg。

【饮片功效】

1. 乌梢蛇　生品具有祛风止痒的功效。

2. 酒乌梢蛇　经酒炙后祛风通络止痉作用增强。多用于风湿痹痛、肢体麻木、筋脉拘急、中风、口眼㖞斜、半身不遂、痉挛抽搐、惊厥、皮肤顽癣、麻风。

3. 乌梢蛇肉　为除去有毒部位和非药用部位的饮片，功效与酒乌梢蛇相似。乌梢蛇头部有毒，除去头部能消除毒性。鳞与骨刺为非药用部分，亦应除去。

【临床应用】

1. 乌梢蛇　治风湿痹痛，筋脉拘挛，口眼㖞斜，肢体麻木，中风不遂，如《太平圣惠方》乌蛇丸。

2. 酒乌梢蛇　治破伤风，项颈紧硬，身体强直，如《圣济总录》定命散；治紫白癜风，用乌梢蛇肉（酒炙）配伍枳壳、天麻、牛膝等，用酒浸，密封七日，温服。

【研究摘要】乌梢蛇水煎剂或醇提液有显著的抗炎、镇痛和抗惊厥作用，醇提取液尚能对抗小鼠戊四氮惊厥的发生，其抗惊厥作用强度相当于 25mg/kg 的苯巴比妥钠。乌梢蛇酒制可使不溶于水的脂类成分容易煎出，提高其抗惊厥作用。同时，可防止乌梢蛇霉烂，变质，虫蛀。对乌梢蛇炮制工艺研究，有用酒醋共炙法，也有用黄酒拌匀放容器内加盖低温干燥的，也有先蒸再油炒后加酒和麸炒等酒炙改进的炮制方法。

蟾 酥

【药材来源】本品为蟾科动物中华大蟾蜍 *Bufo bufo gargarizans* Cantor 和黑眶蟾蜍 *Bufo melanostictus* Schneider 的干燥品及分泌物。多于夏、秋两季捕捉蟾蜍，洗净，挤取耳后腺及皮肤腺的白色浆液，加工，干燥。

【炮制方法】

1. 生蟾酥 取蟾酥干燥品（饼），蒸软，切薄片，烤脆后，研成细粉。

2. 蟾酥粉 取蟾酥，捣碎，加白酒浸渍，时常搅动至呈稠膏状，干燥，粉碎。每 10kg 蟾酥，用白酒 20kg。

生品质硬难碎，并且对操作者有刺激性，故用白酒浸渍，便于制粉，降低毒性。因蟾酥粉末对人体裸露部分和黏膜有很强的刺激，在研制蟾酥细粉时，应采取适当的防护措施，并应防止吸入而中毒。

【饮片功效】

1. 生蟾酥 有毒。具有解毒，止痛，开窍醒神的功效。用于痈疽疔疮、咽喉肿痛、中暑神昏、痧胀腹痛吐泻。作用峻烈，临床用量极小，多制成丸散剂内服或外用。外用不可入目。

2. 蟾酥粉 经酒炙后毒性降低，多用于发背、疔疮、痈毒、咽喉肿痛。

【临床应用】

1. 蟾酥 治痈疽疔疮，配伍穿山甲、朱砂、麝香等研细末，外敷内贴，如《济生方》蟾酥丹、《保命集》针头散；治瘰疬结核，瘰疬窦道流脓，配伍白丁香、寒水石、巴豆等，研末熟蜜为丸，纳入针窍中，脓尽为度，如《医学正传》蟾酥膏；五官科手术的黏膜麻醉，以本品配伍生川乌、生草乌、生半夏、生南星等为末，烧酒调敷患处，可使局部麻木不痛，现临床以上方为基础加减应用，亦可用于恶性肿瘤剧痛。

2. 蟾酥粉 治咽喉肿痛、烂喉丹痧、喉风、乳蛾，配伍牛黄、雄黄、麝香、冰片、珍珠等同用，如《喉科心法》六神丸。治肝癌以之与天龙、龙葵、藤梨根、夏枯草等配伍；治肠癌，以之与白花蛇舌草、蛇莓等配伍；治白血病，以之与三尖杉、肿节风等合用；治夏伤暑湿秽浊不正之气及饮食不洁所致的痧胀腹痛吐泻，甚则昏厥，常与苍术、麝香、丁香、雄黄同用为丸，用时吹入鼻中，如《集验简易良方》蟾酥丸。

【研究摘要】蟾酥中含有大量的蟾蜍毒素类物质，蟾蜍二烯内酯为其主要成分，具有强心活性。此外蟾酥中还含有蟾毒色胺类、肾上腺素、γ - 氨基丁酸、辛二酸、吗啡等化学成分。

蟾酥酒浸干燥后，容易粉碎，蟾酥在酒制前后成分无明显变化，但酒制后提高了总强心甾含量。对蟾酥 3 种炮制品中脂蟾毒配基含量进行研究，结果生蟾酥＞酒制品＞乳制品。另有以蟾毒灵、羟基华蟾素毒基、酯蟾毒配基、华蟾素毒基 4 种成分为指标，对蟾酥滑石粉制、酒制、乳制 3 种不同方法进行研究，结果发现上述 4 种成分总含量变化不大，但随着辅料量的增加，这些成分含量均下降，当辅料量为 2 倍，成分含量变化较小。此外，对不同炮制品急性毒性进行实验，结果发现毒性大小依次为滑石粉炮制品＞鲜牛奶炮制品＞ 60% 乙醇炮制品，酒浸制品的毒性低于生品。

【附注】《安徽省中药饮片炮制规范》收载乳制蟾酥：取净蟾酥，捣碎，加定量鲜牛奶浸渍，时常搅拌，至稠膏状，干燥，粉碎。每 100kg 蟾酥，用鲜牛奶 200kg。乳制蟾酥功效与酒蟾酥相似。

第二节　醋制法

将净选或切制后的饮片，加入一定量的醋炮制的方法称为醋制法。醋味酸、苦，性温。主入肝经血分，具有引药入肝、理气、止血、行水、消肿、解毒、散瘀止痛、矫味矫臭等作用。《本草纲目拾遗》称醋"破血行，除癥块坚积，消食，杀恶毒，破结气，心中酸水痰饮"。《本草备要》称醋"散瘀、解毒、下气、消食、开胃气"。《本草蒙筌》谓"用醋注肝经且资住痛"。《本草从新》称"生用可以消诸毒，行湿气；制用可宣阳，平肝，敛气镇风，散邪发汗"。"酸入肝"，"凡诸药宜入肝者，须以醋拌炒制"。故醋制法多用于疏肝解郁、散结止痛、攻下逐水的药物。

炮制用食醋即可，但以米醋为佳，且陈久者良。醋中含有乙酸，能和碱类成分结合成盐，增加有效成分在水中的溶解度；能促进钙、磷、铁等成分的溶出；能促使苷类成分的分解，降低对人体的伤害。

（一）炮制方法

1. 醋炙法　将净饮片分档后与定量醋拌匀，闷润，用文火炒干，取出放凉，此法简称润炒法。大多数中药饮片都可以采用这种方法，其优点是能使醋渗入药物组织内部。树脂类及动物粪便类药物可以先将净饮片炒至一定程度，再喷洒定量醋，用文火炒干，取出放凉，此法简称喷炒法。如醋乳香和醋五灵脂。

醋的用量：一般为每 100kg 净饮片，用米醋 10 ～ 20kg。最多不超过 50kg。

2. 醋煮法　将净饮片加定量米醋拌匀闷润，加入适量的水煮至药透水尽。如醋延胡索。

醋的用量：每 100kg 净药材或饮片，用米醋 20kg。

（二）炮制作用

醋制能引药入肝经，用于疏肝散结，理气解郁，止痛可增强疗效；用于攻下逐水类中药，缓和药性，也能矫味矫臭，便于服用。

1. 引药入肝经，增强止痛的作用　如元胡、三棱、莪术、乳香、没药、五灵脂、自然铜等活血祛瘀止痛药，香附、青皮、柴胡等理气止痛药，经醋制后可引药入肝经，以增强其止痛的作用。

2. 缓和药性、消减其副作用　如大戟、甘遂、芫花、商陆等峻下逐水药，经醋制后可降低毒性，缓和峻下作用。

3. 矫臭矫味　如五灵脂、乳香、没药等。

（三）注意事项

1. 醋炒炙前宜将药材按大小分类，以便控制火候，炒时勤翻动以免粘锅而引起焦糊。

2. 树脂类药材醋炒炙后出锅要快，以免熔化糊锅，摊晾时应勤加翻动，以免相互黏结成团块。

3. 醋煮中药，要注意加水量和煮沸的时间，做到药透水尽为宜。

柴 胡

【药材来源】本品为伞形科植物柴胡 *Bupleurum chinense* DC. 或狭叶柴胡 *Bupleurum scorzonerifolium* Willd. 的干燥根。按性状不同，分别习称"北柴胡"及"南柴胡"。春、秋两季采挖，除去茎叶和泥沙，干燥。

【炮制方法】

1. 柴胡 取原药材，除去残茎及杂质，洗净，润透，切厚片，干燥。筛去碎屑。

2. 醋柴胡 取净柴胡片，加定量米醋拌匀，润透，用文火炒干，取出晾凉。每100kg柴胡，用米醋10kg。

3. 鳖血柴胡 取净柴胡片，加定量洁净鳖血拌匀，润透，用文火炒干，取出晾凉。每100kg柴胡，用鳖血6～7kg。

【饮片功效】

1. 柴胡 生品具有和解表里、疏肝、升阳的功效。升散作用较强，善解表退热。用于邪在半表半里、寒热往来、心烦喜呕及中气下陷诸症。

2. 醋柴胡 经醋炙后疏肝止痛作用增强，升散之性缓和。多用于肝郁气滞的胁肋胀痛，腹痛及月经不调。

3. 鳖血柴胡 经鳖血炙后其浮阳之性被抑制，清肝退热功能增强，能填阴滋血。可用于热入血室，骨蒸劳热。

【临床应用】

1. 柴胡 治邪在半表半里、寒热往来、心烦喜呕，与黄芩、半夏等同用，如《伤寒论》小柴胡汤；治疟邪内伏、热重寒轻，如《济生方》清脾饮；治中气下陷、少气倦怠，配升麻、黄芪等，如《脾胃论》补中益气汤。

2. 醋柴胡 治肝气郁结、血行不畅、胁肋疼痛，与白芍、川芎等同用，如《景岳全书》柴胡疏肝散。

3. 鳖血柴胡 治骨蒸盗汗、午后潮热、咳嗽困倦，配伍地骨皮、鳖甲、秦艽、知母、当归等，如《卫生宝鉴》秦艽鳖甲散。

【研究摘要】柴胡皂苷有明显的中枢抑制、抗炎、特异性阻碍胆碱酯酶和显著的利尿作用，不同炮制方法对柴胡皂苷含量影响有明显差异。柴胡总皂苷含量：鳖血制品＞醋制品＞生品，原因可能是在炮制过程中辅料与温度的共同作用，促使某些非皂苷类成分转化为皂苷类成分，而使炮制品总皂苷含量高于生品。

柴胡挥发油具有解热、抗炎、抗肝损伤等作用。柴胡的挥发性成分含量较低，约占根的0.15%，这些成分极易挥发逸散和氧化变质。不同炮制品之间挥发油含量顺序为柴胡＞酒柴胡＞醋柴胡，柴胡在炮制时挥发油严重损失，故醋制可影响柴胡的解热作用，这也与古人所谓"外感生用，勿令犯火，便少效"的说法一致。所以临床上解表退热多用生柴胡，疏肝解郁常用制柴胡。

柴胡中含有 α-菠菜甾醇，这种成分有较强的发汗解表作用，炮制受热时易挥发，因此生柴胡的发汗解表作用强于炮制品，故和解少阳、升举阳气应生用。柴胡醋制后，一方面可使菠菜甾醇的含量降低，和解表里作用减轻；另一方面可使柴胡皂苷 E、F、G 等在酸性条件下水解生成糖和苷元，从而增强疏肝理气止痛作用。所以临床上解表退热多用生柴胡，疏肝解郁常用制柴胡。柴胡生品中多糖含量最高，经炮制后多糖含量降低。从提高免疫功能角度分析，临床宜以生柴胡入药为佳。

以泌胆功能为指标，观察了生柴胡、炒柴胡、醋炙柴胡、醋拌柴胡的水煎剂对麻醉大鼠胆汁流量的影响，结果表明：醋炙柴胡能明显增强胆汁的分泌量，醋拌品也显此趋向，证明了柴胡经醋炙后能增强其疏肝解郁作用。醋炙柴胡和醋拌柴胡能显著降低中毒小鼠的血清谷丙转氨酶，各给药组均有轻度减轻肝损伤的保肝作用。柴胡及其不同炮制品对小鼠二甲苯所致的耳壳炎症均有一定程度的抑制作用，其中酒炙品的抗炎作用优于生品和醋炙品。

将药理学研究结果结合古典医药书籍可得出：治疗外感病宜选用生柴胡，由于生柴胡中含有较高的柴胡多糖和A-菠菜甾醇，可增强发汗和提高免疫力。治疗肝系病（包括肝胆病、头痛、月经不调、痛经、胃及十二指肠溃疡、痢疾、胆汁反流性胃炎等脾胃病及因肝的生理功能障碍所引起的喉部神经官能症、冠心病、乳腺增生等），应选用醋柴胡或酒柴胡，醋柴胡重养肝柔肝，偏于补；酒柴胡重行气活血，偏于泻。治疗疟疾发热、骨蒸劳热、午后潮热等肝肾阴虚之证，可选醋柴胡或鳖血柴胡，取其引药入肝和养肝柔肝之功，以增强入阴血清虚热作用。南、北柴胡的各炮制品基本安全低毒，炮制对南、北柴胡药材安全剂量范围有一定影响。

莪 术

【药材来源】本品为姜科植物蓬莪术 *Curcuma phaeocaulis* Val.、广西莪术 *Curcuma kwangsiensis* S.G.Lee et C.F.Liang 或温郁金 *Curcuma wenyujin* Y.H.chen et C.Ling 的干燥根茎。后者习称"温莪术"。冬季茎叶枯萎后采挖，洗净，蒸或煮至透心，晒干或低温干燥后除去须根和杂质。

【炮制方法】

1. 莪术 取原材料，除去杂质，略泡，洗净，蒸软后切薄片，干燥。筛去碎屑。

2. 醋制莪术

（1）取净莪术片，加定量醋拌匀，润透，用文火炒干，至微黄色，略具焦斑时，取出晾凉。每 100kg 莪术，用醋 20～40kg。

（2）取净莪术药材，加定量醋与适量水（淹过药面），煮至醋尽透心，取出晾至半干，切厚片，干燥。每 100kg 莪术，用醋 20～40kg。

【饮片功效】

1. 莪术 生品行气止痛、破血祛瘀力强，为气中血药。

2. 醋莪术 经醋制后主入肝经血分，散瘀止痛作用增强。

【临床应用】

1. 莪术 治饮食积滞，胸腹痞满胀痛，呕吐酸水，如《临床常用中药手册》蓬莪术丸；治痰瘀互结，脾痞胁痛，如《观聚方要补》芜花莪术丸。

2. 醋莪术 治胁下癥块，如《中药临床应用》莪棱逐瘀汤；治心腹疼痛、胁下胀痛，如《临床常用中药手册》金铃泻肝汤；治疟母、食癥、痰癖、饮癖，如《幼科发挥》消癖丸。治瘀滞经闭，与当归、川芎等配用，如《证治准绳》莪术散。

【研究摘要】莪术中镇痛抗炎的主要活性成分是挥发油类和姜黄素类成分。挥发油在根茎中的含量 1.0%～2.5%，具有抗肿瘤、抗病毒细菌、抗凝血和保肝等多种作用。莪术中姜黄素类成分为其活血化瘀主要活性成分。这类物质具有抗癌、抗早孕、抗凝血、抗氧化和保肝等广泛的药理活性，且毒性低。莪术的不同炮制品均有显著的镇痛抗炎作用，其中以醋煮莪术作用较强。生莪术、醋煮莪术、醋炙莪术均具一定的抗血小板聚集、抗凝血及调节血液流变性作用。其中以醋炙品作用较为明显。生莪术、醋莪术给药组均可不同程度地改善大鼠肝纤维化程度，醋莪术作用效果明显优于生莪术。

甘　遂

【药材来源】本品为大戟科植物甘遂 *Euphorbia kansui* T.N.Liou ex T.P.Wang 的干燥块根。春季开花前或秋末茎叶枯萎后采挖，撞去外皮，晒干。

【炮制方法】

1. 生甘遂　取原药材，除去杂质，洗净，晒干。

2. 醋甘遂　取净甘遂，加定量米醋拌匀，润透，文火炒干，取出晾凉。每 100kg 甘遂，用米醋 30 ～ 50kg。

【饮片功效】

1. 生甘遂　生品药力峻烈，苦寒有毒，易伤正气，临床上多不作内服，限于外敷。用于湿热肿痛，痈肿疮毒。

2. 醋甘遂　经醋炙后毒性减低，峻泻作用缓和。用于腹水胀满、痰饮积聚、气逆喘咳、风痰癫痫、二便不利。

【临床应用】

1. 甘遂　治湿热肿痛，痈肿疮毒，以甘遂末调水外敷，有消肿散结作用。甘遂传统用散剂方有泻下作用，汤剂泻下作用缓和。

2. 醋甘遂　治水肿腹满，与牵牛同用，如《圣济总录》二气汤；治水湿壅阻、气机不利、腹水胀满，如《景岳全书》舟车丸；治风痰癫痫，如《济生方》遂心丹。现代用于治疗重型肠梗阻、肠腔积液，甘遂与大黄、厚朴、桃仁等同用，如甘遂通结汤。

【研究摘要】甘遂主要化学成分为二萜、三萜类化合物，具有抗肿瘤、抗生育、抗病毒、利尿等药理作用，对黏膜、皮肤和胃肠道有强烈的刺激性和毒性，临床表现其有效性是泻下作用，因其毒性是泻下作用猛烈和对皮肤黏膜的刺激，故临床使用剂量十分有限，过量则引起腹痛、腹泻，严重时会出现剧烈呕吐、血压下降、脱水和呼吸衰竭等症状。甘遂能刺激肠管，增加肠蠕动而产生泻下作用，生甘遂作用强而毒性大，醋制后泻下作用和毒性均减轻；峻泻作用的减弱可能是由于醋制加热过程中乙酸与甾醇缩水成酯，甾醇类物质含量降低甚至消失所致。甘遂提取物给豚鼠腹腔或肌内注射均有引产作用；甘遂中巨大戟二萜醇类化合物能提高免疫复合物对巨噬细胞的结合能力，并呈剂量依赖关系；甘遂萜酯 A、B 有镇痛作用。

甘遂炮制增效、减毒的物质基础应与有毒成分的消失、转化或含量减少有关。现代研究发现，甘遂炮制后，成分的种类没有明显变化，但大部分成分含量下降且不同成分间的含量比例发生了改变。醋制和加热均能使甘遂中的二萜类成分下降，并且醋制因素的影响要大于加热因素对炮制的影响，如果醋制的同时又加热，炮制效果最为明显。

以对小白鼠内耳郭的半数刺激量为观察指标，就生甘遂、醋炒甘遂、豆腐制甘遂、甘草制甘遂，进行了实验比较，结果表明，生甘遂的刺激性比其炮制品大 6 倍；生甘遂水煎液的刺激性为炮制品水煎液的 2 ～ 3 倍，而甘遂水煎液的刺激性仅相当于原药材刺激性的 1/10。3 种炮制品之间，刺激性差别不大。对生甘遂、醋甘遂、甘草制甘遂做 LD_{50} 试验，结果炮制品与生品比较，有非常显著性差异，其中甘草制甘遂的毒性降低约 4/5。

用生甘遂和醋制甘遂的酒精浸膏，生甘遂和醋制甘遂的混悬液，分别给小白鼠口服，观察其泻下作用和毒性。结果表明，两种甘遂均有明显的泻下作用，但生甘遂较醋制甘遂的泻下作用强。毒性亦较大，58 只小白鼠死亡 11 只；而醋制甘遂的泻下作用和毒性均较小，32 只小白鼠无 1 例死亡。说明甘遂经醋制后确能降低毒性，缓和峻泻作用。同时亦观察到，小白鼠口服生甘遂或醋甘遂酒精提取后的残渣部分，无泻下作用，口服制甘遂煎液的泻下作用亦不明显。可见甘遂的有效成分存在于酒精浸膏内，可能是一种难溶于水的黄色树脂状物质。说明甘遂多入丸散制剂，而不宜入汤剂煎服是有道理的。加热处理甘遂可使其毒性及一般药理活性（包括利尿）皆降低。

京 大 戟

【药材来源】本品为大戟科植物大戟 *Euphorbia pekinensis* Rupr. 的干燥根。秋、冬两季采挖，洗净，晒干。

【炮制方法】

1. 生大戟　取原药材，除去杂质，洗净，润透，切厚片，晒干，筛去碎屑。

2. 醋大戟

（1）取净大戟片，加入定量的米醋拌匀，闷润至醋被吸尽后，置炒制容器内，用文火加热，炒干，取出晾凉，筛去碎屑。每 100kg 大戟片，用米醋 30kg，

（2）取净大戟药材，置煮制容器内，加入定量的米醋与适量水，浸润 1～2 小时，用文火加热，煮至醋液被吸尽，内无白心时，取出，晾至六至七成干时，切厚片，干燥，筛去碎屑。每 100kg 大戟药材，用米醋 30kg。

【饮片功效】

1. 生大戟　生品有毒。具有泻水逐饮的功效。泻下力猛，多外用。

2. 醋大戟　经醋炙后毒性降低，峻泻作用缓和。用于水饮泛溢所致的水肿喘满、胸腹积水及痰饮结聚等。

【临床应用】

1. 生大戟　治痈肿疮毒，本品具消肿散结之功，如《临床常用中药手册》大软膏；治蛇虫咬伤，与山蘑菇、千金子、麝香共研成散剂，内服外敷，如《片玉新书》紫金锭。

2. 醋大戟　治水肿、腹水、胸胁停饮，以本品配干姜，如《圣济总录》大戟散；治疗水肿，与甘遂、芫花等同用，如《伤寒论》十枣汤、《景岳全书》舟车丸、《三因方》控涎丹，亦可单味应用。

【研究摘要】京大戟为有毒中药，其毒性主要表现为肝毒性、肾毒性及肠细胞毒性。但经醋制后，其毒性显著降低。其泻下及利尿作用减弱，抗炎作用增强，有报道，京大戟经醋制后，其 LD_{50} 与生品比较，毒性显著降低（$P < 0.05$）。京大戟中所含的二萜类是其毒性作用的成分。加热和酸性条件下可能会使二萜类结构遭到破坏，从而降低药材的毒性。

大戟刺激肠管，引起肠蠕动增加而具泻下作用；明显的降压作用；对金黄色葡萄球菌、铜绿假单胞菌、痢疾杆菌、肺炎链球菌及溶血性链球菌均有抑制作用；对水疱性口炎病毒和细小核糖核酸病毒亦有对抗作用。临床用于治疗急性肾炎、流行性腮腺炎。

大戟与甘草配伍是禁忌，属十八反之列。动物实验证明，小鼠腹腔注射京大戟，甘草乙醇浸出液或灌服煎剂，可增加大戟的毒性。

【附注】大戟有京大戟与红大戟之分。京大戟属大戟科，红大戟属茜草科，其所含化学成分也不相同。由于二者均有泻水逐饮作用，皆用于水肿、痰饮、胸胁积液等，故不少中医文献习惯以"大戟"统称，但《中国药典》已将二品种单列。京大戟泻水逐饮的功效较强，红大戟消肿散

结作用较佳；为确保临床用药安全，京大戟要求用醋煮法炮制，以降低毒性；而红大戟毒性较小，多用于消肿解毒，暂未作法定性要求。

芫 花

【药材来源】本品为瑞香科植物芫花 *Daphne genkwa* Sieb.et Zucc. 的干燥花蕾。春季花未开放时采收，除去杂质，干燥。

【炮制方法】

1. 芫花　取原药材，除去杂质。

2. 醋芫花　取净芫花，加定量米醋拌匀，润透，用文火炒至微干，取出干燥。每100kg芫花，用醋30kg。

【饮片功效】

1. 芫花　生品有毒。具有泻水逐饮，解毒杀虫的功效。因峻泻逐水力较猛，且毒性大，较少内服，多外用。

2. 醋芫花　经醋炙后毒性降低，缓和泻下作用和腹痛症状。多用于胸腹积水、水肿胀满、痰饮积聚、气逆喘咳、二便不利。

【临床应用】

1. 芫花　治头疮、白秃、顽癣，可研末调膏外用。治牙痛，以芫花末搽痛处，如《魏氏家藏方》芫花散。

2. 醋芫花　治水病通身微肿、腹大、饮食不消等，与甘遂、大黄等同用，如《圣济总录》小消化丸；治鼓胀，与枳壳配伍，如《普济方》枳壳丸；治痰瘀咳嗽，如《补缺肘后方》以芫花与大枣同煮，食枣治卒得咳嗽。现代用以治疗慢性气管炎属于寒湿型者。

【研究摘要】芫花内含有对皮肤有强烈刺激性的脂肪油，内服能刺激消化系统，引起呕吐，剧烈腹泻等副作用。用醋炒后，可除掉一部分脂肪油，毒性降低，副作用减少。

醋炙芫花比生芫花对小白鼠的 LD_{50} 提高了1倍，初步证明了醋炙芫花确能减低芫花的毒性。对生芫花与醋炙芫花做毒性比较研究，结果表明：急性毒性芫花醇浸剂较大，而水浸剂和水煎剂较小，且3种制剂中生芫花的毒性均较醋芫花大。在水浸剂和水煎剂中，生芫花的毒性较醋芫花大1倍；而在醇浸剂中，生芫花的毒性较醋芫花大7倍。芫花中所含二萜原酸酯类化合物是其引产的有效成分，同时也是毒性成分的组成部分。芫花经醋炙后可大幅度降低芫花酯甲的含量。芫花用不同的炮制品利尿作用有显著差异，其利尿强度依次为醋炙芫花＞生芫花＞高压蒸芫花＞清蒸芫花＞醋煮芫花。生芫花与醋芫花对兔离体回肠的作用相似，小剂量兴奋大剂量抑制；对小白鼠肠蠕动作用，生芫花呈抑制作用而醋芫花似有轻度兴奋作用。生芫花与醋芫花的醇浸剂对小白鼠与大白鼠均无导泻作用，对兔有轻度导泻作用，对犬则产生呕吐和轻度导泻作用，生芫花与醋芫花对兔与犬的作用无明显不同。刺激性实验表明，芫花挥发油对眼结膜有一定的刺激作用，醋炙后可降低其刺激性。

延 胡 索

【药材来源】本品为罂粟科植物延胡索 *Corydalis yanhusuo* W.T.Wang 的干燥块茎。夏初茎叶枯萎时采挖，除去须根，洗净，置沸水中煮至恰无白心时，取出，晒干。

【炮制方法】

1. 延胡索　取原药材，除去杂质，洗净，润透，切厚片，干燥。筛去碎屑；或洗净干燥后捣碎。

2. 醋延胡索

（1）取净延胡索片，加定量米醋拌匀，润透，用文火炒干，取出晾凉。每 100kg 延胡索，用醋 20kg。

（2）取净延胡索，加定量米醋与适量水，以浸过药面为宜，用文火煮至透心，水干时取出，切厚片干燥或干燥后捣碎；也可取净延胡索，加定量米醋拌匀，至醋被吸尽后，蒸至透心，取出，切厚片干燥或干燥后捣碎。每 100kg 延胡索，用醋 20 ～ 30kg。

3. 酒延胡索　取净延胡索片或碎块，加定量黄酒拌匀，闷透，用文火炒干，取出晾凉。每 100kg 延胡索，用黄酒 20kg。

【饮片功效】

1. 延胡索　生品具有活血、利气、止痛的功效。用于胸胁、脘腹疼痛，经闭痛经，产后瘀阻，跌仆肿痛等。生品止痛有效成分不易煎出，效果欠佳，故临床少用汤剂，入散剂为宜。

2. 醋延胡索　经醋炙后行气止痛作用增强。广泛用于身体各部位的多种疼痛。

3. 酒延胡索　经酒炙后以活血、祛痰、止痛为主。用于跌仆损伤、瘀血疼痛。

【临床应用】

1. 延胡索　治心血瘀滞胸痛，可单味研末服；治月经停闭、瘀血阻滞、小腹疼痛拒按，如《济生方》延胡索散；治胸痹心痛，可加入瓜蒌半夏薤白汤中以增活血行气止痛之功。

2. 醋延胡索　治气血凝滞、经期腹痛，与丹参、醋五灵脂等同用，如《中国药典》妇女痛经丸；治气滞血瘀的胃痛、胁痛，与白芷配伍，如《中国药典》元胡止痛片。

3. 酒延胡索　治妇女血气相搏、腹中刺痛、痛引心端、经行涩少或经事不调以致疼痛，如《济生方》三神丸。

【研究摘要】延胡索镇痛的有效成分为生物碱，但游离生物碱难溶于水，醋制可使生物碱生成盐，易溶于水，提高煎出率，增强疗效，证实了醋制延胡索的科学性，也与传统认为醋制增强其止痛作用相吻合，醋制延胡索的抗炎作用也较生品强。但醋制工艺及条件仍有分歧，有待进一步研究统一。

延胡索中季铵碱具有降压、增加冠脉血流量的作用，炮制后含量降低，故应用于冠心病，提倡用生品。已有实验证明，延胡索拌醋晾干，不加热优于加热，季铵碱的破坏减少。醋炙、酒炙均能提高延胡索生物碱和延胡索乙素的煎出量，增强镇痛和镇静作用。

青　皮

【药材来源】本品为芸香科植物橘 *Citrus reticulata* Blanco 及其栽培变种的干燥幼果或未成熟果实的果皮。5 ～ 6 月收集自落的幼果，晒干，习称"个青皮"；7 ～ 8 月采收未成熟的果实，在果皮上纵剖成四瓣至基部，除尽瓤瓣，晒干，习称"四花青皮"。

【炮制方法】

1. 青皮　取原药材，除去杂质，洗净，闷润，切厚片或切丝，及时干燥。

2. 醋青皮　取净青皮片或丝，加定量米醋拌匀，润透，用文火炒干，取出晾凉。每 100kg 青皮，用醋 10kg。

【饮片功效】

1. 青皮　生品具有疏肝破气、消积化滞的功效。辛散破气力强，疏肝之中兼有发汗作用，以破气消积为主。

2. 醋青皮 经醋炙后消除发汗作用，缓和辛烈之性，使用时免伤伐正气，引药入肝经，增强疏肝止痛、消积化滞的作用。

【临床应用】

1. 青皮 治湿痰咳嗽、胸膈满闷、恶心呕吐，如《中国药典》二陈丸。

2. 醋青皮 治湿邪中阻、脾胃不和、脘腹胀满，如《太平惠民和剂局方》平胃散；治寒疝腹痛，可配伍乌药、小茴香、木香等，如《医学发明》天台乌药散；治食积气滞、胃脘痞闷胀痛，常与山楂、麦芽、神曲等配伍，如《沈氏尊生书》青皮丸。

【研究摘要】青皮有明显抑制肠管平滑肌而有解痉作用；所含挥发油对胃肠道有温和刺激作用，能促进消化液分泌和排出肠内积气；祛痰有效成分为柠檬烯；对抗组织胺引起的支气管收缩而平喘，有效成分为对羟福林；青皮静脉注射给药有迅速的升压作用，且作用强，维持时间久；青皮具有显著的抗休克作用，辛福林为青皮抗休克作用的主要成分，可用于治疗流行性出血热低血压休克，对失血性、创伤性、内毒素以及降压药等引起的血压降低也有抗休克作用；青皮对胆囊平滑肌呈舒张作用而有利胆效果；此外还有改善呼吸的作用。青皮注射液对阵发性室上性心动过速即刻转律有显著效果，临床用于治疗休克、窦性心动过速等。

【附注】《北京市中药炮制规范》麸炒青皮：取定量麸皮，撒入热锅内，用中火加热，待冒烟时，投入净青皮丝或片，迅速拌炒至颜色加深，取出，筛去麸皮，晾凉。每100kg青皮，用麸皮10kg。青皮炭：取净青皮片，用武火炒至表面黑褐色，用醋喷洒均匀，灭尽火星，取出晾凉。

三　棱

【药材来源】本品为黑三棱科植物黑三棱 *Sparganium Stoloniferum* Buch.‐ Ham. 的干燥块茎。冬季至次年春采挖，洗净，削去外皮，晒干。

【炮制方法】

1. 三棱 取原药材，除去杂质，浸泡润透，切薄片，干燥。筛去碎屑。

2. 醋三棱 取净三棱片，加定量米醋拌匀，润透，用文火炒干，取出晾凉。每100kg三棱，用醋20kg。

【饮片功效】

1. 三棱 生品具有破血行气、消积止痛的功效。为血中气药，破血行气之力较强（体质虚弱者不宜使用）。用于血滞经闭、产后瘀滞腹痛、癥瘕结聚、食积痰滞、脘腹胀痛、慢性肝炎或迁延性肝炎等。

2. 醋三棱 经醋炙后主入血分，破瘀散结、止痛作用增强。用于瘀滞经闭腹痛、癥瘕结聚、心腹疼痛、胁下胀痛等。

【临床应用】

1. 三棱 治食积气滞、脘腹胀痛，多与莪术、青皮、麦芽配伍。

2. 醋三棱 治瘀血内阻、月经停闭，小腹疼痛，如《太平圣惠方》三棱丸；治胁下癥块疼痛，如莪术逐瘀汤。

【研究摘要】三棱中含有的化学成分有黄酮类、挥发油类等。现代药理研究表明三棱总黄酮具有较强的抗血小板聚集、抗血栓和镇痛作用。三棱的乙酸乙酯提取物有降糖活性。采用小鼠扭体法、热板法对三棱不同炮制品（醋炙、醋煮、醋蒸）及不同炮制品的氯仿及正丁醇提取物进行镇痛作用研究，结果表明，三棱醋制品及醋制后的提取物相对于生品镇痛作用明显增强，这与传统中医理论认为醋制后增强散瘀止血作用相吻合，而醋制品中的醋炙三棱镇痛作用强而持久。三棱不同炮制品（生品、清蒸品、醋炒品、醋煮品、麸炒品）均能显著地抑制血小板聚集，其中醋炒品抑制血小板聚集的作用最强，高于生品 11% 左右，而麸炒品作用强度低于生品；三棱醋制品同生品的抗凝血作用基本一致，与对照组比较有显著差异，而其他炮制品作用不明显。

郁　金

【药材来源】本品为姜科植物温郁金 *Curcuma wenyujin* Y.H.Chen et C.ling、姜黄 *Curcuma longa* L.、广西莪术 *Curcuma kwangsiensis* S.G.Lee et C.F.Liang 或蓬莪术 *Curcuma phaeocaulis* Val. 的干燥块根。前两种分别习称"温郁金"和"黄丝郁金"，其余按性状不同习称"桂郁金"或"绿丝郁金"。冬季茎叶枯萎后采挖，除去泥沙和细根，蒸或煮至透心，干燥。

【炮制方法】

1. 郁金　取原药材，除去杂质，洗净，润透，切薄片，干燥。筛去碎屑。或洗净，干燥，打碎。

2. 醋郁金　取净郁金片，加定量米醋拌匀，润透，用文火炒干，取出晾凉。每 100kg 郁金片，用醋 10kg。

【饮片功效】

1. 郁金　生品具有行气化瘀、清心解郁、利胆退黄的功效。多生用，善疏肝行气以解郁，活血祛瘀以止痛。

2. 醋郁金　经醋炙后引药入血，疏肝止痛作用增强。

【临床应用】

1. 郁金　治温病神识不清，癫狂痫证，与清热化湿之石菖蒲、连翘、栀子等药配伍，如《温病全书》之菖蒲郁金汤；治气郁痰阻，闭塞心窍之癫狂症，与明矾配伍，如《医方集解》白金丸；治痫疾，与皂角、蜈蚣等同用，如《撮生众妙方》郁金丹。

2. 醋郁金　治气滞血瘀、冲任不调所致的经行腹痛、月经不调，多与当归、白芍、香附等配伍，如《傅青主女科》宣郁通经汤；治气滞血瘀之胸胁疼痛，可用郁金与木香配伍，如《医宗金鉴》之颠倒木金散。现治疗矽肺病之胸痛，以本品配醋元胡、桂枝、陈皮同用；治瘀血阻滞之胁腹癥积，以本品配伍穿山甲、丹参、泽兰等，取其活血化瘀之功。

【研究摘要】郁金主要化学成分为姜黄素类、挥发油、多糖及无机盐。姜黄素为降血脂、抗氧化、抗炎的主要有效成分。吉马酮具有抗肿瘤的生理活性。

加醋可促使姜黄素和吉马酮溶出，加热可使其降低。不同炮制因素对温郁金饮片中姜黄素和吉马酮含量影响不一，其中姜黄素含量为生拌醋品＞生品＞清炒拌醋品＝醋炙品＞清炒品；吉马酮含量为生拌醋品＞生品＝清炒拌醋品＞清炒品＞醋炙品。

通过药理实验研究，在抑制混合致炎液引起小鼠耳肿胀作用和抑制腹腔炎性渗出及对热板法刺激作用的抑制方面，醋郁金水提液的作用明显优于生郁金，这与醋郁金能引药入肝，增强缓急止痛作用相对应；而在对凝血时间影响方面，生郁金水提液凝血时间较醋郁金明显延长，这与生郁金善疏肝行气以解郁、活血化瘀以止痛相对应。

郁金具有调节免疫功能、抗炎、抑制中枢神经、保护肝脏、促进胆汁的分泌和排泄、改善血液流变性、减轻高脂血症、抗自由基损伤、镇痛、抗肿瘤等多方面的作用，广泛用于治疗肝胆系统疾病、慢性胃炎、玫瑰糠疹和银屑病、心脑血管疾病、软组织挫伤、结石性疾病、乳癖、肿瘤等。

五　灵　脂

【药材来源】本品为鼯鼠科动物复齿鼯鼠 *Trogopterus xanthipes* Milne – Edwards 的干燥粪便。

【炮制方法】

1. 五灵脂　取原药材，除去杂质，将块大者砸成小块。

2. 醋五灵脂　取净五灵脂，用文火微炒，随即喷醋，再炒至微干，焦黑色时，取出晾凉。每100kg 五灵脂，用醋 10 ～ 15kg。

3. 酒五灵脂　取净五灵脂，用文火炒至有腥气逸出、色黄黑时，立即取出，趁热均匀喷定量黄酒，晾干。每 100kg 五灵脂，用黄酒 15kg。

【饮片功效】

1. 五灵脂　生品能解毒，具有散瘀止痛作用，但气味腥臭，较少内服。

2. 醋五灵脂　经醋炙后可引药入肝经，增强散瘀止痛之功，又可矫臭矫味。

3. 酒五灵脂　经酒炙后能增强活血止痛的作用，亦可矫臭矫味。

【临床应用】

1. 五灵脂　外敷可治虫蛇咬伤。

2. 醋五灵脂　治气血凝滞、经期腹痛，与醋元胡等同用，如《中国药典》元胡止痛片；治血滞心腹作痛，与草果、没药等配伍，如《医宗必读》手拈散；治气滞血瘀、胃脘胀痛，如《中国药典》九气拈痛丸。

3. 酒五灵脂　治瘀血停滞、心腹疼痛，与蒲黄配伍，如《太平惠民和剂局方》失笑散；治经闭、痛经、产后恶露不下，如《奇效良方》手拈散。

【研究摘要】本品含儿茶酚、苯甲酸、尿嘧啶、五灵脂酸、尿囊素、熊果酸、微量元素等。五灵脂经炮制后可降低原药材中铝的含量而减低毒性。五灵脂水提取物体外可显著抑制由 ADP、胶原所诱导的家兔血小板聚集，在体外可促进纤维蛋白的溶解；五灵脂煎剂可以显著增加麻醉犬冠脉血流量，降低冠脉阻力，对实验性微循环障碍有良好改善作用；有增强机体免疫功能；对金黄色葡萄球菌、卡他球菌、结核杆菌、铜绿假单胞菌有较强的抑制作用；有抗炎，抗胃溃疡，缓解平滑肌痉挛作用。五灵脂对大鼠胃黏膜有保护作用，可能机制是抑制胃酸分泌，调节改善胃黏膜血流，增加了胃黏膜的防御功能。五灵脂在治疗血栓、胃溃疡、妇科疾病和延缓衰老方面也有重要作用。

乳　香

【药材来源】本品为橄榄科植物乳香树 *Boswellia carterii* Birdw.、鲍达乳香树 *Boswellia bhaw – dajiana* Birdw. 或野乳香树 *Boswellia neglecta* M.Moore 皮部渗出的干燥胶树脂。分为索马里乳香和埃塞俄比亚乳香，每种乳香又分为乳香珠和原乳香。

【炮制方法】

1. 乳香　取原药材，除去杂质，将大块者砸碎。

2. 醋乳香　取净乳香，用中火炒至表面微熔时喷醋，再炒表面明亮（出油），迅速出锅，摊开晾凉。每 100kg 乳香，用醋 10kg。

3. 炒乳香　取净乳香，用中火炒至表面熔化。现油亮光泽并有气味外逸时，迅速取出，摊开晾凉。

【饮片功效】

1. 乳香　生品活血消肿、止痛力强，气味辛烈，对胃的刺激较强，易引起呕吐，多用于瘀血肿痛或外用。

2. 醋乳香　经醋炙后增强活血止痛、收敛生肌的功效，缓和刺激性，利于服用，便于粉碎，并可矫臭矫味。

3. 炒乳香　作用与醋乳香基本相同。

【临床应用】

1. 乳香　治跌打损伤、血瘀疼痛等，如《良方集腋》七厘散；治疮疡破久不收口，以本品配没药，共研细末，即海浮散。

2. 醋乳香（炒乳香）　治疽痈肿毒、坚硬疼痛，如《外科全生集》醒消丸；治疗肠痈，可配伍红藤、紫花地丁、连翘、银花等，如红藤煎；治风寒湿痹，配伍羌活、秦艽、当归、海风藤等，如《百一选方》蠲痹汤。

【研究摘要】乳香提取物能提高溃疡再生黏膜结构和功能成熟度，提高溃疡愈合质量。乳香抗胃溃疡作用主要体现在降低胃内游离酸度、抗幽门螺旋杆菌和抗炎等。乳香胶在体内和体外对幽门螺杆菌感染都有效。国内外研究表明乳香中含有多种类型的化学成分，作为主要成分的乳香酸类化合物具有独特的抗炎活性，对肿瘤细胞有抗增殖、分化诱导和细胞凋亡作用。

目前对乳香镇痛作用的主成分是乳香树脂还是乳香挥发油，认识上尚未统一，故乳香是否经炮制后入药用，以何种方法炮制后入药用，看法也不一致。又有实验表明，乳香挥发油既是活血止痛的有效成分，又是刺激性成分，因此制定乳香饮片的质量标准很有必要。

没　药

【药材来源】本品为橄榄科植物地丁树 *Commiphora myrrha* Engl. 或哈地丁树 *Commiphora molmol* Engl. 的干燥树脂。分为天然没药和胶质没药。

【炮制方法】

1. 没药　取原药材，砸成小块，除去杂质。

2. 醋没药　取净没药块，用文火炒至表面微熔化时喷醋，边喷边炒，至表面呈现明亮光泽时迅速出锅，摊开晾凉。每 100kg 没药，用醋 10kg。

3. 炒没药　取净没药块，用文火炒至显油亮光泽，并有香气逸出时，取出晾凉。

【饮片功效】

1. 没药　生品具有活血止痛、消肿生肌的功效。因气味浓烈，对胃有一定的刺激性，容易引起恶心、呕吐，故多外用。

2. 醋没药　经醋炙后，活血止痛、收敛生肌作用增强，缓和刺激性，便于服用，易于粉碎，并能矫臭矫味。

炒没药　经炒黄后缓和刺激性，便于服用，易于粉碎。

【临床应用】

1. 没药　治疮疡疼痛不可忍，如《外科发挥》乳香定痛散。

2. 制没药　治血瘀气滞较重之胃痛，如《奇效良方》手拈散；治妇女月经不通，如《太平圣惠方》没药丸；治一切心腹疼痛不可忍，如《宣明论方》没药散。

【研究摘要】没药所含挥发油及树脂类皆为有效成分，而挥发油又为刺激性成分，炮制的目的主要是为去除一部分挥发油，减轻刺激性，易于粉碎，增强其活血化瘀、消肿止痛的作用。没药有抗肿瘤、止痛、抗菌消炎、活血、防治冠心病等作用；能对肿瘤细胞产生细胞毒性，但对正常细胞有保护作用，毒副作用小，对胃肠道有一定的刺激性，偶见过敏反应。

第三节　姜制法

将净选或切制后的药物，加入一定量姜汁拌炒的方法称为姜炙法。生姜性味辛，温。升腾发散而走表，能发表、散寒、温中、止呕、开痰、解毒。药物经姜汁制后能抑制其寒性，增强疗效，降低毒性。因此，姜炙法多用于去痰止咳、降逆止呕以及有刺激性的药物。

（一）炮制方法

1.姜炙　将药物于一定量的姜汁拌匀，闷润，使姜汁渗入药物内部，然后置锅内，用文火炒至一定程度，取出放凉。或者将药物与姜汁拌匀，待姜汁被吸尽后，干燥。

2.姜汤煮　鲜姜片煮汤，加入药物煮约2小时，待姜汤基本吸尽，干燥。

生姜的用量一般为100kg药物用生姜10kg。用干姜煎汁，用量为生姜的1/3。

姜汁制备方法

（1）榨汁　将生姜洗净切碎，置适宜容器内捣烂，加适量水，压榨取汁，残渣再加水共捣，又压榨取汁，如此反复2～3次，合并姜汁，备用。

（2）煎汁　取净生姜片或干姜片，置锅内，加适量水煮，过滤，残渣再加水共煮，又过滤，合并两次滤液，适当浓缩，取出备用。

（二）炮制作用

1.制其寒性　如竹茹、黄连等药物经姜炙后能增强化痰止呕，抑止苦寒之性。故"有姜炙温散而开痰"之说。

2.缓和副作用，增强疗效　如厚朴对咽喉有一定刺激性，姜制可缓和其刺激性，并增强温中化湿的作用。

（三）注意事项

1.制备姜汁时水的用量不宜太多，最后所得的姜汁与生姜的比例以1:1为宜。

2.药物与姜汁拌匀后，要充分闷润，姜汁完全吸收后用文火炒干。

厚　朴

【药材来源】本品为木兰科植物厚朴 *Magnolia officinalis* Rehd.et Wils. 或凹叶厚朴 *Magnolia officinalis* Rehd.et Wils.var.*biloba* Rehd.et Wils. 的干燥干皮、根皮及枝皮。4～6月剥取根皮和枝皮直接阴干；干皮置沸水中微煮后，堆置阴湿处，"发汗"至内表面变紫褐色或棕褐色时，蒸软，取出，卷成筒状，干燥。

【炮制方法】

1.厚朴　原药材，刮去粗皮，洗净，润透，切丝，干燥。

2.姜厚朴　取净厚朴丝，加姜汁拌匀，润透，置锅内文火加热，炒干，取出，放凉。或取生姜片，加水与厚朴同煮至水尽，取出厚朴，切丝，干燥。每100kg厚朴，用生姜10kg或干姜3kg。

【饮片功效】

1. 厚朴　具有燥湿消痰，下气除满的功效。用于燥湿伤中、脘痞吐泄、食积气滞、腹胀便秘、痰饮喘咳。生品辛味峻烈，对咽喉有刺激性，故一般内服都不生用。

2. 姜厚朴　经姜制后可消除对咽喉的刺激性，并可增强宽中和胃的功效。多用于湿阻气滞，脘腹胀满或呕吐泻痢，积滞便秘，痰饮喘咳，梅核气。

【临床应用】

1. 厚朴　治咳逆气喘，常与杏仁、桂枝、生姜等同用，如《伤寒论》桂枝加厚朴杏仁汤；治胸闷烦躁，与麻黄、杏仁、细辛等同用，如《金匮要略》厚朴麻黄汤。

2. 姜厚朴　治痞满胀痛，常与草豆蔻、陈皮、干姜等同用，如《内外伤辨惑论》厚朴温中汤；治中虚腹满者，宜与人参、半夏等同用，如《伤寒论》厚朴生姜半夏甘草人参汤；治腹中痛泻，常与枳实、木香、诃子等同用，如《保命集》厚朴枳实汤；治实热便秘，与大黄、枳实等同用，如《伤寒论》小承气汤。

【研究摘要】采用大鼠幽门结扎型及应激型两种急性实验性胃溃疡模型，研究厚朴生品、姜制品及清炒品的抗溃疡作用，结果表明，大鼠口服100%生品厚朴煎剂、100%姜制厚朴煎剂均有抗幽门结扎型溃疡、抗应激性溃疡的作用，其中姜制厚朴作用较优，这说明传统炮制理论是科学的。

对厚朴生品、清炒品、姜炙品、姜煮品、姜浸品中的厚朴酚进行含量测定，结果表明，清炒品含量最高；三种姜制品亦高于生品，其中又以姜炙品含量最高。样品计重时，扣除炮制失重和水分仍得到以上相同的结果。加热和加姜对厚朴酚的溶出均有影响，但以加热的影响更突出。辅料生姜可使厚朴酚含量增高，但其用量多少对厚朴酚含量影响不大。炮制品厚朴酚增加的原因可能是厚朴炮制后其组织结构有所改变，从而有利于厚朴酚的溶出。炮制后药材中挥发油成分组成未发生明显变化，总体含量减少，炒黄与姜炙厚朴降低26%，炒焦降低42%，其化学成分未发生明显的变化，气相色谱图基本一致，认为这与厚朴经姜汁炮制后能缓和药性、增加宽中和胃、消除对咽喉的刺激性作用是一致的，推测挥发油含量降低是厚朴主要的成分变化也是姜制机理之一，在姜厚朴中检测出了炮制辅料生姜的化学成分姜黄烯和姜烯。厚朴生品与姜炙品水煎液均可促进小鼠胃排空机能，姜炙品水煎液对小鼠胃排空机能的促进作用强于生品水煎液。姜厚朴小肠推进作用弱于净厚朴，抗盐酸性溃疡作用强于净厚朴，抗番泻叶腹泻和抗炎作用二者无明显差异。

对厚朴未经炮制与经过不同炮制方法加工炮制的饮片，通过高效液相色谱法分析其有效成分厚朴酚、和厚朴酚、木兰箭毒碱的变化，发现未经发汗的干品具有较强的药理和毒理作用，经发汗后得到厚朴原药材其药理和毒理作用减弱，其性变为缓和。清炒对有效成分木兰箭毒碱的破坏较大，姜炙由于姜汁中水分的作用，温度相对较低，对有效成分木兰箭毒碱的破坏相对较小。

竹　茹

【药材来源】本品为禾本科植物青秆竹 *Bambusa tuldoides* Munro、大头典竹 *Sinocalamus beecheyanus*（Munro）McClure var.*pubescens* P.F.Li 或淡竹 *Phyllostachys nigra*（Lodd.）Munro var. *henonis*（Mitf.）Stapf ex Rendle 的茎秆的干燥中间层。全年均可采制，取新鲜茎，除去外皮，将稍带绿色的中间层刮成丝条，或削成薄片，捆扎成束，阴干。前者称"散竹茹"，后者称"齐竹茹"。

【炮制方法】

1. 竹茹 取原药材，除去杂质，揉成小团或切段。

2. 姜竹茹 取净竹茹团，加姜汁拌匀，稍压平，放锅内，文火加热，焙至两面显黄色焦斑，取出，晒干。每 100kg 竹茹，用生姜 10kg。

【饮片功效】

1. 竹茹 生品具有清热化痰、除烦的功效。多用于痰热咳嗽或痰火内扰，心烦不安。

2. 姜竹茹 经姜制后能增加降逆止呕的功效，多用于呕哕、呃逆。

【临床应用】

1. 竹茹 治肺热咳嗽，常与黄芩、瓜蒌、芦根、牛蒡子等同用；治肺热咯血，可与栀子、茅根、黄芩、侧柏叶炭等同用，取其清肺化痰止血的作用。

2. 姜竹茹 治胃虚有热、气逆不降之呃逆及干呕等证，常以本品与橘皮、大枣等药配伍，如《金匮要略》橘皮竹茹汤；治胃热呕逆而属气阴两虚者，可用本品配伍赤茯苓、橘皮等，如《济生方》橘皮竹茹汤；治妊娠恶阻、恶心呕吐、恶闻食气、食后即吐，常与黄芩、白术、苏梗等药配伍，取其安胎和胃作用；治胆胃不和、痰热内扰之虚烦不眠、呕吐呃逆、惊悸不宁等，配伍半夏等，如《三因极一病证方论》温胆汤。

【研究摘要】竹茹含生物碱、鞣质、皂苷、有机酸、还原糖、三萜类化合物及 17 种氨基酸和 19 种微量元素等。竹茹制成姜竹茹后，无机元素含量增加的有 22 种，减少的有 10 种。植物类中药四性与微量元素的关系的初步研究提示，用炮制方法改变药性的过程，实际上是增加或减少药物中微量元素含量的过程。药物炮制后，元素含量增加，药性就趋向于温（热）性；炮制后元素含量减少，则药性趋向于寒（凉）性。竹茹经炮制后多糖含量略有下降。竹茹姜炙后易变色，不易贮存，故应临时制备。

草　果

【药材来源】本品为姜科植物草果 *Amomum tsao – ko* Crevost et Lemaire 的干燥成熟果实。秋季果实成熟时采收，除去杂质，晒干或低温干燥。

【炮制方法】

1. 草果仁 取原药材，除去杂质，置锅内，用武火炒至果皮呈焦黄色，鼓起为度，取出，稍凉，去壳取仁。

2. 姜草果仁 取净草果仁，加姜汁拌匀加热，炒干，放凉。每 100kg 草果仁，用生姜 10kg。

【饮片功效】

1. 草果仁 生品具有燥湿散寒的功效。常用于疟疾、瘟疫初起。

2. 姜草果 经姜炙后，燥烈之性有所缓和，温胃止呕作用增强。多用于寒湿阻滞脾胃、脘腹胀满疼痛、呕吐。

【临床应用】

1. 草果 治痰饮积聚，常与南星、半夏、茯苓等同用，如《奇效良方》驱痰饮子；治瘟疫，常与黄芩、知母、槟榔等同用，如《温疫论》达原饮。

2. 姜炙草果 治疟疾，常与柴胡、黄芩、半夏等同用，如《济生方》清脾饮；治久疟不愈、憎寒少热、不思饮食、大便溏泄，则常与附子同用，如《济生方》果附汤；治心腹冷痛，常与丁香、高良姜、厚朴等同用，如《证类准绳》草果饮；治饮食停滞，与厚朴、鸡内金、陈皮等同用，如《太平惠民和剂局方》草果饮；治痰饮呕逆，与陈皮、厚朴、苍术等同用，如《太平惠民和剂局方》草果平胃散。

　　【研究摘要】炮制后水煎液中铅元素含量有所下降，炒草果比姜炙草果更明显。锌、铜、镍等元素的含量均增加，其中以姜炙草果最高，炒草果次之。生草果、炒草果、姜草果均可拮抗肾上腺素引起的回肠运动抑制和乙酰胆碱引起的回肠痉挛，生、炒草果表现为紧张性下降，振幅逐渐加大，但未能恢复到原来的水平，而姜草果在给药后出现瞬时的紧张性加强，随后减弱，振幅加大，说明其中以姜草果的作用较佳。生草果、炒草果、姜炙草果均可显著减少由醋酸腹腔注射引起的小鼠扭体次数，且以姜草果效果最佳，说明草果姜制后可使药理作用增强。

　　草果腹腔注射可拮抗由醋酸引起的小腹疼痛，且以姜草果效果为好；草果挥发油中所含的多种成分具有不同效果，如 α–蒎烯和 β–蒎烯有镇咳祛痰作用，1,8–桉油素有解热、镇痛、平喘、抗菌、抗病毒及杀灭寄生虫等作用。草果临床上常用于镇痛，抗胃溃疡，抗癫痫，抗乙肝病毒，治疗腹部手术后腹胀等。

第十二章

盐制法、蜜制法、油制法

炮制过程中以食盐、蜂蜜或者食用油为辅料的炮制方法，历史悠久，起到相资为制，增强疗效的作用。

第一节　盐制法

将净选的药材或切制后的饮片，以食盐为辅料的炮制方法，称为盐制法。盐制最早见于《雷公炮炙论》，记载石决明盐水煮，蓖麻子盐汤煮半日。《名医别录》食盐为中品，味咸，性寒，具有清热凉血、软坚散结、润燥通便、强筋骨以及防腐、矫味的作用。盐制法多用于补肾固精、治疝、利尿泻相火的药物。《本草蒙筌》载："入盐走肾脏仍仗软坚。"盐制引药入肾经，可增强补肝肾、滋阴降火、疗疝止痛及利尿的功效。

中药盐制传统多用大盐、海盐，现多用精制食盐，可配成食盐澄清的水溶液。食盐主要含氯化钠及微量氯化镁、氯化钙、氯化钾、碘化钠等。氯化钠是维持人体组织的正常渗透压必不可少的物质。入胃能促进胃液分泌，并能促进蛋白质的吸收，由胃肠吸收入血而走肾脏，使肾脏的泌尿机能旺盛，宣化膀胱，使利尿作用增加。

李时珍曰："盐为百病之主，百病无不用之，服补肾药用盐汤者，咸归肾，引药气入本脏也。补心药用盐炒者，心苦虚以咸补之也；补脾药用盐炒之者，虚则补其母，脾乃心之子也。"同时，历代医药学家也认识到盐的应用禁忌，如宋代寇宗奭指出："病喘嗽人及水肿者，宜全禁之。"李时珍也明确指出："喘嗽、水肿、消渴者，盐为大忌。"一般认为对部分脾肾阳虚肾衰的水肿患者，不宜用盐炙中药治疗，因为水肿与钠和阳离子的代谢有关。

（一）炮制方法

1. 盐炙法　将净选的药材或切制后的饮片，加入定量食盐水溶液拌炒的炮制方法，称为盐炙法。

制备食盐水：取定量食盐，加入食盐量 4～5 倍的开水溶解，至食盐全部溶化，过滤，备用。食盐用量：每 100kg 中药，用食盐 2kg。

（1）先拌盐水后炒药法　取适量食盐水与中药拌匀，闷润，盐水被吸尽后，用文火炒至一定程度，取出，放凉。

（2）先炒药后加盐水法　先将中药置锅内，炒至一定程度，再喷淋食盐水，文火炒干，取出，放凉，含黏液质较多的中药一般用此法，如车前子、知母等，因这类中药遇水容易发黏，盐水不易渗入，炒时又容易粘锅，故需先将药物加热除去部分水分，使中药质地变疏松，再喷洒盐水，以利于盐水渗入。

2. 盐粒拌炒法　以原盐细颗粒为辅料进行拌炒的一种方法。将适量的原盐（细盐粒）置锅内，用文武火加热翻炒至 150℃时，将净药材或切制品放入锅内，继续翻炒至药材表面颜色加深，质酥脆，取出，筛去食盐粒，放凉。如盐粒拌炒牛膝。

3. 盐水拌蒸法　用淡盐水与药材或饮片拌匀后闷润至吸收完全，置笼中蒸透，取出干燥。如盐巴戟天。

4. 盐水腌渍法　多用于产地加工。鲜药材用淡盐水盐渍后干燥。如盐附子、盐肉苁蓉。

（二）炮制作用

1. 引药下行　入肾经，增强补益肝肾的作用，故有"盐制走肾"之说。盐制增强疗效，一般补肾药如杜仲、巴戟天、补骨脂等，经盐制后能增强补肝肾的作用。小茴香、荔枝核、橘核等，盐制后可增强疗疝止痛的功效。车前子、泽泻等利水渗湿药，经盐制后可借助其润下之功，以增强利尿作用。

2. 增强滋阴降火作用　如知母、黄柏等盐制后，可起协同作用，增强滋阴降火清血热的作用。

3. 矫臭矫味，防腐　产地加工用盐制防止药物腐烂。

（三）注意事项

1. 溶化食盐时，加水量视药物的吸水情况而定，一般为食盐用量的 4～5 倍。

2. 盐炙法火力宜小，采用第二种方法时更应控制火力，若火力过大，加入盐水后，水分迅速蒸发，食盐即黏附在锅上，达不到盐炙目的。

3. 盐炙药物，一般以炒干即可，但也有些药物需炒至规定程度，如杜仲应炒至焦黑色、丝易断为度。

4. 盐炙、盐蒸、盐渍等方法一定要严格控制盐的用量。

杜　仲

【药材来源】本品为杜仲科植物杜仲 *Eucommia ulmoides* Oliv. 的干燥树皮。4～6 月剥取，刮去粗皮，堆置"发汗"至内皮呈紫褐色，晒干。

【炮制方法】

1. 杜仲　取原药材，刮去粗皮、洗净、润透，切丝或块，干燥。

2. 盐杜仲

（1）取杜仲块，置锅内用武火炒至焦黑色、丝易断，用盐水喷洒，取出，放凉。每 100kg 杜仲，用食盐 2kg。

（2）取砂置锅内，加热至一定程度，倒入杜仲块，武火炒至断丝，取出，筛去砂，趁热喷匀盐水，晾干。每 100kg 杜仲，用食盐 2kg。

（3）取杜仲块，加食盐水拌匀吸尽后，置锅内，用武火炒至黑色、丝易断时，用水喷洒灭火星，取出，放凉。每 100kg 杜仲，用食盐 2kg。

【饮片功效】

1. 杜仲　具有补肝肾、强筋骨、安胎的功效。生杜仲较少应用，一般仅用于浸酒。

2. 盐杜仲　经盐炙后引药入肾，直达下焦，温而不燥，增强补肝肾、强筋骨、安胎的作用。

常用于肝肾不足、腰膝酸痛、筋骨无力、头晕目眩、妊娠漏血、胎动不安。

【临床应用】

1. 杜仲　味甘，性温，归肝、肾经，具有补肝肾、强筋骨、安胎的功效。生杜仲偏于益肝舒筋。生杜仲较少应用，一般仅用于浸酒，如治卒腰痛的杜仲酒（《外台秘要》）。

2. 盐杜仲　治肾虚腰痛、起坐不利、膝软乏力，如《中国药典》青娥丸；治肝肾亏虚、胎动不安，如《证治准绳》杜仲丸；治中风筋脉挛急、腰膝无力，如《圣济总录》杜仲饮；治高血压症，如《中国药典》杜仲降压片。

【研究摘要】《本草正》载："其功入肾，用姜汁或盐水润透，炒去丝，补中强志。"《得配本草》载："去皮用，治泻痢酥炙。除寒湿酒炙，润肝肾蜜炙，补腰肾盐水炒，治酸痛姜汁炒。"

杜仲含有的右旋松脂醇双葡萄糖苷为其主要降压成分。生杜仲、盐杜仲炭和砂烫盐杜仲均能使兔、狗血压明显下降，杜仲炭和砂烫品作用强度基本一致，均比生杜仲强；盐杜仲对猫的降压作用比生杜仲强一倍；杜仲煎剂比杜仲酊剂强；醇提取后的残渣水煎剂仍有降压作用。

杜仲生品、炒炭、砂烫三种制品均可减缓大鼠离体子宫的自发活动，对抗脑垂体后叶素对子宫的作用，杜仲炭和砂烫品的作用强度基本一致，均比生品强；生杜仲和盐杜仲对中孕小鼠痉挛性收缩的拮抗作用增加，对垂体后叶引起的子宫痉挛性收缩的拮抗作用减弱；杜仲不同工艺的炮制品和生品均对家兔离体子宫有抑制作用，200℃烘品和砂炒品作用最强，160℃烘品次之，盐炙品又次之，生品最弱。

盐炙杜仲浸出物含量最高，砂烫盐杜仲次之，生品最低；砂烫盐杜仲的绿原酸含量高于盐炙杜仲；杜仲盐炙后，有毒元素铅的含量下降，锌、锰、铁、钙、磷5种元素含量均升高，尤以前4种升高更明显。杜仲能使多种动物离体子宫自主收缩减弱，并拮抗子宫收缩剂的作用而解痉，盐制品又强于生品，故中医用盐杜仲治胎动不安。

历代本草对杜仲的炮制方法多载有"炒断丝"。杜仲胶为一种硬性橡胶类，经高温加热后硬性橡胶可被破坏，有利于有效成分的溶出。杜仲有降压作用，盐炙杜仲比生杜仲强一倍，杜仲煎剂的作用比杜仲酊剂的作用强；比较各种杜仲制剂的降压作用，以盐炙杜仲煎剂为佳。这说明古代炮制"炒断丝"是有一定道理的。

巴戟天

【药材来源】本品为茜草科植物巴戟天 *Morinda officinalis* How 的干燥根。全年均可采挖，洗净，除去须根，晒至六至七成干，轻轻捶扁，晒干。

【炮制方法】

1. 巴戟天　取原药材，除去杂质，洗净，置蒸笼内蒸透，趁热除去木心或用水润透除去木心，切段，干燥。

2. 盐巴戟　取巴戟段，加盐水拌匀，待盐水被吸尽后，用文火炒干。或取净巴戟，加盐水拌匀，蒸透，趁热除去木心，切段，干燥。每 100kg 巴戟天，用食盐 2kg。

3. 制巴戟　取净甘草捣碎，置锅内，加约甘草 5 倍量的水，煎汤两次，去药渣，取甘草汤加入净巴戟天拌匀，煮透，趁热抽去木心，切段，干燥。每 100kg 巴戟天，用甘草 6kg。

【饮片功效】

1. 巴戟天　味甘、辛，性微温，归肾、肝经，具有补肾阳、强筋骨、祛风湿的功效，生品多用于肾虚而兼风湿之证。

2. 盐巴戟　经盐制后引药入肾，温而不燥，补肾助阳作用缓和，多服久服无伤阴之弊。常用于阳痿早泄、尿频或失禁、宫冷不孕、月经不调。

3. 制巴戟 经甘草制后增加甘温补益作用，偏于补肾助阳、强筋骨。用于肾气虚损，胸中短气、腰脚疼痛、筋骨无力。

【临床应用】

1. 巴戟天 治风寒腰膝酸痛，如《太平圣惠方》巴戟丸。

2. 盐巴戟天 治阳痿早泄、子宫虚冷、小便失禁、白浊，以本品配伍益智仁、桑螵蛸、菟丝子等同用，方见《奇效良方》。

3. 制巴戟天 治肾虚骨萎，脾虚气虚，如《张氏医通》金刚丸；治月经不调、少腹冷痛，如《太平惠民和剂局方》巴戟丸。

【研究摘要】采用紫外光谱、薄层色谱和等离子体发散光谱法比较了巴戟天盐炙前后的变化，巴戟天经盐炙后紫外光谱发生了明显变化，薄层色谱和无机元素含量也有所改变。

巴戟天传统用药要求"去心"，据研究结果表明，巴戟天根皮和木心所含化学成分存在很大差异。根皮中有毒元素铅较木心含量低；铁、锰、锌等16种微量元素含量较木心高，特别是与中医"肾"、心血管和造血机能密切相关的锌、锰、铁、铬等元素在根皮中含量较高，所以巴戟天去木心是合理的。

【附注】《得配本草》载："滚水浸去心；助阳，杞子汁浸蒸；去风湿，好酒拌炒；摄精，金樱子汁拌炒；理肾气，菊花同煮。"

补骨脂

【药材来源】本品为豆科植物补骨脂 *Psoralea corylifolia* L. 的干燥成熟果实。秋季果实成熟时采收果序，晒干，搓出果实，除去杂质。

【炮制方法】

1. 补骨脂 取原药材，除去杂质。

2. 盐补骨脂 取净补骨脂，加盐水拌匀，稍闷，用文火炒至微鼓起，迸裂并有香气时，取出，放凉。每100kg补骨脂，用食盐2kg。

【饮片功效】

1. 补骨脂 味辛、苦，性温，归肾、脾经，具有温肾壮阳、除湿止痒的功效。生用辛热而燥，不宜长时间服用，服用稍长则有口干、舌燥、喉痛等伤阴症状。

2. 盐补骨脂 盐炙后引药入肾，温肾助阳、纳气、止泻作用增强。用于阳痿遗精、遗尿尿频、腰膝冷痛、肾虚作喘、五更泄泻。

【临床应用】

1. 补骨脂 多用于制备酊剂、散剂、注射液等。外用治银屑病、白癜风、扁平疣、斑秃。

2. 盐补骨脂 治肾气虚冷、小便无度，如《魏氏家藏方》破故纸丸；治阳痿、腰膝冷痛，如《本草纲目》补骨脂丸；治脾肾阳虚、五更泄泻，如《证治准绳》四神丸。

【研究摘要】研究表明，补骨脂盐炙后，其水溶性化学成分发生了质的变化，但其主要成分之一的补骨脂素无质的变化。高温与稀醇、水浸泡可使补骨脂内呋喃香豆精成分含量升高。

盐炙补骨脂无论在提升环磷酰胺引起的白细胞降低或拮抗大黄引起的肠蠕动亢进方面，均较其他炮制品和生品为优。

【附注】《得配本草》载："暖上焦，酒拌蒸，暖肾，盐水炒。"《本草述钩元》载："惟大燥，一法用盐水浸一日，取出晒干，再同盐炒过用。"

黄　柏

【药材来源】本品为芸香科植物黄树皮 *Phellodendron chinense* Schneid. 的干燥树皮。习称"川黄柏"。剥取树皮后，除去粗皮，晒干。

【炮制方法】

1. 生黄柏　取原药材，除去杂质，刮去粗皮，洗净，润透，切丝或块，晒干。

2. 盐黄柏　取黄柏丝或块，用盐水拌匀，稍闷，用文火炒干，取出，放凉。每 100kg 黄柏，用食盐 2kg。

3. 酒黄柏　取黄柏丝或块，用黄酒拌匀，稍闷，用文火炒至表面显棕黄色，取出，放凉。每 100kg 黄柏，用黄酒 10kg。

4. 黄柏炭　取黄柏丝或块，置锅内，用武火炒至表面呈焦黑色，内部深褐色或棕黑色，喷洒少许清水，灭净火星，取出，放凉。

【饮片功效】

1. 黄柏　味苦，性寒，归肾、膀胱经，具有清热燥湿、火解毒的功效。生黄柏苦燥，清热燥湿作用较强。

2. 盐黄柏　经盐炙后可引药入肾，缓和苦燥之性，增强滋肾阴、泻相火、退虚热的作用。

3. 酒黄柏　经酒炙后可降低苦寒之性，免伤脾阳，并借酒升腾之力，引药上行，清血分湿热。

4. 黄柏炭　经炒炭后，清湿热之中兼具涩性，多用于便血、崩漏下血。

【临床应用】

1. 黄柏　治热毒壅盛、痈疽疔疮、红肿疼痛，以本品配伍黄芩、栀子，如《外台秘要》黄连解毒汤；治湿热痢疾，如《伤寒论》白头翁汤；治伤寒身黄、发热，如《伤寒论》栀子柏皮汤；治疮疡疔毒，如《外台秘要》黄连解毒汤；治烫伤火伤，如《世医得效方》黄柏散。

2. 盐黄柏　治肾阴不足、虚火内扰、骨蒸潮热、遗精梦泄，如《医宗金鉴》知柏地黄丸；治婴童肾经火盛、阴硬不软，如《婴童百问》泄肾丸；治阴虚骨蒸、盗汗、遗精，如《中国药典》大补阴丸。

3. 酒黄柏　治目赤、咽喉肿痛、口舌生疮，如《北京中成药选编》上清丸；治不渴而小便闭、热在下焦血分，如《兰室秘藏》通关丸。

4. 黄柏炭　治便血、崩漏下血兼有热象者，可配伍他药共用。

【研究摘要】对生黄柏及其不同炮制品的水煎液抑菌、抗炎、解热作用比较，结果表明生品及不同炮制品均表现出不同的抑菌作用和不同程度的抗炎作用，但随炒制温度升高，急性炎症的抑制作用下降，当炒制温度在 250℃时，抗炎作用已极弱。解热实验表明，单味生品与炮制品的解热作用较弱且缓慢。

【附注】《本草辨义》载："用咸水炒，使咸以入肾，主降阴火，以救肾水。"《本草述》载："滋肾水、泻膀胱，必资乎盐炒。"《证治准绳》载："生用则降实火，熟用酒制则治上，盐制则治下，蜜制则治中而不伤胃。"

荔枝核

【药材来源】本品为无患子科植物荔枝 *Litchi chinensis* Sonn. 干燥成熟种子。夏季采摘成熟果实，除去果皮及肉质假种皮，洗净，晒干。

【炮制方法】

1. 荔枝核 取原药材，除去杂质洗净，晒干，用时捣碎。

2. 盐荔枝核 取净荔枝核，捣碎，加盐水拌匀，润透，用文火炒干，取出，放凉。每100kg荔枝核，用食盐 2kg。

【饮片功效】

1. 荔枝核 味甘、微苦，性温，归肝、肾经，具有行气散结、祛寒止痛的功效。

2. 盐荔枝核 盐炙后引药入肾，增强疗疝止痛的作用。

【临床应用】

1. 荔枝核 治胃脘久痛，肝气郁滞，以本品配伍木香、元胡、川楝子等，如《景岳全书》荔枝散。

2. 盐荔枝核 治寒凝气滞所致的疝痛、睾丸肿痛，如《北京市中医成方集》疝气内消丸；治心腹胃脘久痛、屡触屡发，如《景岳全书》荔香散；治肾大如斗，如《医得效方》荔枝散；治血分刺痛，如《妇人良方》蠲痛散。

【研究摘要】本品含皂苷、鞣质、挥发油等。对四氧嘧啶糖尿病有显著的降血糖作用，使肝糖原含量显著降低。临床用于治疗慢性胃炎、糖尿病等。

【附注】《本草蒙筌》载："煅存性酒调，治卒心痛，疝痛。"《本草正义》载："治心胃痛疼，制用火煨熟。"

部分地区用荔枝核炭，古代多用此炮制品治气滞血瘀的经前腹痛或产后腹痛，如治妇人血气刺痛的蠲痛散（《妇人良方》）。

车 前 子

【药材来源】本品为车前科植物车前 *Plantago asiatica* L. 或平车前 *Plantago depressa* Willd. 干燥成熟种子。夏、秋两季种子成熟时采收果穗，晒干，搓出种子，除去杂质。

【炮制方法】

1. 生车前子 取原药材，除去杂质，筛去灰屑。

2. 炒车前子 取净车前子置锅内，用文火炒至略有爆裂声，并有香气逸出时，取出，放凉。

3. 盐车前子 取净车前子置锅内，用文火炒至略有爆裂声时，喷洒盐水，炒干，取出，放凉。每100kg 车前子，用食盐 2kg。

【饮片功效】

1. 车前子 味甘，性微寒，归肝、肾、肺、小肠经，具有清热利尿、渗湿通淋、明目、祛痰的功效。生车前子长于利水通淋。常用于水肿胀满、热淋涩痛。

2. 炒车前子 炒制后寒性稍减，并能提高煎出量，作用与生品相似，长于渗湿止泻、祛痰止咳。多用于湿浊泄泻。可单用。

3. 盐车前子 盐制后泻热利尿而不伤阴，引药下行，增强作用。用于肾虚脚肿、眼目昏暗、虚劳梦泄。

【临床应用】

1. 车前子 治湿热阻滞膀胱，小便频数、尿道刺痛，以本品配伍清利湿热的中药同用，如《太平惠民和剂局方》八正散。

2. 炒车前子 治暑湿泄泻，与白术、香薷、藿香等配伍，如《简便单方》以本品与炒白术等分，治疗暑湿泄泻；治肺热痰多，与杏仁、前胡、桔梗同用；若肺部实热，则多配以黄芩、鱼腥草、贝母等；若为肺阴虚，则配麦冬、南沙参等。

3. 盐车前子　治眼目昏暗或红肿，配伍菊花、龙胆草、黄芩等清肝药使用。

【研究摘要】车前子炮制后，黄酮类成分含量有变化，炒车前子含量较高，盐车前子次之，生品较低，即清炒和盐炙可提高黄酮类成分含量。

通过分光光度法测定多糖含量和凝胶色谱法分析。认为不同种车前子炮制品同其生品相比较，多糖含量均降低、多糖结构均改变。说明清炒及盐炙能使车前子中多糖发生降解，从而影响其多糖含量。

【附注】《炮炙大法》载："入补益药中用米泔淘净蒸，入利水治泄泻药炒为末用。"

知　母

【药材来源】本品为百合科植物知母 *Anemarrhena asphodeloides* Bge. 干燥根茎。春、秋两季采挖，除去地上部分及须根，洗净、晒干，习称"毛知母"。或除去外皮，晒干。

【炮制方法】

1. 知母　取原药材，除去毛状物及杂质，洗净，润透，切厚片，干燥。

2. 盐知母　取知母片，置锅内，用文火微炒至变色，喷洒盐水，炒干，取出，放凉。每100kg 知母，用食盐 2kg。

【饮片功效】

1. 知母　味苦、甘，性寒，归肺、胃、肾经，具有清热泻火、生津润燥的功效。其苦寒而不燥，上能清肺、中能凉胃、下能泻肾火；既能清实热，又可退虚热。生知母苦寒滑利，长于清热泻火、生津润燥，尤善清肺、胃之火。常用于外感热病、高热烦躁、口渴、脉洪大等，以及肺热燥咳、痰黄而稠。

2. 盐知母　盐炙后可引药下行，专入肾经，增强滋阴降火的作用，善清虚热。常用于肝肾阴亏、虚火上炎、骨蒸潮热、盗汗遗精。

【临床应用】

1. 知母　为清热泻火药，多用于肺火喘咳、胃热壅盛、烦渴汗出，以本品配伍石膏、甘草、粳米，如《伤寒论》白虎汤。

2. 盐知母　治肺热咳嗽、咯痰黄稠、咽喉干燥，以本品配伍贝母、杏仁、葶苈子、半夏等，如《济生方》二母汤；治胃热、阴伤口干，配伍生山药、生黄芪、生鸡内金、葛根等，如《医学衷中参西录》玉液汤。

【研究摘要】对知母不同药用部位的研究表明，皂苷粗品（乙醇提取物）含量以知母皮最高，毛知母次之，光知母最低。采用薄层扫描法测定各炮制品中菝葜皂苷元的含量，不同炮制品中菝葜皂苷元含量都较生品高，其中盐炙品增加最为明显。增高顺序为盐炙＞麸炒＞清炒＞酒炙＞生品，初步证明了传统炮制方法的合理性。实验结果表明，知母炮制后起到杀酶保苷作用，有利于药材的储存。

知母皮在实验浓度下对大肠杆菌和金黄色葡萄球菌的抑制作用强于毛知母和光知母，这可能与其皂苷含量有关，认为知母以不去皮为宜。

比较知母及不同炮制品对二甲苯致小鼠耳郭肿胀的抑制作用，知母及不同炮制品均有抗炎作用，但酒炙、清炒、盐炙品抗炎作用均不及生品；比较知母及不同炮制品对小鼠自主性活动影响，结果证明酒炒品、清炒品镇静作用比生品明显增强，而盐炙品增强不明显。

【附注】《本草蒙筌》载："引经上颈，酒炒才升；益肾滋阴，盐炒便入。"《医学入门》载：

"补药盐水或蜜水蒸或炒。"

有的地区还用酒知母和麸炒知母。酒炒的目的是引药入血分和降低寒泄之性；麸炒的目的是缓和寒滑之性，适用于脾虚便溏而肺有燥热的患者。

泽　泻

【药材来源】本品为泽泻科植物东方泽泻 *Alisma orientale*（Sam.）Juzep. 或泽泻 *Alisma plantago-aquatica* Linn. 的干燥块茎。冬季茎叶开始枯萎时采挖，洗净，干燥，除去须根及粗皮。

【炮制方法】

1. 生泽泻　取原药材，除去杂质，大小分档，浸泡，润透，切厚片，干燥。

2. 盐泽泻　取泽泻片，喷洒盐水，拌匀，闷润，用文火炒至微黄色，取出，放凉。每 100kg 泽泻，用食盐 2kg。

3. 麸炒泽泻　先将锅烧热，撒入麦麸，待冒烟时投入泽泻片，不断翻炒，炒至饮片呈黄色时取出，筛去麦麸，放凉。每 100kg 泽泻，用麦麸 10 ～ 15kg。

【饮片功效】

1. 泽泻　味甘，性寒，归肾、膀胱经。具有利小便，清湿热的功效。生泽泻偏于健脾利水渗湿。常用于小便不利、水肿、湿热黄疸、淋浊、湿热带下及高脂血症。

2. 盐泽泻　盐炙后引药下行，并增强泻热作用，利尿而不伤阴。用小剂量于补方中，可泻肾降浊，并防止补药之滋腻。可用于阴虚火旺，利水清热养阴，如治疗水热互结、小便不利、腰痛重者。

3. 麸炒泽泻　麸炒缓和寒性，长于渗湿和脾，降浊以升清。多用于脾虚泻泄、痰湿眩晕，如治疗脾虚久泻、痰饮眩晕等。

【临床应用】

1. 泻泽　治淋证、水肿、黄疸，以本品配伍茵陈、滑石，如《备急千金要方》治湿热黄疸、面目身黄方。

2. 盐泽泻　治寒湿壅阻腰府、络脉被阻、腰部重痛，如《圣济总录》泽泻汤；治腰膝酸软、足跟疼痛，如《小儿药证直诀》六味地黄丸。

3. 炒泽泻　治脾湿泄泻、小便不利，与白术、茯苓、神曲等同用；兼阳虚偏寒者，还常配炮姜、木香，如《类证治载》泄泻方；治痰饮眩晕、水饮停滞于中焦、清阳不升、头目眩晕、时时发作者，本品与白术同用，如《金匮要略》泽泻汤。

【研究摘要】大鼠利尿实验证明，泽泻不同产季和不同药用部位的利尿效果不同。冬泽泻利尿力较春泽泻强。生泽泻、酒泽泻、麸炒泽泻均有一定的利尿作用，而盐泽泻几无利尿作用，但在五苓散方中，无论选用生泽泻或盐泽泻均有利尿作用。但作用强弱与采集季节、药用部位、炮制方法、给药途径及实验动物的种类有关。

泽泻经炮制后，其水溶性煎出物均有不同程度的增加，尤以盐制品最高。研究表明，泽泻盐制后有 23 种微量元素含量增加，9 种微量元素含量减少，其含量增加的微量元素种类大大多于含量减少的微量元素种类，从而使其药性由寒凉偏于平和，其主要作用也发生了一定的改变。

【附注】《幼幼集成》载："滋阴利水盐水炒。"《得配本草》载："健脾生用或酒炒用。"

益　智　仁

【药材来源】本品为姜科植物益智 *Alpinia oxyphylla* Miq. 的干燥成熟果实。夏、秋间果实由绿变红时采收，晒干或低温干燥。

【炮制方法】

1. 益智仁 先取河砂置锅内，用武火炒热，再加入净益智仁，炒至外壳呈焦黄色鼓起时，取出，筛去砂，趁热碾破外壳，筛取子仁。

2. 盐益智仁 取净益智仁，加盐水拌匀，稍闷，用文火炒干，取出，放凉。每 100kg 益智仁，用食盐 2kg。

【饮片功效】

1. 益智仁 益智仁味辛，性温，归脾、肾经，具有温脾止泻、温肾固精的功效。生益智仁燥性较大，功偏燥湿温脾、摄涎唾。常用于脾胃虚寒，腹痛吐泻，涎唾常流。

2. 盐益智仁 盐炙后辛燥之性减弱，专行下焦。长于温肾、固精、缩尿。常用于肾气虚寒的遗精、遗尿、尿频、白浊、寒疝疼痛。

【临床应用】

1. 益智仁 治脾胃虚寒、腹痛吐泻、涎唾常流、呕吐泄利，如《太平惠民和剂局方》益智散；治脾胃虚寒、不能固摄，如《中药临床应用》摄涎秒方。

2. 盐益智仁 治肾气虚寒致膀胱不约、小便频数或遗尿，既可单用本品与食盐同煎服，又可与山药、乌药等同用，如《浙江省药品标准》治小便频数、夜卧遗尿的缩泉丸；治寒凝疝痛、连小腹挛搐，如《济生方》益智仁散。

【研究摘要】益智仁生品和盐炙品对乙酰胆碱引起的膀胱逼尿肌兴奋具有显著的拮抗作用，可降低肌条收缩的平均张力，盐炙品效果优于生品，两者均呈剂量依赖性。

益智仁生品挥发油中有 68 种成分，盐炙品中有 49 种，两者共有成分 33 种。盐炙益智仁与生品比，新增 2 个色谱峰，7 个色谱峰含量发生变化。

【附注】《修事指南》载："盐炒，止小便频数。"

沙 苑 子

【药材来源】本品为豆科植物扁茎黄芪 *Astragalus complanatus* R.Br. 的干燥成熟种子。秋末冬初果实成熟尚未开裂时采割植株，晒干，打下种子，除去杂质，晒干。

【炮制方法】

1. 沙苑子 取原药材，除去杂质，洗净晒干。

2. 盐沙苑子 取净沙苑子，加盐水拌匀，稍闷，用文火炒干，取出，放凉。每 100kg 沙苑子，用食盐 2kg。

【饮片功效】

1. 沙苑子 味甘，性温，归肝、肾经，具有温补肝肾、固精缩尿、明目的功效。生品益肝明目力强，多用于肝虚目昏。

2. 盐沙苑子 盐制后药性更为平和，能平补阴阳；引药入肾，增强补肾固精的作用。多用于肾虚腰痛、梦遗滑精、白浊带下。

【临床应用】

1. 沙苑子 治肝虚目昏或兼头晕头痛，如《吉林中草药》方，配伍芜蔚子、青葙子，治目暗不明；配伍熟地黄、枸杞子、菊花、菟丝子治头昏目花。

2. 盐沙苑子 治肾虚、精关不固、梦遗滑精、腰酸腿软，如《医方集解》金锁固精丸；配伍芡实、莲须、龙骨（酥炙）、牡蛎，主治精滑不禁，又可用于尿频、遗尿。

【研究摘要】本品具提高机体的细胞特异性免疫和非特异性免疫作用；水煎醇沉剂具有抗炎作用，能明显降低血清胆固醇和甘油三酯；能降低实验动物血压，减慢心率。降低心肌张力，同时增加脑血流量；还具有明显镇痛、抗疲劳、耐重和增加体重等作用。临床用于治疗青少年假性近视，还可以用于脾胃虚弱、水谷难化、湿热成腹水症、肾虚诸证及白癜风等。

【附注】《得配本草》载："入补剂炒熟，入凉药生用。"

砂　仁

【药材来源】本品为姜科植物阳春砂 *Amomum villosum* Lour.、绿壳砂 *Amomum villosum* Lour. var.*xanthioides* T.L.Wu et Senjen 或海南砂 *Amomum longiligulare* T.L.Wu 的干燥成熟果实。夏、秋间果实成熟时采收，晒干或低温干燥。

【炮制方法】

1. 砂仁　取原药材，除去杂质，去壳取子，用时捣碎。

2. 盐砂仁　取净砂仁，加盐水拌匀，稍闷，用文火炒干，取出，放凉。每 100kg 砂仁，用食盐 2kg。

【饮片功效】

1. 砂仁　味辛，性温，归脾、胃、肾经，生品辛香，偏于芳香化湿、行气和胃。具有化湿开胃，温脾止泻，理气安胎的功效。温中调气，能疏通上中下三焦之气，行气调中力强。临床常生用于湿浊中阻、脘痞不饥、脾胃虚寒、呕吐泄泻、妊娠恶阻。

2. 盐砂仁　经盐制后辛燥之性略减，温而不燥，并能引药下行，增强温中暖肾，理气安胎作用。可用于霍乱转筋、胎动不安。

【临床应用】

1. 砂仁　治脾胃虚弱、湿滞中阻，如《医方集解》香砂六君子汤；治脾胃虚弱，如《太平惠民和剂局方》参苓白术散；治胸膈噎闷、心腹冷痛，如《太平惠民和剂局方》缩砂丸；治妊娠胃虚气逆、呕吐不食，如《济生方》缩砂散。治腹痛痞胀、胃呆食滞等，如《摄生秘剖》香砂枳术丸。

2. 盐砂仁　治腹痛泄泻、小便频数，如《济生方》缩砂散。治霍乱，单用砂仁末入食盐泡服（《本草述》）；亦可与藿香、陈皮等配伍治霍乱转筋、呕吐泻泄；治妊娠胎动不安，如《朱氏集验方》铁罩散。

【研究摘要】砂仁煎剂对二磷酸腺苷（ADP）诱导的血小板聚集有明显的抑制作用，剂量增加，则作用时间相应延长；对小鼠应激性溃疡有明显抑制作用，可显著减少大鼠的胃酸分泌；砂仁种子提取液能明显加强豚鼠离体回肠的节律性运动，并使收缩幅度增大，大剂量则使张力减弱，振幅降低，并能拮抗乙酰胆碱及氯化钡对肠管的兴奋作用；砂仁还能促进小鼠肠道运动，增进胃肠运输功能；不同剂量的水煎剂灌胃给药，有明显的镇痛作用，并均能解除肠管过度兴奋、痉挛作用。

【附注】《得配本草》载："安胎，带壳炒熟研用；阴虚者，宜盐水浸透炒黑用；理肾气，熟地黄汁拌蒸用；痰膈胀满，萝卜汁浸透焙燥用。"

除盐制外，有的地方还用姜制：①将砂仁与姜汁拌匀，闷润，置锅内用文火炒干，取出，放凉。每 1kg 砂仁，用生姜 0.2kg。见《河南省中药材炮制规范》。②取砂仁用慢火炒后，加入姜汁炒至赤色。见《中药炮制经验集成》。

小茴香

【药材来源】本品为伞形科植物茴香 *Foeniculum vulgare* Mill. 干燥成熟果实。秋季果实初熟时采割植株，晒干，打下果实，除去杂质。

【炮制方法】

1. 茴香　取原药材，除去杂质及残梗，筛去灰屑。

2. 盐茴香　取净茴香，加盐水拌匀，稍闷，用文火炒至微黄色，香气逸出时取出，放凉。每100kg 茴香，用食盐 2kg。

【饮片功效】

1. 小茴香　味辛，性温，归肝、肾、脾、胃经，具有散寒止痛、理气和胃的功效。生品功偏中焦，长于理气调中、和胃止痛。用于胃寒呕吐、小腹冷痛、脘腹胀痛。

2. 盐茴香　盐炙后辛散作用稍缓，专行下焦，长于温肾祛寒、疗疝止痛。常用于疝气疼痛、睾丸坠痛、肾虚腰痛。

【临床应用】

1. 小茴香　治胃寒呕吐食少、呃逆、脘腹胀痛，可与干姜、木香等配用；治脾元冷滑、久泄腹痛，如《博济方》大圣散；治小腹冷癖，如《杂病源流犀烛》茴香丸。

2. 盐茴香　治寒凝气滞、疝气疼痛，如《沈氏尊生书》导气汤；治寒疝疼痛，如《景岳全书》暖肝煎；治睾丸肿胀偏坠，如《张氏医通》香橘散；治下元虚冷、腰膝疼痛、消瘦无力，如《太平圣惠方》茴香子丸。

【研究摘要】小茴香经不同方法炮制后挥发油含量显著降低，炮制后有 24 种化合物含量发生了明显的变化或转化，产生了 18 种新化合物。生品和各炮制品中含有相同的活性成分，其中以反式茴香脑含量最高。

小茴香生品及各炮制品挥发油均能降低全血还原黏度、红细胞刚性指数和变形指数，且血浆比黏度、血细胞比容、红细胞沉降率和红细胞聚集指数也呈下降趋势。其中，蜜炙品挥发油对血液流变性的作用最显著。

【附注】《仁术便览》载："青盐水炒，入肾经。"《握灵本草》载："茴香得盐则引入肾经，亦治小肠疝气。"

第二节　蜜制法

将净选的药材或切制后的饮片，加入定量熟蜜作为辅料的炮制方法称为蜜制法。汉代《金匮要略》就有蜜煎乌头，晋代《肘后方》有蜜煎升麻等。古代文献也有记载将药物涂蜜后，用微火炙干。现行多用蜜水拌炒法即蜜炙法。

蜂蜜性味甘平，具有甘缓益脾、润肺止咳、矫味等作用。蜂蜜虽言性平，实则生用性偏凉，能清热解毒；熟则性偏温，以补脾气、润肺燥之力胜。蜂蜜有调和药性的作用。"蜜炙甘缓难化增益元阳"，用熟蜜炮制药物，能与药物起协同作用，增强药物疗效或起解毒、缓和药性、矫味矫臭等作用。临床用于补脾益气、止咳平喘的中药，宜用蜜制，增强其疗效。性味苦劣的中药常用蜜制，起到矫味作用，患者容易接受。

蜜制法所用蜂蜜都要先加热炼制过，目的是除去蜂蜜中的微生物及酶，以免变质；除去水分，由生变熟。其方法：将蜂蜜置适宜容器内，加热至徐徐沸腾后，改用文火，保持微沸，并除去泡沫及上浮蜡质，然后用罗筛或纱布滤去死蜂、杂质，再倾入锅内，加热至116～118℃，满锅起鱼眼泡，用手捻之有黏性，两指间尚无长白丝出现时，停止加热，迅速出锅。熟蜜的含水量应控制为10%～13%较适宜。加热时注意蜂蜜沸腾外溢或焦化，当蜜液微沸时，及时用勺上下搅动，防止外溢。

（一）炮制方法

1. 蜜炙法

（1）先拌蜜后炒药法　取适量熟蜜开水溶解稀释，再与中药拌匀，闷润，使蜜渗入中药组织内部，文火炒至颜色加深，松散不黏手，取出，放凉，存贮。此法一般药物均可采用。

（2）先炒药后加蜜法　先用文火炒至中药颜色加深时，加入已稀释的蜜液翻炒，拌匀，炒至松散不黏手，取出，放凉，存贮。此法用于质地致密的中药，先将中药炒至质地略变酥脆，蜜容易被吸收时再加蜂蜜。

熟蜜用量视药物而定。质地疏松，纤维多的中药用量大；质地坚实，黏性较大中药用量少。一般100kg中药，用熟蜜25kg。

2. 蜜浸渍烘干法　取适量熟蜜开水溶解稀释，与中药饮片拌匀，浸渍吸收，使蜜渗入中药组织内部，置烘箱或烤箱烘干，饮片表面有蜜样光泽。

（二）炮制作用

1. 增强润肺止咳的作用　百部、款冬花、枇杷叶等，蜜炙后增强其润肺止咳的作用，故有"蜜蜂炙甘缓而润肺"之说。

2. 增强补脾益气的作用　黄芪、甘草等药，蜜炙能起协同作用，增强其补中益气的功效。

3. 缓和药性　如麻黄，发汗作用较猛，蜜炙能缓和其发汗力，并可增强其止咳平喘的功效。

4. 矫味和消除副作用　如马兜铃，其味苦劣，对胃有一定的刺激性。蜜炙能增强其止咳作用，并能矫味，避免呕吐。

（三）注意事项

1. 熟蜜不可过老，一般含水量在20%以上，否则黏性太强，不易与药物拌匀。

2. 蜜炙用文火，以免蜂蜜焦化糊锅。炙的时间可稍长，尽量除去水分，避免药物发霉。

3. 经蜜制后的药物要凉后密闭保存，以免吸潮发黏或发酵变质。

黄　芪

【药材来源】本品为豆科植物蒙古黄芪 *Astragalus memdranaceus*（Fisch.）Bge.var.*Mongholicus*（Bge.）Hsiao 或膜荚黄芪 *Astragalus membranaceus*（Fisch.）Bge. 的干燥根。春秋两季采挖，除去须根及根头，晒干。

【炮制方法】

1. 黄芪　取原药材，除去杂质，洗净、润透，切薄片，干燥。

2. 蜜黄芪　取熟蜜加开水稀释后，加入黄芪片中拌匀，稍闷，置锅内，用文火炒至不黏手，取出，放凉。每100kg黄芪，用熟蜜25kg。

【饮片功效】

1. 黄芪　味甘，性温，归肺、脾经，具有固表止汗、利尿托毒生肌、敛疮收口的功效。生品长于益卫固表，托毒生肌，利尿退肿。常用于表卫不固的自汗或体虚易于感冒、气虚水肿、痈疽不溃或溃久不敛。

2. 蜜黄芪 蜜炙后甘温而偏润，长于益气补中。多用于脾肺气虚、食少便溏、气短乏力或兼中气下陷之久泻脱肛、子宫下垂，以及气虚不能摄血的便血、崩漏等出血证；也可用于气虚便秘。

【临床应用】

1. 黄芪 治体虚多汗，身体虚弱则卫气不足而表虚自汗，常与牡蛎、麻黄根、浮小麦等敛汗药同用，如《太平惠民和剂局方》牡蛎散；治易感风邪、恶风者，与白术、防风等同用，如《丹溪心法》之玉屏风散；治痈疽不溃或溃不收口体虚痈疽，则脓成日久难溃，或疮成无脓，或溃不收口，因其气虚血亏而无生化促进之力，常与当归、川芎、穿山甲等配伍，如《外科正宗》之透脓散。

2. 蜜黄芪 治脾胃虚弱，与党参或人参合用，如《全国中药成药处方集》黄芪膏和参芪膏；对于气虚无力固摄之倦怠乏力、面色㿠白、吐血、便血、崩漏等，与人参、白术、当归等同用，如《校注妇人良方》归脾汤；治中气下陷诸症，与人参、白术、升麻、柴胡等同用，如《脾胃论》补中益气汤；治脾肺气虚证，与党参、紫菀、茯苓、陈皮等配伍，如《千家妙方》肺脾益气汤。

【研究摘要】蜜黄芪和生黄芪均能提高小鼠巨噬细胞吞噬能力，蜜炙品强于生品。用2%的乙酰苯肼诱导的动物血虚、气虚的药理模型进行研究，结果表明，蜜炙品的补气作用强于生品；生品和蜜炙品均有恢复受损红细胞的变形能力，蜜炙品对人体受损伤的保护作用强于生品。

研究表明，不同基原植物以及炮制方法会影响黄芪对神经突起伸展的作用。不同炮制方法对黄芪中糖类含量有显著影响，其中水溶性粗多糖的含量依次为酒制＞盐制＞炒制＞米制＞盐麸制＞生品。

【附注】《本草蒙筌》载："生用治痈疽，蜜炙补虚损。"《医学入门》载："治痈疽生用，治肺气虚蜜炙用，治下虚盐水或蒸或炒。"

甘 草

【药材来源】本品为豆科植物甘草 *Glycyrrhiza uralensis* Fisch、或胀果甘草 *Glycyrrhiza inflata* Bat. 或光果甘草 *Glycyrrhiza glabra* L. 的干燥根和根茎。春、秋两季采挖，除去须根，晒干。

【炮制方法】

1. 甘草 取原药材，除去杂质，大小分开，浸泡至3～4成透，闷润至透，切厚片，干燥。

2. 蜜甘草 取熟蜜加适量开水稀释后，加入甘草片中拌匀，文火炒至不黏手，取出，放凉。每100kg 甘草片，用熟蜜 25kg。

【饮片功效】

1. 甘草 味甘，性平，归心、肺、胃经，具有补脾益气、清热解毒、祛痰止咳、缓急止痛、调和诸药的功效。生品味甘偏凉，长于泻火解毒、化痰止咳。多用于痰热咳嗽、咽喉肿痛、痈疽疮毒、食物中毒及药物中毒。

2. 蜜甘草 蜜炙后甘温，以补脾和胃、益气复脉力胜。常用于脾胃虚弱、心气不足、脘腹疼痛、筋脉挛急、脉结代。

【临床应用】

1. 甘草 治咽喉肿痛，与桔梗同用，如《伤寒论》桔梗汤；治肺热咳血，与鼠粘根、桔梗同用，如《沈氏尊生书》甘草鼠粘汤；治痈疽肿毒，与金银花、野菊花、蒲公英等同用，亦可单用熬膏应用，如《普济方》国老膏。

2. 蜜甘草　治脾虚泄泻，常与人参、白术、茯苓同用，如《太平惠民和剂局方》四君子汤；治心悸脉结代，常与人参、桂枝、生地黄等同用，如《伤寒论》炙甘草汤；治拘挛疼痛，与白芍同用，如《伤寒论》芍药甘草汤；治心下痞满，与黄连、干姜、半夏等同用，如《伤寒论》甘草泻心汤。

【研究摘要】甘草蜜炙前后甘草酸的含量测定表明，样品计重时若扣除蜜量，则生甘草与炙甘草的甘草酸含量无明显变化，也与蜜量无关。若不扣除蜜量，则蜜炙甘草的甘草酸含量减少了20%左右，而甘草苷的含量无变化。又据报道，甘草酸的含量与炮制过程中温度有关，炮制时温度越高，甘草酸含量下降越多。

炙甘草能抗多种心律失常，如抗乌头碱诱发的家兔心律失常，抗氯化钡诱发大鼠心律失常，抗 $CaCl_2$–Ach 混合液诱发小鼠心房纤颤（或心房扑动），炙甘草和生甘草还能加强异搏定诱发小白鼠房室传导阻滞作用。在提高小鼠巨噬细胞方面，蜜炙甘草显著强于生甘草，故蜜炙甘草应为临床补气用甘草的最佳炮制品。

炙甘草止痛作用非常显著，明显优于生甘草加蜜及生甘草，说明甘草蜜炙能增强止痛作用，但不是甘草和蜂蜜的累加作用，而是炮制后发生了某些变化，使作用明显加强。

【附注】《本草衍义》载："入药须微炙，不尔亦微凉，生则味不佳。"《汤液本草》载："生用大泻热火，炙之则温能补上焦中焦下焦元气。"

紫　菀

【药材来源】本品为菊科植物紫菀 *Aster tataricus* L.f. 的干燥根及根茎。春、秋两季采挖，除去有节的根茎（"母根"）和泥沙，编成辫状晒干，或直接晒干。

【炮制方法】

1. 紫菀　取原药材，除去残茎及杂质，洗净，稍润，切厚片或段，干燥。

2. 蜜紫菀　取熟蜜加适量开水稀释后，加入紫菀中拌匀，闷润，文火加热，炒至不黏手，取出，放凉。每 100kg 紫菀，用熟蜜 25kg。

【饮片功效】

1. 紫菀　具有润肺下气、消痰止咳的功效。生品以散寒、降气化痰力胜，能泻肺气之壅滞。多用于风寒咳嗽、痰饮喘咳、小便癃闭。

2. 蜜紫菀　蜜炙后转泻为润，以润肺止咳力胜，多用于肺虚久咳或肺虚咳血。

【临床应用】

1. 紫菀　治风寒咳嗽，常与百部、白前、荆芥等同用，如《医学心悟》止嗽散；治寒饮咳嗽，常与麻黄、细辛、射干等同用，如《金匮要略》射干麻黄汤；治小便癃闭，常与车前子、木通、泽泻等同用，如《备急千金要方》治妇人小便卒不得出方。

2. 蜜紫菀　治虚劳久咳，常与百合、贝母、天门冬等同用，如《太平圣惠方》紫菀散；治肺痈咳血，常与阿胶、知母、人参等同用，如《济生拔萃》紫菀汤；治咳呛哮喘，与细辛、麻黄、杏仁等同用，如《张氏医通》冷哮丸。

【研究摘要】动物实验表明，紫菀对浓氨水喷雾法和二氧化硫刺激法有止咳作用，蜜炙后止咳作用更强。对大肠杆菌、痢疾杆菌、变形杆菌、伤寒杆菌、副伤寒杆菌、铜绿假单胞菌及霍乱弧菌有一定抑制作用；对艾氏腹水癌有一定抗癌作用。

桑 白 皮

【药材来源】 本品为桑科植物桑 *Morus alba* L. 的干燥根皮。主产于安徽、河南、浙江等地。秋末叶落时至次春发芽前采挖根部，刮去黄棕色粗皮，纵向剖开，剥取根皮，晒干。

【炮制方法】

1. 桑白皮 取原药材，除去杂质，洗净，稍润，切丝，干燥。

2. 蜜炙桑白皮 取熟蜜加适量开水稀释后，加入净桑白皮丝中拌匀，闷润，置锅内，用文火炒至不黏手，取出，放凉。每 100kg 桑白皮，用熟蜜 30kg。

【饮片功效】

1. 桑白皮 味辛、苦，性寒，归肺经，生品以散寒、降气化痰力胜，能泻肺气之壅滞。用于风寒咳嗽、痰饮喘咳。

2. 蜜桑白皮 蜜炙后寒泻之性缓和，并可增强降气止咳、平喘的作用，偏于润肺止咳。用于肺虚喘咳，并常与补气药或养阴药合用。

【临床应用】

1. 桑白皮 治热嗽痰浓，常与半夏、杏仁、大黄等同用，如《普济方》清肺饮子；治水饮喘咳，常与麻黄、细辛、桂枝等同用，如《本草汇言》桑白皮汤；治诸水肿病，常与生姜皮、茯苓皮、大腹皮等同用，如《中藏经》五皮饮；治坠跌扭伤，常与密陀僧、乌贼骨、黄丹研粉外敷，如《沈氏尊生书》桑白皮散。

2. 蜜桑白皮 治肺热喘咳，常与地骨皮、甘草、粳米同用，如《小儿药证直诀》泻白散；治咳嗽吐血，常与茜草、白茅根、黄芩等同用，清肺止血；治阴虚咳喘，常与沙参、麦冬、天冬等同用，滋阴润肺，止咳平喘。

【研究摘要】 实验结果表明，蜜炙桑白皮对组胺所引起的豚鼠离体气管条收缩有明显的解痉作用，对组胺所引起的气道痉挛也有明显保护作用，作用强度与炮制前相当；在镇咳、利尿实验中，蜜炙后的桑白皮利尿作用减弱，而镇咳作用增强。

百 部

【药材来源】 本品为百部科植物直立百部 *Stemona sessilifolia*（Miq.）Miq.、蔓生百部 *Stemona japonica*（Bl.）Miq. 或对叶百部 *Stemona tuberosa* Lour. 的干燥块根。春、秋两季采挖，除去须根，洗净，置沸水中略烫或蒸至无白心，取出，晒干。

【炮制方法】

1. 百部 取原药材，除去杂质，洗净，润透，切厚片，干燥。

2. 蜜百部 取熟蜜加适量开水稀释后，加入净百部片拌匀，闷透，置锅内，用文火炒至不黏手，取出，放凉。每 100kg 百部，用熟蜜 12.5kg。

【饮片功效】

1. 百部 味甘、苦，性微温，归肺经，生品长于止咳化痰、灭虱杀虫。可用于外感咳嗽，疥癣，灭头虱，驱蛲虫。本品对胃有一定刺激性，内服用量不宜过大。外用于头虱、体虱、蛲虫病、阴痒症。

2. 蜜百部 蜜炙后，润肺止咳作用增强，多用于阴虚劳咳。

【临床应用】

1. 百部 治蛲虫，与槟榔共研末，油调敷肛门周围能杀死蛲虫。治虱症，用酒精提取液，外搽患部，可治头虱、体虱、阴虱等。治疥癣，常与白鲜皮、黄柏、雄黄等同用，调匀为膏，外敷摊贴用，如《疡医大全》百部膏。

2. 蜜炙百部　治肺痨咳嗽，常与沙参、地骨皮、百合等同用，如《本草汇言》百部汤；治小儿顿咳，常与麻黄、杏仁等同用，如《小儿药证直诀》百部丸；治百日咳，常与紫菀、川贝母、白前等同用，能增强润肺止咳作用。

【研究摘要】本品能解痉、降低呼吸中枢兴奋性、抑制咳嗽反射，作用缓慢而持久；对人型结核杆菌、肺炎杆菌、葡萄球菌、链球菌、白喉杆菌、痢疾杆菌、铜绿假单胞菌、伤寒杆菌、鼠疫杆菌、炭疽杆菌、霍乱弧菌均有抑制作用；对流感病毒和皮肤真菌也有抑制作用；对蚊蝇幼虫、头虱、衣虱及臭虫等皆有杀灭作用。临床用于治疗慢性支气管炎、百日咳、头虱、酒渣鼻等。

白　前

【药材来源】本品为萝摩科植物柳叶白前 *Cynanchum stauntonii*（Decne.）Schltr.ex Levl. 或芫花叶白前 *Cynanchum glaucescens*（Decne.）Hand.–Mazz. 的干燥根茎及根。秋季采挖，洗净，晒干。

【炮制方法】

1. 白前　取原药材，除去杂质，洗净，润透，切段，干燥。

2. 蜜白前　取熟蜜加适量开水稀释后，加入白前段拌匀，闷润，置锅内，用文火炒至不黏手，取出，放凉。每 100kg 白前，用熟蜜 25kg。

【饮片功效】

1. 白前　味辛、苦，性微温，归肺经，具有降气、消痰、止咳的功效。生品长于解表理肺，降气化痰。但生用对于胃有一定刺激性，脾胃虚弱者服后可致恶心、呕吐。

2. 蜜白前　蜜炙能缓和对胃的刺激性，增强温润之性，可增强润肺降气、化痰止咳作用。

【临床应用】

1. 白前　治风寒咳嗽，常与桔梗、荆芥、百部等同用，如《医学心悟》止嗽散；治久咳上气，常与紫菀、半夏、大戟等同用，如《备急千金要方》白前汤。

2. 蜜白前　治肺虚寒咳，常与款冬花、紫菀、黄芪等同用；治肺燥咳嗽，常与麦冬、桑白皮、生地黄等同用，如《外台秘要》白前汤。

【研究摘要】本品对浓氨水诱发的小鼠咳嗽有明显的镇咳作用；有祛痰作用；其水提液腹腔注射给药可明显对抗乙酰胆碱和组织胺混合液诱导的豚鼠哮喘，并有明显的抗炎作用，且呈现良好的量效关系。

款 冬 花

【药材来源】本品为菊科植物款冬 *Tussilago farfara* L. 的干燥花蕾。12 月或地冻前尚未出土时采集，除去花梗及泥沙，阴干。

【炮制方法】

1. 款冬花　取原药材，除去杂质及残梗，筛去灰屑。

2. 蜜款冬花　取熟蜜加适量开水稀释后，加入款冬花中拌匀，闷透，置锅内，用文火炒至不黏手，取出，放凉。每 100kg 款冬花，用熟蜜 25kg。

【饮片功效】

1. 款冬花　味辛、微苦，性温，归肺经，生品长于散寒止咳，多用于风寒久咳或痰饮燥咳。

2. 蜜款冬花　蜜炙后药性温润，增强润肺止咳的功效。多用于肺虚久咳或阴虚燥咳。

【临床应用】

1. 款冬花　治肺痈咳嗽，常与甘草、桔梗、薏苡仁同用，如《疮疡经验全书》款冬花汤；治咳喘痰稀，常与杏仁、半夏、五味子等同用，如《普济方》肺寒汤；治暴发咳嗽，常与杏仁、贝母、五味子等同用，如《圣济总录》款冬花汤。

2. 蜜款冬花　治肺痨咳血，常与百合、麦冬、川贝母同用，如《济生方》百花丸；治喘咳上气，常与人参、杏仁、桂心等同用，如《普济方》款冬花丸。

【研究摘要】本品有明显的镇咳作用，可对抗吗啡引起的呼吸抑制；升压作用明显且维持时间较长；抑制胃肠道平滑肌，对离体子宫小剂量兴奋，大剂量则表现为先兴奋后抑制作用；抑制血小板聚集。临床用于治疗慢性骨髓炎、支气管哮喘、小儿百日咳等。

枇杷叶

【药材来源】本品为蔷薇科枇杷 *Eriobotrya japonica*（Thunb.）Lindl. 的干燥叶。全年均可采收，晒至 7～8 成干，扎成小把，再晒。

【炮制方法】

1. 枇杷叶　取原药材，除去杂质、梗枝及绒毛，喷淋清水，润软，切丝，干燥。

2. 蜜枇杷叶　取熟蜜加适量开水稀释后，加入枇杷叶丝中拌匀，闷润，置锅内，文火炒至不黏手时，取出，放凉。枇杷叶每 100kg，用熟蜜 20kg。

【饮片功效】

1. 枇杷叶　长于清肺止咳，降逆止呕。多用于肺热咳嗽，胃热呕哕或口渴。

2. 蜜枇杷叶　蜜炙后能增强润肺止咳的作用，多用于肺燥咳嗽。

【临床应用】

1. 枇杷叶　治肺热咳喘，常与栀子、桑白皮、沙参等同用，如《医宗金鉴》枇杷清肺饮；治呕吐呃逆，常与半夏、白茅根、生姜等同用，如《普济本事方》枇杷叶饮；治口渴引饮，常与白茅根、麦冬、木瓜等同用，如《太平惠民和剂局方》枇杷叶散。

2. 蜜枇杷叶　治肺燥咳嗽，常与麦冬、杏仁、阿胶等同用，如《医学法律》清燥救肺汤；治肺虚咳嗽，常与五味子、人参、沙参等同用，能滋肺平喘。

【研究摘要】古代本草认为"去毛不净，射入肺令咳不已"。枇杷叶的绒毛与叶的化学成分基本相同，叶中皂苷含量明显高于绒毛中含量。绒毛不含致咳或产生副作用的特异化学成分，只是由于从呼吸道直接吸入刺激咽喉黏膜而引起咳嗽。但也有人认为枇杷叶不用去毛，在大生产中直接投料，浸泡后用 8 层纱布滤过，成品未见到枇杷叶毛。因此，枇杷叶作为制膏原料可以不刷毛，只需加强过滤即可。若作细粉原料及汤剂配方，则仍需刷净绒毛，以免直接刺激咽喉而引起咳嗽。

采用双波长扫描法对枇杷叶几种炮制品的熊果酸含量进行测定，炮制品中熊果酸含量均高于生品，并且姜汤煮品＞蜜炙品＞姜汁炒品＞生品。

【附注】《本草纲目》载："治胃病以姜汁涂炙，治肺病以蜜水涂炙，乃良。"

麻　黄

【药材来源】本品为麻黄科植物草麻黄 *Ephedra sinica* Stapf、中麻黄 *Ephedra intermedia* Schrenk et C.A.Mey. 或木贼麻黄 *Ephedra equisetina* Bge. 的干燥草质茎。秋季采割绿色的草质茎，晒干。

【炮制方法】

1. 麻黄　取原药材，除去木质茎、残根及杂质，洗净，稍润，切段，干燥。

2. 蜜麻黄　取熟蜜加开水稀释后，加入麻黄段中拌匀，闷透，置于锅内，用文火炒至不黏手，取出，放凉。每 100kg 麻黄，用熟蜜 20kg。

3. 麻黄绒　取净麻黄段，碾绒，筛去粉末。

4. 蜜麻黄绒　取熟蜜加开水稀释后，加入麻黄绒中拌匀，闷透，置于锅内，用文火炒至不黏手，取出，放凉。每 100kg 麻黄绒，用熟蜜 25kg。

【饮片功效】

1. 麻黄　味辛、微苦，性温，归肺、膀胱经，具有发汗解表、宣肺平喘、利水消肿的功效。生麻黄发汗解表、利水消肿力强。多用于表寒实证和风水浮肿。但过汗有伤阴亡阳之虑，对体虚患者不宜。

2. 蜜麻黄　蜜炙后性温偏润，辛散发汗作用缓和，以宣肺平喘力胜。多用于表证较轻，而肺气壅闭、咳嗽气喘较重者；或用于咳嗽较甚、痰多胸满者；或用于痰喘不得卧、痰多清稀者。

3. 麻黄绒　制绒后作用缓和，适于老人、幼儿及虚人风寒感冒。用法与麻黄相似。

4. 蜜麻黄绒　制绒、蜜炙后作用更缓和，适用于表证已解而喘咳未愈的老人、幼儿及体虚患者。用法与蜜炙麻黄相似。

【临床应用】

1. 麻黄、麻黄绒　治表实无汗，常与桂枝、杏仁、甘草同用，如《伤寒论》麻黄汤；治风水浮肿，常与石膏、生姜、甘草等同用，如《金匮要略》越婢汤；治湿热黄疸，常与石膏、茵陈、葛根等同用，如《外台秘要》五味汤；治风湿身痛，常与薏苡仁、杏仁、甘草等同用，如《金匮要略》麻黄杏仁薏苡甘草汤；治阴疽痰核，常与白芥子、熟地黄、当归等同用，如《外科全生集》阳和汤。

2. 蜜麻黄、蜜麻黄绒　治风寒咳喘，常与杏仁、甘草等同用，如《太平惠民和剂局方》三拗汤；治痰饮咳喘，常与细辛、干姜、半夏等同用，如《伤寒论》小青龙汤；治痰热喘咳，常与石膏、杏仁、甘草同用，如《伤寒论》麻杏石甘汤。

【研究摘要】麻黄根与茎作用相反，麻黄茎有发汗和升压作用；麻黄根有止汗和降压作用。实验表明，麻黄根能使离体心脏收缩力减弱，血压下降，呼吸幅度增大，并能使末梢血管扩张，子宫和肠管平滑肌收缩，故麻黄茎与根应分别入药。

生麻黄发汗作用最强，有效部位是挥发油和醇提部位。蜜炙麻黄平喘作用最强，有效部位主要为生物碱和挥发油类成分。家兔解热实验结果表明，蜜沫麻黄组与生理盐水组比较，有显著差异；与蜜麻黄组比较，则无明显的差异。豚鼠平喘实验结果表明，蜜沫麻黄组和蜜麻黄组与对照组比较，均有非常显著的差异，而蜜沫麻黄组与蜜麻黄组之间则无显著差异。性实验表明，蜜沫麻黄组和蜜麻黄组的小鼠均无异常反应和死亡。

麻黄蜜炙后辛散发汗力减弱，润肺平喘作用增强，可能与总碱含量减少及挥发油特征变化有关。对麻黄不同炮制品的生物碱含量进行测定，各炮制品的生物碱含量依次为生品＞麻黄绒＞蜜麻黄＞蜜炙麻黄绒。

百 合

【药材来源】本品为百合科植物卷丹 *Lilium lancifolium* Thunb.、百合 *Lilium brownii* F.E.Brown var.*viridulum* Baker 或细叶百合 *Lilium pumilum* DC. 的干燥肉质鳞叶。秋季采挖，洗净，剥取鳞叶，置沸水中略烫，干燥。

【炮制方法】

1. **百合** 取原药材，除去杂质。

2. **蜜百合** 取熟蜜加开水稀释后，加入净百合中拌匀，闷透，置锅内，用文火炒至不黏手，取出，放凉。每 100kg 百合，用熟蜜 5kg。

【饮片功效】

1. **百合** 味甘，性寒，归心、肺经，具有养阴润肺、清心安神的功效。生品以清心安神力胜，常用于热病后余热未清、虚烦惊悸、精神恍惚、失眠多梦。

2. **蜜百合** 蜜炙后润肺止咳作用较强，多用于肺虚久咳或肺痨咳血。

【临床应用】

1. **百合** 治虚烦惊悸，常与知母或生地黄同用，如《金匮要略》百合知母汤或百合地黄汤；治浮肿腹胀，常与大腹皮、紫苏等同用，如《证治准绳》百合汤；治热病后余热未清，如《金匮要略方论》百合知母汤和百合地黄汤。

2. **蜜百合** 治肺虚久咳，常与款冬花同用，如《济生方》百花膏；治肺痨咳血，与生地黄、熟地黄、贝母等同用，如《医方集解》百合固金汤；治肺阴亏损、虚火上炎，如《中药成药制剂手册》百合固金汤。

【研究摘要】百合提取物或水煎剂可对抗二氧化硫、氨水或组织胺引起的动物咳嗽哮喘；可通过增加气管分泌而起到祛痰作用；水提液或水提醇沉剂均可延长正常小鼠常压耐缺氧的存活时间；水提液可明显延长戊巴比妥钠的睡眠时间；小鼠灌胃水提液还可抑制二硝基氯苯所致的迟发性过敏反应。

用浓氨水喷雾法和 SO_2 刺激法对小鼠的止咳实验表明：百合蜜炙前后均有止咳作用，但蜜炙后其止咳效果更好。

金樱子

【药材来源】本品为蔷薇科植物金樱子 *Rosa laevigata* Michx. 的干燥成熟果实。10～11 月果实成熟变红时采收，干燥，除去毛刺。

【炮制方法】

1. **金樱子** 取原药材，除去杂质，洗净，润透，纵切两瓣，除去毛核，干燥。

2. **蜜金樱子** 取熟蜜加适量开水稀释后，加入金樱子中拌匀，闷透，置锅内，用文火炒至不黏手，取出，放凉。每 100kg 金樱子，用熟蜜 20kg。

【饮片功效】

1. **金樱子** 味酸、甘、涩，性平，归肾、膀胱、大肠经。生品酸涩、固涩止脱作用强。多用于遗精、滑精、遗尿、尿频、崩漏、带下。

2. **蜜金樱子** 蜜炙后，偏甘涩，可以补中涩肠。多用于肠虚久泻、久痢。

【临床应用】

1. 金樱子、金樱子肉　治遗精、滑精，单用金樱子熬成膏内服，如《明医指掌》金樱子膏；治肾虚不摄、遗精白浊或带下，与芡实同用，如《洪氏集验方》水陆二仙丹；治遗尿、尿频，用本品同猪小肚加水煎服治小便频数或小便不禁，方见《泉州本草》；治久泻久痢，配伍人参、白术、山药、芡实、五味子，如《景岳全书》秘元煎。

2. 蜜金樱子　治脾虚久泻、久痢，用蜜金樱子，其固涩作用虽与生品相似，但因蜂蜜补中益气，故对虚证疗效优于生品；治脾虚久泻、腹胀冷痛、完谷不化，配伍党参、炮姜、莲子肉、煨肉豆蔻、木香、炒吴茱萸等，共奏温中补脾、固肠止泻之功。

【研究摘要】麸炒、蜜炙金樱子水煎剂给大黄所致腹泻小鼠灌胃，有较好的涩肠止泻作用。测定金樱子不同炮制品中的亚硝酸盐含量，结果表明，除麸炒、蜜炙略有增高外，其余炮制品均有所降低，尤以砂烫降低最显著，亚硝酸盐对人体有毒害作用，说明炮制可使其分解或转化。金樱子生品及各炮制品均有一定的缩尿作用，使尿量减少，尿中 Na^+、Cl^- 排泄降低，尤以麸炒、蜜炙最为明显，可能与金樱子中含有大量 K^+ 有关。以小鼠的软、稀便减少率及涩肠比为指标，与对照组比较，发现金樱子麸炒品或蜜炙品能较好地缓解腹泻症状，稀便或软便率降低；对胃肠内容物的固涩作用比较，麸炒品有较好的涩肠作用，其余炮制品有涩肠趋势，但不明显。

【附注】《本草求真》载："生者酸涩，熟者甘涩，用当用将熟之际，得微酸甘涩之妙……熟则纯甘，去刺核，熬膏甘多涩少。"

部分地区有炒金樱子（山东）、煨金樱子（云南）、盐金樱子（广东）。盐制增强固精、缩尿、止带作用；炒者提高煎出效果，服后免腹痛。

旋覆花

【药材来源】本品为菊科植物旋覆花 *Inula japonica* Thunb. 或欧亚旋覆花 *Inula britannica* L. 的干燥头状花序。夏、秋两季花开放时采收，除去杂质，阴干或晒干。

【炮制方法】

1. 旋覆花　取原药材，除去梗、叶及杂质，筛去灰屑。

2. 蜜旋覆花　取熟蜜加适量开水稀释后，加入净旋覆花中拌匀，稍闷，置锅内，用文火炒至不黏手，取出，放凉。每 100kg 旋覆花，用熟蜜 25kg。

【饮片功效】

1. 旋覆花　味苦、辛、咸，性微温，归肺、脾、胃、大肠经，具有降气、消痰、行水、止呕的功效。生品苦辛之味较强，以降气化痰止呕力胜，但止咳作用较弱。多用于痰饮内停的胸膈满闷及胃气上逆的呕吐。

2. 蜜旋覆花　蜜炙后苦辛降逆止呕作用弱于生品，其性偏润，长于润肺止咳、降气平喘，作用偏重于肺。多用于咳嗽痰喘而兼呕恶者。

【临床应用】

1. 旋覆花　治嗳气呕逆，常与人参、代赭石等药配伍，如《伤寒论》旋覆代赭汤；治痰饮在胸膈之呕不止、心下痞满，与半夏、茯苓、青皮等配伍，如《产科发蒙》旋覆半夏汤；治嗳气呕逆兼有大便秘涩者，常与桔梗、桑白皮、大黄、槟榔等药配伍，如《圣济总录》旋覆花汤；治水肿胀满、脾肾不调、运化失司之水肿胀满，配伍制大戟、制甘遂、槟榔等药，如《圣济总录》槟榔丸。

2. 蜜旋覆花　治寒热咳喘，证属寒痰所致者，常与麻黄、苏子、杏仁、厚朴等药同用，如

《三因方》旋覆花汤；若属热痰喘咳者，常与桑白皮、前胡、栀子、桔梗等药配伍，取其清化热痰、平喘止咳作用。

【研究摘要】旋覆花黄酮类成分对组织胺引起支气管痉挛哮喘有明显的保护作用，但较氨茶碱作用慢而弱；旋覆花的热水提取物有保护肝脏作用，水煎剂对金黄色葡萄球菌、炭疽杆菌和福氏痢疾杆菌Ⅱa株有明显的抑制作用；旋覆花提取物咖啡酸与绿原酸口服可增加人胃酸的分泌量及胆汁分泌，绿原酸可增加小肠的蠕动。临床用于治疗百日咳、咯血、恶阻、眩晕呕吐等。

瓜蒌子

【药材来源】本品为葫芦科植物栝楼 *Trichosanthes kirilowii* Maxim. 或双边栝楼 *Trichosanthes rosthornii* Harms. 的干燥成熟果实。秋季果实成熟时，连果梗剪下，置通风处阴干，称瓜蒌。将栝楼成熟果实剖开，除去果瓤及种子，阴干，称瓜蒌皮。将栝楼种子洗净，干燥，称瓜蒌子。

【炮制方法】

1. 瓜蒌子　取原药材，除去杂质及干瘪的种子，洗净，干燥。

2. 炒瓜蒌子　取净瓜蒌子置热锅内，用文火炒至鼓起，取出，放凉。

3. 蜜瓜蒌子　取熟蜜加适量开水稀释后，加入捣碎的瓜蒌子中拌匀，闷透，置热锅内，用文火炒至不黏手，取出，放凉。每100kg瓜蒌子，用熟蜜5kg。

4. 瓜蒌子霜　取净瓜蒌子，碾成泥状，按去油制霜法操作，至松散不黏结为度，研细，即得。

【饮片功效】

1. 瓜蒌　味甘、微苦，性寒，归肺、胃、大肠经，多生用，清热涤痰、宽胸散结作用均较瓜蒌皮强，滑肠通便作用较瓜蒌仁弱。一般病情较轻而脾胃虚弱者，可用瓜蒌皮；病情较重而兼便秘者，多用全瓜蒌。

2. 瓜蒌子　具有润肺化痰、滑肠通便的功效。生品寒滑之性明显，长于润肺化痰，滑肠通便。用于肺热咳嗽、肠燥便秘。

3. 炒瓜蒌子　炒制后缓和寒性，长于理肺化痰。用于痰饮结阻于肺、气失宣降、咳嗽，胸闷。

4. 蜜瓜蒌子　蜜炙后寒性缓和，增强润肺止咳的作用。用于润肺止咳。

5. 瓜蒌子霜　制霜后功专润肺祛痰，滑肠作用显著减弱，除去了部分令人恶心呕吐、腹泻的油脂。多用于肺热咳嗽，咯痰不爽，而大便不实者。制霜后还便于制备丸散剂用。蜜炙、制霜后更适于体虚患者。

【临床应用】

1. 瓜蒌子　治肠燥便秘，常与火麻仁、生白蜜、郁李仁、枳壳等药配伍，取其润肠通便作用。

2. 炒瓜蒌子　治肺热咳嗽兼有脾弱便溏，可用本品配伍麦冬、北沙参、白芍、炒山药、炒扁豆、桔梗等药，取其滋阴润肺、健脾和中的作用。

3. 蜜瓜蒌子　治肠燥津液枯竭者可与玄参、麦冬、生地黄等养阴润燥药同用。血虚者可与当归、桃仁、生何乌同用。治胸膈痞满、口苦胁痛，常与柴胡、姜半夏、黄连、桔梗、黄芩、枳实、生姜等药配伍，取其清化热痰、宽胸开膈、和解少阳的作用。如《通俗伤寒论》之柴胡陷胸汤。

4. 瓜蒌子霜　治痰热内结之喧嗽痰黄、胸膈痞满，可用本品配伍陈皮、酒炙黄芩、苦杏仁、炒枳实、茯苓、胆南星、制半夏等药，取其清热化痰、理气止咳、宽胸下气的作用，如《医方考》之清气化痰丸。

【研究摘要】瓜蒌子含脂肪油，具有致泻作用，制霜后除去脂肪油约 51.29%，从而缓和滑肠致泻的副作用。瓜蒌不同入药部位的致泻作用强弱依次为瓜蒌仁＞瓜蒌皮＞瓜蒌霜。

瓜蒌注射液有扩张冠脉作用，其作用强弱依次为瓜蒌皮＞瓜蒌霜＞瓜蒌子＞瓜蒌仁＞瓜蒌种壳；泻下作用强弱依次为瓜蒌子＞瓜蒌＞瓜蒌皮、瓜蒌子霜；对乙酰胆碱造成的回肠收缩有明显的松弛作用；煎剂对大肠杆菌等革兰氏阴性肠内致病菌有抑制作用；瓜蒌煎剂可杀死小鼠腹水癌细胞，瓜蒌皮 60% 乙醇提取物作用最强，但种壳和脂肪油无效。另据报道，瓜蒌对肉瘤也有一定的抑制作用。临床用于治疗冠心病、喘息性气管炎及肺心病、哮喘、乳腺增生、乳房纤维腺瘤、带状疱疹等。

第三节　油制法

将净选或切制后的中药与定量的植物油或动物油共同加热处理的方法称为油制法。又称酥炙法。所用的油包括植物油和动物脂（习称动物油）两类。常用的有麻油（芝麻油）、羊脂油。此外，菜油、酥油亦可采用。

中药油制方法的起源可追溯到先秦时期，在《五十二病方》中就有豹膏炙药的记载，豹膏即豹的脂肪。《雷公炮炙论》就记载了淫羊藿用羊脂油炙。麻油炙在古代多为涂酥，《太平圣惠方》有涂酥。《外台秘要》记载油煎杏仁。宋代发展迅速，明、清时期已趋完善。"猪脂油、羊脂油涂烧，咸渗骨容易脆断"，便于粉碎和吸收，同时增强疗效。

（一）炮制方法

1. 油炙　先将羊脂炼油去渣，然后与药材拌匀，文火炒至油被吸净、药材表面油亮时取出，晾凉。

2. 油炸　植物油加热到沸腾，倒入中药，文火炸至一定程度取出，沥去油，碾碎。

3. 油脂涂酥烘烤　动物骨骼锯为段，火上烤热，用酥油涂布，加热烘烤，待酥油透入骨中，再涂再烤，反复操作，至骨质酥脆，放凉，碾碎。

（二）炮制作用

1. 增强疗效　如淫羊藿羊油炙后能增强温肾壮阳作用。

2. 利于粉碎　中药经油炸（或涂酥）后，使其质地酥脆，易于粉碎，如三七、蛤蚧等。

（三）注意事项

1. 油炸温度较高，一定要控制好温度和时间，否则，易将药物炸焦，致使药效降低或丧失。

2. 油脂涂酥中药时，需反复操作至酥脆。

3. 临床用于温肾壮阳的中药，如淫羊藿生品滑利，需用羊油炙炒后使用，温散寒邪、补肾助阳疗效增强。

淫 羊 藿

【药材来源】本品为小檗科植物淫羊藿 *Epimedium brevicornum* Maxim.、箭叶淫羊藿 *Epimedium*

sagittatum（Sieb.et Zucc.）Maxim.、柔 毛 淫 羊 藿 *Epimedium pubescens* Maxim.、巫 山 淫 羊 藿 *Epimedium wusshanense* T.S.Ying 或朝鲜淫羊藿 *Epimedium koreanum* Nakai 的干燥地上部分。夏、秋季茎叶茂盛时采制，除去粗梗及杂质，晒干或阴干。

【炮制方法】

1.淫羊藿 取原药材，除去枝梗，摘取叶片，喷淋清水，稍润，切丝，干燥。

2.羊油炙淫羊藿 取羊脂油置锅内熔化，加入淫羊藿丝，文火炒至微黄色，均匀有光泽，取出，放凉。每 100kg 淫羊藿，用炼羊脂油 20kg。

【饮片功效】

1.淫羊藿 味辛、甘，性温，归肝、肾经，具有补肾阳、强筋骨、祛风湿的功效。生品以祛风湿、坚筋骨力胜。用于风湿痹痛、肢体麻木、筋骨痿软、慢性支气管炎、高血压。

2.羊油炙淫羊藿 羊脂油甘温，能温散寒邪，补肾助阳。羊脂油炙淫羊藿能增强温肾助阳作用，多用于阳痿、不孕。

【临床应用】

1.淫羊藿 治风寒湿痹，与威灵仙、苍耳子、川芎等同用，如《太平圣惠方》灵仙散。

2.羊油炙淫羊藿 治阳痿早泄，与沙苑子、枸杞、山茱萸等同用，如《中药临床应用》羊藿三子汤；治宫冷不孕，与附子、吴茱萸、当归等同用，能增强温肾暖胎的作用。

【研究摘要】淫羊藿苷是淫羊藿的有效成分，经羊油炙后，淫羊藿苷含量无明显降低，炮制品的水煎液中淫羊藿苷的煎出量明显高于生品。

羊脂为性温之品，也具有一定的壮阳作用，用羊脂炙，二者有协同作用，可增强淫羊藿补肾壮阳作用。实验结果表明，生品淫羊藿无促进性机能作用，且部分指标显示有抑制性机能的作用；羊油炙淫羊藿有明显的促进性功能作用，作用强度与肌注睾酮组无显著性差异，且无注射睾酮后引起的睾酮重量下降现象，并能明显促进睾丸组织增生与分泌，说明淫羊藿经甘温的羊脂油炮制后，性由寒转温，具有温肾壮阳的作用。

有实验发现，生品和炮制品箭叶淫羊藿的水提取液和醇提液对去势小鼠副性器官的萎缩有明显的抑制作用，二者无显著性差异。

不同炮制方法淫羊藿苷含量由高到低的顺序为生品＞盐炒＞酥油制＞酒制＞羊脂炙＞炒制品＞烘制。淫羊藿炮制品中多糖含量较生品有显著性增加。炮制后淫羊藿中与肾功能有密切关系的 Ca、Mn、Fe、Mg、Zn 等微量元素的含量明显增加，但黄酮类化合物的含量无明显变化。

【附注】淫羊藿的炮制除羊脂炙外，可采用盐炙，其方法是取净淫羊藿叶，除去边刺，放入热锅内，加食盐 2%，兑水适量，边炒边洒，炒至水干，边有焦色，取出，放凉。

三 七

【药材来源】本品为五加科植物三七 *Panax notoginseng*（Burk.）F.H.Chen 的干燥根及根茎。秋季开花前采挖，洗净，分开主根、支根及根茎，干燥。支根习称"筋条"，根茎习称"剪口"。

【炮制方法】

1.三七 取原药材，除去杂质。用时捣碎。

2.三七粉 取三七，洗净，干燥，研细粉。

3.熟三七 取净三七，打碎，分开大小块，用食用植物油炸至表面棕黄色，取出，沥去油，研细粉。或取三七，洗净，蒸透，取出，及时切片，干燥。

【饮片功效】

1. 三七 甘，微苦，性温。归肝、胃经。具有散瘀止血、消肿定痛的功效。生品质地坚硬，难于煎煮和粉碎，不宜直接应用。

2. 三七粉 与三七同，以止血化瘀、消肿定痛之力偏胜，止血而不留瘀，化瘀而不会导致出血。常用于各种出血证及跌打损伤，瘀滞肿痛。多吞服或外敷用于创伤出血。

3. 熟三七 油炙或蒸制后，止血化瘀作用较弱，以滋补力胜，可用于身体虚弱、气血不足之证。

【临床应用】

1. 三七粉 治咳血，常与花蕊石、血余炭同用，用于咳血、吐衄及二便出血，如《医学中衷参西录》化血丹；治跌打损伤，常与血竭同用，如《伤科大成》活血止痛汤。

2. 熟三七 治面色苍白、头昏眼花、四肢无力、食欲不振，常与人参、鹿茸同用，如参茸三七片。

【研究摘要】生三七和熟三七含皂苷成分相似，熟三七皂苷含量低于生三七，熟三七单糖皂苷含量较高，双糖皂苷含量较低。另有研究表明，三七炮制后，熟三七化学成分发生变化，浸出量下降，总皂苷含量为生品的 60% ~ 70%，并发现以上变化与油炸程度有关，其含量高低顺序是：生品＞未熟三七＞熟三七＞过熟三七。

三七中所含三七素为毒性成分，又是止血的活性成分，采用干热处理法使三七毒性大大降低，而被作为滋补强壮药使用。三七粉高温消毒后失去止血作用。研究发现，生、熟三七对大鼠实验性高血脂水平有一定的影响，高温处理的熟三七能使高脂饲料大鼠血清胆固醇、甘油三酯及 β-脂蛋白水平升高，而生三七在一定程度上可减轻血清中胆固醇的升高幅度，但减低程度有限。提示三七的药理作用因生、熟不同而异。

三七洗净后高压蒸比传统常压蒸大大缩短操作时间，饮片外观色泽好，人参皂苷 Rg_1 的含量与生品比较无显著差异，前者人参皂苷 Rg_1 的含量明显高于后者，说明高压蒸法优于清蒸法。

蛤　蚧

【药材来源】本品为壁虎科动物蛤蚧 *Gekko gecko* Linnaeus 除去内脏的干燥体。全年均可捕捉，除去内脏，拭净，用竹片撑开，使全体扁平顺直，低温干燥。

【炮制方法】

1. 蛤蚧 取原药材，除去鳞片及头足鳞片。

2. 油酥蛤蚧 取蛤蚧，涂以麻油，用无烟火烤至稍黄质脆，去头足鳞片，切成小块。

3. 酒蛤蚧 取蛤蚧块，用酒浸后，烤干。每 100kg 蛤蚧，用黄酒 20kg。

【饮片功效】

1. 蛤蚧 味咸，性平，归肺、肾经，具有补肺益肾、纳气定喘、助阳益精的功效。生蛤蚧以补肺益精、纳气定喘见长。常用于肺虚咳嗽或肾虚作喘。但蛤蚧生品质地柔韧，不易粉碎，临床较少应用。

2. 酥蛤蚧 与生品功效相同，酥制后易粉碎，减少腥气。其功效以补肺益精、纳气定喘见长，常用于肺虚咳嗽或肾虚作喘。

3. 酒蛤蚧 酒制后增强补肾壮阳作用，多用于肾阳不足、精血亏损的阳痿。

【临床应用】

1. 酥蛤蚧 治虚劳喘嗽，与贝母、紫菀、杏仁、鳖甲、桑白皮等同用，如《太平圣惠方》蛤蚧丸；或以蛤蚧一对，配人参、茯苓等，共为细末，治肺痿咳嗽尤佳，如《博济方》蛤蚧散；若肺痨久咳而喘、骨蒸潮热者，配以熟地黄、玄参、胡黄连、西洋参等，以益气补阴、定喘止嗽；治产后气喘、气血两脱，配伍人参、肉桂、熟地黄、麦冬、苏子等，如《辨证录》蛤蚧救喘丹。

2. 酒蛤蚧 治阳痿、肾阳不足、精血亏虚、筋骨痿软，可单用本品酒浸服；或与鹿茸、淫羊藿等同用，具有壮肾阳、益精血功能。

【研究摘要】对来自广西的蛤蚧 39 对，分剪为含眼之前头、眼之后头部、腕部以下爪、不含头尾爪部之皮、躯干与四肢部位骨及肉、尾部 6 个部分，采用纸层析与氨基酸分析两种方法测定其化学成分，结果 6 个部位成分无显著差异，且含眼头部与尾部均未见毒性反应。

给肾阳虚小鼠口服蛤蚧头、身、足、尾的混悬液，在缺氧、疲劳情况下有明显的保护作用。小鼠口服蛤蚧头、身、足、尾各混悬液后，具有增强特异性免疫作用、抗炎作用、性激素样作用，尤其是蛤蚧尾的药理作用极为显著，验证了古人论述的"效在尾"的道理。

本品各个部位的氨基酸和微量元素基本相似，爪、眼中含量偏低。蛤尾 Zn、Fe 含量最高，蛤蚧身 Mg 含量高，头部 Ca 含量高。

第十三章

煅 法

将净选后的中药直接放于无烟炉火中或适当的耐火容器内进行煅烧的方法，称为煅法。由于煅烧方法与中药性质不同又可分为明煅法和闷煅法（密闭煅），有的中药煅烧受热后，还要趁炽热状态投入规定的液体辅料中淬之，称为煅淬法。煅法适用于矿物、动物骨骼和贝壳类中药的炮制，以及某些植物类中药制炭炮制。

煅法起源很早，《五十二病方》中即有用燔法的记载。古文献所采用的"燔""烧""炼"均包含于以后的煅法之中。《神农本草经》对禹余粮、涅石要求"炼"，贝子则有"烧用之良"的记载。《金匮玉函经》提出："有须烧炼炮炙，生熟有定。"因此，古代文献所采用的"燔""烧""炼"均属煅制工艺。

《医学入门》载："诸石火煅红，用醋能为末。"煅法炮制目的是中药经过高温煅烧尤其醋淬后，改变原中药材的性状，除去原药材颗粒间的吸附水和部分硫、砷等易挥发性物质，使中药成分发生氧化、分解等反应，减少或消除毒副作用，并使药粒间出现孔隙，质地变得酥脆，便于粉碎，以利于调剂、制剂和煎出有效成分，从而提高疗效或产生新的药效，更适合临床用药的需要。临床使用矿物类、动物骨骼类、贝壳类中药，需煅制后才能用于临床。

第一节　明煅法

中药煅制时，不隔绝空气的方法称为明煅法，又称直火煅法。适用于矿物类，贝壳类及化石类中药的煅制。

（一）炮制方法

1. 敞锅煅　将中药直接放入煅锅内，用武火加热的煅制方法。此法适用于含结晶水的易熔矿物类中药。如白矾等。

2. 炉膛煅　将质地坚硬的矿物类中药，直接放于炉火上煅至红透，取出放凉。煅后易碎或煅时爆裂的中药需装入耐火容器或适宜容器内煅透，放凉。

（二）炮制作用

1. 使中药酥脆或失去结晶水，便于粉碎和煎出有效成分　如石决明、白矾、龙骨等。

2. 增强收敛作用　如牡蛎、赤石脂等。

3. 缓和药性，降低副作用　如寒水石、花蕊石等。

（三）注意事项

1. 中药大小分档，分别煅制，以防生熟不均。

2. 控制适宜的煅制温度和时间，要根据药材的性质而定。如白矾煅制温度过高易使其成分分解，影响质量；龙齿、牡蛎等煅制太久易灰化或变黑。

3. 含结晶水的矿物药煅烧时不可以搅拌，一次煅透，中间不得停火，否则不易煅透，易"夹生"。

4. 有些药物在煅烧时产生溅爆，可在容器上加盖（但不密闭）防爆溅。

白　矾

【药材来源】本品为硫酸盐类矿物明矾石族明矾石经加工提炼制成。主含含水硫酸铝钾 $[KAl(SO_4)_2 \cdot 12H_2O]$。

【炮制方法】

1. 白矾　取原药材，除去杂质，用时捣碎。

2. 枯矾　取净白矾敲成小块，置锅内，用武火加热熔化，继续煅至膨胀松脆，完全干燥，冷后碾成细粉。

【饮片功效】

1. 白矾　长于解毒杀虫，清热消痰，燥湿止痒。用于湿疹、疥癣、癫痫、中风、喉痹。外用：可解毒止痒，常制成散剂、洗剂、含漱剂使用，高浓度具有腐蚀性。用于胬肉、痔疮、脱肛。内服有清热消痰作用。

2. 枯矾　煅后失去结晶水，酸寒之性降低，涌吐作用减弱，增强了收涩敛疮、止血化腐作用，以燥湿敛疮、止血止泻为主。多用于湿疮湿疹、疥癣、吐血衄血、便血崩漏、久泻久痢、聤耳、阴痒带下。

【临床应用】

1. 白矾　治癫狂、中风，常与郁金同用，如《普济本事方》白金丸；治中风暴仆、痰涎涌盛、气闭不通，与皂角同用，如《传家秘宝》稀涎散；治疮痈恶肿，常与黄蜡为丸，能解毒消疮，如《景岳全书》蜡矾丸，若再加雄黄，可治毒虫蛇犬所伤。

2. 枯矾　治久泻久痢，常与诃子同用，如《太平圣惠方》诃黎勒散；治便血崩漏、吐血呕血，常与海螵蛸、儿茶等同用，能收涩止血，可用于衄血吐血、便血崩漏及外伤出血。治聤耳流脓，常与冰片、五倍子同用，能增强燥湿收敛作用，用于急慢性中耳炎、小儿聤耳流脓。

【研究摘要】白矾主要含有含水硫酸铝钾 $KAl(SO_4)_2 \cdot 12H_2O$，煅烧后失去结晶水，因此枯矾主要成分为 $KAl(SO_4)_2$。白矾内服后能刺激胃黏膜，发生反射性呕吐而有催吐作用；可抑制小肠黏膜分泌而起止泻作用；可使局部小血管收缩、血液凝固而有局部止血作用；可从细胞中吸收水分，使细胞发生脱水收缩，减少腺体分泌和炎症渗出物，同时低浓度白矾又可与血清蛋白结合成难溶于水的蛋白化合物沉淀，使组织或创面呈现干燥而起燥湿收敛、消炎作用；高浓度会侵蚀肌肉，引起溃烂；本品还具有明显的抑菌作用。枯矾同样具有止血止泻、消炎、抑菌作用，对羊毛样小孢子菌、红色毛癣菌、新型隐球菌等真菌均有抑制作用；对白色念珠菌有极强烈的抑制作用，对阴道毛滴鞭毛虫实验杀灭效果颇好；对疟原虫抑制率虽仅 19%，但加入抗疟复方，增效明显；尤其对铜绿假单胞菌高度敏感而具有很强的抗感染作用，对烧伤创面感染及外科创伤化脓性感染溃疡久未愈合的伤口均有很好疗效。但 500℃以上煅制的枯矾，抑菌效果明显受到影响。

研究表明，枯矾炮制质量与煅制温度、时间、所用容器及是否搅拌有关。白矾加热至 92℃ 开始熔化，120℃ 开始大量失去结晶水，约 260℃ 脱水基本完成即得枯矾。研究认为，以 180～260℃，煅烧 2～4 小时为宜。煅得太过的枯矾，白色，松脆，在显微镜下观察无晶形，质量较差。水溶液混浊并有沉淀，部分硫酸铝钾分解，硫酸铝钾含量下降。用铁锅煅制的枯矾，底部呈红褐色，杂质含量高，副作用大。煅时搅拌，所得枯矾生熟不均，不易捻碎，外用时可引起疼痛，故白矾煅时不宜搅拌，以砂锅或惰性材料容器为宜，可保证其主要成分不被破坏，杂质含量小，且抑菌作用较强，刺激黏膜的副作用小。

【附注】《炮炙大法》载："白矾生用解毒，煅用生肌。"《医学入门》载："化痰生用。"

石 膏

【药材来源】本品为硫酸盐类矿物石膏族石膏，主含含水硫酸钙（$CaSO_4 \cdot 2H_2O$）。

【炮制方法】

1. 生石膏 取原药材洗净，干燥，打碎，除去杂石，粉碎成粗粉。

2. 煅石膏 取净石膏块，置无烟炉火中或适宜耐火容器内，武火煅至酥松，碾细。

【饮片功效】

1. 石膏 具有清热泻火，除烦止渴的功效。生用石膏偏于清热泻火，除烦止渴，用于外感热病，高热烦渴，肺热喘咳，胃火亢盛，头痛牙痛。

2. 煅石膏 经煅后失去结晶水，缓和寒性，免伤脾胃，并增强了收敛生肌作用，以收湿生肌、敛疮止血为主，具收湿、生肌、敛疮、止血的功效。用于溃疡不敛、湿疹瘙痒、水火烫伤、外伤出血。

【临床应用】

1. 石膏 治热病烦渴，常与知母，生甘草等同用，如《伤寒论》白虎汤；治气血两燔、高热不退而发斑者，常与犀角、玄参等同用，如《温病条辨》化斑汤；治肺热咳喘，常与杏仁、麻黄等同用，如《伤寒论》麻杏石甘汤；治胃火头痛、牙痛，常与熟地黄、知母等同用，如《景岳全书》玉女煎。

2. 煅石膏 治溃疡不敛，常与红粉同用，如《医宗金鉴》九一丹；治湿疹、烫伤，常与制炉甘石、赤石脂同用，如《疡医大全》三石散；也常单用或配伍青黛、黄柏，能燥湿敛疮，治湿疹。

【研究摘要】生石膏主要成分为含水硫酸钙，此外尚有有机物、硫化物等杂质。有解热、抑制汗腺分泌、镇静、消炎作用。生石膏内服，经胃酸作用，部分变成可溶性钙盐，至肠吸收入血能增加血清内钙离子浓度，可抑制神经应激能（包括体温调节中枢），减低骨骼肌的兴奋性，缓解肌肉痉挛，故有解热镇痉作用。清热作用则与结晶水的存在、钙离子和其他一些无机元素（Fe、Co、S 等）均有一定关系。可治疗咽痛、目痛，胃热呕吐、气血两燔之发斑、高热、气分实热尚存，兼有气阴亏虚的阴虚烦渴。还可用于治疗热扰心神的癫狂（精神分裂症），气阴亏虚的消渴证（糖尿病），流感导致的高热等。外用治疗，如湿疹烫伤，溃后不敛。

煅石膏的主要成分为脱水硫酸钙。煅石膏外用能收敛黏膜，减少分泌作用。熟石膏外用可降低血管通透性而起消炎作用，用于处理烧伤创面，能很快结痂，减少分泌物，防止感染，促进创面愈合。研究表明，虽然石膏炮制前后化学成分及特征无变化，但是在生石膏与煅石膏粉末中无机元素的含量以煅石膏为高，而水溶液中溶出的无机元素含量则以生石膏为高，溶出率随结晶水含量减少而减少。

石膏表层的红棕色及灰黄色矿物杂质和质次硬石膏中，含砷盐较高。有石膏中毒死亡的报道，故炮制时应将其表层及内部夹层中的矿物质除尽，以保证用药安全，含杂质较多的石膏不宜使用。《中国药典》（2020 年版）中规定重金属不得超过百万分之十，含砷量不得超过百万分之二。

【附注】《本草纲目》载："（石膏）因其性寒，火煅过用，或糖拌炒过，则不伤脾胃。"《医宗说约》载："大热生用，煅……性缓，兼敷热疮。"

石决明

【药材来源】本品为鲍科动物杂色鲍 *Haliotis diversicolor* Reeve 或皱纹盘鲍 *Haliotis discus hannai* Ino、羊鲍 *Haliotis ovina* Gmelin、澳洲鲍 *Haliotis ruber*（Leach）、耳鲍 *Haliotis asinina* Linnaeus 或白鲍 *Haliotis laevigata*（Donovan）的贝壳。

【炮制方法】

1. 石决明 取原药材除去杂质，洗净，干燥，捣碎。

2. 煅石决明 取净石决明置容器内，置无烟炉火中或适宜耐火容器内，武火煅至酥脆，且颜色呈灰白色或青灰色。取出，放凉，碾碎。

【饮片功效】

1. 石决明 具有平肝潜阳，清肝明目的功效。石决明生用偏于平肝潜阳。用于头痛眩晕，惊痫抽搐。

2. 煅石决明 煅后咸寒之性降低，平肝潜阳的功效缓和，增强固涩收敛和明目作用，且煅后质地疏松，便于粉碎，有利于外用涂敷撒布，并有利于煎出有效成分。用于目赤，翳障，青盲雀目，痔漏成管。

【临床应用】

1. 石决明 治头痛眩晕，常与羚羊角、龟甲等同用，如《审视瑶函》羚羊角汤；治疗肝阳上亢、头痛眩晕，与生地黄、生龙骨等同用，如《医学衷中参西录》镇肝息风汤；治惊痫抽搐，常与天麻、钩藤等同用，如《杂病证治新议》天麻钩藤饮。

2. 煅石决明 治目赤翳障、视物昏花、青盲雀目，常与胡黄连、决明子等同用，能泻火明目，治肝经实火、青盲内障，与桑叶、菊花等同用，如《证治准绳》石决明散；或与密蒙花、谷精草等同用，治风热目疾、翳膜遮睛。

【研究摘要】石决明含碳酸钙、有机质及少量镁、铁、硅酸盐、磷酸盐、氯化物和极微量的碘；煅烧后碳酸钙分解，产生氧化钙，有机质则被破坏。还含锌、锰、铬、锶、铜等微量元素；贝壳内层具有珍珠样光泽的角质蛋白，经盐酸水解得 16 种氨基酸。相同火候条件下煅制，石决明的外观性状和内在质量的变化规律及主要成分分解情况与牡蛎基本相同。

石决明经煅和醋淬后，煎液中的钙含量显著增高。据报道，煅醋淬品煎剂对兔正常血压呈降低趋向，煅品煎剂不稳定，生品微有上升趋向，除去钙的煎剂具有明显的升压作用。

通过生、煅石决明与决明子配伍对煎液质量影响研究表明，决明子与石决明配伍后，含蒽醌类成分在汤剂中的溶出有较大地提高，表明中药炮制的作用不但直接对炮制品本身的内在成分和生物活性产生影响，而且可以通过影响中药之间的配伍表现出来。

硼 砂

【药材来源】本品为单斜晶系矿物硼砂 Borax 经精制而成的结晶，主含含水四硼酸钠

（$Na_2B_4O_7 \cdot 10H_2O$）。

【炮制方法】

1. 硼砂 取原药材，除去杂质，捣碎或研成细粉。

2. 煅硼砂 取净硼砂适当粉碎成细粒，置锅内武火加热，炒至鼓起小泡无水气挥发和爆鸣声时，呈白色酥松的块状，取出，放凉，碾粉。或置煅锅内武火加热，煅至鼓起小泡成雪白酥松块状，取出，放凉，碾碎。

【饮片功效】

1. 硼砂 具有清肺化痰、清热解毒的功效。本品多生用、外用。外用清热解毒，内服清肺化痰。内服多作含化剂用，用于口舌生疮、目赤、翳障、咽喉肿痛、咳嗽痰稠。

2. 煅硼砂 煅制后具有燥湿收敛作用，对局部渗出物易吸收，并且易研成细粉，可避免晶型微粒对敏感部位的刺激性。多用于喉科，以散剂入药。

【临床应用】

1. 硼砂 入清热剂中宜用生品，外用性凉可清热解毒、消肿、防腐，可治口舌生疮；内服能治目赤肿痛，常与炉甘石、冰片、玄明粉配制成点眼剂，如《证治准绳》白龙丹；治痰热咳嗽、咽喉肿痛，常与瓜蒌、贝母、百部等同用，如《张氏医通》硼砂丹；治顽癣疥疮，常与硇砂、兔屎同研末，甘草水送下；亦可和生葱共捣外敷，治虫蛇咬伤，如《普济方》硼砂散。

2. 煅硼砂 治咽喉肿痛，常与冰片、玄明粉、朱砂等同研细末，吹于患处，如《外科正宗》冰硼散；治鹅口疮，常与雄黄、冰片、甘草同研末蜜水调涂，如《疡医大全》四宝丹。经煅制除去结晶水，增强燥湿收敛的作用，促进溃疡愈合，常作为辅助之品用于吸湿剂中，治溃疡创面有渗出物者，可吸收局部渗出物，减少刺激性，用于喉科散药，如《中医喉科学》冰麝散。

【研究摘要】 硼砂主要含四硼酸钠（$Na_2B_4O_7 \cdot 10H_2O$），还有少量铅、铜、钙、铝、镁等杂质。硼砂有弱的抑菌作用，煅硼砂对皮肤羊毛样小孢子癣菌有较强的抑制作用，可作消毒防腐剂。

现代研究表明，硼砂煅制时，当温度达80℃时失去8个结晶水，200℃时失去9个结晶水，340℃时失去全部结晶水，878℃时融熔。煅硼砂的质量很不稳定，$Na_2B_4O_7$的含量为52.88%～57.57%。分析原因发现，传统炮制方法和工艺无明确规定，另外各地生产和习惯不一致。

花蕊石

【药材来源】 本品为变质岩类岩石蛇纹大理岩，主含碳酸钙（$CaCO_3$）。

【炮制方法】

1. 花蕊石 取原药材，除去杂质，洗净，干燥，敲成小块。

2. 煅花蕊石 取净花蕊石，敲成小块，置耐火容器内，用武火加热，煅至红透，取出放凉，碾碎。

【饮片功效】

1. 花蕊石 生品性味酸涩，具有化瘀止血的功效。但质地坚硬很难粉碎，故临床较少应用。

2. 煅花蕊石 使质地疏松，易于粉碎，且能缓和酸涩之性，消除伤脾伐胃的副作用，有利于内服，故一般煅用。用于咯血、吐血、外伤出血，跌仆伤痛。

【临床应用】

1. 花蕊石 治死胎不下、胎死腹中或胞衣不下、产后败血不尽、血迷血晕者，以本品与牛膝、益母草、桃仁等同用，如《太平惠民和剂局方》花蕊石散；治胃肠出血、吐血、呕血、衄血及二便下血者，以本品配伍血余炭、三七等同用，如《医学衷中参西录》化血丹。用于外伤出血、诸疮出血，如治诸疮出血不止、久不生肌的立应散（《疡科选粹》）。

2. 煅花蕊石 治吐血、咯血、瘀滞吐血者，可单用本品煅为细末，用酒或醋与童便和服，如《十药神书》花蕊石散；若咯血不止者，又可与白丑、血余炭等合用，如《经验方》之花蕊石白及散；治刬伤出血不止者，以本品煅为细末外敷，亦可配伍应用；治诸疮不敛、湿疮湿疹、久不收敛者，配龙骨、乳香、密陀僧等同用，如《证治准绳》平肌散。

【研究摘要】 花蕊石多煅后制成散剂用。花蕊石煅制前后均能缩短凝血时间和出血时间，减少出血量，并能显著增加外周血小板。粉碎后敷于一切刀伤出血处，容易被吸附和形成干痂，起到止血效果，分析原因可能与钙离子释放有关；临床用于治疗消化道及呼吸道出血、吐血、血崩、鼻衄。

对花蕊石生与煅品的成分及其在汤、散剂中溶解情况进行比较研究，结果表明，煅后的散剂对钙、镁、硅等成分的溶出量大于生品或其他剂型。

对花蕊石经煅制后矿质结构研究报道，晶质结构破坏，蛇纹石晶质向镁橄榄石过渡，难溶的 $CaCO_3$ 分解为易溶于水的 CaO。矿质结构变化使与药效相关的无机元素发生以下变化：①具有止血作用的 Ca 元素溶出量明显增加。②具有促进血红细胞和血红素形成作用的 Fe 元素含量明显增加。③与 Ca 代谢密切相的 Mg 元素溶出量保持适度，可起到止血化瘀的作用。④具有毒性（损伤血管壁，使血细胞减少）的 As 元素溶出量明显降低。

【附注】《本草蒙筌》载："煅研粉霜，治诸血证神效。"

龙　骨

【药材来源】 本品为古代哺乳动物如三趾马、犀类、鹿类、牛类、象类等的骨骼化石或象类门齿的化石，前者习称"龙骨"，后者习称"五花龙骨"。

【炮制方法】

1. 龙骨 取原药材，除去杂质及灰屑，刷净泥土，打碎。

2. 煅龙骨 取净龙骨小块，置耐火容器内，用武火加热，煅至红透，取出放凉，碾碎。

【饮片功效】

1. 龙骨 生品味甘性平，具有镇静安神、收敛固涩的功效。生用镇惊潜阳作用较强，用于怔忡多梦、惊痫、头目眩晕。

2. 煅龙骨 煅后能增强收敛固涩、生肌的功效，用于盗汗、自汗、遗精、带下、崩漏、白带、久泻久痢、疮口不敛等。

【临床应用】

1. 龙骨 治惊痫癫狂，与朱砂、胆南星、石菖蒲等同用，取其镇心安神作用；治失眠怔忡，与牡蛎、酸枣仁等同用，如《伤寒论》柴胡加龙骨牡蛎汤；治惊痫，如《杂病证治新义》镇心定痫汤；治头目眩晕，与生赭石、生牡蛎、生白芍等同用，如《医学衷中参西录》镇肝息风汤。

2. 煅龙骨 治久泻久痢及泻痢日久不愈致大便失禁、脱肛不收，与诃子等同用，如《证治准绳》之龙骨散；治崩中漏下或吐血、衄血、耳中出血等，与牡蛎等同用，如《医学衷中参西录》固冲汤；治血崩不止，如《景岳全书》龙骨散。治肾虚遗精，与牡蛎、芡实等配伍，如《医方集解》之金锁固精丸。治虚汗、心虚盗汗，与牡蛎、黄芪等同用，取其敛汗固脱作用；治疮疡不敛、湿疮痒疹及疮疡溃烂后久不愈合者，可单用本品或与枯矾相配，外敷患处，也可与牛黄、珍珠等同用，如《疡医大全》之八宝丹。

【研究摘要】龙骨煅后使部分钙盐受热转化为钙的氧化物。龙骨主要含 CaO、P_2O_5，MgO、Fe_2O_3 及少量的 Al、Mg、Ca 等，还含有甘氨酸、胱氨酸、蛋氨酸、异亮氨酸、亮氨酸、酪氨酸、苯丙氨酸等 7 种氨基酸。在这些物质中，还含有多种无机元素，它们对人体的组织结构、新陈代谢、免疫功能、传导功能、荷尔蒙功能及生育繁殖功能等有着至关重要的作用。龙骨火煅醋淬后，其煎液中钙离子含量明显高于火煅不淬的龙骨，证明煅淬能显著提高钙离子的煎出率。煅淬龙骨水煎液中 Mg、Zn、Fe、Mn、Cu 等微量元素也明显高于生龙骨。采用正交法对龙骨中主要成分碳酸钙及所含微量元素进行定性分析，经原子吸收光谱法等测定结果表明，龙骨炮制的最佳条件是温度 750℃，时间 4.5 分钟，龙骨块重 8.5g。

X 射线分析和热分析表明：煅龙骨与生龙骨在矿物组分上无变化（磷灰石、方解石）；或有少量 CaO 等形成于煅制过程，但量极少（< 5%）。

煅龙骨在偏光显微镜下显示原生物结构已碎裂（切片过程也加剧其碎裂），但其生物组织的环带结构依然保存，只是变得纹理不清晰。

牡　蛎

【药材来源】本品为牡蛎科动物长牡蛎 *Ostrea gigas* Thunberg.、大连湾牡蛎 *Ostrea talien whanensis* Crosse 或近江牡蛎 *Ostrea rivularis* Gould 的贝壳。

【炮制方法】

1. 牡蛎　取原药材，洗净，晒干，碾碎。

2. 煅牡蛎　取净牡蛎，砸成小块，置耐火容器内或无烟炉火上，用武火加热，煅至酥脆时，取出，放凉，碾碎。

【饮片功效】

1. 牡蛎　味咸性微寒，具有重镇安神，潜阳补阴，软坚散结的功效。生品偏于重镇安神，潜阳补阴。用于惊悸失眠，眩晕耳鸣，瘰疬痰核，癥瘕痞块。

2. 煅牡蛎　煅后增强收敛固涩作用，燥而兼涩，又能固下焦，除湿浊，敛虚汗。用于自汗盗汗、遗精崩带、胃痛吐酸。

【临床应用】

1. 牡蛎　治眩晕耳鸣、肝阴不足、肝阳上亢，症见头目眩晕、心悸失眠、烦躁不安及耳鸣者，常以本品与龙骨、龟甲、白芍等同用，如《医学衷中参西录》之镇肝息风汤；治瘰疬、痰核，如《处方集》瘰疬内消丸；治热病后真阴被劫、内风暗动、手足瘛疭、口干咽燥，与白芍、龟甲、生地黄等同用，如《温病条辨》之大定风珠；治火郁结之瘰疬瘿瘤、痰核痞块，常配玄参、贝母等同用，如《医学心悟》治瘰丸。近年来，临床上又用以治疗肝脾肿大，常与丹参、鳖甲、泽兰等活血软坚药同用。

2. 煅牡蛎　治自汗、盗汗、气虚不足，配黄芪、麻黄根、浮小麦等同用，亦可用牡蛎粉，单用扑撒汗处，有止汗作用；治遗精滑泄、肾虚精关不固，可与沙苑子、芡实、连翘等配伍，如《医方集解》金锁固精丸。治崩漏带下，常配海螵蛸、棕榈炭等同用，如《医学衷中参西录》固冲汤；治疮疡溃烂久不收口，以本品与黄丹、枯矾研细粉搽之，如《证治准绳》之牡蛎散。

【研究摘要】牡蛎煅后醋淬品水煎液中钙离子含量高于煅品和生品。生品水煎液中蛋白质的含量略高于醋淬和煅品。另有报道，牡蛎经煅后，铁、锰、锌元素的煎出量较生品显著增加，尤其是锌元素煎出量为生品的 7.6 倍。如用火煅醋淬法炮制，锌、锰元素的煎出量增加更为明显。

有实验表明，福建产的长牡蛎经炮制后，铁的含量煅品要高于生品近 5 倍。

研究表明，不同产地的生牡蛎砷含量均有不同程度的降低，与生品相比较，含砷量为生品的40.7% ～ 83.7%。煅制牡蛎过程时，时间越长，有害元素砷越容易被除去，但是煅制时间过长，有效成分可能会丧失，而影响治疗效果，所以煅制时间以 50 分钟为宜。

煅后醋淬品煎剂对兔正常血压呈现降低，生品微上升，去钙的煎剂具有明显的升压作用。抗溃疡实验表明，在 0.6mol/L HCl、无水乙醇或幽门结扎所致大鼠胃溃疡模型上比较生牡蛎、煅牡蛎 1 号（900℃，1 小时）、煅牡蛎 2 号（350℃，8 小时）的预防作用，结果牡蛎 1 号工艺煅制后明显提高抗实验性胃溃疡活性。

【附注】《本草便读》载："咸寒入肾，能益阴潜阳，退虚热，软坚痰，煅之则燥而兼涩，又能固下焦，除湿浊，敛虚汗，则咸寒介类之功，有重镇摄下之意。"

蛤　壳

【药材来源】本品为帘蛤科动物文蛤 *Meretrix meretrix* Linnaeus 或青蛤 *Cyclina sinensis* Gmelin 的贝壳。

【炮制方法】

1. 蛤壳　取原药材，洗净，干燥，碾碎或研粉。

2. 煅蛤壳　取净蛤壳，置耐火容器内或无烟炉火上，煅至酥脆，取出放凉，碾碎或研粉。

【饮片功效】

1. 蛤壳　味苦咸性平，具有清热化痰、软坚散结、制酸止痛的功效。生用偏于软坚散结，用于瘰疬、瘿瘤、痰核等。

2. 煅蛤壳　经煅后易于粉碎，增强化痰制酸作用。用于痰火咳嗽、胸胁疼痛、痰中带血、胃痛吞酸。

【临床应用】

1. 蛤壳　治痰热咳喘、痰中带血，常与青黛同用，取其泻肝清肺化痰作用，如《医宗说约》黛蛤散；若邪热不盛者，可改与瓜蒌仁配伍，如《丹溪心法》海蛤丸；治瘿瘤痰核瘰疬，与海藻、海带等配伍，如《证治准绳》含化丸。治腹水胀满、喘喘不宁，与防己、葶苈子等配伍，如《圣济总录》圣济海蛤丸。

2. 煅蛤壳　治胃痛泛酸，与煅瓦楞子等配伍；治湿热带浊，与黄柏、椿根皮、车前子等药同用；治湿疹疮疡，与煅石膏、黄柏、青黛、轻粉等药研粉调敷，以敛湿清热、生肌止痒。

【研究摘要】蛤壳有抗炎作用，与昆布、海藻、牡蛎组成的复方制剂能抑制大鼠肉芽组织增生，能明显抑制大鼠脚掌肿胀，对小鼠冰醋酸致急性腹膜炎有显著抑制效果；对二甲苯引起的小鼠耳郭毛细血管通透性增加有明显抑制作用，与地塞米松一样，可使大鼠炎性区域的白细胞游走聚集受到明显抑制。临床用于治疗小儿哮喘、霉菌性阴道炎、带状疱疹、婴儿湿疹等。

有报道 700 ～ 800℃煅品水煎液中 Ca^{2+} 溶出显著提高，水煎液呈强碱性。蛤壳煅制工艺的温度应在 700℃左右为优。

【附注】《本草便读》载："煅粉用，又能燥湿。"

珍　珠　母

【药材来源】本品为蚌科动物三角帆蚌 *Hyriopsis cumingii*（Lea）、褶纹冠蚌 *Cristaria plicata*（Leach）或珍珠贝科动物马氏珍珠贝 *Pteria martensii*（Dunker）的贝壳。

【炮制方法】

1. 珍珠母 取原药材,除去杂质及灰屑,碾碎。

2. 煅珍珠母 取净珍珠母,置耐火容器内,用武火加热,煅至酥脆,取出放凉,打碎或碾粉。

【饮片功效】

1. 珍珠母 性味咸寒,生品偏重于平肝潜阳,定惊明目。用于头痛眩晕,烦躁失眠,肝热目赤,肝虚目昏。

2. 煅珍珠母 煅后缓和寒性,增强收敛作用,易于粉碎,细研吞服,能治胃酸过多;同植物油、凡士林调和成油膏,可外涂治疗烫伤。

【临床应用】

1. 珍珠母 治惊风、癫痫、急慢惊风、癫痫、惊悸者,可与牛黄、琥珀、胆南星、天竺黄等同用,如《杂病源流犀烛》金箔镇心丸;治小儿惊啼及夜啼不止,可与伏龙肝、丹砂、麝香同用,如《圣济总录》之真珠丸;治心悸怔忡,可单用冲服或用蜂蜜调服。

2. 煅珍珠母 治目赤肿痛、翳障胬肉者,与牛黄、熊胆、冰片为末,内服或点眼,如《外台秘要》七宝膏;治疮疡溃烂久不愈合,与炉甘石、煅龙骨等配伍,如《张氏医通》之珍珠散。

【研究摘要】据化学分析,珍珠母中的碳酸钙含量为91.3%～94.6%,并含有多种氨基酸。煅后总氮含量明显下降,其原因可能是珍珠母经火煅后,致使其中部分氨基酸破坏,所以临床上虚阳上亢之疾,仍以生用为宜。火煅后碳酸钙被氧化成氧化钙,相关研究表明,水煎物中,煅淬品含量最高为1.75%,生品最低0.96%,煎汁时,钙离子在水中的溶解度增大,增强止血作用。

皂 矾(绿矾)

【药材来源】为硫酸盐类矿物水绿矾族水绿矾 Melanterite 的矿石。主含含水硫酸亚铁($FeSO_4 \cdot 7H_2O$)。

【炮制方法】

1. 皂矾 取原药材,除去杂质,打碎。

2. 煅皂矾 取净皂矾打碎,置耐火容器内,用武火加热,煅至汁尽,红透为度,取出,放凉,研粉。

3. 醋煅皂矾(矾红) 取净皂矾打碎,置耐火容器内,加入醋,盖好,置炉火上武火加热,待皂矾溶解后搅拌均匀,继续煅至汁尽,全部呈绛色为度,取出,放凉,研粉。

【饮片功效】

1. 皂矾 味酸涩性凉。具有燥湿化痰、消积杀虫、止血补血、解毒敛疮的功效。皂矾生品一般不内服,多作外用洗涂剂,偏于燥湿止痒杀虫。用于湿疹、疥癣、疮毒。

2. 煅皂矾 煅后缓和寒凉之性,失水变枯,溶解度降低,降低致吐的副作用,增强燥湿止痒的作用。内服多煅用,具有燥湿化痰之功。

3. 醋煅皂矾 经火煅醋淬,不但降低致吐的副作用、利于内服,而且提高了亚铁离子含量,增强入肝补血、解毒杀虫的功效。用于黄肿胀满、血虚萎黄、疳积久痢、肠风便血。

【临床应用】

1. 皂矾 治湿疹、疥癣、疮毒、鹅掌风皮肤枯厚、破裂伤痛,与白矾、孩儿茶、柏叶等配伍,水煎,药液先熏后泡洗,如《外科正宗》二矾丸。

2. 煅皂矾 治风热、湿热所致的疮疡赤肿湿烂诸疮,可单用,亦可与雄黄、硫黄、乳香、没药等配伍，为细末外用；治走马牙疳，与麝香配伍，外涂，如《本草纲目》引"谈野瓮试效方"；治木舌、重舌，以煅皂矾研末外用，如《本草纲目》引"陆氏积德堂方"；治目赤肿痛、烂弦风眼、迎风流泪，以红枣去核纳皂矾煅存性，泡开水洗眼，如《疡医大全》外瘴方。治湿阻脾胃、萎黄浮肿，与苍术、陈皮、厚朴等同用，如《重订广温热论》黄病绛矾丸。

3. 醋煅皂矾　治口腔黏膜赤肿痛痒，可碾粉单用；治食痨黄，与枣肉、面粉、神曲等同用，如《卫生宝鉴》皂矾丸；治血证黄肿，与百草霜、炒面、砂糖等共用，为丸剂，如《本草纲目》引"郑时举方"；治钩虫，配槟榔、使君子同用，如《矿物药浅说》引"经验方"。

【研究摘要】皂矾主成分为硫酸亚铁。X射线衍射分析结果，绿矾系七水硫酸铁（水绿矾），可含有多种脱水产物。煅绿矾（绛矾）则除赤铁矿之外，尚出现含水量各不相同的硫酸铁组分。

有报道对皂矾中铁的赋存状态进行研究，其结果表明：皂矾生品及炮制品中的铁基本是以$FeSO_4$形式存在，同时含少量Fe^{3+}，皂矾生品经酸性溶液浸泡后，其中部分Fe^{3+}形成了有机化合物，而且Fe^{2+}/Fe^{3+}比值及铁离子的离子性比绿矾生品均有显著提高。

对皂矾的煅制时间和温度研究报道，皂矾在600℃经过20分钟即可煅制红透，一定范围内，煅制温度越高、煅制时间越长其中所含Fe_2O_3含量越高。

醋煅皂矾在临床使用广泛，加醋煅不但降低了皂矾的致吐作用，便于内服，还增强了入肝补血、解毒燥湿、疏肝平气和利水消肿的功效。醋制后质地酥松，便于制剂，人体也易吸收，同时使其强烈的酸涩之性大部分消失，减轻对舌喉部黏膜的刺激性，便于服用，如臌症丸、复方和血丸等中药制剂就采用醋煅皂矾。

【附注】《本草辑要》记载皂矾"煅赤，名绛矾，能入血分，伐肝木，燥脾湿"。皂矾有些地区用醋制，可能会失去一部分铁，缓解泻下作用，《本草纲目》称之为"畏醋"。

青礞石

【药材来源】本品为变质岩类黑云母片岩或绿泥石化云母碳酸盐片岩。

【炮制方法】

1. 青礞石　取原药材，除去杂质，砸碎。

2. 煅青礞石

（1）明煅　取净青礞石小块，置耐火容器内，用武火加热，煅至红透，取出，放凉。或取整块直火煅烧。

（2）硝煅　取净青礞石小块加等量的火硝混匀，置耐火容器内，加盖，武火加热，煅至烟尽，取出，放凉，水飞细粉。

【饮片功效】

1. 青礞石　味咸性平，具有坠痰下气、平肝镇惊的功效。青礞石难于煎出药效，故临床一般不生用。

2. 煅青礞石　经煅后质地酥松，便于粉碎加工，易于煎出有效成分。硝煅后可增强下气坠痰功效，能逐陈积伏匿之疾。用于顽痰胶结、咳逆喘急、癫痫发狂、烦躁胸闷、惊风抽搐。

【临床应用】

煅青礞石　治顽痰或老痰壅塞上中二焦所致气逆喘咳，与大黄、黄芩、沉香等同用，如《景岳全书》引王隐君滚痰丸；治痰热壅塞、内乱神明，甚至高热昏迷、惊悸抽搐，用薄荷汁和白蜜调服，方见《婴孩宝书》；治痰积惊痫、大便秘结，用礞石滚痰丸；有报道以青礞石为主药，用豁痰下气、息风镇痉法治疗癫痫的效果良好。

【研究摘要】金礞石为变质岩类蛭石片岩或水黑云母片岩。古本草很少有金礞石的记载，但青礞石与金礞石常混为同一种药。现代研究表明，金礞石其成分特征、可溶性特征均不同于青礞石。2015 版《中国药典》明确将青礞石和金礞石分别药用，但功能主治并没有明确区分。

【附注】《本草问答》记载：礞石"必用火硝煅过。性始能发，乃能坠痰，不煅则石质不化，药性不发，又毒不散，故必用煅。"

第二节　煅淬法

将中药材按明煅法煅烧至红透后，立即投入规定的液体辅料中骤然冷却的方法称煅淬法。将中药趁热投入冷的液体中浸泡的方法称为淬法，所用的液体辅料称为淬液。常用的淬液有醋、酒、药汁、水等，按临床需要选用。

煅淬法适用于质地坚硬，经过高温仍不能疏松的矿物中药，以及临床上因特殊需要而必须煅淬的中药。

（一）炮制方法

将中药大小分档，按明煅法煅烧至红透后，立即投入规定的液体辅料中浸泡，使之冷却。所用的淬液种类和用量由各中药的性质和煅淬目的要求而定。

（二）炮制作用

1. 使中药质地酥脆，易于粉碎　煅淬法除有煅法高温加热分解外，还将中药趁热转入淬液中，使矿物中药中各种不同成分的胀缩比例发生较大变化，从而产生裂隙，使质地变得酥脆，便于粉碎，利于有效成分的煎出，如代赭石、磁石。

2. 增强疗效　一些矿物中药煅、淬前后，矿物组分或化学成分发生变化，既有单纯的晶体结构变化，也有化学成分改变，如自然铜中黄铁矿中的二硫化铁转化为硫化铁，含铁矿物中药煅后醋淬有醋酸铁生成，炉甘石煅淬后氧化锌含量增加等。

3. 清除中药中夹杂的杂质，洁净中药，减少副作用　如代赭石煅淬后砷含量降低。

（三）注意事项

1. 煅淬要趁热进行。
2. 煅淬要反复进行几次，使液体辅料吸尽、中药全部酥脆为度，避免生熟不均。
3. 矿物药生品一般不直接入药，临床使用煅制后的炮制品。

赭　石

【药材来源】本品为氧化物类矿物刚玉族赤铁矿，主含三氧化二铁（Fe_2O_3）。采挖后，除去杂质。

【炮制方法】

1. 赭石　取原药材除去杂质，砸碎，碾细。

2. 煅赭石　取净赭石块置无烟炉上或适宜容器内，武火煅至红透，立即醋淬，反复煅淬数次直至酥脆，取出干燥，碾成细粉。每代赭石 100kg，用醋 30kg。

【饮片功效】

1. 赭石 生品性寒，具有平肝潜阳、降逆止呕、凉血止血的功效。多用于眩晕耳鸣、呕吐、噫气、呃逆、喘息及血热所致的吐血。

2. 煅赭石 降低苦寒之性，增强收敛止血作用，并使质地酥脆，易于粉碎和煎出有效成分。用于吐血、衄血及崩漏等证。

【临床应用】

1. 赭石 治眩晕耳鸣，与龙齿、牡蛎等同用，如《医学衷中参西录》镇肝息风肠；治呃逆、呕吐喘息，与旋覆花、半夏或龙胆草、生姜等同用，如《伤寒论》旋覆代赭汤；治肺肾两虚之气逆喘息，与党参、山茱萸等同用，如《医学衷中参西录》参赭镇气汤；治血热所致的吐血、衄血，与白芍、竹茹等同用，如《医学衷中参西录》寒降汤。

2. 煅赭石 治崩漏、吐血、衄血，与禹余粮、赤石脂等同用，如《太平惠民和剂局方》震灵丹，也可单用，治吐血、衄血。

【研究摘要】 本品内服后能收敛胃肠壁，保护黏膜面，吸收入血能促进红细胞及血红蛋白的新生，具有升高红细胞和白细胞数作用；临床用于治疗癫痫、咯血、眩晕等。另本品有毒，对肺及肝脏有损害作用，故不可久服。

研究表明赭石煅制后，Fe^{2+} 含量明显增加，为生品 $1.54 \sim 2.33$ 倍，Mn、Al、Mg、Si 等的溶出量也有较大增加，尤其 Ca^{2+} 的溶出量增加了 30 倍。只煅不淬，其水煎出物含量与生品相似，醋淬后则明显增强，Fe^{2+} 含量与煅淬次数成正比，故临床作血分中药治疗缺铁性贫血，应用煅醋淬品，并合理增加煅淬次数或用 pH 值 3 的酸性水溶液先煎 3 小时。

有报道测定了生、煅赭石中微量元素 Fe、Zn、Cu、Mn、Co、Ni 及宏量元素 Ca 的含量，证实了赭石的镇静、抗炎、抗惊厥、止血等药理作用，并对其药理作用与所含微量元素的关系进行了分析比较。药理实验表明，赭石内服后有收敛作用，保护胃肠黏膜面，吸收入血后能促进血细胞的新生。研究认为，赭石煅淬后其中的部分 Fe^{3+} 可以被还原成 Fe^{2+}，服用后在胃液吸收，随后在小肠内与糖类或氨基酸结合，进入小肠上皮细胞，由其中的载铁蛋白贮存，在机体缺铁时，铁从铁蛋白中释放，快速地进入血浆，其中的大部分被运送至骨髓内用于合成血红素。

赭石中含有十万分之一的砷盐，长期服用有慢性砷中毒的可能。煅制后能降低赭石中毒性元素砷的含量。赭石中含有对人体有害的铅、砷和钛等微量元素。赭石中的砷主要存在于黏土结构中，高温煅制后，部分挥发使其含量明显降低。煅淬后进一步水飞是最好的除砷方法，因为水飞时，部分黏土漂浮于水面被倾除去，使部分砷随之除去，且水醋淬也为水飞提供了弱酸性条件有利于砷的溶出。动物实验证明，小鼠每天服用 2 克 / 只，连服 7 天，动物全部死亡，死亡前症状与砷中毒相似，煅后则无此现象，因此，煅后降低了毒性。

【附注】 《本草纲目》记载："今人惟煅赤以醋淬三次或七次，研，水飞过用。取其相制，并为肝经血分引用也。"

自 然 铜

【药材来源】 本品为硫化物类矿物黄铁矿，主含二硫化铁（FeS_2）。采挖后，除去杂质。

【炮制方法】

1. 自然铜 取原药材除去杂质，洗净，干燥，用时砸碎。

2. 煅自然铜 取净自然铜置无烟炉火上或适宜容器内，武火煅至红透，立即投入醋液中淬，反复醋淬至表面呈黑褐色，外表脆裂，光泽消失并酥松。每自然铜 100kg，用醋 30kg。

【饮片功效】

1. 自然铜 具有散瘀、接骨、止痛的功效。本品质地坚硬，不利粉碎和煎出有效成分，临床一般不生用。

2. 煅自然铜 经火煅，使质地酥脆，便于粉碎加工，利于煎出有效成分。醋淬可引药入肝，增强散瘀止痛作用。多用于跌仆肿痛，筋骨折伤。

【临床应用】

煅自然铜 临床多用于跌仆肿痛，筋骨折伤，关节疼痛，心气刺痛。治疗跌打骨折，与乳香、没药等同用，如《张氏医通》自然铜散。或与红花、血竭等同用，能接骨散瘀。治跌仆损伤，闪腰岔气，瘀血作痛，筋骨疼痛，亦常与丁香，当归等同用，如《张氏医通》自然铜散。治心气刺痛，自然铜火煅醋淬九次，研末醋调二分半服即止（《握灵本草》）。

【研究摘要】 自然铜主含二硫化铁。经火煅后二硫化铁分解成硫化铁，经醋淬后表面部分产生醋酸亚铁，且能使药物质地疏松易碎，利于粉碎，并使药物中铁离子溶出增加，易于被体内吸收，促进体内造血系统功能增强，增加造血速度，使血中红细胞总数及血色素含量恢复正常。

有研究报道，煅自然铜促进骨折愈合作用显著优于生品；在骨折中期煅自然铜通过促进成骨细胞合成，增加血磷含量，促进钙盐沉积，增加微量元素的吸收，增大骨密度，从而促进骨折愈合。

有研究表明，自然铜煅后水煎液中 Fe^{2+}、Zn、Cu 含量明显增加，而有毒的 As、Pb 则显著降低。这与传统多煅后使用、煅制利于有效成分煎出、增强疗效的经验相一致。

【附注】《本草衍义补遗》载："大抵骨折在补气、补血、补胃，而铜非煅不可用。若新出火者，其火毒、金毒相扇，挟热毒香药，虽有接骨之功，燥散之祸，甚于刀剑，戒之。"《本草蒙筌》载："宜火煅醋淬末，研绝细，水飞。治跌损接骨续筋。"

炉甘石

【药材来源】 本品为碳酸盐类矿物方解石族菱锌矿的矿石。主含碳酸锌（$ZnCO_3$）。采挖后，洗净，晒干，除去杂石。

【炮制方法】

1. 炉甘石 取原药材，除去杂质，打碎。

2. 煅炉甘石 取净炉甘石置耐火容器内，武火煅至红透，立即投入水中浸淬，搅拌，倾取混悬液，未透者沥干后，再煅烧，浸淬，反复 3～4 次。合并混悬液，静置，倾去上层清水，干燥研散。

3. 制炉甘石

（1）黄连汤制炉甘石 取黄连煎汤，过滤去渣，加入煅炉甘石细粉中，拌匀，吸尽后干燥。每煅炉甘石细粉 100kg，用黄连 12.5kg。

（2）三黄汤制炉甘石 将黄芩、黄连、黄柏煎汤过滤去渣，加入煅炉甘石中拌匀，吸尽后干燥。每煅炉甘石细粉 100kg，用黄芩、黄连、黄柏各 12.5kg。

生品一般不入药，煅淬后本品多作眼科外用药，因用极细粉末，故煅淬后要进一步水飞，水飞时用具和水要洁净，不能混悬的杂质弃去，制得的成品必须纯洁细腻，制炉甘石的拌制药汁应认真过滤，拌匀，吸尽干燥后，必须研散，不应有结团或颗粒。

【饮片功效】

1. 煅炉甘石 炉甘石一般不生用。经煅淬水飞后，质地纯洁细腻，消除了较粗颗粒对敏感部位的刺激性，使中药内在成分发生改变，增强了疗效，适宜于眼科及外敷用，具有解毒明目退翳、收湿止痒敛疮的功效。

2. 制炉甘石　采用黄连及三黄汤煅淬或拌制，可增强清热明目、敛疮收湿的功效。用于目赤肿痛，眼缘赤烂，翳膜胬肉，溃疡不敛，脓水淋漓，湿疮，皮肤瘙痒。

【临床应用】

1. 煅炉甘石　治目赤翳障、烂弦风眼，常与黄连、冰片等同用，能明目退翳；治皮肤病、脓水浸淫日久不止、烫伤腐肉已化、新肉不生者，如《温病条辨》三石散；治疮疡，与白芷、甘松等同用，也可与熟石膏以 1∶9 的用量比调制成膏外用，能润肤生肌收敛；治聤耳流脓流水，与枯矾、胭脂粉等同用，如《外壳方外奇方》红棉散。

2. 制炉甘石　治烂弦风眼，与风化硝、硼砂等同用；治溃疡不敛、皮肤湿疮，与熟石膏、赤石脂同用，能收湿生肌。

【研究摘要】炉甘石主含 $ZnCO_3$，煅后主要成分为 ZnO。水飞可显著降低炉甘石粒径，提高炉甘石颗粒圆整度，进而达到提高炉甘石抑菌等生物活性。外用能部分吸收创面分泌物，有收敛、保护作用；并能抑制局部葡萄球菌的繁殖和生长，对炎症部位的组织有较好的复生作用；在眼内吸收还可参与维生素 A 还原酶的构成，因而可治疗暗适应能力下降等症。目前多配成 5% ～ 10% 的洗剂，或制成油膏剂广泛用于皮肤科，作为中度收敛、保护剂，治皮肤炎症和表面创伤。上述作用的有效成分是 ZnO，故其煅制后能增强消炎、收敛作用。

相关研究报道，将炉甘石制成不同粒径的方法对炉甘石洗剂的制备工艺进行研究，结果表明，不同粒径煅炉甘石洗剂，其体外渗透过程均符合零级方程，炉甘石粒径的减小，能提高药物累计渗透量及透过率，炉甘石粒径的减小能促进药物的透皮吸收。

《本草便读》载："火煅醋淬五次，治下疳阴疮。"《良朋汇集》载："用三黄煎水而煅炼，善疗目疾。"《握灵本草》载："一切目疾，真炉甘石半斤，火煅，童尿淬五七次，用黄连四两锉豆大，水二碗，煮二伏时，去黄连韦末……点眼。"

磁　石

【药材来源】本品为氧化物类矿物尖晶石族磁铁矿的矿石，主含四氧化三铁（Fe_3O_4）。采挖后，除去杂石。

【炮制方法】

1. 磁石　取原药材，除去杂质，碾碎。

2. 煅磁石　取净磁石，砸成小块，置耐火容器内，用武火煅至红透，趁热倒入醋液内淬制，冷却后取出，反复煅淬至酥脆，取出干燥，碾碎。每 100kg 磁石，用醋 30kg。

【饮片功效】

1. 磁石　味咸性寒，质地重坠。具有平肝潜阳、聪耳明目、镇惊安神、纳气平喘的功效。生用偏于平肝潜阳、镇惊安神。用于惊悸、失眠、头晕目眩。

2. 煅磁石　煅淬后质地酥脆，易于粉碎及煎出有效成分，缓和重镇安神功效，聪耳明目、补肾纳气力增强。用于耳鸣、耳聋、视物昏花、白内障、肾虚气喘、遗精。

【临床应用】

1. 磁石　治阴虚阳亢、头晕目眩，与石决明、白芍、天麻等同用，如《医醇賸义》滋生青阳汤；治阴虚阳亢所致的烦躁不安、惊悸失眠，甚至癫痫者，与朱砂、神曲等配伍，如《备急千金要方》磁朱丸。

2. 煅磁石 治肝肾阴虚所致的耳鸣、耳聋，与熟地黄、山茱萸、山药等配伍，也可与附子、巴戟天、川椒等同用，如《大平圣惠方》烧肾散；治肝肾俱虚、视物昏暗，与五味子、熟地黄、枸杞子、石斛等同用，如《银海精微》驻景补肾明目丸；也可与菟丝子、肉苁蓉等同用，如《审视瑶函》磁石丸。治外伤出血，创口疼痛，用本品单味研细末，外敷患处，具有定痛止血的作用；又可用于痈疽肿毒。近年来，用于治疗缺铁性贫血、神经衰弱失眠者。

【研究摘要】有研究报道，在扫描电子显微镜下观察到生磁石棱角分明呈不规则的块状，大小不一，断面较整齐，表面紧密硬实，呈棕色，其粉末呈深红褐色，磁性较弱，而煅磁石表面呈深褐色，其粉末呈黑色，磁性较强，棱角消失，圆滑疏松。煅磁石表面的结构，有利于中药在熬制过程中溶液与中药的接触，使中药中成分更易溶出。

对抑制醋酸诱发小鼠扭体反应，对戊巴比妥钠的协同作用，煅磁石优于生磁石。拮抗戊四氮致小鼠惊厥作用，降低角叉菜胶引发小鼠足肿胀度及止凝血作用，生磁石优于煅磁石。给大鼠静脉注射，可使动物血液中血红蛋白水平、红细胞和白细胞数增加，血液凝固时间延长及血浆纤维蛋白分解活性增加，同时中性粒细胞吞噬功能反应增加。

有报道，磁石经煅醋淬后，砷含量显著降低。粉碎程度大时，其表面积增大，更易除去砷。另有报道，采用原子发射光谱分析炮制前后微量元素的变化。磁石中含有的有害元素钛、锰、铝、铬、钡、锶等经煅制后均有变化，尤其锶煅制后未检出，表明磁石煅制对消除其含有的有害元素具有一定意义。磁石中其他元素经醋淬后也发生了变化。

生磁石煅制后磁铁矿及针铁矿大部分转化为赤铁矿，出现赤铁矿的特征线及磁铁矿的特征线，而无原生样的针铁矿特征线。热分析对磁铁矿的共存矿物及煅制研究十分有效。生磁石热分析曲线：吸热 365℃（小）、放热 485℃（小）以及 0～230℃稍有增重，而后至 375℃有失重亦证实有针铁矿存在。煅磁石的热分析曲线：吸热 315℃（微）证实样品中心部位尚保存少量未完成赤铁矿化的针铁矿或未转化尽的黏土矿物。

【附注】《医学入门》载："炼汁饮之，但久服必有大患。"

阳 起 石

【药材来源】本品为硅酸类矿石阳起石或阳起石石棉的矿石。采得后，去净泥土、杂石。

【炮制方法】

1. 阳起石 取原药材，除去杂质，洗净，干燥，砸成小块。

2. 煅阳起石 取净阳起石小块，置耐火容器内，用武火加热，煅至经透，取出，放凉，研碎。

3. 酒阳起石 取净阳起石小块，置耐火容器内，用武火加热，煅至红透后，倒入黄酒中淬，如此反复煅淬至药物酥脆、酒尽为度取出晾干，研碎。每 100kg 阳起石，用黄酒 20kg。

【饮片功效】

1. 阳起石 生品味咸性温。具有温肾壮阳的功效。但生品不易煎出有效成分，临床较少应用。

2. 煅阳起石 经煅后质地酥脆，易于粉碎，便于煎出有效成分。临床煅后应用，增强温肾壮阳作用。

3. 酒阳起石 酒淬可进一步使其质地酥脆，利于加工成细粉，并可加强壮阳作用。用于下焦虚寒、腰膝酸软、遗精、阳痿、宫冷不孕、崩漏。

【临床应用】

1. 煅阳起石　治崩漏，与鹿茸同用，如《济生方》阳起石丸。治疮毒，本品为末外用，也可治背疮初发或刀箭伤；治下元虚寒、精滑不禁、手足厥冷，与钟乳石同用，如《济生方》之白丸。

2. 酒阳起石　治阳痿、遗精，与沉香、北五味、菟丝子等同用，如《普济方》阳起石丸；治宫冷不孕，与吴茱萸、熟地黄、牛膝、炮姜、白术同用，如《太平惠民和剂局方》阳起石丸；治肾阳衰弱、肾不纳气，如黑锡丹。

【研究摘要】阳起石含有丰富的微量元素，有报道证实，短时间煅红（达700℃）时化学成分并没有大的变化。阳起石能改善"阳虚"小鼠的症状与改善雄性小鼠的性功能状况，应该与这些微量元素有密切关系。

以阳起石中含量较高的 Ca、Mg、Zn、Fe、Cu、Al、Mn 元素水煎液中含量作为测定指标，其炮制方法的优劣顺序为煅赤酒淬7次＞煅赤酒淬3次＞煅赤酒淬1次＞煅赤水淬3次＞生品。研究表明，以黄酒作液体辅料煅淬为好，煅淬次数以7次为佳。阳起石的矿物组成各地不尽相同，但以阳起石为透闪石符合药用质量要求，其生煅样的 X 射线衍射图特征线全一致。

第三节　暗煅法

中药在高温缺氧条件下煅烧成炭的方法称为暗煅法，又称扣锅煅、子母锅煅、闷煅、密闭煅。适用于体轻质细、炒炭易灰化或者炮制过程中散发特殊气味的药材制备炭药。

早在《五十二病方》和《黄帝内经》中就有"燔发"的制备，即为今之血余炭。煅炭存性也是对暗煅法的质量要求。

（一）炮制方法

取净药材置锅内，上扣一较小锅，两锅结合处用细土粉或盐泥封固，扣锅底上放几粒米或贴一白纸并压一重物，待泥稍干后，加热至白纸或大米变成深黄色，药材全部炭化为度，冷却后，打开上锅，取出中药。也有在两锅盐泥封闭处留一小孔，用筷子塞住，时时观察小孔处的烟雾，当烟雾由白变黄并转呈青烟，之后逐渐减少时，降低火力，煅至基本无烟时，离火，待完全冷却后，取出药物。

煅透的判断方法：①米、纸变深黄色。②滴水成珠或滴水即沸。③观烟色。在两锅盐泥封闭处留一小孔，用筷子塞住，煅时观察小孔处烟雾，由白烟转黄烟至呈青烟减少时，降低火力，再煅至基本无烟时止。

（二）炮制作用

1. 改变中药性能，产生新的药效，适应临床用药需要　如血余、棕榈。

2. 产生或增强止血作用　如荷叶、灯心草。

3. 降低中药毒性和刺激性　如干漆。

（三）注意事项

1. 锅内中药不宜装得过多，过紧，否则不易煅透，以占锅体积的 2/3 为宜。

2. 煅烧过程中，如有大量气体及浓烟从锅中喷出，冲开盐泥，及时用湿泥封补裂口，以防空气进入，使中药灰化。

3. 煅透后，应放冷后启封，以免炭药高热未散，骤遇空气助燃导致其灰化。

血 余 炭

【药材来源】本品为人头发制成的炭化物。收集中青年人头发，拣去杂质，洗净，干燥。

【炮制方法】

血余炭　人头发除去杂质，用稀碱水洗去油垢，漂净，干燥。置锅内上盖一较小锅，两锅接合处用盐泥封固，上压重物，盖锅底部贴一白纸条或放几粒大米，先文火后武火加热，煅至白纸或大米呈深黄色为度，冷却后取出。

【饮片功效】

血余炭　具有收敛止血、化瘀、利尿的功效。本品不生用，入药必须煅制成炭，煅后方具有止血作用。用于吐血、咯血、衄血、尿血、崩漏下血、外伤出血。

【临床应用】

血余炭　治多种出血证，常与其他止血药配伍；治鼻衄不止，与人中白和麝香同用；治咳血、吐血、衄血、二便下血，与煅花蕊石同用，如《医学衷中参西录》化血丹；治上部出血，可用本品研末加鲜藕汁内服；治下部出血，可与陈棕炭、莲蓬炭合用；治血崩不止的乌金散和治诸窍出血的黑散子（《奇效良方》）；治小便不利、小腹胀痛或有血尿者，与滑石配伍，如滑石白鱼散。

【研究摘要】现代研究表明，生血余无止血作用，煅后能缩短出血和凝血时间，加速血凝，有显著止血作用，并以中青年之头发所制血余炭缩短凝血时间作用最强。研究用血余炭制剂测试对绵羊血液的体外凝血时间的影响，结果表明，该制剂对绵羊血液体外凝血时间较生理盐水缩短，具有促凝血作用。除去血余炭中的钙、铁离子后，凝血时间延长，说明血余炭的止血作用可能与其所含的钙、铁离子有关。

血余炭粗结晶对二磷酸腺苷诱导的大白鼠血小板聚集有明显增强作用，并能明显降低血浆中环磷酸腺苷含量，有促内源性系统血凝功能，其止血原理与血浆中环磷酸腺苷的降低有关。煎剂对金黄色葡萄球菌、伤寒杆菌、甲型副伤寒杆菌及福氏痢疾杆菌有较强的抑制作用。临床用于治疗溃疡病出血、声带黏膜下出血、外伤出血等。

【附注】《医学入门》载："用皂角水洗净，入罐内烧存性，止血。"

棕　榈

【药材来源】本品为棕榈科植物棕榈 *Trachycarpus fortunei*（Hook.f.）H.Wendl. 的干燥叶柄。采棕时割取旧叶柄下延部分及鞘片，除去纤维状的棕毛，晒干。

【炮制方法】

1. 棕榈　取棕榈除去杂质，洗净，切段，干燥。

2. 棕榈炭

（1）煅炭　取净棕榈置锅内，上扣一较小锅，两锅接合处用盐泥封固，上压重物，并贴一白纸条或放几粒大米，先文火后武火煅至白纸条或大米呈焦黄色，冷却后取出。

（2）炒炭　取净棕板，切成小块，用武火炒至黑棕色，喷淋少量清水，取出干燥。

【饮片功效】

棕榈炭　生棕不入药，煅炭后具有收涩止血的功效，用于吐血、衄血、尿血、便血、崩漏下血。

【临床应用】

棕榈炭 治血热妄行之呕血、吐血、咯血、出血无瘀滞者，与大蓟炭、牡丹皮炭等同用，如《十药神书》十灰散；治冲任不固、脾气虚衰、气不摄血、崩漏不止或大便下血，与黄芪、海螵蛸等同用，如《医学衷中参西录》固冲汤；治鼻衄不止，也可单用或配伍桦皮、龙骨等；治肠风泻血，与熟艾叶、附子同用。治血崩不止，如《奇效良方》乌金散；治诸窍出血，如《奇效良方》黑散子。

【研究摘要】 对不同药用部位，新与陈和制炭前后棕榈的止血作用研究结果表明，其主要药用部位应为叶鞘纤维，且只有陈棕皮有止血作用，这与古人"年久败棕入药尤妙"的经验相一致。生品无止血作用，制炭后能明显缩短出血时间和凝血时间。动物实验表明，棕榈炭能缩短出血时间和凝血时间。由凝血试验结果可知，不论新棕皮炭或新棕板炭均无作用，陈棕炭、陈棕皮则有明显作用，尤其是多年的破旧陈棕则作用更为明显。

棕榈制炭前后化学成分发生了很大变化，棕榈中可检测出 19 个成分，制炭后含成分最多者可达 26 个。d- 儿茶素为鞣质的单体，是棕榈的主要止血有效成分之一。在生棕榈中未检出，但经制炭后则可检出，且含量高达 0.63%。

治疗内痔出血：取炙槐角、地榆炭、棕榈炭各 30g，水煎服。出血如注或滴血较多者，一般三剂即止；重者五六剂可止。服此方不宜吃辛辣食物；脾胃寒弱者，用量稍减，孕妇忌服。

干 漆

【药材来源】 本品为漆树科植物漆树 *Toxicodendron vernicifluum*（Stakes）F.A.Barkl. 的树脂经加工后的干燥品。一般收集盛漆器具底留下的漆渣，干燥。

【炮制方法】

干漆炭

（1）煅炭 原药材除去杂质，砸成小块，洗净，晒干后置锅内，上盖一较小锅，两锅结合处用盐泥封固，上压重物，并贴一白纸条或放几粒大米，文武火煅至纸或大米呈老黄色为度，凉后取出，剁成小块。

（2）炒炭 干漆小块置锅内，中火炒至烟尽为度，喷淋少许清水，灭尽火星，取出，放凉。

【饮片功效】

1. 干漆 具有破瘀血、消积、杀虫的功效。生干漆辛温有毒，伤营血，损脾胃，不宜生用。

2. 干漆炭 煅后降低其毒性和刺激性。有破瘀、消积、杀虫的功效。用于妇女经闭、瘀血癥瘕、虫积腹痛。

【临床应用】干漆炭 治经闭、癥瘕，常与熟大黄、制水蛭等同用，如大黄䗪虫丸；治癥积血痹，与益母草、红花等同用，如《万病回春》化癥回生丹；治癥瘕瘀血，与穿山甲、赤芍等同用，如穿山甲散；治虫积，常与雷丸、槟榔等同用，方见《妇科大全》。治胞衣不出、恶血不行用干漆散（《圣济总录》）；现代临床也用于治疗血栓闭塞性脉管炎、子宫内膜异位症、癌瘤等。

【研究摘要】 本品主要含漆酚及少量虫漆酚、氢化漆酚等。漆酚具有强烈的毒性和刺激性。0.001mg 的纯漆酚对生漆敏感者即引起皮炎。干漆误服出现强烈刺激症状，如口腔炎、溃疡、呕吐、腹泻，严重者可发生中毒性肾病。加热处理可使漆酚漆敏内酯升华、散失，故制炭时应煅或炒至烟尽，以降低毒性和刺激性，减少对胃的刺激性和毒副作用。动物实验表明，干漆能缩短出血和凝血时间。

【附注】《本草粹言》载："用新瓦上下合定，火煅黑烟尽方可用，以其性气大悍，服之大伤气血，若去烟而用之，止破瘀血而不伤元血。"

灯　心　草

【药材来源】本品为灯心草科植物灯心草 *Juncus effusus* L. 的干燥茎髓。夏末至秋季割取茎，晒干，取出茎髓，理直，扎成小把。

【炮制方法】

1. 灯心草　取原药材，除去杂质，扎成小把，剪成 4～6cm 段。

2. 朱砂拌灯心草　将灯心草段置盆内喷淋清水少许，微润，加朱砂细粉，撒布均匀，并随时翻动，至表面挂匀朱砂为度，取出晾干。每灯心草 100kg，用朱砂 6.25kg。

3. 青黛拌灯心草　将灯心草段置盆内喷淋清水少许。微润，加青黛粉，撒布均匀，并随时翻动，至表面挂匀青黛为度，取出晾干。每灯心草 100kg，用青黛 1.42kg。

4. 灯心草炭　将灯心草扎成小把，置锅内，上扣一较小的锅，两锅接合处用盐泥封固，在盖锅上压一重物，并贴一白纸条或放几粒大米，武火煅至纸条或大米呈焦黄色，冷却后取出。

【饮片功效】

1. 灯心草　具有清心火、利小便的功效。灯心草长于利水通淋。用于心烦失眠、尿少涩痛、口舌生疮、热淋、黄疸、水肿。

2. 朱砂拌灯心草　朱砂拌制增强宁心安神作用，以降火安神为主。用于心烦失眠、小儿夜啼。

3. 青黛拌灯心草　青黛拌制增强清热解毒凉血作用，以清热凉血为主。用于尿血。

4. 灯心草炭　经煅炭后具有凉血止血作用，并能清热敛疮，外用治咽痹、乳蛾、阴疳。多外治喉痹、口舌生疮、金疮出血。

【临床应用】

1. 灯心草　治热淋癃闭，常与木通、车前子等同用，能清热利水通淋，用于癃闭不通、热淋、血淋等，如《太平惠民和剂局方》八正散。

2. 朱砂拌灯心草　治心烦失眠，常与竹叶卷心、玄参等同用，能降火安神；治小儿夜啼，可单用或与麦冬同用，能清心安神，用于小儿夜间烦躁惊啼。

3. 青黛拌灯心草　治尿血，常与大蓟、小蓟、血余炭等同用，增强清热凉血的作用，用于湿火伤络、尿血或尿中带有血丝血块。

4. 灯心草炭　治喉痹，常与冰片同用，能清热利咽；治金疮、口舌生疮，常与金银花、牛黄等同用，能解毒医疮；治胃火上炎、口舌生疮、糜烂肿痛，与柿霜饼同用，能凉血清热止痛，如《卫生鸿宝》卧龙散。

【研究摘要】本品含纤维、脂肪油、蛋白质、挥发油、黄酮类等成分。灯心草炭对实验动物能缩短出血和凝血时间。临床用于治疗心身疾病、口腔溃疡、灯心草灸等。

荷　叶

【药材来源】本品为睡莲科植物莲 *Nelumbo nucifera* Gaertn. 的干燥叶。

【炮制方法】

1. 荷叶　取原药材，除去杂质及叶柄、抢水洗净，稍润，切丝，干燥。

2. 荷叶炭　取净荷叶折叠后平放锅内，留有空隙，上面扣一个口径较小的锅，两锅接合处用盐泥封固，上压重物，并贴一白纸条或大米数粒，用文武火加热，待煅至白纸条或大米呈深黄色时停火，待锅凉后，取出。

【饮片功效】

1. 荷叶 具有清热解暑、升发清阳、凉血止血的功效。用于暑热烦渴、暑湿泄泻、脾虚泄泻、血热吐衄、便血崩漏。

2. 荷叶炭 经煅炭后收涩化瘀止血力强，用于多种出血症及产后血晕。

【临床应用】

1. 荷叶 治湿温、暑湿证，与金银花、扁豆花、西瓜翠衣、厚朴花等同用；治秋时晚发之伏暑、湿温初起，与连翘、杏仁、瓜蒌壳、陈皮、茯苓、制半夏、甘草、佩兰叶共用，以荷叶为引，水煎服，方如《时病论》所载；治阳乘于阴之吐、衄血，与生艾叶、生柏叶、生地黄，水煎共用，如《妇人良方》四生丸；治暑瘟，如《温病条辨》清络片。

2. 荷叶炭 治吐血不止，单味研末服即可，治崩中下血，可与蒲黄、黄芩共用，方如《本草纲目》所载；治多种出血证，如《十药神书》十灰散；单用治黄水疮，如《单方验方新医疗法选编》所载；亦可治刀斧伤疮，如《濒湖集简方》所载。

【研究摘要】荷叶通过促进痰液的分泌和气管纤毛运动而起到镇咳祛痰作用；煎剂有降血脂作用；对痢疾杆菌、肠炎杆菌有抑制作用；干粉能显著缩短家兔血浆再钙化时间。临床用于治疗肺炎、溃疡病出血、溃疡性结肠炎、泌尿系感染；还可用于减肥、夏季暑热、婴幼儿腹泻、十二指肠壅结症、高脂血症等。

荷叶炭可明显缩短正常大鼠血浆活化部分凝血活酶时间和凝血酶原时间，增加大鼠血浆纤维蛋白原水平，其止血作用明显强于生荷叶。

荷叶制炭后止血作用增强的主要原因：①抗凝血成分荷叶碱、甲基莲心碱、莲心碱等生物碱量显著降低。②具有止血作用的金丝桃苷、异槲皮苷转化为止血作用更强的槲皮素。

【附注】《得配本草》载："活血生用，止血炒焦用。"

蜂　房

【药材来源】本品为胡蜂科昆虫果马蜂 *Polistes olivaceous*（DeGeer）、日本长脚胡蜂 *Polistes japonicus* Saussure 或异腹胡蜂 *Parapolybia varia* Fabricius 的巢。秋、冬两季采收，晒干或略蒸，除去死蜂死蛹，晒干。

【炮制方法】

1. 蜂房 取原药材，刷尽泥灰，除去杂质，切块。筛去灰屑。

2. 煅蜂房 取净蜂房块置于耐火容器内，加盖，接口用盐泥封固，用中火煅烧至透，停火。冷却后取出，用时掰碎或研细入药。

【饮片功效】

1. 蜂房 蜂房有小毒，具有祛风、攻毒、杀虫、止痛的功效。蜂房可内服，亦可外用，但临床较少使用生品。

2. 煅蜂房 临床多用其炮制品，煅后可增强疗效，降低毒性，并利于制剂。用于痈疽、瘰疬、牙痛、癣疮、风湿痹痛、隐疹瘙痒等。

【临床应用】

1. 蜂房 治风疹瘙痒，常与蛇蜕、花椒、苦参等煎水外洗，也可与蝉蜕、白鲜皮等同用；治乳痈、恶疮，与蜈蚣、明矾共研细末，麻油调涂患处，或煎水外洗；也可配伍玄参、蛇蜕等熬膏外贴；治风湿痹痛，与独头蒜、百草霜共同捣外敷，也可用于风邪侵扰肌肤，手足风痹，肢体瘦痛，游走不定等，方见《乾坤生意秘韫方》；治风虫牙痛，露蜂房醋煮乘热漱之，如《袖珍方》风虫牙痛方；也可用本品煎水漱牙，方见《日华子诸家本草》。

2. 煅蜂房　治痔疮出血，与地榆炭、槐角炭同用研末掺之，也可与槐角、苦参、黄连等熟蜜为丸，如《疡医大全》之痔疮丸；治头生瘰疬，脓水不止，疼痛难忍，与蛇蜕、玄参、黄芪、蛇床子等同用，如《太平圣惠方》之蜂房膏；治目翳，煮蜂房、细辛各等分，含之，方见《外台秘要》。

【研究摘要】蜂房含蜂蜡及树脂，并含蜂房油（挥发油），为一种有毒成分。研究发现，挥发油对实验动物有毒，可引起急性肾炎等损害。从中提取的挥发油毒性更强，因此露蜂房主要为外用药，外用时取适量，研末调敷或煎水熏洗；也可内服，但需严格掌握剂量，一般为煎汤 5～10g，研末 1.5～3g，或炮制后使用。

炮制后，能使部分有毒成分散失，降低毒性。药理实验表明，蜂房的醇、醚及丙酮浸出物，皆有促进血液凝固的作用，能增强心脏运动，使血压一时性下降，并有利尿作用；露蜂房有明显的抗炎作用。临床用于治疗流行性腮腺炎、慢性细菌性痢疾、外伤性感染、遗尿症、复发性口腔溃疡等。

第十四章

蒸煮焯法

蒸、煮、焯属于"水火共制"法，是指炮制过程中既用到水，又用到火加热的一类炮制方法。蒸、煮、焯的主要作用是改变药性，降低毒性，增强疗效，减少副作用，保存药效等。一些生熟异治的常用中药如地黄、何首乌等用蒸法炮制；草乌煮后生物碱水解减毒；黄芩、苦杏仁制后杀酶保苷等。

蒸、煮、焯法的优点是温度、时间、炮制程度等多有具体规定，因而较易控制。其缺点是条件控制不当会造成有效成分流失，特别是煮法，一旦水量过大，加热时间过长有效成分大量流失，因此，要严格按操作规程进行。

第一节　蒸　法

将净制或切制过的中药加入辅料或不加辅料置蒸制容器内或密封容器内隔水加热至一定程度的方法称为蒸法。前者为合蒸或拌蒸，后者为清蒸或单蒸。直接利用流通蒸气蒸者称为"直接蒸法"，药物在密闭条件下隔水蒸者称"间接蒸法"，又称为"炖法"。

蒸法历史悠久，早在《神农本草经》就记载了蒸桑螵蛸。《雷公炮炙论》很多中药蒸法炮制，并且一直沿用至今。"蒸者取味足"，较长时间蒸制，改变药物性味，产生新的功效，扩大临床适用范围，如酒蒸地黄、大黄，黑豆汁蒸何首乌；也可增强疗效，如酒蒸肉苁蓉、黄精、山茱萸、女贞子、五味子；醋蒸五味子；清蒸时间较短，目的是软化药材，便于切制或使中药便于保存，如清蒸木瓜、天麻、桑螵蛸、黄芩、人参等。

（一）炮制方法

1. 单蒸（清蒸）　将净选或切制过的中药洗净，大小分开，质地坚硬者可适当润软，置笼屉、木甑或密闭罐内，隔水加热至所需程度，取出，干燥，或切片后干燥。如天麻、黄芩。

2. 合蒸（拌蒸）　将净制并大小分档的中药洗净，与所用辅料拌匀，润透，后置笼屉，木甑，加热至所需程度，取出，干燥，或切片后干燥。如熟大黄等。

3. 炖　将净选或切制过的中药洗净，大小分开，加入辅料拌匀，待辅料吸尽，置罐内密闭，隔水或隔蒸汽加热至所需程度，取出，干燥，或切片后干燥。如熟地黄。

（二）炮制作用

1. 扩大用药范围　中药经蒸制后由于功效性能等方面的改变，产生另一味药，扩大了中药的应用范围，以适应中医临床辨证施治的需要。如地黄与熟地黄、何首乌与制首乌等，它们的炮制品在《中国药典》上均已单列。

2. 改变或缓和药性　如生地黄药性苦寒，而蒸后转为甘，微温；大黄药性苦寒，蒸后药性明显缓和。

3. 降低副作用　大黄生用峻下猛烈，但蒸后几乎无泻下作用；何首乌生品有致泻的副作用，蒸后可消除泻下作用，功转滋补。

4. 保存药效利于贮存　如桑螵蛸经蒸制后杀死虫卵，免于翌年孵化；黄芩蒸后破坏了酶，保存了药效成分黄芩苷类。

5. 便于切片　如天麻用水浸后切片有效成分易流失，而蒸后再切，既可简化工艺又可减少有效成分的流失；又如黄芩，蒸后既可杀酶保苷，又可软化便于切片。

（三）注意事项

液体辅料拌蒸须待辅料被吸尽后再蒸。蒸时一般先武火，圆气后改为文火。蒸制时蒸制容器内的水要适当，水太多容易上水，使药物难于干燥，同时也易造成有效成分的流失，水太少则易干锅，要随时添加开水。蒸制结束后，若蒸锅内液体含有效成分较多可拌回药物后再干燥。

<h2 style="text-align:center">何 首 乌</h2>

【药材来源】本品为蓼科植物何首乌 *Polygonum multiflorum* Thunb. 的干燥块根。秋、冬两季叶枯萎时采挖，削去两端，洗净，个大的切成块，干燥。

【炮制方法】

1. 何首乌　取原药材，除去杂质，洗净，稍浸，润透，切厚片或块，干燥。

2. 制首乌　取净何首乌片或块，用黑豆汁拌匀，闷透后，蒸制内外均呈棕褐色时，取出，干燥。每 100kg 首乌片或块，用黑豆 10kg。

【饮片功效】

1. 何首乌　苦泄性偏凉兼发散，入心肝见长，以清降为功，通络走窜力强，具解毒、消痈、润肠通便、截疟的功效。用于瘰疬疮痈、风疹瘙痒、肠燥便秘、久疟不止、高脂血症。

2. 制首乌　黑豆汁蒸后，味转甘厚而性转温，以滋补为功，入肝肾见长，增强滋阴补肾、养肝益血的功效，同时消除了生首乌滑肠致泻的副作用，使慢性患者长期服用而不造成腹泻。具有补肝肾、益精血、乌须发、强筋骨、化浊降脂之效，用于血虚萎黄、眩晕耳鸣、须发早白、腰膝酸软、肢体麻木、崩漏带下、高脂血症。

【临床应用】

1. 生首乌　治大便秘结，可单味煎服，也可与芝麻等同用；治瘰疬，与夏枯草、贝母、当归等同用；治疮肿痒痛，与防风、苦参、薄荷同用，如《外科精要》何首乌散；治久疟热多寒少，与鳖血等同用，如《赤水玄珠》何首乌丸。

2. 制首乌　治须发早白，常与枸杞子，菟丝子等同用，如《本草纲目》引《积善堂方》七宝美髯丹；治肝肾不足、头晕目眩，与牛膝等同用，如《太平惠民和剂局方》何首乌丸；治久疟不止属气血双亏者，与人参、当归等同用，如《景岳全书》何人饮。

【研究摘要】何首乌蒸制后颜色加深，总蒽醌、结合蒽醌含量随蒸制时间延长而减少，游离蒽醌开始时增加，制何首乌中游离蒽醌的含量略高于生何首乌，而结合型蒽醌的含量则明显低于生何首乌。二苯乙烯苷的含量随蒸制时间延长而降低，磷脂类及糖类成分含量增加，使补益作用增强。

口服制首乌，可使去甲肾上腺素饥饿小鼠肝糖原积累增加，生首乌则无此作用。制首乌醇提物延缓鹌鹑快速动脉粥样硬化的形成和发展，这与首乌炮制后，去其滑肠泻下的副作用、增强补肝肾功能的中医临床经验是一致的。

以首乌的生、黑豆汁蒸、清蒸、酒蒸及熟地黄汁蒸等炮制品水煎剂作体外抑菌实验。在金黄色葡萄球菌等9个菌株中，除酒蒸品对奈氏卡他菌无效外，其他均有不同程度的抑制作用，其中生品抗金黄色葡萄球菌作用比别的炮制品强。而黑豆汁蒸者抗白色葡萄球菌，酒蒸品和地黄汁蒸者抗白喉杆菌能力均优于生品及其他制品。

制首乌能促进粒系祖细胞的生长，延长二倍体细胞的生长周期，使细胞发育旺盛，保护超氧化歧化酶活性与其应有水平，增加体内还原性谷胱甘肽的含量，对单胺氧化酶活性有明显抑制作用，减少脑细胞脂褐质积聚，稳定免疫功能，增强机体非特异性免疫及细胞免疫，对抗强的松龙免疫抑制，使肾上腺增重。增强实验动物抗寒能力及肾上腺皮质激素样作用，对离体蛙心有兴奋作用等，说明制首乌确为滋补良药，具有延年益寿之效。

何首乌与黑豆汁拌蒸32小时制品的颜色乌黑发亮，外观质量最好，炮制后发霉情况也相应减少。但制品中的大黄素、大黄素甲醚随着炮制时间的延长而降低，结合药理作用提示炮制时间以常压下蒸制32小时为好。蒽醌衍生物遇铁起化学反应，生成红棕色，故本品忌铁器。

【附注】《本草便读》载："大抵生用则流利，制用则固补。"

地　黄

【药材来源】本品为玄参科植物地黄 *Rehmannia glutinosa* Libosch. 的新鲜或干燥块根。秋季采挖，除去芦头、须根及泥沙，鲜用；或将地黄缓缓烘焙至约八成干。前者习称"鲜地黄"，后者习称"生地黄"。

【炮制方法】

1. 鲜地黄　取鲜药材，除去杂质及须根，洗净泥土，用时切厚片或绞汁。

2. 生地黄　取原药材，除去杂质，洗净，润透，切厚片，干燥。

3. 熟地黄

（1）取洗净的生地黄，隔水加热蒸至黑润，取出，晾至约八成干，切厚片或块，干燥。

（2）取洗净的生地黄，用黄酒拌匀，密闭，隔水加热炖透，酒被吸尽，内外乌黑光亮，味转甜，取出，晾晒至外皮黏液稍干时，切厚片或块，干燥。每100kg生地黄，用黄酒30～50kg。

4. 生地黄炭　取生地黄片，用武火炒至发泡鼓起，呈焦黑色时，取出放凉，或用闷煅法煅炭。

5. 熟地黄炭　取熟地黄片，用武火炒至发泡鼓起，呈焦黑色时，取出放凉，或用闷煅法煅炭。

【饮片功效】

1. 鲜地黄　清热、生津、凉血、止血。用于热病伤阴、舌绛烦渴、温毒发斑、吐血、衄血、咽喉肿痛等。

2. 生地黄　为清热凉血之品，具有清热凉血、养阴生津的功效。用于热入营血、温毒发斑、吐血衄血、热病伤阴、舌绛烦渴、津伤便秘、阴虚发热、骨蒸劳热、内热消渴。

3. 熟地黄　蒸制成熟地黄后，药性由寒转温，味由苦转甜，功能由清转补。熟地黄质厚味浓，滋腻碍脾。酒制后性转温，主补阴血，且可借酒力行散，起到行药势、通血脉的作用。熟地黄归肝、肾经。具有滋阴补血、益精填髓的功效。用于血虚萎黄、月经不调、肝肾阴虚、眩晕耳鸣、腰膝酸软、骨蒸潮热、盗汗遗精、内热消渴、须发早白。

4. 生地黄炭　入血分凉血止血。用于吐血、衄血、尿血、崩漏。

5. 熟地黄炭 以补血止血为主。用于崩漏或虚损性出血。

【临床应用】

1. 鲜地黄 治热病邪入营分，身热夜甚，舌绛而干，与犀角（水牛角代）、玄参、麦冬、银花等同用，如《温病条辨》清营汤；治热病邪入血分、神昏谵语、吐血、衄血等，常与犀角（水牛角代）、芍药、牡丹皮等同用，如《备急千金要方》犀角地黄汤。

2. 生地黄 治阴虚发热、大便秘结、口渴舌干，与玄参、麦冬同用，如《温病条辨》增液汤；治血热出血，与侧柏叶、荷叶等配伍，如《校注妇人良方》四生丸。

3. 熟地黄 治血虚诸证，常与当归、白芍、川芎同用，如《太平惠民和剂局方》四物汤；治肾阴不足，头目眩晕，耳鸣，盗汗，消渴，与山药、山茱萸、茯苓等配伍，如《小儿药证直诀》六味地黄丸。

4. 生地黄炭 治吐血、衄血等出血证，与大蓟、侧柏叶、大黄等配伍；治崩中漏下，常与艾叶、阿胶、棕榈炭等同用，治阴虚火旺之吐血衄血、痰中带血，如《全国中药成药处方集》八宝治红丹。

5. 熟地黄炭 治妇女崩漏日久血虚或虚损性出血，与白芍、芥穗炭等同用，如《傅青主女科》加减四物汤。

【研究摘要】地黄含有环烯醚萜苷类，有梓醇、二氢梓醇、乙酰梓醇、益母草苷、桃叶珊瑚苷等，尚含多种糖类、氨基酸及微量元素。

与生地黄相比，熟地黄中 5-羟甲基糠醛含量增加 20 倍左右，梓醇含量明显降低。地黄蒸制过程中有部分多糖和低聚糖水解，生产单糖，故熟地黄所含单糖量增加两倍以上，单糖在体内易于吸收，有利于更好地发挥作用。地黄含 20 余种氨基酸，加酒或不加酒蒸的熟地黄氨基酸均明显减少。环烯醚萜苷类在鲜地黄、生地黄及熟地黄中的含量差别很大。地黄低聚糖对生理性高血糖状态有调节作用。熟地黄中的地黄多糖有明显的免疫增强作用，可刺激小鼠的造血功能。

【附注】《汤液本草》记述"酒蒸如乌金，假酒力则微温大补，血衰者须用之"和"生则性大寒而凉血，熟则性温而补肾"。《得配本草》载："鲜用则寒，干用则凉，上升酒炒，痰膈姜汁炒，入肾青盐水炒，阴火咳嗽，童便拌炒。"

黄　精

【药材来源】本品为百合科植物滇黄精 *Polygonatum kingianum* Coll.et Hemsl. 或黄精 *Polygonatum sibiricum* Red. 或多花黄精 *Polygonatum cyrtonema* Hua 的干燥根茎。春、秋两季采挖，除去须根，洗净，置沸水中略烫或蒸至透心，干燥。

【炮制方法】

1. 黄精 取原药材，除去杂质，洗净，略润至软硬适度，切厚片，干燥。

2. 蒸黄精 取净黄精，洗净，蒸至棕黑色，滋润时取出，切厚片，干燥。

3. 酒黄精 取净黄精，用黄酒拌匀，密闭，隔水加热至酒被吸尽，色泽黑润，口尝无麻舌味为度，取出，切厚片，干燥。每 100kg 黄精，用黄酒 20kg。

【饮片功效】

1. 黄精 具有补气养阴、健脾、润肺、益肾的功效。用于脾胃气虚、体倦乏力、胃阴不足、口干食少、肺虚燥咳、劳嗽咳血、精血不足、腰膝酸软、须发早白、内热消渴。生黄精具麻味，刺人咽喉。一般不宜入丸散剂。

2. 蒸黄精 蒸后增强补脾润肺益肾的功效，并可除去麻味，以免刺激咽喉。同时滋而不腻，肾虚精亏，头晕目眩者多用之。

3. 酒黄精　酒制能助行其药势，使之滋而不腻，更好地发挥补益作用。

【临床应用】

1. 黄精　治消渴、阴虚内热，与山药、天花粉、生地黄同用，水煎服，为治消渴之良药，可用于上消、中消或下消。方见《宁夏中草药手册》；治肺燥咳嗽，与北沙参、杏仁、桑叶、麦冬、生甘草同用。

2. 蒸黄精　治劳嗽日久所致气短乏力，单用即效。也常与沙参、知母、贝母、百部等同用；治肾虚精亏所致诸症，单用即效。亦常与其他补肝肾、益精血药同用，如《奇效良方》黄精膏；治风癞癣疾，可用本品不拘时服，如《圣济总录》所载方。《贵州草药》中用本品捣绒包患处，治毒疮。

3. 酒黄精　治肾虚精亏、腰膝酸软、目暗耳鸣者，与海马、鹿茸、锁阳等同用，如《北京市中药成方选集》海马保肾丸。也可与枸杞、天冬等同用，如《奇效良方》黄精酒；治肾虚精亏、阴血虚损，与当归同用，如《全国中药成方处方集》九转黄精丹。

【研究摘要】黄精炮制后，刺激性消失。将生黄精及清蒸品、酒蒸品的水提醇沉液按 450g/kg（相当于原生药）的剂量给小鼠灌服，结果，生品组小鼠全部死亡，而炮制组小鼠均无死亡，且活动正常。说明制后毒性明显降低，且单蒸品与酒蒸品毒性相近。黄精炮制前后黄精多糖具有相同的药理作用，均有延长小白鼠游泳时间和常压耐缺氧存活时间，提高血红蛋白水平和白细胞计数，增加胸腺、脾脏的重量和未成年雄性小鼠睾丸和前列腺－贮精囊的重量，提高血清中免疫球蛋白 IgA、IgM、IgG 的含量等作用。提示黄精一般用制品入药具有科学性。

【附注】《食疗本草》载："若生则刺人咽喉，曝使干，不而朽坏。"《修事指南》载："水煮可去苦味。"

山茱萸

【药材来源】本品为山茱萸科植物山茱萸 *Cornus officinalis* Sieb.et Zucc. 的干燥成熟果肉。秋末冬初果皮变红时采收果实，用文火烘或置沸水中略烫后，及时除去果核，干燥。

【炮制方法】

1. 山萸肉　取原药材，除去杂质及残留核，洗净，晒干。

2. 酒萸肉　取净山萸肉，用黄酒拌匀，密闭，隔水炖或笼屉蒸，至色变黑润，取出，干燥。每 100kg 山茱萸肉，用黄酒 20kg。

【饮片功效】

1. 山萸肉　具有补益肝肾、涩精固脱的功效。山茱萸生品敛阴止汗力强，多用于自汗、盗汗、遗精、遗尿。

2. 酒萸肉　蒸制后补肾涩精，固精缩尿力胜，酒制后借酒力温通，助药势，降低其酸性，滋补作用强于清蒸品。多用于头目眩晕、腰部冷痛、阳痿早泄、尿频遗尿。

【临床应用】

1. 山萸肉　治汗出淋漓，常与龙骨、牡蛎、人参等同用；治阴虚盗汗，常与熟地黄、地骨皮、浮小麦等同用，能补阴敛汗；治肾虚尿多失禁，如《太平圣惠方》山茱萸散。

2. 酒萸肉　治肝阳上亢、头眩目晕，如《扶寿精方》草还丹；治肾虚耳鸣、腰膝酸软，与泽泻、熟地黄等同用，如《小儿药证直诀》六味地黄丸。

【研究摘要】历史上自从《雷公炮炙论》提出"核能滑精"后便一直去核用。但《本草经集注》早就提出："既干，皮甚薄，当合核为用尔。"《证类本草经集注》记载："缓火熬之方用，能壮元气，秘精。核能滑精。"近代有从化学成分、药理作用方面比较核、肉均近似，因此认为山茱萸可不必去核。目前进行的深入研究表明，山茱萸肉和核中的有效成分马钱素、莫诺苷含量相差比较大。尤其山茱萸核中木质素成分居多，作丸散服仍以去核为佳。

有人根据山茱萸酒蒸后总苷含量降低，多糖含量增加，推测山茱萸酒蒸后有可能提高免疫增强作用。经实验证实，山茱萸炮制前后水煎液对小鼠非特异性免疫功能都有抑制作用，且炮制后作用更强。

用 HPLC 法测定中药山茱萸炮制前后没食子酸的溶出及煎出量。生品中没食子酸溶出量明显低于炮制品，炮制辅料对溶出及煎出量影响不大。蒸与煎煮均可使山茱萸鞣质水解，各样品没食子酸测得量无明显差异。

临床用于治疗糖尿病，山茱萸肉 35g，水煎服或代茶泡饮；治肩周炎，山茱萸研末，陈醋调糊敷贴双足涌泉穴。

五 味 子

【药材来源】 五味子为木兰科植物五味子 *Schisandra chinensis*（Turcz.）Baill. 或华中五味子 *Schisandra sphenanthera* Rehd.et Wils. 的干燥成熟果实。前者习称"北五味子"，秋季果实成熟时采摘，晒干或蒸后晒干，除去果梗及杂质。后者《中国药典》收载为"南五味子"，秋季果实成熟时采摘，晒干，除去果梗及杂质。

【炮制方法】

1. 五味子 除去杂质及果柄，洗净，干燥。

2. 醋五味子 取净五味子用米醋拌匀，蒸至醋被吸尽，表面显紫黑色时，取出，干燥。每 100kg 净五味子，用米醋 20kg。

3. 酒五味子 取净五味子，加酒拌匀，稍闷，蒸至酒尽转黑色，取出，晒干。每 100kg 净五味子，用黄酒 20kg。

4. 蜜五味子 取熟蜜用适量开水稀释后，加入净五味子，拌匀，闷透，用文火加热，炒至不黏手时，取出，放凉。每 100kg 净五味子，用熟蜜 10kg。

【饮片功效】

1. 五味子 味酸、甘，性温，归肺、心、肾经，具有收敛固涩、益气生津、补肾宁心的功效。用于津伤口渴、短气脉虚、内热消渴、心悸失眠。生品以敛肺止咳止汗为主，用于久嗽虚喘、咳喘、自汗、盗汗、口干作渴。

2. 醋五味子 增强酸涩收敛之性，则涩精止泻作用更强。用于梦遗滑精、遗尿尿频、久泻不止。

3. 酒五味子 增强益肾固精作用，用于肾虚遗精。

4. 蜜五味子 补益肺肾作用增强，用于肺肾两虚之久咳虚喘。

【临床应用】

1. 五味子 治咳嗽，常与干姜、细辛、茯苓等同用，如《鸡峰普济方》五味细辛汤；治气阴两伤、自汗口渴，与人参、麦冬配伍，如《内外伤辨惑论》生脉散。

2. 酒五味子 治肾虚滑精泄泻，可单用本品，与蜜熬膏服，如《保寿堂方》所载方；亦常与山茱萸、金樱子、芡实等同用，如《本事方》五味子散；治虚劳羸瘦，与地黄、炙鹿茸、续断、炮附子同用，可阴阳俱补、气血共生。

3. 醋五味子 治脾肾虚寒、五更泄泻、不思饮食、食谷不化，以及腹痛、腰酸、肢冷、乏力，与补骨脂、吴茱萸、肉豆蔻合用，如《中国药典》四神丸。

4. 蜜五味子 治阴血不足，心神不安，与人参、当归、生地黄、麦冬、酸枣仁等同用，如《摄生秘剖》天王补心丹。

【研究摘要】实验证明，炒五味子、酒蒸、醋蒸五味子中具强壮作用的木脂素类成分煎出量较生品提高，说明古人认为五味子"入补药熟用"是有一定道理的。醋制五味子中有机酸的煎出量较生品显著增加，这与醋制增强其收敛作用的传统之说相符合。

结果显示，在生五味子、醋五味子、酒五味子不同炮制品中，以醋制品的抗脂质过氧化及提高免疫的作用最为明显。

肉苁蓉

【药材来源】本品为列当科植物肉苁蓉 *Cistanche deserticola* Y.C.Ma 或管花肉苁蓉 *Cistanche tubulosa*（Schrenk）Wight 的干燥带鳞叶的肉质茎。多于春季苗未出土或刚出土时采挖。除去花序，切段，晒干。

【炮制方法】

1. 肉苁蓉 取原药材，除去杂质，大小分开，稍浸泡，润透，切厚片，干燥。盐苁蓉需用清水漂净盐后，晒至 7～8 成干，闷润，再切厚片，干燥。

2. 酒肉苁蓉 取肉苁蓉片，加入黄酒拌匀，密闭，隔水加热炖至酒被吸尽，表面显黑色，或蒸透，表面显黑色时，取出，干燥。每 100kg 肉苁蓉，用黄酒 20kg。

【饮片功效】

1. 肉苁蓉 具有补肾阳，益精血，润肠通便的功效。肉苁蓉生品补肾止浊，滑肠通便力强。多用于便秘，白浊。

2. 酒苁蓉 酒制后增强补肾助阳之力。用于阳痿、腰痛、不孕。

【临床应用】

1. 肉苁蓉 治便秘，与火麻仁等同用，如《世医得效方》润肠丸；治白浊，常与山药、白茯苓、菟丝子等同用，增强补肾止浊的作用。

2. 酒肉苁蓉 治肾阳虚衰、阳事不举或滑精早泄，常与淫羊藿、菟丝子、巴戟天等同用；治腰痛，常与续断、杜仲、菟丝子等同用，如《太平圣惠方》肉苁蓉丸；治肾虚骨弱、腰膝冷痛，如《丹溪心法》滋阴大补丸。

【研究摘要】肉苁蓉中甜菜碱含量较高，是其主要化学成分之一。可用于胃酸缺乏、动脉粥样硬化、肝脏疾病等，并具有降低外周血管阻力，扩张外周血管，降压，抗脂肪肝和抗肿瘤等多种药理活性。肉苁蓉炮制后，甜菜碱含量明显提高。生品为 4.21%，酒制品为 7.75%。肉苁蓉和盐肉苁蓉两者的苯丙苷类化合物种类相似，但各化合物含量有差别，而两者邻二羟基化合物含量一致。

肉苁蓉蒸 6 小时后，动物肝、脾 DNA 合成率均高于生品。肉苁蓉生、制品均有促激素样作用及雄激素样作用。其润肠通便的主要作用物质目前认为是甘露醇，且炮制后降低，润肠作用减弱，与前人"润大便不须炙"的理论相吻合。

对不同方法炮制的肉苁蓉，进行了肝脾脱氧核糖核酸合成率及微量元素的分析。结果表明，蒸制"盐大芸"对"阳虚"动物脱氧核糖核酸合成率和微量元素锌、锰、铜、铁的含量，均高于其他传统炮制品，认为盐肉苁蓉在漂洗过程中其水溶性成分会大量流失，将其盐分洗净直接蒸制，既可减轻烦琐工序，又可提高临床疗效。

动物试验证明，肉苁蓉和盐肉苁蓉均有壮阳、通便作用，对大鼠胃底条和豚鼠回肠有收缩作用；盐生肉苁蓉的正丁醇部位有清除氧自由基的活性；小鼠口服急性毒性显示两者毒性均较小。认为盐肉苁蓉可作为肉苁蓉使用或两者混用。

实验表明，肉苁蓉可促进幼龄小鼠及大鼠的睾丸生长发育，增加精囊前列腺的重量，证明它具有促激素样作用，生品和炮制品两者无明显差别。对幼年大鼠，无论是生品，还是炮制品，均可明显增加副性器官的重量，显示了雄激素样作用，两者无统计学差异。两者均无睾丸素样的副作用。

女贞子

【药材来源】本品为木犀科植物女贞 *Ligustrum lucidum* Ait. 的干燥成熟果实。冬季果实成熟时采收，除去枝叶，稍蒸或置沸水中略烫，干燥或直接干燥。

【炮制方法】

1.女贞子　取原药材，除去梗叶及杂质，洗净，干燥。用时捣碎。

2.酒女贞子　取净女贞子，用黄酒拌匀，稍闷，密闭，隔水炖或蒸，至酒被吸尽，色泽黑润时，取出，干燥，用时捣碎。每 100kg 女贞子，用黄酒 20kg。

【饮片功效】

1.女贞子　具有滋补肝肾、明目乌发的功效。生用以清肝明目、滋阴润燥为主，多用于肝热目眩、阴虚肠燥便秘。

2.酒女贞子　酒制后增强补肝肾作用，多用于头晕耳鸣、视物不清、须发早白。

【临床应用】

1.女贞子　治肝热目暗，常与草决明、菊花、密蒙花等配伍；治大便秘结，常与生首乌或火麻仁等同用，具清热通便作用。

2.酒女贞子　治须发早白，常与旱莲草或何首乌等同用，如《医方集解》二至丸；治肾虚下消，常与生地黄、龟甲、石斛等配伍，如女贞汤。

【研究摘要】女贞子炮制后，水解氨基酸的总量均有不同程度增加，其中以黄酒制品及醋制品中水解氨基酸增加的较多。由于炮制辅料酒、醋中含有多种氨基酸（白酒中不含有氨基酸），其含量增加可能与辅料有关。用黄酒、醋等辅料制过的女贞子中的一些微量元素也比生品中的微量元素含量增高。

实验表明，女贞子经过炮制后，表面析出的一层白色粉霜为齐墩果酸。酒制使女贞子中的齐墩果酸能较好地从药材组织内溶解扩散出来，改变分子细胞壁的通透性，产生了某些助溶作用和脱吸附作用，从而提高了齐墩果酸的溶出率。

女贞子不同炮制品中，以酒蒸品齐墩果酸含量最高，降谷丙转氨酶的作用最强，抗炎、抑菌作用最显著。

黄 芩

【药材来源】本品为唇形科植物黄芩 *Scutellaria baicalensis* Georgi. 的干燥根。春、秋两季采挖，除去须根及泥沙，晒后撞去粗皮，晒干。

【炮制方法】

1.黄芩　取原药材，除去杂质，洗净，置沸水中煮 10 分钟或蒸半小时，取出，闷透，趁热切薄片，干燥。

2. 酒黄芩 取净黄芩片，用黄酒拌匀，闷润至透，用文火炒至微干，深黄色时，取出，放凉。每 100kg 黄芩，用黄酒 10kg。

3. 黄芩炭 取净黄芩片，炒至黑褐色时，喷淋清水，灭尽火星，取出，放凉。

【饮片功效】

1. 黄芩 具有清热燥湿、泻火解毒、止血、安胎的功效。黄芩蒸制或沸水煮的目的在于使酶灭活，保存药效，又能使药物软化，便于切片。生黄芩清热泻火解毒力强，用于热病，湿温，胸闷呕恶，黄疸，泻痢。

2. 酒黄芩 酒制入血分，并可借黄酒升腾之力，用于上焦肺热及四肢肌表之湿热；同时，因酒性大热，可缓和黄芩的苦寒之性，以免伤害脾阳，导致腹泻。

3. 黄芩炭 以清热止血为主，用于崩漏下血、吐血衄血。

【临床应用】

1. 黄芩 治热病壮热心烦，甚则神昏谵语，常与黄连、栀子等同用，如《外台秘要》黄连解毒汤；治湿温发热、胸闷，常与滑石、通草、白蔻仁等同用，如《温病条辨》黄芩滑石汤。

2. 酒黄芩 治怀胎蕴热、胎动不安，以本品配伍白术、当归、白芍等药，如《金匮要略》当归散。治肺热咳嗽、咯痰黄稠，配伍杏仁、桔梗、山栀子、枳壳等，如《张氏医通》黄芩泻肺汤；治咽喉肿痛，可配伍金银花、连翘、牛蒡子、玄参等药，以清上焦肺胃之火。

3. 黄芩炭 治血热妄行之吐血衄血、崩中漏下及血痢，配伍荷叶、生地黄炭、大小蓟炭、山栀炭、茅根炭、棕榈炭等，如《经验方》荷叶丸。

【研究摘要】黄芩的软化方法过去有冷浸和水煮两种。冷浸的黄芩变为绿色，水煮的黄芩色黄，而水煮液却为一锅黄汤，经研究证明，黄芩中含有黄芩苷，也含有使苷水解的酶，在一定的湿度和温度下使黄芩苷水解成黄芩苷元和糖，而这种苷元为邻位三羟基黄酮，性质不稳定，容易被氧化成醌式结构，而变为绿色，使其质量、疗效大大降低。如果采用炮制的方法破坏其中酶的活性，黄芩则不会变绿。表明黄芩采用蒸、煮法炮制既可使药材软化，又起到杀酶保苷的作用，具有双重意义，但水煮时间过长易造成成分的流失。

研究表明，黄芩中生黄芩抗炎作用明显强于炙品，而酒炙黄芩的免疫吞噬能力优于生品。比较柴芩口服液中柴胡和黄芩的炮制对药效的影响，结果表明，炮制品口服液的抗菌和解热作用优于生品，而抗炎效果二者间无显著性差异。

【附注】《医学入门》炮制作用论述："酒炒上行，便炒下行，寻常生用。"《本草从新》载："欲其上者酒炒，欲其下者生用……泻肝胆火猪胆汁炒。"

人 参

【药材来源】本品为五加科人参 *Panax ginseng* C.A.Mey. 的干燥根和根茎。多于秋季采挖，洗净，经晒干或烘干。栽培的称"园参"，播种在山林野生状态下自然生长的称"林下参"。园参蒸 2～3 小时至表面红棕色，即为"红参"。

【炮制方法】

1. 生晒参 取原药材，润透，切薄片，干燥。

2. 红参 取原药材，蒸制后即为红参。用时蒸软或稍浸后烤软，切薄片，干燥，或直接捣碎、碾粉。

【饮片功效】

1. 人参　具有大补元气、复脉固脱、补脾益肺、生津养血、安神益智的功效。生晒参偏于补气生津，复脉固脱，补脾益肺。多用于体虚欲脱、脾虚食少、口渴、消渴等。

2. 红参　具有大补元气、复脉固脱、益气摄血的功效。多用于体虚欲脱、肢冷脉微、气不摄血、崩漏下血。

【临床应用】

1. 人参　治体虚欲脱、脉微欲绝证，单用即效，如《景岳全书》独参汤；治脾胃气虚、呕吐泄泻，与白术同用，如《景岳全书》参术膏；治肺肾两虚，与蛤蚧、胡桃肉、五味子等同用，如《经验方》人参蛤蚧散；治消渴证，常与知母、天花粉、麦冬同用，如《仁斋自指方》所载方；治气血不足、心脾两虚，与黄芪、龙眼肉、酸枣仁等同用，如《校注妇人良方》归脾汤；治肾虚阳痿，可单用泡酒或水煎服；也可与鹿茸、熟地黄、附子、补骨脂等同用，如《全国中药成药处方集》人参鹿茸丸。治气虚外感、恶寒发热、头痛，与羌活、柴胡、独活等同用，如《太平惠民和剂局方》人参败毒散。

2. 红参　治气随血脱，与益阴生血之品如熟地黄等同用，如《景岳全书》两化膏。治气血双亏，与补血药同用，如《景岳全书》参归汤。

【研究摘要】人参皂苷可被人参中含有的酶水解，生成皂苷元，药效降低或丧失。35℃左右酶的活性最强，70℃以上加热酶变性失活。人参经蒸制成红参，可破坏水解酶，防止人参皂苷的水解。在不同人参加工品中，红参中精氨酸双糖苷含量最高，该成分具有增强免疫功能、扩张血管、抑制小肠麦芽糖酶的活性。

生晒参在加工时，使人参失去水分，在干燥条件下其水解酶的活性被抑制，防止人参皂苷水解，便于贮存。

生晒参和红参在化学成分的种类和数量上都有所不同，如生晒参除含人参皂苷 Ro、Rb_1、Rb_2、Rc、Rd、Re、Rf、Rg_1 和 Rg_2 外，还含特有的天然原形皂苷类即丙二酸草酰基－人参皂苷 Rb_1、Rb_2、Rc 和 Rd，红参则含有其特有的成分 20（R）－人参皂苷 Rg_2、20（S）－人参皂苷 Rg_3、人参皂苷 Rh_1 和 Rh_2 等。另有报道，生晒参中人参皂苷含量为 5.61%，红参中为 5.02%，糖参中为 2.92%。鲜人参在蒸制烘干等炮制过程中有部分多糖水解，转化成为低聚糖或单糖，因而生晒参中多糖含量高于红参。

在加工红参时，人参中的淀粉经过蒸制和烘烤而糊化，转变为白糊精，最后变为红糊精，使人参颜色变红。人参经蒸制干燥后，质地坚硬，角质透明，既隔绝空气又隔绝水，对人参皂苷具有机械保护作用。

田七素是人参产生副作用的成分，经测定，田七素在生晒参中的含量为 0.491%，在红参中为 0.261%，因而认为红参更安全。

药理研究证实，红参比生晒参有更强的抗肝毒活性。在对循环系统的作用强度、增强网状内皮细胞的吞噬能力、增强动物活动能力、抗利尿作用、增强心脏收缩幅度、增加动物动情期方面，红参的作用强于生晒参。而在降压、抗疲劳和促进小鼠体重增长方面，生晒参强于红参。

人参传统要求去芦，"采根用时，去其芦头，不去者吐人，慎之"，认为参芦有涌吐作用。化学研究表明，人参根和人参芦有效成分相近，但参芦中人参总皂苷含量比人参高 2～3 倍；挥发油是人参含量的 60 倍；无机元素的含量人参芦也比人参高。目前实验研究和临床实践均表明，人参芦无催吐作用。对小鼠游泳能力、常压耐缺氧、耐高温、耐低温、自主活动、抗利尿、抗惊厥及急性毒性方面，两者无明显差异。鉴于人参芦头总皂苷有溶血作用，制备注射剂时人参应去芦使用。由于中医临床应用中，人参多用于气阴不足、气血两亏或脾胃气虚所致体弱患者，故人参是否去芦还应综合考虑病态机体对药物作用的敏感性和特异性。

天　麻

【药材来源】本品为兰科植物天麻 *Gastrodia elata* Bl. 的干燥块茎。立冬后至次年清明前采挖，立即洗净，蒸透，敞开低温干燥。

【炮制方法】

1. 天麻　取原药材，除去杂质及黑色泛油者，洗净，润软或蒸软，切薄片，干燥。

2. 酒天麻　取净天麻片，加定量黄酒拌匀，润透，用文火炒干，取出，放凉。每100kg天麻，用黄酒10kg。

【饮片功效】

1. 天麻　蒸制主要是为了便于软化切片，同时可破坏酶，保存苷类成分。具有息风止痉、平抑肝阳、祛风通络的功效。用于小儿惊风、癫痫抽搐、破伤风、头痛眩晕、手足不遂、肢体麻木、风湿痹痛。

2. 酒天麻　酒炙增强活血通经络、祛风湿作用。用于中风手足不遂、风湿痹痛、关节屈伸不利。

【临床应用】

1. 天麻　治小儿急惊风，与钩藤、水牛角、全蝎等同用，如《小儿药证直诀》钩藤饮子；治小儿慢惊，与人参、白术、全蝎等配伍，如《普济本事方》醒脾丸；治破伤风之痉挛抽搐、角弓反张，与天南星、防风、白附子等同用，如《外科正宗》玉真散；治肝阳上亢、头痛眩晕、肝虚不足、肝阳上亢之头痛、眩晕，与钩藤、黄芩、牛膝等同用，如《杂病证治新义》天麻钩藤饮；若为风痰上扰所致的眩晕，与半夏、白术、茯苓等同用，如《医学心悟》半夏白术天麻汤；治偏正头风头痛，眼目昏花、可与川芎、白蒺藜、荆芥穗等同用，取其祛风止痛之功。

2. 酒天麻　治中风手足不遂、肢体麻木、筋骨疼痛、腰膝沉重，与制乌头、地榆、没药等同用，如《圣济总录》天麻丸。治风湿痹痛、关节屈伸不利，与酒牛膝、秦艽、羌活等同用，如《太平圣惠方》天麻散。

【研究摘要】天麻素及其苷元、天麻多糖等均有镇静、抗惊厥作用。天麻素、天麻苷元具有抗血小板聚集、抗血栓作用，同时，还是改善记忆的有效成分。天麻素对脑神经细胞有保护作用。天麻多糖可增加机体非特异性免疫及特异性免疫功能，还能促进病毒诱生干扰素。

实验证明，鲜天麻直接晒干和烘干，天麻素含量明显降低，而天麻苷元的含量相应增加。蒸制后干燥，天麻素含量明显增加而苷元的含量减少。表明天麻中的天麻素（天麻苷）在一定条件下会酶解。加热可灭活分解天麻素的酶，保护天麻素不被分解。天麻素及其苷元虽有相同的药理作用，但因苷元易氧化损失，因此天麻加工时的加热处理对保证药材质量有较大意义。

比较蒸切、润切、烘切天麻饮片中天麻素的含量，结果以蒸切片含量最高，为0.6926%，润切片为0.1585%，烘切片为0.3068%。水、醇浸出物均以蒸切片为最高。研究证明，加工天麻饮片以蒸切法为好。

【附注】古代文献有用煨天麻者：治小儿慢惊风，与制全蝎、防风、白芷等同用，如《幼科发挥》观音散；治孕妇中风痰涌、口噤脉滑，与白附子、炒僵蚕、制半夏等同用，如《医略六书》僵蚕散。

第二节 煮 法

将净制后的中药加辅料或不加辅料，放入锅中，加适量清水同煮的方法称为煮法。所加辅料主要有米醋、甘草汁、豆腐等。早在《本经》就有酒煮刺猬皮，《金匮玉函经》有麻黄煮数沸，《雷公炮炙论》更以煮法为多，如辛夷浆水煮，吴茱萸醋煮等。《修事指南》记载："煮者取易烂"。现代煮法多用于有毒中药的炮制。

（一）炮制方法

根据加入辅料的不同，分为 3 种方法。

1. 清水煮 将净中药置适宜容器内，加水淹过药面，武火加热煮沸后改用文火，保持微沸，煮至符合要求为度，如乌头要煮至无白心。

2. 药汁煮 先将辅料中药切片或捣碎后，煎汁去渣，取其药汁与中药共煮至药透汁尽。如甘草汁煮远志、醋煮延胡索等。

3. 豆腐煮 将中药置两块豆腐中间或把豆腐挖一长方形凹槽，将中药置于其中，再盖上豆腐，置锅内加水淹没过豆腐，煮到合适程度，取出，放凉，除去豆腐。

（二）炮制作用

1. 消除或降低药物的毒副作用 如草乌生品有大毒，多外用，经煮制后毒性降低，可内服。甘草水煮远志，可消除其刺人咽喉的副作用。

2. 清洁药物 如作过装饰品的珍珠（习称花珠）外有油垢，豆腐煮制可令其洁净，便于服用。

3. 使药材软化，便于切制 如黄芩。

（三）注意事项

1. 时间 煮制时间依中药体积大小、质地坚实程度及炮制要求而定。质坚体大者时间宜长，反之则短。

2. 加水量 根据具体要求而定。一般以平药面或稍高过药面为度。如煮的时间长，加水量应多，反之则少；需煮至透心而汁无用者，加水量宜多，需煮至药透汁尽者，加水量宜少。

3. 火力 先武火加热至沸，再改用文火，保持温度在 100℃左右较长时间加热，可防止水分快速蒸发而药未透心，甚至焦糊。另外，可使辅料缓缓渗入中药组织内部，发挥其应有的作用。

硫 黄

【药材来源】 本品为自然元素类矿物硫族自然硫，采挖后，加热熔化，除去杂质；或用含硫矿物经加工制得。本品含硫（S）不得少于 98.5%。

【炮制方法】

1. 生硫黄 取原药材，除去杂质，捣成小块。

2. 制硫黄 取净硫黄，打碎，与豆腐同煮，至豆腐显黑绿色时，取出，漂净，阴干。每100kg 硫黄，用豆腐 200kg。

【饮片功效】

1. 硫黄 生品有毒，外用杀虫止痒、解毒疗疮。用于疥癣、湿疹、皮肤瘙痒、阴疽恶疮等。

2. 制硫黄 经豆腐煮后，降低毒性，可供内服，有补火助阳通便之效。多用于阳痿足冷、虚喘冷哮、虚寒便秘、虚寒腹痛、腹泻等。

【临床应用】

1. 硫黄 治阴疽恶疮，与荞麦面、面粉用清水调拌，干燥后研末外敷；治湿疹，与青黛研末，外敷；治癣疥，单以本品，或煎香油调涂，或研末外敷，或以硫黄、石灰各等分加香油调匀外擦，尤适于疥疮。

2. 制硫黄 治肾虚阳衰之腰膝冷痛、遗精遗尿，如《太平惠民和剂局方》金液丹；治肾虚寒喘，与附子、肉桂、黑锡等配伍，如《太平惠民和剂局方》黑锡丹；治虚冷便秘，配伍半夏、生姜，如《太平惠民和剂局方》半硫丸。

【研究摘要】硫黄主含硫，另含少量硒、铁、砷等。其毒性成分主要为三氧化二砷（As_2O_3）。炮制可降低硫黄中 As_2O_3 的含量，以豆腐煮制品降低率最显著。硫黄和豆腐以 1：1.5 的比例进行炮制，制品含硫量可达 98% 以上，含砷量 ≤ 1μg/mL，符合《中国药典》关于砷盐限量的规定。

硫黄炮制时，豆腐显黑绿色，是硫黄与铁锅或铜锅在加热过程中产生某种化学反应的结果。当炮制容器是铝锅、不锈钢锅或非金属容器时豆腐不显黑绿色。

硫黄与皮肤接触可产生硫化氢，进而氧化成五硫黄酸，从而有溶解角质，软化皮肤，杀死疥虫等皮肤寄生虫及抑菌、杀霉菌等作用。内服后至肠可形成硫化物或硫化氢，刺激胃肠黏膜，增加蠕动，可起缓泻作用。

藤 黄

【药材来源】本品为藤黄科植物藤黄 *Garcinia morella* Desv. 或 *Garcinia hanburyi* Hook. f. 的胶质树脂。在开花之前，于离地约 3m 处将茎干的皮部作螺纹状的割伤，伤口内插一竹管，盛其流出的树脂，加热蒸干，用刀刮下，即得。

【炮制方法】

1. 藤黄 取原药材，除去杂质，打成小块或研成细粉。

2. 制藤黄

（1）豆腐制 取大块豆腐，中间挖一长方形凹槽，将药置槽中，再用豆腐盖严，加水煮，待藤黄溶化后，取出，放凉，藤黄凝固后，除去豆腐。或将定量豆腐块中间挖凹槽，把净藤黄粗末放入凹槽中，上用豆腐覆盖，用蒸笼加热蒸 3～4 小时，待藤黄全部溶化，取出，放凉，除去豆腐，干燥。每 100kg 净藤黄，用豆腐 300kg。

（2）荷叶制 取荷叶加 10 倍量水煎 1 小时，捞出荷叶，加入净藤黄煮至烊化，并继续浓缩成稠膏状，取出，放凉，使其凝固，打碎。每 100kg 净藤黄，用荷叶 50kg。

（3）山羊血制 取净藤黄与鲜山羊血同煮 5～6 小时，取出，拣出山羊血，晾干。每 100 kg 净藤黄，用山羊血 50kg。

【饮片功效】

1. 藤黄 生品有大毒，不能内服。具有消肿排脓、散瘀解毒、杀虫止痒的功效。外用于痈疽肿毒、顽癣。

2. 制藤黄 制后毒性降低，可供内服。并可保证药物的净度。用于跌打损伤、金疮肿毒、肿瘤。

【临床应用】

1. 藤黄　治痈疽肿毒、难溃难消，与川乌、草乌、羌活等同用，制成黑膏药贴于患处，如藤黄膏；治顽癣瘙痒，与大黄、硫黄、片姜黄等同研细末，香油调搽患处，如五黄散。

2. 制藤黄　治痈疽疮毒，发背瘰疬，与参三七、制乳香、制没药等同用，内服外敷，如《外科证治全生集》黎峒丸；治跌打损伤，血瘀疼痛，与刘寄奴、血竭、雄黄等同用，散瘀止痛。

【研究摘要】藤黄中藤黄酸及新藤黄酸为抗肿瘤的活性成分。藤黄炮制方法有豆腐制、荷叶制、水煮制、山羊血制等，近来又有人提出高压蒸法，经对上述制品进行分析，结果表明，不同炮制品的主要成分的含量无显著性差异，而不同产地的藤黄炮制品含量差异较大。小鼠急性毒性试验表明，各炮制品均能降低毒性，其中以高压蒸法较为显著；比较各炮制品与生藤黄的抗菌、抗肿瘤、抗炎、镇静、镇痛作用，以高压蒸法为好。

川　乌

【药材来源】本品为毛茛科植物乌头 *Aconitum carmichaelii* Debx. 的干燥母根。6月下旬至8月上旬采挖，除去子根、须根及泥沙，晒干。

【炮制方法】

1. 生川乌　取原药材，拣净杂质，洗净灰屑，晒干，用时捣碎。

2. 制川乌　取净川乌，用水浸泡至内无干心，取出，加水煮沸4～6小时，或蒸6～8小时，至取个大及实心者切开无白心，口尝微有麻舌感时，取出晾至六成干，切厚片，干燥。

【饮片功效】

1. 川乌　具有祛风除湿、温经止痛的功效。生川乌，有大毒，多外用于风冷牙痛，疥癣，痈肿。

2. 制川乌　毒性降低，可供内服。用于风寒湿痹，关节疼痛，麻木不仁，心腹冷痛，疝痛，跌仆剧痛，麻醉止痛。

【临床应用】

1. 生川乌　治腰膝冷痛，川乌为末，以醋调敷贴，祛寒止痛；治寒邪凝滞，头风头痛，川乌、南星为末，葱汁涂太阳穴；治痈疽，乌头以浓醋渍三日外洗，治痈疽内突。

2. 制川乌　治风寒湿痹，与麻黄、芍药、黄芪等同用，如《金匮要略》乌头汤；治心腹冷痛，与附子、干姜、蜀椒同用；治寒疝，与蜂蜜同煎，如《金匮要略》乌头煎。

【研究摘要】川乌含生物碱类，其中双酯型生物碱毒性最强，苯甲酰单酯型生物碱毒性较小，醇胺型生物碱毒性很弱或几乎无毒性。酯碱型乌头碱毒性比双酯型乌头碱小，但还有相当的毒性。

川乌炮制的主要目的是降低毒性。炮制降毒原理：双酯型生物碱性质不稳定，遇水、加热易被水解或分解，使极毒的双酯型生物碱 C_8 位上的乙酰基水解（或分解），失去一分子醋酸，得到相应的苯甲酰单酯型生物碱［苯甲酰乌头胺（乌头次碱，Benzoylaconine）、苯甲酰中乌头胺（Benzoylmesaconine）、苯甲酰次乌头胺（Benzoylhypaconine）］，其毒性为双酯型生物碱的 1/500～1/50；再进一步水解，使 C_{14} 位上的苯甲酰基水解（或分解），失去一分子苯甲酸，得到亲水性醇胺型生物碱［乌头胺（乌头原碱，Aconine）、中乌头胺（Mesaconine）、次乌头胺（Hypaconine）］，其毒性仅为双酯型乌头碱的 1/4000～1/2000。在炮制工艺中，加水、加热处理（包括干热法、湿热法），都能促进水解反应，从而达到降低毒性的目的。故采用蒸、煮法炮制乌头可降低毒性，保证临床用药的安全。

乌头中双酯型二萜类生物碱［乌头碱（Aconitine）、中乌头碱（Mesaconitine）、次乌头碱（Hypaconitine）］是川乌中的主要毒性成分，又是镇痛、抗炎的有效成分。乌头碱还有局部麻醉的作用。双酯型生物碱性质不稳定，经炮制后由于双酯型生物碱的分解破坏而使其毒性降低，但其镇痛、抗炎作用仍然明显，但若炮制太过，水解完全，则药效降低。乌头毒性的降低与其总生物碱含量无关，只决定于毒性强的双酯型生物碱的分解或水解程度，药效的强弱也与双酯型生物碱的水解程度有关。

草 乌

【药材来源】本品为毛茛科植物北乌头 *Aconitum kusnezoffii* Reichb. 的干燥块根。均系野生。秋季茎叶枯萎时采挖，除去须根及泥沙，干燥。

【炮制方法】

1. 生草乌 取原药材，除去杂质，洗净，干燥。

2. 制草乌 取净草乌，大小个分开，用水浸泡至内无干心，取出，加水煮沸至取大个及实心者切开内无白心，口尝微有麻舌感时，取出，晾至六成干，切薄片，干燥。

【饮片功效】

1. 草乌 具有祛风除湿、温经止痛的功效。生草乌有大毒，多作外用。用于喉痹、痈疽、疔疮、瘰疬。

2. 制草乌 制后毒性降低，可供内服。用于风寒湿痹、关节疼痛、心腹冷痛、寒疝作痛、跌仆疼痛、麻醉止痛。

【临床应用】

1. 草乌 治阴疽肿硬，与南星、半夏、狼毒为末，猪脑捣敷，如四虎散；配伍清热解毒药，可用治一切痈疽肿毒，如《疡医大全》消肿止痛汤。

2. 制草乌 治风寒湿痹、肢体疼痛、麻木拘挛，与川乌、天南星、地龙等同用，如《全国中成药处方集》小活络丹。

【研究摘要】草乌的主要成分和炮制解毒机理与川乌类似，可参看川乌项。

抗炎实验证明，润蒸炮制品有较强的抑制小鼠巴豆油所致的耳肿和小鼠腹腔毛细血管通透性作用，并抑制大鼠角叉菜胶所致的关节炎和炎症组织中前列腺素的含量。该品对"寒凝血瘀"证动物模型的血液流变、血浆纤维蛋白的含量和血小板聚集率的改变作用也比药典法炮制品和生品好。

在蒸制工艺中，随着压力与温度的增高，总生物碱含量无显著变化，而毒性生物碱的含量呈显著下降。

草乌炮制的程度、传统经验要求达到口尝无麻舌感或微有麻舌感。由于每人的味觉敏感程度不同，口尝量和口尝方式不同，因而有很大差异。使用这种经验方法使应遵循如下原则：①舌尝部位应在舌前 1/3 处。②取样 100 ～ 150mg。③在口中嚼半分钟。④咀嚼当时不麻，经 2 ～ 5 分钟出现麻辣感。⑤舌麻时间维持 20 ～ 30 分钟才逐渐消失。

远 志

【药材来源】本品为远志科植物远志 *Polygala tenuifolia* Willd. 或卵叶远志 *Polygala sibirica* L. 的干燥根。春、秋两季采挖，除去须根及泥沙，晒干或抽取木心晒干。

【炮制方法】

1. 远志 取原药材，除去杂质，略洗，润透，切段，干燥。

2. 制远志 取甘草，加适量水煎煮两次，合并煎液浓缩至甘草量的10倍，加入净远志，用文火煮至汤被吸尽，取出干燥。每100kg远志，用甘草6kg。

3. 蜜远志 取熟蜜，用适量开水稀释，淋于净远志段中拌匀，闷透，置锅内，文火炒至不黏手时，取出放凉。每100kg远志，用熟蜜25kg。

【饮片功效】

1. 远志 具有安神益智、交通心肾，祛痰、消肿的功效。远志生品"戟人咽喉"，生远志祛痰开窍之力较强，疗咳嗽痰多之证。但生用戟人咽喉，易引起恶心呕吐，多外用涂敷，用于痈疽肿毒、乳房肿痛。

2. 制远志 甘草水制既能缓和燥性，又能消除麻味，防止刺喉，以安神益智为主。用于心神不安、惊悸、失眠、健忘。

3. 蜜远志 蜜炙后养血安神作用较好，且增强化痰止咳的作用。用于心血不足、失眠多梦、咳嗽、痰多、难咳出。

【临床应用】

1. 远志 治疮疡肿痛，用本品隔水蒸软，加少量黄酒捣烂外敷，如《三因方》远志酒；治脑风头痛，脑风头痛，以远志去心，捣罗为细末，先含水满口，即嗜药入鼻中，仍揉痛处，如《圣济总录》远志散。

2. 制远志 治心悸健忘，常与石菖蒲、白茯苓、人参同用，如《备急千金要方》开心散；治梦遗滑精，常与石菖蒲、人参、龙齿等配伍，如《张氏医通》远志丸。

3. 蜜远志 治寒痰咳逆，与龙骨、龟甲、石菖蒲配伍，如孔圣枕中方；治血虚不眠，配伍人参、酸枣仁、熟地黄等，如补肾益脑胶囊。

【研究摘要】远志历代应用，均除去木心，取其根皮。实验研究表明远志含三萜皂苷类成分，远志皂苷大多具有较明显的祛痰和镇咳作用；还有镇静和抗惊厥作用。远志皮与远志木心的化学成分种类相同，远志皮部远志皂苷的含量为12.1%，木心部为0.48%，相差达25倍。远志皮的祛痰、抗惊厥、溶血作用及急性毒性均强于远志木心。可见远志去心的目的并不是去除其毒副作用，而是去除药效极弱的部位。远志木心的毒性及溶血作用均小于皮部，又同样有镇静、祛痰作用，且抽去木心较为费时费工，现行版《中国药典》已规定远志不去心使用。但远志木心约占全远志重量的1/4，且有效成分含量低，不去心用药，应按比例加大其临床用量，以保证疗效。

临床应用中，有患者服用生远志后，出现恶心呕吐、面神经麻痹、舌麻木、口唇张闭不灵等副作用，经服甘草汁后缓解，改服甘草水制远志后，则无不良反应。实验表明，甘草汁制远志，不仅可消减远志对咽喉的刺激毒副作用，还能增加远志皂苷的煎出量。

甘草质量的优劣直接影响远志饮片的质量。甘草饮片中甘草酸含量为10.67%，而加工甘草饮片时的下脚料（甘草边皮碎屑）中甘草酸含量为4.99%，以相同方法炮制，甘草饮片制远志中皂苷含量最高，而甘草边皮碎屑制远志中皂苷含量明显降低，且嚼之仍有刺喉感，未达到炮制目的。对制远志炮制工艺的研究证明，远志用甘草煎汁拌润，文火煮至汤吸尽的方法较甘草汁浸制的皂苷含量高。甘草水煮后再用文火炒至微焦，远志皂苷的含量还可增加约1%，祛痰作用也较好。

【附注】《雷公炮炙论》述："凡使，先须去心，若不去心，服之令人闷。"

珍　珠

【药材来源】本品为珍珠贝科动物马氏珍珠贝 *Pteria martensii*（Dunker）、蚌科动物三角帆蚌 *Hyriopsis cumingii*（Lea）或褶纹冠蚌 *Cristaria plicata*（Leach）等双壳类动物受刺激形成的珍珠。自动物体内取出，洗净，干燥。

【炮制方法】

珍珠粉　取原药材，洗净污垢，夹在两块豆腐中，加清水淹没豆腐少许，煮制 2 小时，至豆腐呈蜂窝状时，取出，去豆腐，用清水洗净晒干，捣碎，置乳钵内，加入适量水研细，再加多量的水，搅拌，倾出混悬液，下沉部分再按上法反复操作数次，直至研尽，合并混悬液，静置后，分取沉淀，干燥，研散。

【饮片功效】

珍珠粉　具有安神定惊、明目退翳、解毒生肌、润肤祛斑的功效。用于惊悸失眠、惊风癫痫、目生云翳、疮疡不敛、皮肤色斑。

珍珠质地坚硬，不溶于水，水飞成极细粉后，易于被人体吸收。同时，作过装饰品的珍珠（习称"花珠"）外有油腻，用豆腐煮制，可令其洁净，便于服用。

【临床应用】

珍珠粉　治惊悸怔忡，配伍伏龙肝、丹砂、麝香，如真珠丸；治肝风内动、惊风、癫痫，与朱砂、琥珀、胆南星等同用，如金箔镇心丸；治目赤翳障，与炉甘石、熊胆、冰片等配伍，如八宝眼药；治疮疡溃烂，常与炉甘石、血竭、象皮等同用，如珍珠散；治咽喉肿痛糜烂，以牛黄为末，吹喉，如珠黄散。

【研究摘要】珍珠粉具有抗衰老作用，可使家蚕幼虫期显著缩短，同时使家蚕成虫期延长，其低浓度组效果更显著；对小鼠肉瘤 S_{180} 有明显抑制作用；具有显著的促进创面肉芽增生作用，还可明显缩短创面长出新鲜肉芽组织的时间。

珍珠质地坚硬，用传统水飞法加工费时费力，依水飞法原理，改乳钵研磨为铁研槽快速加工，使滚研力量增加，将摩擦粉碎变为挤压，截切式粉碎，研磨速度加快，可缩短水飞时间。大量生产，须用特殊粉碎设备来粉碎，如：①气流粉碎器或流能磨粉碎珍珠。利用高速弹性流体（空气或惰性气体）使珍珠末颗粒与室壁之间碰撞而产生强烈的粉碎作用，气流的压力为 $2 \sim 20kg/cm^2$，粉碎的珍珠末可同时进行分级，能得到 5μm 以下均匀的微粉。②球磨机或胶体磨粉碎珍珠。原理是利用药物在磨中研磨与撞击作用而将药物粉碎，且配合适当的液体（水），加水研磨以降低裂隙中分子间的引力而使其继续粉碎成微粒。

吴茱萸

【药材来源】本品为芸香科植物吴茱萸 *Euodia rutaecarpa*（Juss.）Benth.、石虎 *Euodia rutaecarpa*（Juss.）Benth.var.*officinalis*（Dode）Huang 或疏毛吴茱萸 *Euodia rutaecarpa*（Juss.）Benth.var.*bodinieri*（Dode）Huang 的干燥近成熟果实。8 ～ 11 月果实尚未开裂时，剪下果枝，晒干或低温干燥，除去枝、叶、果梗等杂质。

【炮制方法】

1. 吴茱萸　取原药材，除去杂质及果柄、枝梗，洗净，干燥。

2. 制吴茱萸　取生甘草片，置锅内，加水适量，煎煮两次，去渣，趁热加入净吴茱萸，拌匀，闷润吸尽后，文火炒至微干，取出，干燥。每 100kg 吴茱萸，用甘草 6kg。

3. 盐吴茱萸 取净吴茱萸于适宜容器内，加入盐水拌匀，置锅内，用文火加热，炒至裂开，稍鼓起时，取出，放凉。每 100kg 吴茱萸，用食盐 3kg。

【饮片功效】

1. 吴茱萸 具有散寒止痛、降逆止呕、助阳止泻的功效。生品有小毒，多外用，以散寒定痛力强。用于口腔溃疡、牙痛、湿疹。

2. 制吴茱萸 甘草制能降低毒性和燥性。用于厥阴头痛、寒疝腹痛、寒湿脚气、经行腹痛、脘腹胀满、呕吐吞酸、五更泄泻。

3. 盐吴茱萸 盐炙可引药下行，入肾经，增强疗疝功效。用于疝气疼痛。

【临床应用】

1. 吴茱萸 治口舌生疮，吴茱萸研细，醋调外敷足心，24 小时后取下；治牙齿疼痛，吴茱萸煎汤，加酒含漱；治湿疹瘙痒，吴茱萸加水煎三五沸，外洗患处，可用于阴下湿痒诸疮。

2. 制吴茱萸 治厥阴头痛，手足厥冷，与人参、生姜、大枣同用，如《伤寒论》吴茱萸汤；治肝郁胁痛，常与黄连同用，如《丹溪心法》左金丸；治寒湿泄泻，单用或与肉豆蔻、补骨脂、五味子同用，如《校注妇人良方》四神丸。

3. 盐吴茱萸 治寒凝肝经之疝痛、阴毒腹痛及风湿流注足痛，与橘核、山楂、荔枝核等同用，如疝气方。

【研究摘要】吴茱萸有镇痛、抗炎、抗溃疡、止腹泻、强心、促进血液循环、抗心肌缺血、抗血栓和升高体温等药理作用。临床用于治疗肠粘连、口腔溃疡、流行性腮腺炎、高血压；以吴茱萸、硫黄等共研细末，外敷患处，可治黄水疮、湿疹及神经性皮炎等；还可用于头痛、小儿多涎症、呃逆及术后肠功能的恢复。

吴茱萸黄酮类成分具有较强的清除羟自由基的作用，生药及炮制品的作用效果略强于维生素 C；炮制品中除姜炙吴茱萸外与生药的效果相当。炮制品中以汤洗七遍和汤洗七遍文火干燥吴茱萸清除羟自由基的效果最差，姜炙吴茱萸效果最强。

第三节 燀 法

将药物置沸水中短时间浸煮取出，冷水浸漂，捞起搓去种皮的方法，称为燀法。多适用于种子类中药需燀去皮者。

（一）炮制方法

先将多量清水加热至沸，再将净药材加入沸水中，烫煮 5 ～ 10 分钟，至种皮由皱缩到膨胀，易于脱皮时，立即取出，浸漂于冷水中，捞起，搓开种皮与种仁，晒干，簸去或筛取种皮。

（二）炮制作用

1. 在保存有效成分的前提下，除去非药用部位 如杏仁、桃仁去种皮。

2. 利于干燥，分离不同的药用部位 如佛甲草、马齿苋、卷柏燀后，易晒干；白扁豆分离种皮和种仁。

3. 降低药物毒性 如白扁豆中所含对人的红细胞的非特异性凝集素，具有蛋白质特性，加热后毒性大减。

（三）注意事项

1. 控制用水量 一般为药量的 10 倍左右，若水量少，投入中药后，水温迅速降低，酶不能很快被灭活，反而使苷被酶解，影响疗效。

2. 煮沸时间 水沸后投药，加热时间以 5～10 分钟为宜。以免水烫时间过长，有效成分损失。

3. 干燥方法 燀去皮后，宜当天晒干或低温烘干，否则易泛油变黄，影响成品质量。

苦杏仁

【药材来源】 本品为蔷薇科植物杏 *Prunus armeniaca* L. 山杏 *Prunus armeniaca* L.var.ansu Maxim.、东北杏 *Prunus mandshurica*（Maxim.）Koehne 或西伯利亚杏 *Prunus sibirica* L. 的干燥成熟种子。夏季采收成熟果实，除去果肉及核壳，取出种子，晒干。

【炮制方法】

1. 生杏仁 取原药材，除去杂质、残留的硬壳及褐色油粒，筛去灰屑。用时捣碎。

2. 燀苦杏仁 取净苦杏仁，置沸水中略煮，至种皮微膨时，捞出，用凉水稍浸，取出搓去种皮，晒干后簸净，取仁。用时捣碎。

3. 炒苦杏仁 取燀苦杏仁置锅内，用文火炒至表面微黄色略带焦斑，有香气，取出放凉。用时捣碎。

4. 杏仁霜 取净苦杏仁捣烂如泥状，用数层吸油纸包裹，烘热或蒸热，压榨去油，换纸，如此反复数次，至药物松散，不再黏结成饼时，取出，研碎。

【饮片功效】

1. 苦杏仁 具有降气止咳平喘、润肠通便的功效。生用有小毒。剂量过大或使用不当易中毒。长于润肺止咳，润肠通便。多用于新病咳喘（常为外感咳喘），肠燥便秘。

2. 燀苦杏仁 制后可降低毒性，使用药安全；还可除去非药用部位，便于有效成分煎出，提高药效；又可破坏酶，保存苷。作用与生杏仁相同。

3. 炒苦杏仁 炒制后长于温肺散寒，作用与燀苦杏仁相同，多用于肺寒咳喘，久患肺喘。

4. 杏仁霜 可避免滑肠，功专降气止咳平喘。

【临床应用】

1. 燀杏仁（苦杏仁） 治新病咳喘，配伍麻黄、石膏、甘草等，如《伤寒论》麻杏石甘汤；治风热咳嗽，与桑叶、菊花、桔梗等配伍，如《温病条辨》桑菊饮；治风寒咳嗽，常配伍苏叶、半夏、茯苓等，如《温病条辨》杏苏散；治肠燥便秘，配伍火麻仁、桃仁、当归等，如《沈氏尊生书》润肠丸。

2. 炒杏仁 治肺寒咳喘、久患肺喘，如《杨氏家藏方》杏仁煎；治风热咳嗽痰盛，配伍玄参、知母、麦冬等，如小儿止嗽金丹。

3. 杏仁霜 治肺虚脾弱咳喘、神疲乏力、大便不实，常与黄芪、款冬花、党参等同用。

【研究摘要】 苦杏仁约含 50% 的脂肪油，3% 以上的苦杏仁苷（Amygdalin），及共存的苦杏仁苷酶，樱叶酶。此外，尚含蛋白质和氨基酸及挥发性成分。其中脂肪油是润肠通便的有效成分，苦杏仁苷是镇咳平喘的有效成分，蛋白质 KR-A 和 KR-B 是抗炎镇痛的有效成分。

苦杏仁中所含的苦杏仁苷在体内能慢慢分解，产生微量氢氰酸，能轻度抑制呼吸中枢，起到镇咳平喘作用；苦杏仁苷的分解产物苯甲醛能抑制胃蛋白酶的消化功能；能杀灭伤寒及副伤寒杆菌；对蛔虫、钩虫、蛲虫均有驱虫作用；苦杏仁苷及其分解产物有微弱的抗癌作用。实验结果表明，苦杏仁苷尚有镇痛作用，且不产生耐药性，临床用于晚期癌症患者具有缓解癌症患者疼痛和改善症状的作用。

在一定的温度和湿度条件下，苦杏仁苷易被苦杏仁苷酶水解，生成野樱苷，再在樱叶酶的作用下，生成杏仁腈和葡萄糖，杏仁腈不稳定，易分解成氢氰酸和苯甲醛而逸散。若大量口服生杏仁，在苦杏仁酶的作用下，可迅速分解产生大量的氢氰酸而致中毒。其中毒机理，主要是大量氢氰酸很易与细胞色素氧化酶相结合，阻断了 Fe^{3+} 还原成 Fe^{2+}，引起缺氧而致细胞呼吸受抑制，形成组织窒息，呼吸麻痹而死亡。苦杏仁经加热处理后，酶被破坏，苦杏仁苷就不易被水解而利于保存。内服后在体内胃酸的作用下，苦杏仁苷缓缓分解，产生微量的氢氰酸奏止咳平喘之功，而不会导致中毒。这也说明了历代将苦杏仁炮制后应用是有科学道理的。

蒸、煮、燀、炒法均可使苦杏仁酶受热变性，以保存苦杏仁苷。不同的炮制方法和条件对苦杏仁酶破坏效果不一致。实验结果表明，以药量 10 倍的沸水，加热 5 分钟即能达到完全破坏酶保存苦杏仁苷的目的。将苦杏仁以流通蒸汽蒸 30 分钟后，杀酶完全，苦杏仁苷仅降低 9% ～ 10%。微波炮制苦杏仁，温度 80℃，加热 4 ～ 5 分钟，苦杏仁酶能完全灭活，苦杏仁苷不受损失。

判断杀酶效果的方法：取样品 10 ～ 20 粒，打碎后放玻璃杯中，加水湿润，加盖，如有杏仁香气，说明酶还存在，正在释放苯甲醛。或将苦味酸试纸先用碳酸氢钠碱性液浸湿，悬空挂在上述杯中，如试纸从黄变红，说明有酶存在。

桃　仁

【药材来源】本品为蔷薇科植物桃 *Prunus persica*（L.）Batsch 或山桃 *Prunus davidiana*（Carr.）Franch. 的干燥成熟种子。果实成熟后采收，除去果肉及核壳，取出种子，晒干。

【炮制方法】

1. 桃仁　取原药材，除去杂质及残留的硬壳，筛去灰屑。用时捣碎。

2. 燀桃仁　取净桃仁置沸水中，煮至外皮由皱缩至微膨，能搓去种皮时，捞出，放在凉水中稍浸，搓去种皮，晒干，簸去种皮。用时捣碎。

3. 炒桃仁　取桃仁，用文火炒至微黄色，取出放凉。用时捣碎。

【饮片功效】

1. 桃仁　具有活血祛瘀、润肠通便、止咳平喘的功效。生用行血祛瘀力强，多用于血瘀经闭、产后瘀滞腹痛、跌打损伤。

2. 燀桃仁　燀制后易去皮，可除去非药用部位，使有效成分易于煎出，提高药效。

3. 炒桃仁　炒后偏于润燥和血，多用于肠燥便秘、心腹胀满等。

【临床应用】

1. 燀桃仁（桃仁）　治月经不调、闭经，与红花、当归、川芎等同用，如《医宗金鉴》桃红四物汤；治产后腹痛，与当归、川芎、炮姜等同用，如《傅青主女科》生化汤；治损伤瘀痛，与红花、酒大黄、穿山甲等同用，如《医学发明》复元活血汤。

2. 炒桃仁　治肠燥便秘，常与火麻仁、杏仁、郁李仁等同用，如《世医得效方》五仁丸。

【研究摘要】桃仁的水溶性成分具有显著的抗浮肿活性和抗炎活性。具有显著抗炎作用的活性物质为蛋白质 F、蛋白质 G、蛋白质 PR-B。抑制浮肿的活性物质为蛋白质 PR-A 和 PR-B。醇溶性成分具有抗凝血、溶血、收缩子宫等作用。

有研究表明，焯制去皮可显著提高桃仁中水溶性成分的溶出，桃仁皮中含有较多的苦杏仁苷，桃仁去皮使用可防止中毒。也有实验比较了桃仁5种炮制品（生、焯、炒、蒸、去皮）对小鼠的抗凝血、抗血栓、抗炎、润肠通便作用。结果桃仁生品作用最强，桃仁皮也有很好的活血抗炎的功效。经炒、蒸后作用趋向缓和。这可能与炮制过程中会导致水、醇、醚溶性成分不同程度的流失有关。故有人提出桃仁以祛瘀行血为主要功效时，不宜将桃仁皮作为非药用部位去掉，采用净制后捣碎的炮制方法较好。

【附注】《本草纲目》记载："行血宜连皮尖生用；润燥活血，宜汤浸去皮尖炒黄用。"

白扁豆

【药材来源】本品为豆科植物扁豆 *Dolichos lablab* L. 的干燥成熟种子。秋、冬季采收成熟的果实，晒干，取出种子，晒至全干。

【炮制方法】

1. 白扁豆　取原药材，除去杂质。用时捣碎。

2. 扁豆衣　取净扁豆置沸水中，煮至皮软后，捞出，在冷水中稍泡，取出，搓开种皮与仁，干燥，簸取种皮（其仁亦供药用）。

3. 炒扁豆　取净扁豆或仁，置锅中用文火炒至微黄，略有焦斑，有香气逸出，取出，放凉。用时捣碎。

【饮片功效】

1. 白扁豆　具有健脾化湿、和中消暑的功效。扁豆生用清暑、化湿力强。用于暑湿和消渴。焯制是为了分离不同的药用部位。增加药用品种。

2. 扁豆衣　气味俱弱、健脾作用较弱，偏于祛暑化湿。可用于暑热所致的身热、头目眩晕；还可用于暑日酒食所伤、伏热、烦渴。

3. 炒扁豆　偏于健脾止泻。用于脾虚泄泻、白带过多。

【临床应用】

1. 焯白扁豆（白扁豆）　治暑湿，常与香薷、厚朴同用，如《太平惠民和剂局方》香薷散；治消渴，常与天花粉同用，如《仁存堂经验方》金豆丸。

2. 扁豆衣　治暑热头昏，与鲜银花、鲜荷叶、鲜竹叶等同用，如《温病条辨》清络饮；治酒毒烦渴，常与砂仁、草果、葛根等同用，如《太平惠民和剂局方》缩脾饮。

3. 炒扁豆　治脾虚泄泻，常与白术、山药、人参等配伍，如《太平惠民和剂局方》参苓白术散；治白带绵下，单以本品为末，米汤冲服，或与芡实、莲须、白术等同用。

【研究摘要】白扁豆含蛋白质类、糖类、甾体类、苷类等成分。尚含对人体红细胞的非特异性凝集素 A、B；胰蛋白酶抑制物、淀粉酶抑制物。白扁豆有抗肿瘤作用，对活性 E- 玫瑰花结的形成有促进作用；对哥伦比亚 SK 病毒有对抗作用；煎剂在体外对痢疾杆菌有抑制作用。

扁豆中含有对人体红细胞的非特异性凝集素，凝集素 A 不溶于水，无抗胰蛋白酶活性作用，如与饲料相混喂食大鼠，则可抑制其生长，甚至引起肝脏的区域性坏死，加热后则毒性大大降低。凝集素 B 可溶于水，有抗胰蛋白酶活性作用，加压蒸汽消毒或煮沸 1 小时后，活力损失 86%～94%。因此，加热炮制能去毒。

第十五章

复制法与制霜法

复制法与制霜法是两种不同的炮制方法，但同时又都是比较古老的炮制方法，目前多用于有毒中药炮制去毒，故放在一起讨论。

第一节　复制法

将药物加入一种或数种辅料，按规定工艺程序，反复加工制作的方法，称为复制法。复制法工艺复杂，数法同用，应依法炮制，故有"法制"之称。

复制法汉以前有文献记载，唐代出现较为完备的复制工艺。由于复制所用辅料的种类、用量不同，操作工艺也不一致，或浸或泡或漂，或煮或蒸或数法共用，具体药物复制时应严按要求分别炮制。一般多用于炮制有毒性的药材，如半夏、天南星、白附子、紫河车等。常用甘草、黑豆；甘草、白矾、生姜；胆汁、白矾；黑豆、黄酒；花椒、黄酒；灯心草、淡竹叶；豆腐、甘草；吴茱萸及清瘟解毒汤等辅料炮制。复制法的炮制作用如下。

1. 降低或消除药物的毒性，达到安全用药的目的，如半夏、附子、白附子。
2. 增强疗效，如白附子、制南星炮制后增强化痰功效。
3. 改变药性，如胆南星。
4. 矫臭矫味，如紫河车。

半　夏

【药材来源】本品为天南星科植物半夏 *Pinellia ternata*（Thunb.）Breit. 的干燥块茎。多于夏、秋两季采挖，洗净，除去外皮和须根，晒干。

【炮制方法】

1. 生半夏　除去杂质，用时捣碎。

2. 清半夏　取净半夏，大小分开，用8% 白矾溶液浸泡至内无干心，口尝微有麻舌感，取出，用清水洗净，取出，切厚片，干燥。每半夏 100kg 半夏，用白矾 20kg。

3. 姜半夏　取净半夏，大小分开，用清水浸泡至内无干心时；另取生姜切片煎汤，加白矾与半夏共煮透，取出，晾至半干，切薄片，干燥。每 100kg 半夏，用生姜 25kg，白矾 12.5kg。

4. 法半夏　取净半夏，大小分开，用清水浸泡至内无干心，取出；另取甘草适量，加水煎煮二次，合并煎液，倒入用适量水制成的石灰液中，搅匀，加入上述已浸透的半夏，浸泡，每天搅拌 1～2 次，并保持浸液 pH 值 12 以上，至剖面黄色均匀，口尝微有麻舌感时，取出，洗净，阴干或烘干。每 100kg 半夏，用甘草 15kg、生石灰 10kg。

【饮片功效】

1. 半夏　生品有毒，一般不作内服，多外用，具有化痰止咳，消肿散结的功效。用于疮痈肿毒，湿痰咳嗽。半夏经复制法炮制后，能降低毒性，缓和药性，消除副作用。

2. 清半夏　辛，温。归脾、胃、肺经。经白矾炮制后，长于化痰，以燥湿化痰为主，用于湿痰咳嗽，胃脘痞满，痰涎凝聚，咯吐不出。

3. 姜半夏　辛，温。归脾、胃、肺经。经生姜、白矾炮制后，增强了降逆止呕作用，以温中化痰，降逆止呕为主，用于痰饮呕吐，胃脘痞满。

4. 法半夏　辛，温。归脾、胃、肺经。经石灰、甘草炮制后，偏于祛寒痰，同时具有调和脾胃的作用，用于痰多咳喘，痰饮眩悸，风痰眩晕，痰厥头痛。亦多用于中药成方制剂中。

【临床应用】

1. 生半夏　治无名肿毒初起，与生川乌、生草乌等同用，具消肿散结作用；生半夏一味研末，用鸡蛋白调敷患处，可治痈疽发背及乳疮，方见《肘后方》；治蜂窝组织炎，与生天南星、五倍子等药研末和匀外用，如验方蜂窝组织散。

2. 清半夏　治痰多、咳嗽，气逆，与陈皮、茯苓等同用，如《太平惠民和剂局方》二陈汤；治风痰所致的眩晕、头痛，与天麻、陈皮、白术等同用，如《医学心悟》半夏白术天麻汤。

3. 姜半夏　治恶心呕吐，与生姜同用，如《金匮要略》小半夏汤；治妊娠及虚寒呕吐，与干姜、人参等为末，以生姜汁糊为丸，如《金匮要略》干姜人参半夏丸；治胸脘痞满，与黄连、干姜等同用，如《伤寒论》半夏泻心汤；治瘿瘤痰核；与桃仁、红花、枳实、莪术等同用，具化痰软坚散结作用。

4. 法半夏　治胃脘满闷，与砂仁、白术、橘皮、茯苓等同用，如《中药成药制剂手册》香砂养胃丸；治食积停滞，常与山楂、神曲、陈皮等同用，如《中药成药制剂手册》保和丸。

【研究摘要】半夏中含有刺激性苷及其苷元高龙胆酸、3,4-二羟基苯甲醛、草酸钙针晶等，此外，还含有淀粉、脂肪酸、挥发油、生物碱、β-谷甾醇、胡萝卜苷、氨基酸、无机元素、微量元素以及半夏蛋白等。

半夏炮制过程中经较长时间的浸、漂，而半夏有毒成分不溶或难溶于水，而其水溶性、醇溶性成分及生物碱均损失一半以上，应以辅料解毒，而缩短水浸泡时间，以免有效成分损失。

现代药理理学实验表明，半夏的毒性主要表现为对黏膜的强烈刺激（咽喉、胃、肠、眼），矾制半夏80g/kg对小鼠未见任何毒性反应，而生半夏小鼠一次腹腔注射的LD_{50}为325mg/kg。生半夏粉9g/kg灌胃，对妊娠母鼠和胚胎均有非常显著的毒性。腹腔注射半夏样品粉末混悬液，LD_{50}生半夏为0.553g/kg，而姜浸半夏为1.230g/kg。对家兔眼结膜及小鼠腹腔刺激性实验均表明，生半夏刺激性最强，炮制后可不同程度地降低其刺激强度，刺激性程度依次为生半夏＞姜浸半夏＞姜矾半夏＞矾半夏＞姜汁煮半夏。进一步研究发现，半夏生品粉末腹腔注射可使小鼠腹腔毛细血管通透性增加，渗出液中炎症介质PGE_2含量显著增加，显示半夏的刺激性毒性作用可能是一种接触性刺激后产生的强烈炎症反应。而生半夏的这种强烈刺激性不是经胃肠吸收后产生的刺激作用，因此这种刺激作用可以通过煎煮而除去，实验表明，生半夏的煎剂既无致吐，也无刺激咽喉的副作用，而镇吐效果相当于炮制品，故入汤剂可以生用，但口服丸、散剂必须用炮制品。另有报道，半夏草酸钙和蛋白结合而成的草酸钙针晶能引起家兔眼部的强烈水肿和充血，是引起半夏刺激性毒性的主要物质，而经炮制过的姜半夏和法半夏中草酸钙针晶含量明显减少，其针晶细微结构被破坏，没有针晶状末端和凹槽、倒刺等特殊结构，毒性刺激性明显降低。此外，不同半夏炮制品中草酸钙针晶平均含量高低依次为生半夏（2.77%）＞法半夏（1.79%）＞清半夏（0.77%）＞姜半夏（0.44%）；各炮制品的刺激性：生半夏＞法半夏＞清半夏＞姜半夏。该结果说明，半夏经炮制后，既降低草酸钙针晶含量又降低了毒性，半夏麻辣毒性与草酸钙针晶含量密切相关，并呈正相关性。对不同浓度半夏炮制品对小鼠镇静作用研究，结果显示高剂量的4种半夏炮制品在7天给药结束后3小时均有一定的镇静作用，但作用弱于地西泮组；清半夏、生半夏及姜半夏的高剂量组比中低剂量组镇静效果好。半夏、姜半夏、姜浸半夏和明矾半夏煎剂，对碘液注入猫胸腔或电刺激喉上神经所致的咳嗽有明显的镇咳作用。制半夏对去水吗啡、洋地黄、硫酸铜引起的呕吐都有镇吐作用。研究表明，姜制半夏不仅可以消除生半夏对胃肠黏膜的刺激，保护胃黏膜正常功能，同时拮抗生半夏加速胃肠运动导致的吐泻而起到和胃降逆止呕的功效。半夏炮制品具有破坏肿瘤细胞的作用，能使细胞结构模糊、萎缩、崩解，并形成碎片，这种破坏作用以姜浸半夏作用最强，矾半夏、姜矾半夏作用较明显。进一步研究发现，这种抗肿瘤作用可能与抑制肿瘤细胞蛋白和核酸的合成有关。

工艺研究：近年来有研究报道了硫黄熏蒸对半夏金属元素（Mg、Ni、Cu、Ca、Cd、Mn、Na、Zn、K、Cr、Fe等）含量的影响，结果表明，硫黄熏制对半夏中的金属元素含量影响较大。经过硫黄熏蒸之后，Mn、Cr、Fe的含量升高，分别是原来的2.5倍、3.12倍、3.04倍，硫熏后含量严重超标，不符合国家药品相关规定。另有研究以原生半夏为对照，对比分析硫黄熏制和焦亚硫酸钠拌制的半夏中氨基酸成分及含量变化，结果表明，硫黄熏制半夏的氨基酸含量随保存时间的延长，变化不明显。保存12个月的硫黄熏制半夏和新鲜熏制半夏的氨基酸含量几乎相当，但与未用硫黄熏制的半夏相差较大，两者总氨基酸含量分别为原生半夏的60.51%和62.71%，而用焦亚硫酸钠拌制的半夏，其氨基酸含量也低于原生半夏，仅为原生半夏的59.68%。此结果说明硫黄熏制和焦亚硫酸钠拌制的半夏中氨基酸含量大幅下降，有可能对半夏药效产生较大影响；且不同保存期的硫黄熏制半夏中氨基酸含量变化不明显。建议摒弃硫黄熏制和焦亚硫酸钠拌制的加工方法，探索无硫加工方法，以保证半夏的用药安全。

天 南 星

【药材来源】本品为天南星科植物天南星 *Arisaema erubescens*（Wall.）Schott、异叶天南星 *Arisaema heterophyllum* Bl. 或东北天南星 *Arisaema amurense* Maxim. 的干燥块茎。产地加工多于秋、冬两季茎叶枯萎时采挖，除去须根及外皮，干燥。

【炮制方法】

1. 生南星 除去杂质，洗净，干燥。

2. 制南星 取净天南星，按大小分别用水浸泡，每天换水2～3次，如起白沫时，换水后加白矾（每100kg天南星，加白矾2kg），泡一日后，再进行换水，至切开口尝微有麻舌感时取出。将生姜片、白矾置锅内加适量水煮沸后，倒入天南星共煮至无干心时取出，除去姜片，晾至四至六成干，切薄片，干燥。每100kg天南星，用生姜、白矾各12.5kg。

3. 胆南星

（1）取制南星细粉，加入净胆汁拌匀，蒸60分钟至透，取出放凉，制成小块，干燥。

（2）取生南星细粉，加入净胆汁，搅拌均匀，放温暖处，发酵7～15天，再连续蒸或隔水炖9昼夜，每隔2小时搅拌一次，除去腥臭气，至呈黑色浸膏状，口尝无麻味为度，取出，晾干。再蒸软，趁热制成小块。每制天南星细粉100kg制天南星细粉，用牛（或猪、羊）胆汁400kg。

【饮片功效】

1. 天南星　苦、辛，温；有毒。归肺、肝、脾经。生品辛温燥烈，有毒，多外用，有散结消肿作用，用于痈肿疮疖、蛇虫咬伤。

2. 制南星　苦、辛，温；有毒。归肺、肝、脾经。经白矾、生姜炮制后，降低毒性，增强燥湿化痰的作用。用于顽痰咳嗽、风痰眩晕、中风痰壅、口眼㖞斜、半身不遂、癫痫、惊风、破伤风；外用治痈肿、蛇虫咬伤。

3. 胆南星　苦寒、微辛，凉。归肺、肝、脾经。经胆汁制后，降低毒性，缓和其燥烈之性，药性由温转凉，味由辛转苦，功能由温化寒痰转为清化热痰。清化热痰、息风定惊力作用强，多用于痰热咳喘、急惊风、癫痫等。

【临床应用】

1. 生南星　治痈肿痰核，用生南星醋磨浓汁，涂患处；治关节疼痛，与生菖蒲、老姜各适量，捣烂敷患处；以南星与生姜，捣成饼状，外治面瘫。

2. 制南星　治湿痰壅滞、咳嗽痰白、胸脘痞闷，与陈皮、半夏同用，如《校注妇人良方》导痰汤；治风痰或留滞经络、半身不遂，配半夏、白附子等，如《太平惠民和剂局方》青州白丸子；治癫痫，如《幼科指南》南星散。

3. 胆南星　治急慢惊风、痰喘、手足抽搐，与全蝎、僵蚕、黄连等同用，如《寿世保元》千金散；治热痰咳嗽，配伍瓜蒌仁、陈皮、杏仁等，如《医方考》清气化痰丸。

【研究摘要】天南星地上茎含皂苷，酚性成分、黏液质、甾醇、有机酸、糖、黄酮类及微量生物碱。块茎含皂甙和生物碱。果实含维生素 C。

天南星生品的毒性与半夏相似，主要表现为刺激性毒性。天南星根茎生食有强烈的刺激作用，口腔黏膜轻度糜烂，甚至部分坏死脱落，口舌麻木，味觉丧食，失音嘶哑，致咽喉肿大而窒息。鲜品与皮肤接触，则发生瘙痒肿胀。天南星含有毒针晶，具有强烈刺激性毒性，能引起家兔眼结膜强烈水肿，其刺激性与剂量具有疗效确切的量效关系。天南星毒针晶腹腔注射的 LD_{50} 与生品混悬液相比，毒性是生品混悬液的 180 倍。天南星块茎及针晶形态均被检出含有大量天南星凝集素蛋白，该物质也具有激活炎症相关信息通路，促进炎症因子释放，加重炎症反应的毒性。加热炮制后其促炎作用显著减弱。

天南星的皂苷成分，能刺激胃黏膜反射性引起气管分泌物增加，有祛痰作用。生品煎剂具明显镇静作用，并能延长巴比妥钠催眠作用时间，可用于癫痫的发作。生天南星还有抗肿瘤作用，并证明 D- 甘露醇可能是抗癌的有效成分。天南星经过水浸泡，矾浸或加热等炮制处理可降低或消除其毒性及刺激性。其麻辣刺激物质是溶于水的，长时间浸泡也会导致部分水溶性物质降低，包括多糖、皂苷等成分。

胆汁含有胆酸盐、胆色素等成分，具有镇静、解毒、利胆及抗炎作用。天南星和胆汁均有抗惊厥和中枢抑制作用，胆南星的作用与胆汁越多作用就越强有关，两者起协同作用。

白 附 子

【药材来源】本品为天南星科植物独角莲 *Typhonium giganteum* Engl. 的干燥块茎。产地加工多于秋季采挖，除去须根和外皮，晒干。

【炮制方法】

1. 生白附子　除去杂质，洗净，晒干。

2. 制白附子　取净白附子，分开大小个，浸泡，每天换水 2 ～ 3 次，数日后如起黏沫，换水后加白矾（每 100kg 白附子，用白矾 2kg），泡 1 天后再进行换水，至口尝微有麻舌感为度，取出。将生姜片、白矾粉置锅内加适量水，煮沸后，倒入白附子共煮至无白心，捞出，除去生姜片，晾至六至七成干，切厚片，干燥。每 100kg 白附子，用生姜、白矾各 12.5kg。

【饮片功效】

1. 白附子　生品有毒，一般外用。具有祛风痰，定惊搐，解毒止痛的功效。用于口眼㖞斜、破伤风，外治瘰疬痰咳、毒蛇咬伤。

2. 制白附子　经白矾、生姜炮制后，可降低毒性，消除麻辣味，增强祛风痰的作用。多用于偏头痛，痰湿头痛，咳嗽痰多。

【临床应用】

1. 生白附子　治风痰阻络、口眼㖞斜、面部肌肉抽动，与僵蚕、全蝎各等分研为细末，热酒调服，如牵正散；治风痰壅盛引起的呕吐涎沫、口眼㖞斜、手足瘫痪及小儿惊风、痰盛泄泻，配伍生川乌、生天南星、生半夏等药，如青州白丸子；治破伤风初起，与天南星、防风、天麻等同用，如玉真散；治神经性头痛，与川芎各等分研成细末，用葱白捣汁调成泥状，外敷太阳穴，有祛风、除湿、止痛的作用，可治神经性头痛、偏头痛。

2. 制白附子　治风寒客于头中、偏头痛等牵引两目，与麻黄、川乌、全蝎、天南星等同用，如白附子散；治痰湿头痛，与白芷、藁本、天南星等同用；治痰湿阻滞、头痛沉重，配伍半夏、天南星、防风、白术等；治小儿惊风、高热抽搐、牙关紧闭、烦躁不安，与牛黄、珍珠、防风、全蝎、天麻等同用，如牛黄镇惊丸。

【研究摘要】白附子含 β－谷甾醇、葡萄糖苷、内消旋肌醇、黏液质、蔗糖、皂苷等成分，还含胆碱、尿嘧啶、琥珀酸、棕榈酸、亚油酸、油酸、白附子凝集素、白附子胆碱、三亚油酸及二棕榈酸甘油酯等。

白附子生用有毒，其主要毒性成分与半夏、天南星相似，为具有特殊晶型的毒针晶、针晶和凝聚素蛋白。有研究表明，白附子经炮制后不但毒性成分针晶含量下降，而另一些具有生理活性的成分（氨基酸、油酸、β－谷甾醇、肉桂酸）含量则有不同程度的降低，因此，白附子炮制时在充分降低毒性的同时应注意保留其他有效成分。另有报道，白附子的毒性成分为桂皮酸，利用 HPLC 法测定白附子不同炮制品中桂皮酸的含量，结果发现，生白附子桂皮酸含量最高，而姜、矾煮制白附子中桂皮酸含量最低，说明姜、矾煮制白附子毒性最小，临床使用最安全。此外，又有以浸出物含量和抗惊厥时间为指标，以饮片厚度、加压温度、煎煮时间、白矾含量为因素，对白附子加压炮制新工艺进行研究，结果其最佳工艺：白附子个药（块茎）加 6% 白矾水溶液浸泡，115℃加压煎煮 30 分钟。

白附子有镇静作用，而制白附子的镇静作用更强。白附子生、制品均能明显推迟因戊四唑及士的宁所致小鼠惊厥出现的时间和死亡时间。白附子生、制品均有明显的镇痛作用。有研究采用小鼠自主活动试验、睡眠试验、回苏灵惊厥试验考察白附子不同炮制品的镇静和抗惊厥作用；以醋酸扭体法、甲醛致痛法、二甲苯耳肿胀法来考察其抗炎镇痛作用；应用主成分分析法对白附子不同炮制品的药理作用进行综合分析，结果白附子能明显减少小鼠自发活动，延长惊厥潜伏期，减少扭体次数、舔足时间和耳肿胀度；主成分分析结果表明，各样品综合作用顺序从强到弱依次为白附子姜矾制品＞矾制品＞生品＞姜制品。此外，不同浓度的白附子生品、药典炮制品、矾制品水提物均有一定的抗肿瘤作用，且生品高剂量对 S_{180} 肉瘤抑制作用最强。此外，生白附子及其制品均对大鼠蛋清性、酵母性、甲醛性关节肿有明显抑制作用，对棉球肉芽肿增生有明显抑制作用。

【附注】关白附为毛茛科植物黄花乌头的块根，亦称"白附子"，考古本草所载的，当是关白附，但现在大部地区所用的则是"禹白附"。两者均治风痰诸证，但禹白附尤善解毒、散结、瘰疬及毒蛇咬伤等常用；关白附风湿痹痛用之更佳。此乃是禹白附与关白附之异同之处。

附　子

【药材来源】本品为毛茛科植物乌头 *Aconitum carmichaelii* Debx. 的子根的加工品。多于每年6月下旬至8月上旬采挖，除去母根、须根及泥沙，习称"泥附子"，按如下加工制成：

1. 盐附子　选个大、均匀的泥附子，洗净，浸入食用胆巴的水溶液中过夜，再加食盐，继续浸泡，每天取出晒晾，并逐渐延长晒晾时间，直至附子表面出现大量结晶盐粒（盐霜），体质变硬为止。

2. 黑顺片　选择大小均匀的泥附子，洗净，浸入食用胆巴的水溶液中数日，连同浸液煮至透心，捞出，水漂，纵切成约 0.5cm 的厚片，再用水浸漂，用调色液使附片染成浓茶色，取出，蒸到出现油面、光泽后，烘至半干，再晒干或继续烘干。

3. 白附片　选大小均匀的泥附子，洗净，浸入食用胆巴的水溶液中数日，连同浸液煮至透心，捞出，剥去外皮，纵切成约 0.3cm 的厚片，用水浸漂，取出，蒸透，晒至半干，以硫黄熏后晒干。

【炮制方法】

1. 炮附片　取砂置锅内，用武火炒热，加入净附片，砂烫至鼓起并微变色，取出，筛去砂，放凉。

2. 淡附片　取盐附子，用清水浸漂，每天换水 2 ～ 3 次，至盐分漂尽，与甘草、黑豆加水共煮至透心，切开后口尝无麻舌感时，取出，除去甘草、黑豆，切薄片，干燥。每 100kg 盐附子，用甘草 5kg，黑豆 10kg。

【饮片功效】

1. 附子　生品有毒，加工炮制后毒性降低，便于内服。产地加工成盐附子的目的是防止药物腐烂，利于贮存。

2. 黑顺片、白附片　产地加工后毒性降低，可直接入药。

3. 炮附片　附片经砂烫后，以温肾暖脾为主，用于心腹冷痛、虚寒吐泻。

4. 淡附片　盐附子经甘草、黑豆炮制后，长于回阳救逆，散寒止痛。用于亡阳虚脱，肢冷脉微，阴寒水肿，阳虚外感，寒湿痹痛。

【临床应用】

1. 附片、淡附片　治厥逆亡阳所致吐泻汗出、发热恶寒、四肢拘急、手足逆冷、脉微欲绝，皆可用之，常与甘草、干姜配伍，如《伤寒论》四逆汤；若阳衰气脱、汗出不止、气喘急促，可与人参等大补元气之品同用，如《校注妇人良方》参附汤；治肾阳虚衰、足冷、腰膝软弱、水肿，与泽泻、桂枝、茯苓等同用，如《金匮要略》八味肾气丸；治肿疾喘满、小便不利，以本品与生姜、沉香磨水同煎服，如《朱氏集验医方》沉附汤。

2. 炮附片（炮附子）　治肾阳不足所致形寒肢冷、腰酸膝弱、尿频、阳痿，以炮附片辅以肉桂、熟地黄等，如《景岳全书》右归丸；治脾阳虚所致脘腹冷痛、呕吐泻痢、食欲不振、肢体倦怠、手足不温、口淡不渴、舌淡苔白、脉沉细、沉紧或沉弦等，配以干姜、吴茱萸、蜀椒、高良姜等温中散寒药，并附以党参、人参、白术、炙甘草等益气健脾药，如《太平惠民和剂局方》附子理中丸；若脾阳虚而致水气内停，或肾阳虚而寒水不化者，常与白术、茯苓等健脾利水药同用，如《伤寒论》真武汤；若素体阳虚、感受风寒所致恶寒发热、脉反沉者，亦可配以人参、桂枝等助阳通脉之品；治风湿相搏、骨节疼烦掣痛、不得屈伸、汗出气短、水肿、小便不利者，与甘草、白术、桂枝同用，如《伤寒论》甘草附子汤；治风寒头痛，年久不愈，与生姜或高良姜同用，如《三因方》之必效散。

【研究摘要】附子的毒性成分为乌头碱等二萜双酯类生物碱。炮制后毒性降低，减毒机制亦与川乌类似。用高效液相色谱（HPLC）法从加工附子中测得 8 种吡咯型生物碱，是生附子中不含的，可能是在加工过程中生成的。附子具有明显的强心作用，其中所含的一种微量成分消旋去甲乌药碱，具有显著的强心作用，稀释至十亿分之一仍有活性。

各种炮制方法和工艺均能使附子中生物碱含量下降，但附子中总生物碱含量的多少不能准确反映其毒性大小，而双酯型生物碱的含量是决定其毒性大小的主要因素。通过测定附子及熟附片（干片蒸制）、黑顺片、熟附片（鲜片蒸制）、盐附子、炮附片中次乌头碱、乌头碱、新乌头碱的量，结果与生附子相比，次乌头碱、乌头碱、新乌头碱在清水黑顺片、盐附子等炮制品中的量大大降低。另对乌头不同炮制品中各部位水煎液中生物碱类成分的研究，结果表明白附片、黑顺片水煎液中总生物碱含量都降低，白附片、黑顺片炮制后水煎液两种单酯型生物碱含量降低，由此认为炮制对乌头不同部位水煎液中生物碱的影响较大。此外，亦有报道干热烘制和湿热蒸制可使使剧毒性双酯型生物碱含量显著降低，总生物碱等水溶性有效成分并未受到影响。

附子具有一定的强心作用，可使心肌收缩力加强，收缩幅度增加，且频率也增加；有报道给予不同剂量的炮附子、生附子水煎醇沉液，考察炮制对附子强心作用的影响，结果表明炮附子的强心作用强度与强心作用范围都大于生附子。对血液循环有明显作用，使麻醉犬的心输出量、冠脉、脑及股动脉血流量增加，外周阻力下降；附子所含生物碱对急性炎症模型均呈抑制作用；对血管渗出呈抑制作用；生附子具镇痛、镇静、降温及副交感神经兴奋作用；提高小鼠免疫功能及豚鼠血清补体含量作用；能刺激局部皮肤、黏膜和感觉神经末梢，先兴奋产生瘙痒与灼热感，继而麻醉，丧失知觉。附子不同炮制品（盐附子、黑顺片、白附片）的镇痛抗炎作用差异研究，结果表明黑顺片具有良好的镇痛抗炎作用，盐附子仅镇痛作用效果明显，白附片镇痛抗炎作用效果均不明显。对附子不同炮制品水提物和醇提物的急性毒性研究，结果显示黑顺片、白附片、泥附子的醇提物的 LD_{50} 分别为 49.853g（生药）/kg、42.550g（生药）/kg、22.169g（生药）/kg，提示附子的醇提物较水提物毒性大，且泥附子醇提物毒性最大。

工艺研究方面，采用正交试验法，以其含生物碱的含量和传统外观质量为综合指标，对高压蒸制时间、压力及软化方式三个因素进行考察。结果附子最佳高压蒸制工艺：附子经润湿法处理后，0.10MPa 压力下蒸制 150 分钟即得。

附子中毒的解救方法。附子用量不可过大，应因人而异，一旦发生中毒，可采用如下方法解救：用 1% ～ 2% 鞣酸洗胃，酌情给予催化剂，服活性炭，静脉注射葡萄糖盐水等。

【附注】《四川省中药饮片炮制规范》已收载生附片、炒附片和蒸附片，产地加工和饮片炮制方法均有改变，临床用量及用法等亦应注意。

香　附

【药材来源】本品为莎草科植物莎草 *Cyperus rotundus* L. 的干燥根茎。主产于浙江、福建、湖南。多于秋季采挖，燎去毛须，置沸水中略煮或蒸透后晒干，或燎后直接晒干。

【炮制方法】

1. 香附　除去毛须及杂质，切厚片或碾碎。

2. 醋香附

（1）取净香附颗粒或片，加定量的米醋拌匀，闷润至醋被吸尽后，用文火加热炒干，取出晾凉。筛去碎屑。每 100kg 香附，用米醋 20kg。

（2）取净香附，加入定量的米醋，再加与米醋等量的水，共煮至醋液基本吸尽，再蒸 5 小时，闷片刻，取出微凉，切薄片，干燥。筛去碎屑；或取出干燥后，碾成绿豆大颗粒。每 100kg 香附颗粒或片，用米醋 20kg。

3. 四制香附 取净香附颗粒或片，加入定量的生姜汁、米醋、黄酒、食盐水拌匀，闷润至汁液被吸尽后，用文火加热炒干，取出晾凉。筛去碎屑。每 100kg 香附颗粒或片，用生姜 5kg（取汁），米醋、黄酒各 10kg，食盐 2kg（清水溶化）。

4. 酒香附 取净香附颗粒或片，加入定量的黄酒拌匀，闷润至黄酒被吸尽，置炒制容器内，用文火加热炒干，取出晾凉。筛去碎屑。每 100kg 香附颗粒或片，用黄酒 20kg。

5. 香附炭 取净香附，大小分档，置炒制容器内，用中火加热，炒至表面焦黑色，内部焦褐色，喷淋清水少许，灭尽火星，取出晾干，凉透。筛去碎屑。

【饮片功效】

1. 香附 生品具有行气解郁、调经止痛的功效。多入解表剂中，以理气解郁为主。用于风寒感冒。

2. 醋香附 经醋制后，专入肝经，增强疏肝止痛作用，并能消积化滞。

3. 酒香附 经酒制后，能通经脉，散结滞，多用于治寒疝腹痛。

4. 四制香附 经醋、醋、姜和盐四种辅料炮制后以行气解郁，调经散结为主，多用治胁痛、痛经、月经不调等。

5. 香附炭 经炒炭后，性味苦涩，多用治妇女崩漏不止等证。

【临床应用】

1. 香附 治胸膈痞闷、胁肋疼痛，如《丹溪心法》越婢丸；治寒凝气滞、胃脘疼痛，如《良方集腋》良附丸。

2. 醋香附 治经来腹痛、气滞腹痛、疝气胀痛，方见《濒湖集简方》。

3. 四制香附 治元脏虚冷、月候不调、头眩少食、浑身寒热、腹中急痛、赤白带下、心怔气闷、血中虚寒、胎气不固，如《妇人良方》醋附丸；治疝气疼痛，如青囊丸；治中风痰迷心窍引起言语不清、神志昏迷、痰涎壅盛、牙关紧闭，如《中国药典》十香返生丸。

4. 酒香附 治寒凝肝脉所致的疝气胀痛、睾丸偏坠疼痛，与小茴香、乌药等同用，方见《濒湖集简方》；治瘰疬肿痛、瘰疬流注肿块，或风寒袭于经络、结肿而痛者，可取香附为末，酒和，量疮大小，做饼覆患处，以热熨斗熨之，方见《外科发挥》。

5. 香附炭 治妇人崩漏，出血不止因血中气滞者，以本品配伍卷柏炭、茜草炭等，取其苦涩收敛，专于止血的作用。

【研究摘要】香附主含葡萄糖、果糖、皂苷、黄酮、淀粉、挥发油等成分，其中挥发油为其主要药效部位。

近年来，对香附炮制前后化学成分研究报道较多。香附醋炙后挥发油中各种烯类、酮类化合物含量高于生品，而酸类化合物的含量则低于生品。挥发油的得率生香附＞醋炙香附。四制香附挥发油提取物比生品中成分种类增加 20 种，但对主成分含量略有差异。另对单味中药生香附与传统建昌帮炮制法四制香附进行化学成分 GC-MS 分析，结果生香附共鉴定出 80 种成分、四制香附共鉴定出 138 种，四制香附新增加 58 种成分。对山东、浙江、云南、河南等不同产地香附醋炙前后总黄酮含量进行对比研究，结果不同产地香附醋炙后总黄酮含量均明显升高，说明醋炙能增加香附有效部位总黄酮的溶出。在对香附醋煮、醋蒸、醋炙三种不同炮制方法中圆柚酮、香附烯酮及 α - 香附酮含量比较研究中，发现三种方法中圆柚酮和 α - 香附酮的含量均较生品降低，但醋炙法能使香附烯酮含量增加，认为醋蒸法为香附最佳醋制法。香附醋炙、酒炙后总皂苷含量比生品提高。另对香附不同炮制品指纹图谱研究，结果显示不同炮制品之间成分差异显著，主要表现在脂溶性成分的减少与水溶性成分的增加，与传统中药炮制理论相一致。醋炙香附乙醇提取液 α - 香附酮的溶出量较生者提高近 20 倍，水煎液测定，结果相似。

现代药理研究表明，生香附、制香附均有降低大鼠离体子宫张力，缓解子宫痉挛以及提高小鼠痛阈的作用，但以醋制作用较强，且醋蒸法优于醋炙法。对香附生品和几种醋炙饮片（醋蒸、醋煮、醋焖）解痉、镇痛作用研究，结果醋蒸香附的解痉作用、镇痛作用最佳，优于生品。香附醇提物乙酸乙酯萃取部位和正丁醇萃取部位有较明显的抗抑郁作用，其作用机制可能与调节脑内单胺类神经递质 5-HT 和 DA 的含量有关。同等剂量下，醋香附整体上各指标（即体质量增长逐渐加快，体表瘀斑消散，自发性活动增加，行为灵活性增强，血液黏度减小等）改善作用优于生香附。

工艺研究方面，有报道以辅料米醋稀释倍数、闷润时间、蒸制压力、蒸制温度及蒸制时间为因素考察醋香附工艺，结果最佳工艺为取药物质量 20% 的米醋，用米醋质量 20% 的水进行稀释搅匀，闷润 70 小时，蒸制压力为 0.10MPa，蒸制温度为 110℃，蒸制时间为 4.5 小时（大档）或 4 小时（小档）。以 α - 香附酮和稀醇浸出物的量为考察指标，筛选醋炙香附烘烤炮制工艺的最佳条件为香附粉碎过 65 目筛，加醋 20%，浸润 1 小时，烘烤温度控制在 40℃，充分干燥。另有选择加醋量、米醋酸度、醋炙温度和时间为影响因素，以醋炙香附中 α - 香附酮和稀醇浸出物为考察指标，采用综合加权评分法，优选出香附醋炙最佳工艺为：按 20%（g/g）比例加总酸 ≥ 3.95g/100 mL 的龙门米醋，拌匀，入锅温度 140 ～ 150℃，醋炙样品表面温度控制在 100 ～ 110℃，醋炙时间为 10 分钟。另有以醋用量、炒制温度、炒制时间为因素，α - 香附酮、木犀草素及挥发油含量为评价指标，优选醋制香附的最佳工艺为香附 100g，醋 25mL 用 15mL 水稀释后与药材拌匀，闷润 6 小时，150 ℃炒制 8 分钟。

【附注】有的地区习用四制香附。系按四制香附所用辅料的比例，单独用酒、醋、姜、盐分别制成酒香附、醋香附、姜香附、盐香附。每 100kg 香附，用生姜 10kg（取汁）、醋 10kg，酒 10kg、盐 1kg（清水溶化）。

文献记载四制香附的辅料和比例各有不同：①酒、泔、童便、盐制；酒醋盐制童便各浸三日，焙研（《万氏女科》）。②酒、泔、童便、盐制；有酒浸、泔浸、童便浸、盐水浸之别（《仁术便览》）。除此之外，文献尚记载有"七制香附""九制香附"等。

第二节 制霜法

药物经过去油制成松散粉末或析出细小结晶或升华、煎煮成粉渣的炮制方法称为制霜法。因成品多数为白色，形态与寒霜相似，故称为"霜"。实际中药以霜命名的不一定都与寒霜相似，如百草霜为黑色粉末，鹿角霜为灰白色块状物。

（一）炮制方法

1. 去油制霜 主要用于果实和种子类药材。去除其外壳取种仁，碾成或捣成泥状，用布包裹，蒸热，置压榨器中榨去油，至松散成粉，不再黏结为度。少量者亦可数层吸油纸包裹，置炉台上或烈日曝晒后，压榨去油，反复压榨换纸，至纸不显油迹为度。

种子类药材富含脂肪油，制霜时进行加热处理，使油分易于渗出。少数药物经加热可破坏热敏性有毒成分，如巴豆。

2.升华制霜　主要用于某些矿物药。将药物在密闭条件下高温煅烧，以制得纯洁粉末状或结晶状升华物。

3.风化制霜　主要用于某些含结晶水的无机化合物。将药物置通风干燥处，使其自然失去结晶水，成为松散粉末状。

4.渗析制霜　主要用于某些瓜果类。将其切碎，拌入适量所需的无机化合物，置于渗透性的容器内，密闭，放于阴凉通风处，数日后收集容器外壁析出的细小结晶。

5.煎煮制霜　主要用于某些动物的角、骨类药物。将药物经煎熬制胶后，收集剩余的残渣，另作药用。

（二）炮制作用

1.降低毒性，缓和药性　如巴豆、千金子、大风子、木鳖子。

2.消除副作用，增强疗效　如柏子仁、瓜蒌子。

3.制造新药，充分利用药物资源　如西瓜霜、鹿角霜。

巴　豆

【药材来源】本品为大戟科植物巴豆 *Croton tiglium* L. 的干燥成熟果实。多于秋季果实成熟时采收，堆置 2～3 天，摊开，干燥。

【炮制方法】

1.巴豆仁　去净果壳及杂质，去种皮，取净种仁。

2.巴豆霜　取巴豆仁，碾如泥状，里层用纸，外层用布包严，蒸热，用压榨器榨去油，如此反复数次，至药物松散成粉，不再黏结成饼为度。少量者，可将巴豆仁碾后用数层粗纸包裹，加热后，反复压榨换纸，达到上述要求为度。

注意事项：① 生巴豆有剧毒，在制霜过程中，往往由于接触巴豆种仁、油蒸气而引起皮炎，局部出现红斑或红肿，有灼热感或瘙痒，眼鼻部亦有灼热感等。操作时应加注意，并应戴手套及口罩防护。② 工作结束时，可用冷水洗涤裸露部分，不宜用热水洗。如发生皮炎症状时，可用绿豆、防风、甘草煎汤内服。据《外科证治全书》载："中巴豆毒，绿豆汤冷服或甘草，黄连煎汁冷饮。" ③ 压榨去油时，药物要加热才易出油；如用粗纸包压时要勤换纸，以使油充分渗在纸上。④ 用过的布或纸立即烧毁，以免误用。

【饮片功效】

1.巴豆仁　生品具有峻下积滞、逐水消肿、豁痰利咽、蚀疮的功效。毒性强烈，仅供外用蚀疮。多用于恶疮、疥癣、疣痣。

2.巴豆霜　经去油制霜后，能降低毒性，缓和其泻下作用，以制霜后应用为主，多用于寒积便秘、乳食停滞、腹水、二便不通、喉风、喉痹。

【临床应用】

1.巴豆仁　治恶疮疥癣，巴豆仁捣泥，绢包擦患处，每天 1～2 次；治神经性皮炎，取巴豆仁配雄黄适量，研细，用布包裹擦患处，每天 3～4 次；治白喉，取巴豆和朱砂等量，分别研细混匀，每用 1g 左右撒布于膏药上，贴于眉间上方，约经 8 小时，用药部位皮肤出现水疱时，揭去膏药，擦净药末，涂 10% 龙胆紫以防感染。

2. 巴豆霜　治寒积便秘，常配伍大黄、干姜制成蜜丸，峻下寒积，开通闭塞，如《金匮要略》三物备急丸；治小儿乳食停积、痰多惊痫，配伍神曲、制南星等，制散内服，如《中国药典》（1995 年版）保赤散。

【研究摘要】含脂肪油、蛋白质。蛋白质中含巴豆苷、巴豆素等。

本品含巴豆油 34% ～ 57%，其主要有效成分为巴豆油酸、巴豆酸及其与其他有机酸结合而成的甘油酯，从油中已分离出 11 种辅助致癌物质。还含有两种毒性球蛋白（巴豆毒素 I、II）等。《中国药典》（2020 年版）以巴豆苷为控制指标，规定以干燥品计其含量不得少于 0.80%。巴豆脂肪油具有强烈的泻下作用和刺激作用，内服巴豆油 0.01 ～ 0.05g 即可导致泻下，剂量增大能引起剧泻，呕吐，甚至脱水死亡，有服用巴豆油 20 滴致死的报道。巴豆中的毒性球蛋白，是一种细胞原浆毒，能溶解红细胞，使局部细胞坏死，但此种蛋白加热至 110℃ 即破坏变性，毒性消失，故巴豆须加热制霜后使用。

巴豆炮制后脂肪油的成分有所增加，共有成分含量增减不一；脂肪油和总蛋白的含量明显降低。对压榨法、稀释法、加热稀释法、提油返油法四种方法制备的巴豆霜进行薄层色谱鉴别、含量测定及溶血实验，结果巴豆苷的含量高低依次：提油返油法＞压榨法＞加热稀释法＞稀释法，其中提油返油法和稀释法制备的巴豆霜有明显溶血现象，提示《中国药典》规定的压榨法更适合作为巴豆制霜方法。据报道，通过观察巴豆的生种仁、灭菌种仁、生全果实、灭菌全果实及其巴豆壳、巴豆霜、巴豆灵芝菌和白僵菌发酵品的急性毒性及致炎、溶血作用，比较传统炮制法与固体发酵法对中药巴豆毒性效应的影响，结果提示中药巴豆经炮制和发酵处理后均可使之毒性下降，但发酵品毒性更低。有研究表明，巴豆提取物小鼠腹腔注射对 S180 实体型和腹水型、U14 实体型和腹水型、肝癌腹水型、艾氏腹水等均有明显的抑制作用。巴豆尚有抗菌作用和抗病毒作用。

工艺研究：以巴豆中的巴豆苷和巴豆毒蛋白的含量作为监控指标，优选出巴豆最佳烘制工艺为：投药量 5kg，烘制温度 180℃，铺放厚度为 3cm，烘制时间为 90 分钟。

巴豆对皮肤及黏膜均有强烈的刺激性。接触其种仁、油或蒸气，易引起皮炎，局部出现红斑，有灼热感或瘙痒，重者出现皮肤红肿、水疱或脓疱。黏膜症状主要是眼鼻部有灼热感、流泪、鼻干、鼻黏膜发炎等。故在操作时应戴口罩及胶皮手套防护。制巴豆霜用过的布或纸应烧毁或妥善处理，以免误用。

<h2 style="text-align:center">千 金 子</h2>

【药材来源】本品为大戟科植物续随子 *Euphorbia lathyris* L. 的干燥成熟种子。多于夏、秋两季果实成熟时采收，除去杂质，干燥。

【炮制方法】

1. 千金子　除去杂质，筛去泥沙，洗净，捞出，干燥，用时打碎。

2. 千金子霜　取净千金子种仁，碾成泥状，按去油制霜法操作，至手松散不再黏结成饼为度，研细，即得。

【饮片功效】

1. 千金子　生品具有逐水消肿、破血消癥、散结的功效。毒性较大，作用峻烈，多供外用，可治顽癣、疣赘。

2. 千金子霜 经去油制霜后，缓和其泻下作用，并能降低毒性，临床上内服多用千金子霜，可配入丸散剂内服，用于水肿胀满、积聚癥块、诸疮肿毒。

【临床应用】

1. 千金子 治顽癣疣赘，取生千金子适量，研成泥状外敷；治毒蛇咬伤，取生千金子20～30粒，捣成泥状，用米泔水调服，小儿用量酌减。

2. 千金子霜 治水气肿胀、二便不利之症，配伍大黄，研末混匀，以酒水泛丸，内服；治癥块及淤血经闭等重症，以千金子霜配大黄末酒水为丸服。

【研究摘要】本品含脂肪油 40%～50%，千金子主要含有脂肪油、萜、挥发油、香豆素和甾醇类化合物。其中，脂肪油为其泻下的主要成分，油中含千金子甾醇，殷金醇棕榈酸等毒性成分；另含七叶亭、大戟树脂等。

近年来，对千金子炮制前后化学成分也有较多报道。秦皮乙素：千金子种壳＞千金子霜＞千金子种仁。千金子去油制霜后，秦皮乙素含量升高 5～6 倍，为千金子制霜"去油留性"提供新的参考依据。脂肪油：一批（批号：20110707）种仁 61.39%＞种子 45.40%＞种皮 4.94%；二批（批号：20100330）种仁 64.47%＞种子 47.97%＞种皮 3.46%；三批（批号：20110912）种仁 57.52%＞种子 44.04%＞种皮 4.59%。千金子甾醇：一批种仁 1.10%＞种子 0.78%＞种皮 0.08%；二批种仁 1.30%＞种子 0.89%＞种皮 0.07%；三批种仁 1.34%＞种子 0.85%＞种皮 0.09%。此结果表明，金子种仁中脂肪油、千金子甾醇含量远高于种皮中的含量，且种皮占种子比例较大，因此在千金子入药或制霜应用时剥去种皮是十分必要的。

千金子所含有毒成分为千金子甾醇、殷金醇棕榈酸酯等，对胃肠道有强烈刺激作用，对中枢神经系统也有毒，临床多服或误服可引起中毒，其中的殷金醇棕榈酸酯曾有致癌作用报道。千金子的毒性成分在不同极性的溶媒中均存在，但是在脂溶性比较大的溶媒中存在量较大。研究证实，千金子中千金子素 L_5 和其他一些未知成分是具有细胞毒性的。另有研究结果显示，千金子的毒性成分位于脂肪油部位，给药后小鼠腹泻、弓背、被毛潮湿均为其中毒症状。

脂肪油可刺激胃肠产生腹泻，作用强度为蓖麻油的 3 倍。千金子霜的含油量与其疗效和毒性有关，建议含油量标准由 18%～20% 放宽到 18%～22%。对金黄色葡萄球菌、大肠杆菌、铜绿假单胞菌等有抑制作用；所含白瑞香素还具有镇静、催眠、镇痛、抗炎作用。

临床用于治疗肾炎性水肿，用千金子捣泥装胶囊，空腹开水服用，对于肾炎性水肿有良好治疗作用。

柏子仁

【药材来源】本品为柏科植物侧柏 *Platycladus orientalis*（L.）Franco 的干燥成熟种仁。多于秋、冬两季采收成熟种子，晒干，除去种皮，收集种仁。

【炮制方法】

1. 柏子仁 取原药材，除去杂质及残留的种皮。

2. 炒柏子仁 取净柏子仁，置热锅中，用文火加热，炒至表面黄色油润，有香气逸出为度，取出，即得。

3. 柏子仁霜 取净柏子仁，碾成泥状，按去油制霜法操作，至药物不再黏结成饼为度，研细，即得。

【饮片功效】

1. 柏子仁 生品长于润肠通便，养心安神，止汗。但有异味及致人恶心呕吐的副作用。其脂肪油润肠致泻的作用，不适用于体虚便溏者。

2. 炒柏子仁　经炒黄后具有焦香气，使药性缓和，降低致泻，消除呕吐的副作用。常用于心烦失眠、心悸怔忡、阴虚盗汗。

3. 柏子仁霜　经制霜后可消除呕吐和润肠致泻的副作用。多用于心神不安、虚烦失眠、心悸怔忡或阴虚盗汗兼有大便溏泻或脾虚者。

【临床应用】

1. 柏子仁　治津液枯竭、肠燥便秘，常与桃仁、杏仁、松子仁等配伍，如《医方类聚》五仁丸。

2. 炒柏子仁　治心气虚寒、心悸易惊、失眠多梦、健忘，常与人参、枣仁、远志、茯苓、当归等配伍，如《中国药典》柏子养心丸。

3. 柏子仁霜　治失眠健忘、心悸怔忡，常与酸枣仁、茯神、当归等配伍，如《景岳全书·古方八阵》柏子养心丸。治阴虚盗汗，常与牡蛎、麻黄根、五味子等配伍，如《普济本事方》柏子仁丸。

【研究摘要】柏子仁中含有双萜类化合物、黄酮类化合物、苷类化合物、甾醇类化合物、挥发油等。

柏子仁霜有明显镇静安神作用，且认为该作用的主要成分是的柏子仁皂苷、挥发油。柏子仁所含的脂肪油对润肠通便起主导作用，但不利于养心安神。柏子仁醇提取物对小鼠被动回避学习有改善作用；其对损伤造成的记忆再现障碍和记忆消去促进有明显的改善作用；对损伤所致的获得性障碍亦有改善倾向。另有报道，CO_2 超临界制备的柏子仁油及柏子仁霜具有安神功效，二者不能引起小鼠直接睡眠，能显著减少小鼠自主活动次数，增加戊巴比妥钠阈下剂量引起小鼠睡眠个数，延长戊巴比妥钠引起小鼠睡眠时间，但对入睡潜伏期无明显影响。此外，有研究表明柏子仁内含大量植物脂肪和少量挥发油，对阴虚精亏、老年虚秘、劳损低热等虚损性疾病大有裨益，同时对增强体质也有很大作用。

柏子仁甘平无毒，但生品有异味，有致人呕吐的副作用。去油制霜的目的是去除部分脂肪油，以免滑肠致泻，用于便溏而心神不宁患者。

柏子仁应以新鲜者入药，陈久泛油者服后易发生胃部不适，甚至呕吐的副作用。

大风子

【药材来源】本品为大风子科植物大风子 *Hydnocarpus anthelmintica* Pierre. 的干燥种子。大风子商品过去均系进口商品，进口商品多来源越南、泰国、马来西亚、印度尼西亚、印度等热带地区。现我国云南、广东、广西有产。

【炮制方法】

1. 生大风子　取原药材，除去杂质，拣去霉坏变质者，去壳取仁。

2. 大风子霜　取大风子仁，碾碎，用布包严，蒸热，压榨去油，研细。少量者可使用吸油纸吸附去油的方法。

【饮片功效】

1. 大风子　生品具有祛风燥湿、攻毒杀虫的功效。毒性较强，作用峻烈，多外用。用于麻风、疥癣、杨梅毒疮。

2. 大风子霜　经去油制霜后，除去部分油质，降低了毒性，可供内服，多制成丸散剂。

【临床应用】

1. 大风子　治疥癣，常与土槿皮、地肤子、硫黄、樟脑等配伍，研末调敷疥癣患处；治酒渣鼻，可与木鳖子、蓖麻子、核桃仁、水银、樟脑配伍，制成糊剂，外治酒渣鼻。但须注意水银的毒性。

2. 大风子霜　治麻风，常与苦参、白蒺藜、大胡麻、防风、苍耳子、白花蛇、草乌等配伍，制成丸剂内服。

【研究摘要】大风子主含脂肪族类、黄酮木酯素类、黄酮类、木脂素和生物碱等化合物。

大风子种仁含脂肪油约50%，油中脂肪酸主要是大风子油酸、次大风子油酸及少量饱和脂肪酸、不饱和脂肪酸等。油有一定的毒性，制霜后能除去大部分油质，使毒性减低，药性缓和。

木 鳖 子

【**药材来源**】本品为葫芦科植物木鳖 *Momordica cochinchinensis*（Lour.）Spreng. 的干燥成熟种子。多于冬季采收成熟果实，剖开，晒至半干，除去果肉，取出种子，干燥。

【炮制方法】

1. 木鳖子　去壳取仁，用时捣碎。

2. 木鳖子霜　取净木鳖子仁，炒热，研末，用纸包裹，加压去油。

【饮片功效】

1. 木鳖子　生品具有散结消肿、攻毒疗疮、止痛的功效。有毒，仅供外用。用于疮疡肿毒、乳痈、瘰疬、痔漏、干癣、秃疮。

2. 木鳖子霜　经去油制霜后，除去大部分油质，降低了毒性，入丸散剂内服。

【临床应用】

1. 木鳖子　治疮疡肿毒，常与草乌、半夏等配伍，研末调敷患处，消肿散结，化毒止痛。

2. 木鳖子霜　治久痢、脱肛，与沉香、枳壳、五灵脂等配伍，研末，以醋制成糊丸，内服治小儿久痢、肠滑脱肛。

【研究摘要】木鳖子含脂肪油约44%，油中含多种脂肪酸；皂苷为苦瓜定和木鳖子酸衍生的皂苷；多糖为海藻糖；还含氨基酸、蛋白质、甾醇等成分。

木鳖子制霜前后齐墩果酸含量为木鳖子霜＞生品，总皂苷含量为木鳖子霜＞生品，提示制霜炮制可使木鳖子中上述两种成分有所增加。研究表明，经制霜炮制后，脂肪油含量减少，使毒性降低，作用缓和。另有研究发现，木鳖子在放置过程中，易产生氧化反应而使药材颜色变黄，同时脂肪油含量会大幅度下降。其中饱和脂肪酸的含量、不饱和脂肪酸相对含量均呈现增加，而不饱和脂肪酸数目也有所减少。

现代药理研究表明，木鳖子种皮和木鳖子油无明显毒性，木鳖子毒性成分可能是含皂苷类成分。经制霜后其抗炎、镇痛和体外抑菌作用较原药材增强，20%含油霜抗炎镇痛作用最好，含油霜抑菌作用最好。另外，木鳖子具有抗病毒作用，有望研制成抗乙肝病毒的靶向药物。

木鳖子制霜的最佳条件压制温度为60℃，压制时间为20分钟，药材粒度为10目。

西 瓜 霜

【**药材来源**】本品为葫芦科植物西瓜 *Citrullus lanatus*（Thunb.）Matsumu.et Nakai 的成熟果实与芒硝加工制成。

【炮制方法】

西瓜霜　取新鲜西瓜，连皮切成小块，置于不带釉的瓦罐内，一层西瓜一层芒硝，层层相间放置，将罐口封严，并放入无釉瓦盆内，再置于阴凉通风处，数日后，由于皮硝的浸润，西瓜逐渐变烂，皮硝则溶于瓜汁中，并慢慢渗至瓦罐外壁，析出白色结晶物，随时刷下，收集至无结晶析出为度。每 100kg 西瓜，用芒硝 15kg。

【饮片功效】

西瓜霜　药性咸寒，归肺、胃、大肠经。具有清热泻火，消肿止痛的功效。西瓜能清热解暑，止渴除烦，芒硝能泻热通便，润燥软坚，清火消肿作用。两药合制，性味改变，起协同作用，使药物更纯洁，清热泻火作用增强。用于咽喉肿痛、口舌热疮、牙疳、单双乳蛾。

【临床应用】

西瓜霜　治咽喉肿痛，口疮，取西瓜霜适量，研末吹患处。治目赤肿痛，取西瓜霜加蒸馏水溶解作眼药水点眼。

【研究摘要】 西瓜霜的主要成分为经重结晶的 $Na_2SO_4 \cdot 10H_2O$，此外，还含有 9 种无机元素以及 18 种氨基酸，其中 7 种为人体必需的氨基酸，还含有钙、铁、镁、铝、铜等元素。

传统制备西瓜霜工业化生产的制备，取西瓜切碎，加入制芒硝溶化，以布氏滤器加滑石粉助滤，滤出液减压蒸发浓缩，放冷析晶，结晶风化。该法质量稳定，生产周期短，不受季节、气候、环境的限制，产量高。

传统制备西瓜霜简单，操作易行，但容易受季节影响。西瓜霜的制备一般宜在秋凉季节进行。因为冬季结冻时，Na_2SO_4 等的溶解度降低，不能渗透析晶，夏季气候湿热，虽利于渗透，但不易析晶。即使在秋凉季节，制备时亦应避免日晒。结晶渗析后，应及时收集，以免影响出霜率。

砒　霜

【药材来源】 本品为天然矿物砷华 Arsenolite 或硫化物类矿物毒砂 Arsenopyrite 或雄黄 Realgar 等含砷矿石经加工制成。白砒为较纯的氧化砷（As_2O_3），红砒尚含少量硫化砷（As_2S_3）。

【炮制方法】

1. 信石　取天然的砷华矿石，除去杂质，碾细。

2. 砒霜　取原矿石碾粉后放入锅内，上盖一口径较小的锅，两锅接合处用生石膏或盐泥封固，并用细砂围住结合处，上压重物，盖锅底上放几粒大米，用文武火加热煅至大米呈老黄色，放冷启封，铲出锅内升华物，即得砒霜。

此制备方法适宜于小量生产，操作简便经济，但极易损害健康。现代新方法是经化学工业生产，用雄黄为原料制备，即取纯净的雄黄砸成 10cm 左右的块，点燃之，使雄黄燃烧，生成气态的 As_2O_3 和 SO_2，然后通过冷凝管道，使 As_2O_3 得到充分冷凝，即为砒霜，SO_2 从烟道排出。此法宜大量生产，但设备复杂。

【饮片功效】

1. 信石　具有祛痰、截疟、杀虫、蚀腐的功效，有大毒。用于寒痰、哮喘、疟疾、休息痢；外治痔漏、瘰疬、走马牙疳、癣疮、溃疡腐烂肉不脱。

2. 砒霜　经升华制霜后，药性更纯，毒性更大。内服可祛痰平喘、截疟。

【临床应用】

1. 信石　治痔漏、瘰疬、牙疳，常与枯矾、乌梅肉配伍，外用蚀痔；与枯矾、朱砂、石膏等配伍，外用治瘘管、瘰疬等；与红枣同煅研末，外用治走马牙疳。

2. 砒霜　治哮喘，可与淡豆豉（1：16）配伍，研细为细丸，内服以疗寒性哮喘，咳嗽，痰多清稀等。

【研究摘要】砒霜的主要成分为三氧化二砷。

砒霜属于剧毒类中药，具有极强的腐蚀性和毒性。中毒表现为呕吐，淘米水样腹泻，蛋白尿，血尿，眩晕，头痛，紫绀，晕厥，昏睡，以至死亡。中毒机理，一般认为砷与巯基酶结合，影响酶的活性，从而严重干扰组织代谢而出现中毒。成人中毒量为 10mg，致死量为 100～200mg。若不慎中毒。可采取催吐、洗胃等方法加速毒物排泄或煎服解毒中药解毒。

砒霜可使同化作用加强，促进蛋白质合成，脂肪组织增厚，皮肤营养改善，加速骨骼成长，使骨髓造血功能活跃，促进红细胞和血色素新生；有杀灭活体细胞的作用，对恶性肿瘤、梅毒性象皮肿的新生物也有同样作用，并有杀灭细菌、原虫及螺旋体的作用；能麻痹毛细血管抑制含巯基酶的活性；并使肝脏脂变，肝小叶坏死，心、肝、肾、肠充血，上皮细胞坏死，毛细血管扩张导致中毒。

鹿角霜

【药材来源】本品为鹿科动物梅花鹿 *Cervus nippon* Temminck 或马鹿 *Cervus elaphus* Linnaeus 的角去胶质的角块。

【炮制方法】

鹿角霜　取熬去胶的鹿角骨块，除去杂质，捣碎或研碎。

【饮片功效】

鹿角霜　鹿角经煎煮成霜后，具有温肾助阳、收敛止血的功效。多用于脾肾阳虚，食少吐泻，尿频，遗尿，遗精白带，崩漏下血，痈疽，痰核。

【临床应用】

鹿角霜　治肾阳不足引起的各种病症，常与巴戟天、菟丝子、肉苁蓉、杜仲、山萸肉、熟地黄等配伍；治盗汗遗精，常与生龙骨、牡蛎配伍，研末，以酒制糊丸，内服；治小便频数，常与白茯苓等配伍，研末，以酒糊丸内服。

【研究摘要】鹿角霜含有不溶于水的磷酸钙和碳酸钙，具有收敛固涩作用。

第十六章

发芽法与发酵法

发芽法与发酵法都需要借助于酶和微生物的作用，要求一定的环境条件，如温度、湿度、空气、水分等。通过发酵和发芽过程，借助于酶的作用，改变其原有性能，增强或产生新的功效，扩大用药品种，以适应临床用药的需要。这两类方法炮制成的中药大多具有消食、健脾胃、助消化、利水渗湿的作用。

第一节　发芽法

将净制过的新鲜成熟种子，在适宜的温度或湿度条件下，促使萌发幼芽的操作过程，称为发芽。在《神农本草经》就记载了大豆黄卷，即用发芽法制造的，《新修本草》收载了麦蘖，即今之麦芽。

（一）炮制方法

1. 选种　选择新鲜、粒大、饱满、无病虫害、色泽鲜艳的种子或果实，必要时测定发芽率。

2. 浸种　用清水浸泡适度，捞出。主要成分不同的种子浸种的时间不同，一般含蛋白质成分高的需要的时间长于含淀粉为主的种子。

3. 催芽　置于能透气漏水的容器中，或已垫好竹席的地面上，用湿物盖严，每天喷淋清水2～3次，保持湿润，2～3天即可萌发幼芽，待幼芽长出 0.2～1cm 时，取出干燥。

（二）炮制作用

通过发芽，淀粉分解为糊精、葡萄糖及果糖；蛋白质分解成氨基酸；脂肪分解成甘油和脂肪酸，并产生各种消化酶、维生素，使其具有新的功效，扩大用药范围。其实质是制备新的饮片。

（三）注意事项

1. 发芽温度一般以 18～25℃为宜，浸渍后含水量控制为 42%～45%。

2. 种子的浸泡时间、发芽时间长短应依气候、环境而定，一般春、秋两季宜浸泡 4～6 小时，冬季 8 小时，夏季 4 小时。

3. 发芽时先长须根后生芽，不能把须根误认为是芽。发芽以芽长 0.5～1cm 为标准，发芽过长影响药效。

4. 应选用新鲜成熟的果实或种子，在发芽前要预测发芽率，发芽率需在 85% 以上。

5. 在发芽过程中，要勤检查、勤淋水，以保持所需湿度。

麦 芽

【药材来源】本品为禾本科植物大麦 *Hordeum vulgare* L. 的成熟果实经发芽干燥的炮制加工品。

【炮制方法】

1. 麦芽 取成熟饱满的净大麦，用清水浸泡至六至七成透，捞出，置筐篓或适宜容器内，每天淋水 2～3 次，以保持湿润，待幼芽长至约 5mm 时取出，干燥。

2. 炒麦芽 取净生麦芽，用文火加热，炒至棕黄色，鼓起并有香气时，取出，放凉，筛去灰屑。

3. 焦麦芽 取净麦芽，先用文火后用中火加热，炒至焦褐色，鼓起并有焦香气时，取出，放凉，筛去灰屑。

【饮片功效】

1. 麦芽 具有健脾和胃，疏肝行气的功效。用于脾虚食少、乳汁郁积、乳癖及肝郁气滞或肝胃不和证。对食积化热者尤宜。

2. 炒麦芽 炒黄后，性偏温而气香，具有行气消食回乳之功。用于食积不消、妇女断乳。

3. 焦麦芽 炒焦后，性偏温而味甘微涩，增强了消食化滞、止泻的作用。用于食积不消、脘腹胀痛。

【临床应用】

1. 麦芽 治食滞腹胀，与谷芽、六曲、白术、厚朴等同用；治乳癖，与柴胡、香附等同用，具有疏肝理气、通乳消癖的作用。

2. 炒麦芽 治饮食积滞，常与鸡内金、山楂、陈皮、谷芽等同用；治脾虚食少，常与党参、白术、茯苓、山药等同用，如补脾汤；治小儿断奶或乳汁郁结之乳房胀痛，单味较大剂量研末或煎服，具回乳作用，如消乳汁汤。

3. 焦麦芽 治食积泄泻，常与焦神曲、焦山楂、陈皮等同用，如三仙散；治脾虚泄泻，常与白术、党参、干姜等同用，具有补气健脾、和中止泻的作用。

【研究摘要】麦芽含淀粉水解酶、蛋白水解酶和维生素 B 等成分，故有助消化作用；麦芽具有促性腺分泌、调节肠道菌群、降血糖、抗霉菌作用。

麦芽发芽要控制一定的长度，即 5mm 左右。因为大麦种子发芽程度与酶的活性有关。芽发太长，内含物质消耗，成为纤维素，失去药用价值。

大麦发芽制成生麦芽后麦黄酮含量增加 1.8 倍，炒麦芽中麦黄酮含量是生麦芽 1.2 倍，具有回乳作用的麦角甾含量升高。一般回乳多用炒麦芽 60g，量大（60g 以上）耗气散血而回乳，量小（10～15g）开胃消食而催乳。

焦麦芽中麦黄酮含量是生麦芽 1.6 倍，乳酸含量增加。乳酸在肠中能使肠内酸性增高，可抑制腐败菌的繁殖，防止蛋白质发酵，减少肠内产气，可治疗消化不良及腹胀、腹泻等。

【附注】《本草辨义》载："炒香开胃，以除烦闷；生用力猛，主消面食积滞。"《本草问答》载："用芽者，取其发泄。如麦本不疏利，而发芽，则其气透达，疏泄水谷，以利肝气。"

谷 芽

【药材来源】本品为禾本科植物粟 *Setaria italica*（L.）Beauv. 的成熟果实经发芽干燥的炮制加工品。

【炮制方法】

1. 谷芽　取成熟饱满的净粟谷，用清水浸泡至六至七成透，捞出，置能排水的容器内，覆盖，每天淋水 1～2 次，保持湿润，待须根长至 6mm，取出，干燥，除去杂质。

2. 炒谷芽　取净谷芽，用文火加热，不断翻炒至表面深黄色，大部分爆裂，有香气逸出时取出，晾凉。

3. 焦谷芽　取净谷芽，用中火加热，不断翻炒至表面焦褐色，大部分爆裂，有焦香气逸出时，取出，晾凉。

【饮片功效】

1. 谷芽　具有开胃消食，下气除胀的功效。常与健脾消食药同用，用于宿食不消、胃脘胀闷。

2. 炒谷芽　炒黄后，产生香气，偏于消食。用于不饥食少。

3. 焦谷芽　炒焦后，产生香气，善化积滞。用于积滞不消。

【临床应用】

1. 谷芽　治热病后期，胃中气阴两伤，唇燥口干，不思饮食，大便干结，与麦冬、山药、石斛等同用，如谷芽露；治脾胃虚弱、消化不良、饥不欲食，或食即呕吐，常与神曲、白术、麦芽等同用，如谷神丸。

2. 炒谷芽　治脾虚食少，常与白术、党参、山药、山楂、神曲等同用，有补中进食的作用。

3. 焦谷芽　治食积泄泻，常与焦神曲、焦麦芽、焦山楂等同用，有消积止泻的作用，可用于饮食停积大便溏泻，腹中肠鸣，脘腹痞满等。

【研究摘要】谷芽含有 α、β 两种淀粉酶，但含量均低于麦芽，麦芽所含 α-淀粉酶为谷芽的 72 倍，β-淀粉酶为谷芽的 41 倍，所以谷芽消化淀粉的功效不及麦芽。中医临床并用谷麦芽，以提高疗效是合理的。

【附注】《经疏》载："蘖米即稻蘖也。具生化之性，故为消食健脾、开胃和中之要药，脾胃和则中自瘟，气自下，热自除也。"《本经逢原》载："谷芽，启脾进食，宽中消谷，而能补中，不似麦芽之克削也。"

我国北方地区多习惯用谷芽，华北地区习惯将谷芽作粟芽用。

大豆黄卷

【药材来源】本品为豆科植物大豆 *Glycine max*（L.）Merr. 的成熟种子经发芽干燥的炮制加工品。

【炮制方法】

1. 大豆黄卷　取成熟饱满的净大豆，用清水浸泡 6～8 小时至表面起皱，捞出，置筐篓或能排水的容器内，每天淋水 2～3 次，保持湿润，待芽长至 0.5～1cm 时，取出，干燥。

2. 制大豆黄卷　取灯心草、淡竹叶，加水煎汤（每次 30～60 分钟），过滤，去渣，加入净大豆豆卷，用文火煮至汤被吸尽时取出，干燥。每 100kg 大豆豆卷，用灯心草 1kg、淡竹叶 2kg。

3. 炒大豆黄卷　取净大豆黄卷，用文火加热，微炒至颜色加深，取出，放凉。

【饮片功效】

1. 大豆黄卷　具有解表祛暑、清热利湿的功效。发芽后，产生新的功效，制备新药，扩大用药范围。用于暑湿感冒、湿温初起、发热汗少、胸闷脘痞、肢体酸重、小便不利。

2. 制大豆黄卷　煮制后，宣发作用减弱，清热利湿作用增强。

3. 炒大豆黄卷 炒黄后，清解表邪作用减弱，长于利湿舒筋、兼益脾胃，适用于湿痹、水肿胀满。

【临床应用】

1. 大豆黄卷 治湿热外感，常与藿香、佩兰等同用，有透邪解表、清热利湿之效。

2. 制大豆黄卷 治湿温、暑湿之湿热内蕴、发热烦躁、胸闷不舒、身重体痛、湿痹筋挛、骨节烦疼，与茯苓、黄芩、滑石等同用；治水肿胀满，小便不利，常与大黄等同用，有利水消肿之效，如治水病肿满方。

【研究摘要】黑大豆含丰富的蛋白质、脂肪和糖类成分，尚含胡萝卜素、维生素 B_1、B_2，大豆黄酮苷，染木料苷等成分。大豆黄酮和染木料素有雌激素样作用；大豆黄酮对离体小鼠小肠有解痉作用。

【附注】《本草便读》载："其浸水生芽，则有生发之气，故亦能解表。黑豆本入肾，肾者至水，再以水浸生芽，宜乎治上下表里水湿之邪。"

汉代始见大豆黄卷（《神农本草经》）。唐代有炒、熬，宋代有焙，金代有煮，明、清时有蒸制、醋制。现行，有麻黄汤炒、煮，灯心草与竹叶汤煮等法。在炮制方法上，各地还有麻黄汤煮、麻黄汤炒、清瘟解毒汤煮等法。由于制豆卷时所加辅料不同，故制品之性味功能也不尽相同。

稻　芽

【药材来源】本品为禾本科植物稻 *Oryza sativa* L. 的成熟果实经发芽干燥的炮制加工品。

【炮制方法】

1. 稻芽 取成熟饱满的净稻谷，水浸泡后，保持适宜的温、湿度，待须根长至约 1cm 时，取出，干燥。

2. 炒稻芽 取净稻芽，用文火加热，炒至表面深黄色，大部分爆裂，有香气逸出时取出，晾凉，筛去灰屑。

3. 焦稻芽 取净稻芽，用中火加热，炒至表面焦黄色，大部分爆裂，有焦香气逸出时取出，晾凉，筛去灰屑。

【饮片功效】

1. 生稻芽 养胃消食力胜，具有养胃和中、快脾进食、促进食欲之功。用于食积不消、腹胀口臭、脾胃虚弱、不饥少食；热病后期，胃中气阴两伤、不思饮食等。

2. 炒稻芽 偏于消食，健脾消食力强，功能健脾启运、开胃进食。多用于脾虚食少、脘腹痞满等。

3. 焦稻芽 长于消食止泻，善化积滞。多用于食积不化或饮食停滞、腹满便溏。

【临床应用】

1. 生稻芽 本品配焦山楂、陈皮、茯苓等制成茯苓汤，具有清热利湿止泻之功，用于小儿因惊致泻。如治小儿积滞化热、消化不良、不思饮食、烦躁易惊、夜寐不安、大便不畅、小便短赤的小儿七星茶颗粒（《中国药典》），用于脾肾虚弱所致面黄肌瘦，体倦乏力，眩晕，食少，便溏的生血丸（《中国药典》）。

2. 炒稻芽 多用于不饥少食，常与桔梗、炒山楂、炒麦芽、炒六神曲、陈皮、姜厚朴等配伍，如治夏伤暑湿、素食停滞的六合定中丸（《中国药典》）。

3. 焦稻芽 善化积滞，用于积滞不消。

【研究摘要】生稻芽主要含淀粉、淀粉酶、蛋白质、脂肪、氨基酸等。β–淀粉酶能将糖淀粉完全水解成麦芽糖，α–淀粉酶则使之分解成短直链缩合葡萄糖，从而助消化。

第二节　发酵法

经净制或粉碎过的中药，制成一定形状，在适宜的温度和湿度条件下，利用霉菌和酶的催化分解作用，使其发泡、生衣的操作过程，称为发酵。中药制成的块状或颗粒状制剂，经发酵处理后，称为曲剂。

汉代《金匮要略》始见有曲。利用微生物发酵技术进行中药炮制在我国有着悠久的历史，发酵法是中药炮制的重要技术之一。现代中药发酵制药技术是在继承中药炮制学发酵法的基础上，吸取了近代微生物学研究成果，结合现代生物工程的发酵技术而形成的高科技中药制药新技术，以优选的有益菌群中的一种或几种、一株或几株益生菌作为菌种加入中药中，再按照现代发酵工艺制成产品，它是一种含有中药活性成分、菌体及其代谢产物的全组分发酵的新型中药发酵制剂。中药发酵产生大量的新化合物，可为筛选高效新药提供重要的途径。

（一）炮制方法

根据不同品种，采用不同的方法进行加工处理后，再置温度、湿度适宜的环境中进行发酵。常用的方法有药料与面粉混合发酵和直接用药料进行发酵。用前法炮制的如六神曲、建曲、半夏曲、沉香曲等，后者如淡豆豉、百药煎等。

发酵过程主要是微生物新陈代谢的过程，主要条件如下：

1. 菌种　主要是利用空气中微生物自然发酵，但有时会因菌种不纯，影响发酵的质量。

2. 培养基　主要为水、含氮物质、含碳物质、无机盐类等，如六神曲中面粉为菌种提供了碳源，赤小豆为菌种提供了氮源。

3. 温度　一般发酵的最佳温度为 30 ～ 37℃。温度太高则菌种老化、死亡，不能发酵；温度过低，虽能保存菌种，但繁殖太慢，不利于发酵，甚至不能发酵。

4. 湿度　一般发酵的相对湿度应控制在 70% ～ 80%。湿度太大，则药料发黏，且宜生虫霉烂，造成药物发暗；过分干燥，则药物易散不能成形。经验以"握之成团，指间可见水迹，放下轻击则碎"为宜。

5. 其他方面　pH 值 4 ～ 7.6，在充足的氧或二氧化碳条件下进行。

（二）炮制作用

1. 改变原有性能，产生新的治疗作用，扩大用药品种，实质是制备新药　如建神曲、淡豆豉、半夏曲、红曲等。其他中药如片仔癀也是通过微生物固体发酵转化后而成的中药。

2. 增强疗效　如神曲是由辣蓼、青蒿、苦杏仁等多种中药加入面粉或麸皮经发酵制成的曲剂，能促进消化液分泌而助消化。

（三）注意事项

1. 原料在发酵前，应进行杀菌、杀虫处理，以免杂菌感染，影响发酵质量。

2. 发酵过程须一次完成，不中断，不停顿。

3. 发酵环境一般以温度 30 ～ 37℃、相对湿度 70% ～ 80% 为宜。若温度过低或过分干燥则发酵迟缓或不能发酵；温度过高则霉菌难以存活，发酵亦不能进行。

4. 发酵后的中药质量要求，以气味芳香、无霉臭气，曲块表面布满黄白色霉衣，内部生有斑点为佳。

六 神 曲

【药材来源】本品为苦杏仁、赤小豆、鲜青蒿、鲜苍耳、鲜辣蓼等药加入面粉或麦麸混合后经发酵制成的加工品。

【炮制方法】

1. 神曲

（1）原料　面粉、杏仁、赤小豆、鲜青蒿、鲜苍耳草、鲜辣蓼。

（2）制法　取杏仁、赤小豆碾成粉末，与面粉混匀，加入鲜青蒿、鲜辣蓼、鲜苍耳草药汁，揉搓成捏之成团，掷之即散的粗颗粒状软材，置模具中压制成扁平方块（33cm×20cm×6.6cm），用鲜苘麻叶包严，放入箱内，按品字形堆放，上面覆盖鲜青蒿。置30～37℃的发酵室，经4～6天即能发酵，待药面生出黄白色霉衣时取出，除去苘麻叶，切成2.5cm见方的小块，干燥。每100kg面粉，用杏仁、赤小豆各4kg，鲜青蒿、鲜辣蓼、鲜苍耳草各7kg。药汁为鲜草汁合其药渣煎出液。

2. 炒神曲　取麦麸皮均匀撒于热锅内，待烟起时，将神曲倒入，快速翻炒，至神曲表面呈棕黄色，取出，放凉，筛去麸皮；或用清炒法，炒至棕黄色。每100kg六神曲，用麦麸10kg。

3. 焦神曲　将神曲块，用文火加热，翻炒至表面呈焦褐色，内部微黄色，有焦香气时，取出，放凉。

【饮片功效】

1. 六神曲　具有健脾开胃，发散作用。

2. 麸炒六神曲　麸炒后，具有甘香气，以醒脾和胃为主。用于食积不化、脘腹胀满、不思饮食、肠鸣泄泻。

3. 焦神曲　炒焦后，消食化积力强，以治食积泄泻为主。

【临床应用】

1. 神曲　治食积夹外感，常与紫苏、藿香、山楂、陈皮等同用；治外感风寒，内伤饮食，脘腹胀满，不思饮食，恶寒发热，可用本品煮糊与某些矿物药制成丸剂内服，既能作为赋形剂，又能发挥助消化作用，如磁朱丸。

2. 炒神曲　治饮食积滞、脘腹胀满、食欲不振，与麦芽、干姜、乌梅同用，如健脾思食方；治饮食久积，痰食互结而生癖块癥瘕，与白术、厚朴、三棱等同用。

3. 焦神曲　治脾胃虚弱、大便稀溏、倦怠乏力，与党参、白术、山药、鸡内金、谷芽等同用，有补脾益气，开胃进食作用；治食积停滞、脘腹痞胀、大便泄泻，常与白术、枳实、焦麦芽同用，如曲蘖枳术丸。

【研究摘要】六神曲以内土黄色，外灰绿色，质地较硬，有辛、酸、苦味，陈腐气者活力较高、酸度较低者，质量优。外观质量不同，其酶活力及pH值亦不同。六神曲含有酵母菌、乳酸杆菌、淀粉酶、蛋白酶、维生素B复合体、挥发油等成分。具有助消化、抗菌和调节肠道菌群的作用。

六神曲中的消化淀粉效价，经炒黄后一般保存了生品的60%，而炒焦后基本消失。麸炒品和炒焦品均能较好地促进实验小鼠胃的分泌功能和增强胃肠的推动功能。表明六神曲中起消导作用的不止是消化酶和消化淀粉两类成分，而是多种成分综合作用的结果。多年的临床实践也证实六神曲炒后健脾、消食、止泻是行之有效的。

【附注】《炮炙大法》载："凡用须火炒黄，以助土气，陈久者良。"《本草备要》载："生用能发其生气，熟用能敛其暴气。"《本草便读》载："消导炒用，发表生用。"

半 夏 曲

【药材来源】本品为法半夏、赤小豆、苦杏仁和鲜青蒿、鲜辣蓼、鲜苍耳草与面粉经发酵炮制加工而成的曲剂。

【炮制方法】

1. 半夏曲　取法半夏、赤小豆、苦杏仁共碾细粉，与面粉混合均匀，加入鲜青蒿、鲜辣蓼、鲜苍耳草的煎出液，搅拌均匀，堆置发酵，压成片状，切成小块，晒干。

每 100kg 法半夏，用赤小豆 30kg、苦杏仁 30kg、面粉 400kg、鲜青蒿 30kg、鲜辣蓼 30kg、鲜苍耳草 30kg。

2. 麸炒半夏曲　取半夏曲，按照麸炒法，拌炒至表面深黄时，取出，放凉、筛去麸皮。每 100kg 半夏曲，用麸皮 10kg。

【饮片功效】

1. 半夏曲　具有健脾温胃、燥湿化痰的功效。临床以化痰止咳、消食积为主，可用于咳嗽痰多、胸脘痞满、饮食不消、苔腻呕恶。

2. 麸炒半夏曲　麸炒后，产生焦香气，增强健胃消食的作用。

【临床应用】

1. 半夏曲　治脾不化湿、痰涎壅滞之痰多咳嗽、胸脘痞闷，与陈皮、茯苓同用，有健脾燥湿化痰的作用；治胃气上逆、恶心呕吐，与生姜等配伍，有降逆止呕之效。

2. 麸炒半夏曲　治脾虚湿阻，胸闷痰多，食少纳呆，食积呕吐，脘腹痞满，大便稀溏，与神曲、白术、苍术等同用，有健脾和胃，化湿止呕作用。

【附注】各地半夏曲处方不同，临床使用时应注意区分。《部颁标准》Z10-49，最佳处方为清半夏 160g、白矾 10g、六神曲 5g、生姜汁 20g、面粉 32g；广东由半夏、薄荷、川贝母、甘草、干姜、枳壳、陈皮组成。

红 曲

【药材来源】本品为曲霉科真菌紫色红曲霉 *Monascus purpureus* Want. 的菌丝及孢子，经人工培养，使菌丝在粳米内部生长，使整个米粒变为红色的炮制加工品。

【炮制方法】

1. 红曲

（1）传统发酵法　选择红色土壤地，挖一深坑，在坑上下周围铺以篾席，将粳米倒入其中，上压以重石，使其发酵而变为红色。3～4 天后，米粒外皮紫红色，内心也变为红色。若内心有白点，表示尚未熟透，品质较差。取出，晒干。

（2）现代发酵法　将白粳米置发酵容器内，加水淹没，浸泡 12～24 小时，充分吸水后蒸 20 分钟；另将 40℃无菌水配制成 5% 的醋酸溶液，加入菌种母液，每瓶 100mL，在 32℃孵育 6 小时；待白粳米温度降至 40℃时与菌液充分搅拌，使米变为通红色，进行发酵。开始的 24 小时，温度控制在 26～30℃（由于产热，需要控温装置）。48 小时后，补充纯净水，并每隔 2 小时淋水一次，使含水量控制在 38% ～ 40%，并适当搅拌使发酵均匀。待粳米完全变为紫色时，倒出，堆积，加盖布袋，放置一夜。掰开米粒内断面为红色时，干燥。

2. 焦红曲 取红曲用中火微炒，使外部呈焦黄色，内部呈老黄色为度，喷淋清水，取出，放凉。

3. 红曲炭 取红曲用武火微炒，使外部呈黑色，内部呈焦黄色为度，喷淋清水，取出，放凉。

【饮片功效】

1. 红曲 具有活血化瘀、健脾消食的功效。用于产后恶露不净、瘀滞腹痛、食积饱胀、赤白下痢。外用治跌打损伤。

2. 焦红曲 炒焦后缓和活血化瘀作用，增强健脾消食作用。

3. 红曲炭 炒炭后涩性增强，以收敛止血、止泻见长。用于冷滞赤白痢、血痢。

【临床应用】

1. 红曲 治内伤瘀血疼痛，或产后恶露不尽，瘀滞腹痛及跌打损伤，与赤芍、蒲黄、牛膝、当归、红花、没药、延胡索等同用，有活血祛瘀止痛的作用。

2. 焦红曲 治赤白下痢、脘腹滞满，与焦六曲、焦谷芽等同用，有消食止痢之效；治饮食停滞、脘腹胀满、饮食不振、大便稀溏，常与白术、鸡内金、六曲等同用，有健脾开胃、消食化积之功。

【研究摘要】红曲主要含酶类、游离氨基酸、红色素等多种生物活性成分。含有降胆固醇功效的洛伐他汀类似物，具有调节血脂、改善血液流变性的作用。

建 神 曲

【药材来源】本品为藿香、青蒿等中药研成细粉与面粉、麸皮混合发酵而成的炮制加工品。

【炮制方法】

1. 建神曲 取藿香 6kg，青蒿 6.5kg，辣蓼 6.5kg，苍耳草 6.5kg，苦杏仁 4kg，赤小豆 4kg，炒麦芽 9kg，炒谷芽 9kg，炒山楂 9kg，陈皮 6kg，紫苏 6kg，香附 6kg，苍术 6kg，炒枳壳 3kg，槟榔 3kg，薄荷 3kg，厚朴 3kg，木香 3kg，白芷 3kg，官桂 1.5kg，甘草 1.5kg，面粉 10.5kg，生麸皮 21kg。各药共研细粉与生麸皮混匀，再将面粉制成稀糊，趁热与上述各药揉合制成软材，压成块状，发酵，取出，干燥。

2. 炒建神曲 取净建神曲碎块，用文火炒至表面呈深黄色，有香气逸出时取出，放凉。

3. 焦建神曲 取净建神曲碎块，用中火炒至表面呈焦褐色，有焦香气逸出时取出，放凉。

【饮片功效】

1. 建神曲 具有消食化积、发散风寒、健脾和胃的功效。用于感冒头痛、宿食积滞、胸腹胀满、脾虚泄泻。

2. 炒建神曲 炒制后，可增强消食化积、健脾和胃的功效。常与健脾消食药同用。

【临床应用】

1. 建神曲 治外感食滞，常与香薷、紫苏、陈皮等同用，有消食解表的作用，可用于外感风寒、头痛胸闷、食积腹胀等；治痰饮，常与苍术、藿香、陈皮等同用，有理气行痰的作用，可用于脾湿偏盛之痰饮、水肿之证。

2. 炒建曲、焦建曲 治食滞腹泻，常与党参、山药、白术等同用，有健脾和胃、消食化滞的作用，可用于食积不化、脘腹胀满、不思饮食、肠鸣腹泻、痢疾等。

【附注】建神曲近代各省市地方药品标准所载处方药味不甚相同，药性亦有差异，使用时应格外注意。大多含有荆芥、防风、紫苏等发散解表药，山楂、麦芽等消食导滞药，苍术、厚朴等燥湿行气除满药。有的处方中含有麻黄，有的则无。

淡 豆 豉

【药材来源】本品为豆科植物大豆 *Glycine max*（L.）Merr. 的干燥成熟种子（黑豆）的发酵加工品。

【炮制方法】

淡豆豉　取青蒿、桑叶加水煎煮，滤过，煎液拌入净大豆中，等吸尽后，蒸透，取出，稍凉。再置容器内，用煎过的青蒿、桑叶渣覆盖，闷使发酵，至黄衣上遍时，取出，除去药渣，洗净，置容器内，再闷15～20天，至充分发酵、香气逸出时，取出，略蒸，干燥，即得。每100kg大豆，用桑叶、青蒿各7～10kg。

【饮片功效】

淡豆豉　为黑大豆用桑叶、青蒿发酵后的成品，改变药性，气味芳香，能升能散。具有解表、除烦、宣发郁热的功效。用于感冒、寒热头痛、胸闷不舒、虚烦不眠。

【临床应用】

淡豆豉　治伤风感冒，常与薄荷、连翘或葱白、苏叶等同用，有解表之功，可用于外感风寒或风热的发热、恶寒、头痛等，方如葱豉汤。治虚烦不眠，常配伍栀子等，有清热除烦之效，用于热病后期之余热未尽、胸中烦闷、虚烦不眠等，如栀子豉汤。

【研究摘要】淡豆豉含有黑大豆的主要成分，经发酵后，游离型异黄酮和多糖溶出量显著增加。主要含异黄酮类成分：大豆苷、黄豆苷、大豆素、黄毒素等；还含有维生素、淡豆豉多糖及微量元素等。具有抗动脉硬化、降血糖及抗骨质疏松等作用。

【附注】《炮炙大法》载："黑豆性平，作豉则温，即经蒸（罨），故能升能散。"《医宗必读》载："炒熟又能止汗。"

制淡豆豉因所加中药不相同，成品药性有偏温与偏凉之分。如以苏叶、麻黄为辅料发酵的淡豆豉，则性味辛微温，宜于外感风寒之证。淡豆豉有炒香、炒至微焦等炮制方法，临床使用时应注意区分。

第十七章
水飞法与提净法

水飞法和提净法是两种不同的方法，水飞法适用于难溶于水的矿物药，利用水的悬浮分离极细粉；提净法则适用于溶于水的矿物药，利用水的溶解度不同，采用重结晶的方法去除难溶性杂质。但均适用于矿物药，目的都是便于临床和制剂应用。

第一节　水　飞　法

利用粗细粉末在水中悬浮性的不同，而分离制取细粉的方法称为水飞法。适用于不溶于水的矿物药，如雄黄、朱砂、滑石等。

（一）炮制方法

将药物适当破碎，除去杂质，置乳钵中加入适量清水，研磨成糊状，再加多量水搅拌，细粉混悬于水中，即时倾出，粗粉则下沉再行研磨，如此反复操作，直至研细为止。最后将不能混悬的杂质弃去。合并混悬液，静置，待澄清后倾去上清液，将沉淀物干燥后研散研细，即得极细粉末。

（二）炮制作用

1.使药物纯净、细腻，便于内服和外用。水飞过程中不再混悬的残留物，多为夹杂的其他矿石、泥沙或铁、铅等重金属，弃去后可洁净药物。加水研磨，易获得极细粉末，以满足临床对药物粒度的要求。

2.防止药物粉末飞扬，污染环境。

3.降低毒性。通过水的混悬、漂洗作用，将可溶或微溶于水的毒性成分或杂质除去，以降低毒性。如雄黄中的 As_2O_3。

（三）注意事项

1.药物研磨前应破碎成粗颗粒。加水研磨时水量宜少，以能研成糊状为宜。加水搅拌时水量宜大，以便除去在水中溶解度小的有毒物质及其他杂质，适当静置，以使较粗的颗粒下沉，而制备细腻的粉末。

2.干燥时温度不宜过高，以晾干为宜。

3.朱砂和雄黄水飞要忌铁器。

朱　砂

【药材来源】本品为硫化物类矿物辰砂族辰砂，主含硫化汞（HgS）。主产于贵州、湖南、四川等地，云南、广西、湖北等地亦产。采挖后，选取纯净者，用磁铁吸净含铁的杂质，再用水淘去杂石和泥沙。

【炮制方法】

朱砂粉　取原药材，除去杂质，用磁铁吸去铁屑，加适量水研磨成糊状，再加多量水，搅拌，倾取混悬液。下沉部分再如上法，反复操作多次，直至手捻细腻，无亮星为止，弃去不能混悬的杂质，合并混悬液，静置后分取沉淀，晾干，研散研细。

【饮片功效】

1. 朱砂　生品具有清心镇惊，安神解毒的功效。但临床应用只入丸散剂，不入煎剂。

2. 朱砂粉　经水飞后可使药物达到纯净，极细，降低毒性，便于制剂及服用。无论内服，还是外用，均宜使用水飞朱砂粉。内服多用于心悸易惊，失眠多梦，癫痫发狂，小儿惊风，视物昏花，口疮，喉痹，疮疡肿毒等。

【临床应用】

朱砂粉　治心神不安，常与当归、生地黄等同用，如《兰室秘藏》朱砂安神丸；与猪心、灯心草同用，镇静安神，如《百一选方》归神丹；治癫痫，与磁石、神曲同用，如《部颁药品标准中药成方制剂第十册》磁朱丸；治温热病或痰热内闭的高热烦躁、神昏谵语，与牛黄、麝香等同用，如《中国药典》安宫牛黄丸；与石膏、羚羊角等同用，如《中国药典》紫雪散；与生玳瑁屑、牛黄等同用，如《太平惠民和剂局方》至宝丹；治咽喉肿痛、口舌生疮，与冰片、硼砂配伍，如《中国药典》冰硼散。治痈疽溃烂、红肿热痛，配伍生石膏、冰片、硼砂，如《外科大成》生肌定痛散。

【研究摘要】朱砂主含硫化汞（HgS），但自然界的朱砂常夹杂有其他杂质，其中最常见者有雄黄、磷灰石、沥青质以及游离汞和可溶性汞盐等。游离汞和可溶性汞盐是朱砂中对人体有害的物质，其游离汞一部分是由天然矿物带入，另一部分是因为用铁器加工朱砂或朱砂中的铁屑等杂质与 HgS 等长期接触，逐渐引起汞的还原造成的。所以朱砂在加工过程中忌与金属器具直接接触。

水飞、水漂可以使朱砂中毒性汞含量下降，亦可降低其铅与铁的含量。水飞后洗涤次数越多，可溶性汞盐含量越低，而对硫化汞含量基本无影响。

朱砂忌火煅，见火析出水银（$HgS+O_2=Hg+SO_2\uparrow$），有剧毒。故干燥时温度不宜过高，《中国药典》（2020年版）要求晾干或40℃以下干燥。

以物理结构、颗粒直径、含汞量、游离汞和杂质含量为指标，对朱砂加工品的分析结果显示，瓷钵水飞法质量好，效率较低；大生产中采用的干磨法，不能去除药材中有害的游离汞及铁屑等杂质；球磨水飞法是较理想的炮制方法。

朱砂有无镇静催眠作用，认识不一；朱砂对雌性动物受孕有一定影响，故妊娠期应禁服朱砂；具有解毒、防腐作用，外用能抑杀皮肤真菌、寄生虫等。

口服含朱砂制剂，多表现为慢性汞中毒，以神经衰弱综合征为主，如心神不安，口中有金属味，牙龈肿胀，食欲不振，腹痛腹泻。

中毒解救方法：

1. 用2%碳酸氢钠溶液或温开水洗胃。

2. 给予牛奶、鸡蛋清等，使与汞结合成汞蛋白络合物而使汞不易吸收，并有保护消化道黏膜的作用。

3. 应用解毒剂如二巯基丙磺酸钠等。

4. 服用绿豆汤或黄连解毒汤，加金银花、土茯苓等。

5. 对症处理及支持疗法。

雄　黄

【药材来源】本品为硫化物类矿物雄黄族雄黄，主含二硫化二砷（As_2S_2）。主产于湖南、贵州，湖北、甘肃、云南、四川亦产。采挖后，除去杂质。

【炮制方法】

1. 雄黄　取原药材，拣去杂质及碎石，打成小块后，研成细粉。

2. 水飞雄黄　取净雄黄加适量清水共研至细，再加多量水，搅拌，倾取混悬液。下沉部分再如上法反复操作多次，除去不能混悬的杂质，合并混悬液，静置后分取沉淀，晾干，研散。

【饮片功效】

1. 雄黄　生品具解毒杀虫，燥湿祛痰，截疟的功效。

2. 雄黄粉　经水飞后使药粉达到极细和纯净，降低毒性，便于制剂。用于疮疖疔毒，疥癣，惊痫，蛇虫咬伤，疟疾等。

【临床应用】

雄黄粉　治痈疽疔疮，常与白矾同用，以水调敷，如《医宗金鉴》二味拔毒散；治痈疽肿毒，红肿热痛，及流注、瘰疬，与麝香、乳香、没药等合用为丸服，如《外科证治全生集》醒消丸；治疥癣、瘙痒难忍，常与硫黄、羊蹄根、荷叶、砂糖同研成膏，涂患处，如《太平圣惠方》雄黄膏；治虫积腹痛，常与巴豆霜、苦楝皮、槟榔等同用，如《小儿药证直诀》安虫丸；治喉痹，与郁金、巴豆霜同用，如《重楼玉钥》雄黄解毒丸；外治疔疮疖肿，与山慈菇、红大戟、朱砂等同用，能化腐生肌；治小儿诸痫，与白芍、天麻、川芎等同用，如雄黄散。

【研究摘要】雄黄主含硫化砷（As_2S_2），但常含有 As_2O_3 及游离砷等杂质。其毒性主要由可溶性砷所致。雄黄药材常与砒石、雌黄、铅石等有毒矿石共存，经净制可除去含 As_2O_3 较高的杂质，使雄黄的 As_2O_3 含量降低约30%。

以不同方法炮制后的雄黄可溶性砷的含量依次为加水球磨法＞打粉法＞干研法＞水飞法。证明用水飞法炮制雄黄粉末毒性最低。干研法对雄黄中 As_2O_3 含量无明显影响，而水飞法能降低雄黄中 As_2O_3 含量，降去 As_2O_3 的量与水飞时的用水量有关，用水量越多 As_2O_3 去除的越净，1∶300 为最佳用水量。另有报道，分别以水、5% 盐酸、1% 氢氧化钠水飞雄黄，炮制品中 As_2O_3 的含量为生品＞水飞品＞碱水飞品＞酸水飞品，增大氢氧化钠的浓度，反而使 As_2O_3 含量升高。

雄黄宜低温干燥或晾干。在高温下易生成三氧化二砷，故前人云"雄黄见火毒如砒"是有科学依据的。

滑　石

【药材来源】本品为硅酸盐类矿物滑石族滑石，主含含水硅酸镁 $[Mg_3(Si_4O_{10})(OH)_2]$。主产于山东、辽宁、江西等地。采挖后，除去泥沙和杂石。

【炮制方法】

1. 滑石　取原药材，除去杂石，洗净，干燥，捣碎。

2. 滑石粉　取净滑石，砸碎，碾成细粉，或取滑石粗粉，加少量清水研磨至细，再加适量水搅拌，倾出上层混悬液，下沉部分按上法反复操作数次，合并混悬液，静置沉淀，倾去上清液，将沉淀物干燥后再碾散。

【饮片功效】

1. 滑石　生品有利尿通淋、清热解暑、祛痰敛疮的功效。内服治疗热淋、石淋、尿热涩痛、暑湿烦渴、湿热水泻等；外用治疗湿疹、痱子。

2. 滑石粉　经水飞后使药物达到极细、纯净，便于内服和外用。

【临床应用】

滑石粉　治湿热蕴结、小便涩痛，常与木通、栀子、车前子等清利湿热药同用，如《太平惠民和剂局方》八正散；治小便不利、砂淋、石淋，常配伍海金砂、金钱草等以清热利湿排石；治血淋，则配伍生侧柏叶、生车前草、生藕节或加小蓟、琥珀、蒲黄等以止血通淋；湿热内蕴水肿者，则配伍茯苓、泽泻等以助利水之功。又可用于湿热及湿暑证，如身热汗出、口渴心烦、小便短赤或呕吐泄泻，常与甘草同用，如《中国药典》六一散；若暑病发热惊烦不安者，可加入辰砂以镇惊安神，如《中国药典》益元散；兼表证者加薄荷以解表散邪，如《河间六书》鸡苏散；湿热病在气分夹湿者，则可配黄芩、猪苓等药同用，以清热祛湿，如《温病条辨》黄芩滑石汤。还可外用于皮肤湿疹、湿疮、小儿热痱等，可单味用，或与煅石膏、炉甘石等粉末，撒布患处。

【研究摘要】滑石主含水合硅酸镁，尚含有铁、钠、钾、钙、铝等。滑石所含的硅酸镁有吸附和收敛作用，撒布创面能形成被膜，有保护创面，吸收分泌物，促进结痂的作用。能保护肠管，止泻而不引起鼓肠，对治疗水泻尤为适宜。此外，还能阻止毒物在胃肠道中的吸收。体外试验其煎剂对伤寒杆菌、脑膜炎球菌和金黄色葡萄球菌有抑制作用。临床用于治疗泌尿系统疾病、带状疱疹、慢性浅表性胃炎及十二指肠炎、痔疮水肿、反流性食管炎、皮肤湿疹、湿疮、痱子等。

第二节　提净法

某些矿物药，特别是一些可溶性无机盐类药物，经过溶解，过滤，除净杂质后，再进行重结晶，以进一步纯净药物的方法称为提净法。

（一）炮制方法

根据中药的性质与结晶温度不同，提净的方法可分为冷结晶和热结晶两种。

1. 冷结晶　将中药与辅料加水共同加热至全部溶化，滤过，除去杂质，适当浓缩，置阴凉处或低温处放置，使之冷却重新析出结晶，取出结晶，母液再浓缩，可继续析出结晶，如法操作，至不再析出结晶为止。如芒硝。

2. 热结晶　将中药先适当粉碎，加适量水加热溶化，滤去杂质，滤液置适宜容器中，加入定量米醋，再将容器隔水加热，使液面析出结晶，随析随捞取，至无结晶析出为止；或取净药材与醋共煮，滤去杂质，取滤液加热蒸发至干。如硇砂。

（二）炮制作用

1. 使药物纯净，提高疗效　如芒硝、硇砂。

2. 缓和药性　如芒硝与萝卜共煮。

3. 降低毒性　如硇砂。

（三）注意事项

加水量不宜过多，以使结晶易于析出。

芒　硝

【药材来源】本品为硫酸盐类矿物芒硝族芒硝，经加工精制而成的结晶体，主含含水硫酸钠（$Na_2SO_4 \cdot 10H_2O$）。主产于河北、天津、山东、河南、江苏、安徽、山西等地。

【炮制方法】

芒硝　取适量鲜萝卜，洗净，切成片，加适量水煮透，捞出萝卜，再投入适量天然芒硝（朴硝）共煮，至全部溶化，取出过滤或澄清以后取上清液，放冷。待结晶大部分析出后，取出，置避风处适当干燥即得。其结晶母液经浓缩后可继续析出结晶，直至不再析出结晶为止。每 100kg 朴硝，用萝卜 20kg。

【饮片功效】

1. 朴硝　芒硝的粗制品，具有泻热通便，润燥软坚，清火消肿的功效。杂质较多，不宜内服，可外用，消积散痞。

2. 芒硝　经萝卜煮制后，可提高其纯净度，同时可缓和其咸寒之性，并借萝卜消积滞、化痰热、下气、宽中作用，取其消导降气之功，以增强芒硝润燥软坚、消导、下气通便之功。用于实热便秘、大便燥结、积滞腹痛、肠痈肿痛。

【临床应用】

1. 朴硝　治乳痈，多外用；治喉痹，如《普济方》朴硝散；治肿舌、舌重、木舌，如《袖珍小儿》朴消散。

2. 芒硝　治胃肠实热积滞、热结便秘，如《伤寒论》调胃承气汤；治水饮与热邪结聚，脘腹硬满疼痛，口燥而渴，大便闭结，如《伤寒论》大陷胸汤；与花椒煎汤坐浴，可治肛门裂，如《中国中医秘方大全》芒硝花椒汤。

【研究摘要】芒硝有泻下作用，可引起肠道机械刺激，促进肠蠕动，对肠黏膜也有化学性刺激作用，但并不损害肠黏膜，还可产生消肿止痛作用。芒硝煎液可引起小鼠表现肾缺血现象。

朴硝经不同工艺炮制后钠元素含量变化不明显；Ca、Mg 含量显著下降；萝卜制芒硝中 K 元素含量明显升高。同一条件下，10～15℃结晶比 2～4℃结晶无机元素含量低；胡萝卜制品中钾元素和锌元素含量最高。各样品中均不含重金属铅。进一步研究发现芒硝经用萝卜提净后，萝卜中的 Zn、Mn、Fe 等进入了芒硝，成为炮制后芒硝的组成成分，同时萝卜也吸附了 Cu、Pb、Cr 等，从而降低了对人体健康不利的成分的含量。

【附注】风化硝：为芒硝经风化干燥所得之品。炮制方法为取重结晶之芒硝，打碎，包裹悬挂于阴凉通风处，令其自然风化成白色质轻粉末。或取芒硝置平底盆内，露放通风处，令其风化，消失水分，成为白色粉末，即得。芒硝经风化作用，失去结晶水后生成无水硫酸钠，其性缓和而不泄利。临床可治大便不通，如《圣济总录》玄明粉散；还可外用于咽喉、牙龈肿痛、口疮，如《中国药典》冰硼散。

另：现今视风化硝与玄明粉为一物，然而古代两者有别：风化硝是朴硝以萝卜汁制过，所得结晶经风化而成风化硝；玄明粉是朴硝以萝卜加甘草等制，所得重结晶经煅后成玄明粉。

硇　砂

【药材来源】本品为氯化物矿物硇砂 Sal Ammoniac 或紫色石盐 Halite Violaceous 的晶体。前者称白硇砂，主含氯化铵，主产于青海、新疆、甘肃；后者称紫硇砂，主含氯化钠，主产于甘肃、青海、新疆、西藏等地。

【炮制方法】

1. 硇砂　取原药材，除去杂质，砸成小块。

2. 醋硇砂　取净硇砂块，置沸水中溶化，过滤后加入适量醋，隔水加热蒸发，当液面出现结晶时随时捞起，直至无结晶析出为止，干燥。或将上法滤过获得的清液加入适量醋，加热蒸发至干，取出。每 100kg 硇砂，用米醋 50kg。

【饮片功效】

1. 硇砂　生品具有消积软坚、破瘀散结的功效，具有腐蚀性，只限外用。用于息肉、疣赘、瘰疬、痈肿、恶疮。

2. 醋硇砂　经醋制后能使药物纯净，并能降低毒性，同时借助醋散瘀之性，增强软坚化瘀，消癥瘕积块之功。用于癥瘕痃癖、噎膈反胃及外治目翳。

【临床应用】

1. 硇砂　治息肉、耳挺、鸡眼，如《医宗金鉴》硇砂散。

2. 醋硇砂　治积年气块、脐腹疼与木瓜同用，方见《太平圣惠方》；现多用于治疗各种恶性肿瘤，如配伍礞石、沉香、硼砂等治食管癌。

【研究摘要】紫硇砂毒性主要来自硫化物和多硫化物，多硫化物在胃中溶解成溶液，有强烈的腐蚀作用。硫化物和多硫化物在胃酸作用下，将会产生硫化氢，硫化氢在消化道或呼吸道能很快被吸收。当游离的硫化氢在血液中来不及氧化时，则引起全身中毒反应。紫硇砂生品中硫化物含量为 0.045% ～ 0.061%，醋制品中未检出硫化物，但在醋制过程中检测到了硫化氢气体，推测紫硇砂生品中部分硫化物在醋和加热条件下，转化为硫化氢气体逸出，故而降低了紫硇砂的毒性。

紫硇砂经炮制后，硫、铁、钙离子含量降低，毒性也稍降低，但紫硇砂生品对小鼠 S_{180} 肉瘤抑制效果较好，其次是醋制品和水制品。而白硇砂没有抑制作用，且毒性较大，应区别用药。若作抗癌药，以生品紫硇砂为好。

研究发现白硇砂有 20 种微量元素，紫硇砂含 19 种微量元素，醋制后各微量元素种类基本未变，但 As、Cd、Cr、Pb 等有害元素的量降低。

第十八章
干馏法与熬胶法

干馏法与熬胶法均为我国古代制备新饮片的炮制方法。通过加热过程中，使原料药中的成分分解，一方面产生新的药效，另一方面便于吸收，用于临床产生治疗作用。

第一节　干馏法

将中药置于容器内，以火烤灼，使之产生汁液的方法为干馏法。干馏法历史悠久，如竹沥早在汉代的《神农本草经》就有记载。唐代更是记述了竹沥的制备方法，并用其治疗中风口噤。

原药材经过高温干馏，产生了复杂的质的变化，形成了新的化合物，如鲜竹、米糠干馏所得的化合物是以不含氮的酸性、酚性物质为主要成分，如己酸、辛酸、庚酸、壬酸、癸酸、愈创木酚等；含蛋白质类动、植物药（鸡蛋黄、黑豆等）干馏所得的化合物则以含氮的碱性物质为主要的活性成分，如海尔满和吡啶类、卟啉类的衍生物。

（一）炮制方法

干馏法的温度较高，多在 120 ～ 450℃进行。原料不同，各干馏物裂解温度不一样，如蛋黄油在 280℃左右，竹沥油在 350 ～ 400℃，豆类的干馏物一般在 400 ～ 450℃制成。制备方法因药而异。

1. 以砂浴加热，在干馏器上部收集冷凝的液状物　如黑豆馏油等。

2. 在容器周围加热，在下面收集液状物　如竹沥油等。

3. 用武火炒制备油状物　如蛋黄油等。

4. 直接加热烧制　如竹沥等。

（二）炮制作用

制备有别于原药材的干馏物，产生新的疗效，扩大临床用药范围，以适合临床所需。其产物大多都有抗过敏、抗菌消炎的作用。有杀菌消炎、止痒止痛、促进伤口愈合等功效。此外，从含蛋白质的动、植物干馏油中还分离出解痉的成分。

（三）注意事项

1. 不同药材干馏温度和时间不同，应控制好炮制的温度与时间。

2. 干馏过程中注意通风排风，保持空气流通。

竹沥

【药材来源】本品为禾本科植物淡竹 *Phyllostachys nigra*（Lodd.）Munro var.*henonis*（Mitf.）Stapf ex Rendle 的嫩茎用火烤灼而流出的液汁。

【炮制方法】

竹沥 取鲜嫩淡竹茎，截成 20 ~ 50cm 的段，去节劈开，洗净，放入坛内，装满后坛口向下架起，坛的上面及周围用锯末和劈柴燃烧，竹片受热后即有汁流出，从坛口下收集，至竹中汁液流尽为止。

【饮片功效】

竹沥 鲜竹经干馏制备竹沥，味甘、苦，性寒，入心、胃经。具清热豁痰、镇惊利窍的功效。

【临床应用】

竹沥 治中风口噤，可单味饮服，亦可与姜汁同用。治痰热咳嗽，常配伍鱼腥草、枇杷叶等，清热解毒、化痰止咳，如祛痰灵。

【研究摘要】竹沥的水溶性成分主要为天门冬氨酸、谷氨酸、丝氨酸等 13 种氨基酸；醚提取液含愈创木酚、甲酚、苯酚、乙酸、苯甲酸、水杨酸等。竹沥对白色葡萄球菌、枯草杆菌、大肠杆菌及伤寒杆菌等有较强的抗菌作用，同时竹沥能对抗氨水喷雾引起的小鼠咳嗽和增强小鼠气道分泌而有祛痰止咳作用。

竹材在干馏时，120℃左右开始热分解，350 ~ 400℃热分解最快，450℃以上逐渐减少，如以焦油和水为指标，以保持 400℃最好。烧制鲜竹沥的时间：一年之中以秋、冬季为好，其制取量、相对密度、泡沫、色泽等性状指标都比春、夏季好；秋、冬两季相比，冬季比秋季更好；在一天 24 小时内，以 18 时至次日 9 时烧制为好。

【附注】《本草衍义》载："竹沥行痰……为痰家之圣剂也。"《本草发挥》载："痰在四肢，非竹沥不开，痰在皮里膜外，非竹沥姜汁不可除，痰在膈间，使人癫狂，宜用竹沥，风痰亦宜用。"

蛋黄油

【药材来源】本品为雉科动物家鸡 *Gallus gallus domesticus* Brisson 的蛋，煮熟后去壳剥取蛋黄，经熬炼而得。

【炮制方法】

蛋黄油 将鸡蛋煮熟后，去壳，剥取蛋黄，捣碎，置锅内，以文火加热，不断搅拌，待水分蒸发，蛋黄变为棕褐色时，用武火加热熬炼，至蛋黄油出尽，离火，不断搅拌，倾出油，过滤，装瓶备用。

【饮片功效】

蛋黄油 蛋黄经干馏制成馏油，产生了新的功效。味甘，性平，归心、肾经。具有清热解毒的功效。

【临床应用】

蛋黄油 治疗烧伤、皮肤溃疡、湿疹、头疮等。可单用外敷，亦可加冰片少许再外敷。

【研究摘要】蛋黄油主含磷脂、脂肪酸、胆甾醇、叶酸、胡萝卜素及钙、磷、铁等多种无机元素。具有抗过敏、抗真菌的作用。

通过对传统法、烘法、氯仿提取法 3 种不同炮制品蛋黄油所含磷脂成分进行分析，并采用薄层扫描法对磷脂组分进行快速定量分析。结果表明，烘法、传统法优于氯仿提取法。通过荧光扫描法测定蛋黄油炮制品中苯并（α）芘的含量，结果为传统法＞烘法＞氯仿提取法。

【附注】《日华子本草》载："炒取油，和粉敷头疮。"

黑豆馏油

【药材来源】本品为豆科植物黑大豆 *Glycine max*（L.）Merr. 的黑色种子经干馏制得。

【炮制方法】

黑豆馏油　取净黑大豆，轧成颗粒，装入砂质壶中 2/3 处，盖好，用黏土泥密封壶盖与壶口周围，置火炉上干馏。另在壶嘴上接一薄铁制成的冷凝器及接收瓶（连接处亦需密封），可得到黑色黏稠状液体，即粗制黑豆馏油。

若进一步精制，则将粗制品放在分液漏斗中，静置 20 ～ 30 分钟使分层，上层是馏油，下层为水和水溶性混合物，弃掉下层。取上层黑豆馏油置蒸馏瓶内，于水浴上蒸馏，温度保持在 80 ～ 100℃，约 30 分钟，蒸馏出来的是淡黄色透明液，为干馏油中的挥发性物质，临床验证无效，而留在蒸馏瓶内的黑色具有光泽的浓稠液体，可供临床应用。

【饮片功效】

黑豆馏油　黑大豆经干馏制得馏油，产生了新的疗效，具有清热、利湿、止痒、收敛的功效，用于湿疹、牛皮癣、神经性皮炎。

【临床应用】

黑豆馏油　治湿疹、牛皮癣、神经性皮炎，可单用涂抹，亦可加冰片少许，外敷。

【研究摘要】黑大豆含较丰富的蛋白质、脂肪和碳水化合物，以及胡萝卜素、维生素 B_1、B_2、烟酸等。将脱脂大豆在 400 ～ 450℃干馏，得暗褐色黏稠液体，用水提取过的醚层有较强的抗过敏作用，对婴儿湿疹疗效较好，具明显止痒、消炎及抑制渗出作用。大豆馏油用于治疗真菌所致的癣类皮肤病等，有杀菌、消炎、止痒止痛、促进伤口愈合的作用。

【附注】《本草纲目拾遗》载："细黑豆装入罐内，罐口以铜丝罩格定，使豆不能倒出，罐口向下，以火燃烧罐底，罐内豆自焦，有油滴出。"

第二节　熬胶法

将动物皮、骨、甲或角用水煎取胶质，浓缩成稠胶状，经干燥后制成固体块状的方法为熬胶法。常用来熬制阿胶、鹿角胶、龟甲胶、鳖甲胶、龟鹿二仙胶等。

（一）炮制方法

熬胶法操作一般包括原料的处理、煎取胶汁、澄清与过滤、浓缩收胶、凝胶与切胶、干燥与包装等。

1. 原料的处理　熬胶所用的原料为动物的皮、骨、角、甲等，常常带有未除净的毛、脂肪、筋、膜、血等，必须经过处理才能熬胶。皮类一般需浸泡数日，每天换水一次，等皮质柔软后，把残留的腐肉、脂肪、筋膜和毛用刮刀刮去。大量生产时可用蛋白分解除去毛，用热碱水除去油脂，反复洗刷除去泥沙，然后切成小块，放锅内用开水烫洗数分钟，待皮块膨胀卷缩后，再进行熬胶。骨角甲类原料，用清水浸泡除去腐肉筋膜，每天换水一次，再用碱水洗除去油脂，洗干净后便可以熬胶。

2. 煎取胶汁　煎取胶汁又称熬胶。处理干净后的原料，置锅中加水以直火加热，或置夹层蒸汽锅中加热，煎取胶汁。加水量一般以浸没原料为度，熬胶过程中应随时补充损失水分，避免因水不足而影响胶汁的煎出度；熬胶用火不易过大，以刚好使锅内煎液微沸为度，直至胶汁完全煎出。

3. 澄清与过滤 煎取的胶液放凉后黏度增加，所以胶液煎出后应趁热过滤。

4. 浓缩收胶 过滤得到的澄清胶液需进行浓缩，挥发所含的水分。浓缩的过程，用文火加热时火力不易过大，不断搅拌，如有泡沫产生应及时除去。随着水分越来越少，胶液黏度越来越大，应防止胶液焦化。胶液浓缩到糖浆状后，静置24小时，使其中更小的沉淀沉降，再取上层澄清胶液继续浓缩，加入白糖，搅拌至完全溶解，继续浓缩至"挂旗"（用搅棒挑起胶液，黏附棒上成片状而不坠落），此时加入黄酒，并减弱火力，锅内产生大量的气泡，如馒头状，俗称"发锅"，此时加大搅拌力度，使促水分蒸发，并防止焦化。不同品种的胶在熬制过程中浓缩程度不一样，应根据实际情况浓缩，避免水分过多，在干燥过程中出现四面高，中间低的塌陷现象。胶炼成后加入植物油，并充分搅拌使分散均匀，避免成品出现油泡。

5. 凝胶与切胶 熬制好的胶液应趁热倒入涂麻油的凝胶盘内，冷却使其凝固，麻油涂布均匀，不可过多，再将胶盘置于80～120℃条件下，经过12～24小时可凝成胶块。胶块可切成一定规格的小片状，此过程称为"开片"。手工切胶过程要求刀口要平，一刀切成，避免出现刀口痕迹。大量生产可采用机器切胶。

6. 干燥与包装 切好的胶片放置于干燥防尘的室内进行干燥。可用胶床，也可用竹帘分层放于干燥室内，微风阴凉条件下晾干；也可用空调保持室内温度恒定以便快速干燥；也可用烘房等设备通风干燥。在干燥过程中，为了避免局部水分散失过快出现胶片弯曲，每隔一段时间翻动胶片一次，使两面水分均匀散失。数日之后，待胶片表面水分散失到一定程度，把胶片装入木箱内密闭，使胶片内部的水分慢慢扩散到表面，称为"闷胶"或"伏胶"。闷2～3天，用布擦去表面的水分，再放竹帘上晾。如此反复2～3次，即可达到干燥胶片的目的。也有不"闷胶"，用纸包好胶片后放到石灰干燥箱内进行干燥的。充分干燥后的胶片，用微湿毛巾拭其表面，使之光泽，用朱砂或金箔印上品名，装盒。

（二）炮制作用

熬胶法是制备功效有别于原药材的胶剂，以扩大临床用药需求。熬制的胶类大多具有温补肝肾，益精养血、滋阴补血的作用。胶剂多供内服，可烊化单服或兑入煎剂，主要功能为补血、止血、祛风等，用以治疗虚劳、羸瘦、吐血、衄血、崩漏、腰腿酸软及妇女经血不调等。

（三）注意事项

1. 熬胶法所用原料应先用水浸漂，泡的时间一般较长，容易腐败。常加一些防止腐败的物质如氢氧化钠（浓度为0.5%）。

2. 熬胶过程应注意加水量，以淹没原料为度。锅底可放置多空假底，避免焦化。

3. 熬胶火力不宜过大，以微沸为度。故古人有用"桑木火"熬胶。现代则多用蒸汽加热浓缩。得到的澄清胶汁在浓缩过程中应小火徐徐加热，不断搅拌，至开始沸腾时，火力缓缓加大，以保持微沸为度。随着浓度的增大，火力减小。同时加入白糖和黄酒（每100kg加糖1～2kg，酒1～2kg），防止焦化。

4. 胶液静置24小时沉降过程中需加入明矾加速其沉降。

5. 凝胶过程应把盛胶容器放平。切胶过程应一刀切下，不可停顿，避免出现刀口痕迹。切好的胶在晾胶过程中，应注意"翻胶"，避免出现胶体弯曲。

6.胶剂应为色泽均匀的半透明固体，无异常或臭味。

7.有些胶液在熬制过程中，为了增加黏度，会加入少量阿胶，使之易于凝固成形。

龟甲胶

【药材来源】本品为龟甲经水煎煮、浓缩制成的固体胶。

【炮制方法】

龟甲胶　取龟甲放缸内，用清水浸泡，使附着上面的皮肉腐烂，取龟甲反复冲洗，至洁净后再用水漂之，每天换水 2～3 次，漂 3～5 天即可。取漂泡后的净龟甲，置锅内水煎数次，煎至胶质尽，去渣。将多次煎出的胶液过滤，合并。放入少许明矾粉，静置。滤取澄清的胶液，加入适量黄酒和冰糖，用文火浓缩至稠膏状，倾入凝胶槽内，使其冷却后取出，切成小块，阴干即可。

【饮片功效】

龟甲胶　熬制产生补益作用。长于滋阴、养血、止血。用于阴虚潮热、骨蒸盗汗、腰膝酸软、血虚萎黄、崩漏带下。

【临床应用】

龟甲胶　用于治疗阴虚血亏、劳热骨蒸、吐血、衄血、烦热惊悸、肾虚腰痛、脚膝痿弱、妇人崩漏带下等症。

【研究摘要】龟甲胶为补益类保健药品。现代药理研究表明，龟甲胶能调节机体功能，激发机体自身的调节机制，增强自身稳定状态；能纠正甲亢阴虚动物模型全身各系统的病理、生理变化；具有滋阴补血作用，阴虚体质的老年人常服龟甲胶可延年益寿，阴虚阳亢的肺痨患者服用龟甲胶有益于康复。

鳖甲胶

【药材来源】本品为鳖的背甲经水煎煮、浓缩制成的固体胶。

【炮制方法】

鳖甲胶　取鳖甲放缸内，用清水浸泡，使附着上面的皮肉腐烂，取鳖甲反复冲洗，至洁净后再用水漂之，每天换水 2～3 次，漂 3～5 天即可。清水洗刷后，置锅内加水煎取胶汁，煎 3～5 次，至胶汁充分煎出为度，将各次煎汁过滤，合并。加明矾粉少许静置，滤取澄清胶汁，再用文火加热，加适量黄酒、冰糖，不断搅拌，浓缩成稠膏状，倾入凝膏槽内待其自然冷凝。取出切成小块，阴干即可。

【饮片功效】

鳖甲胶　滋阴补血，退热消瘀。用于骨蒸潮热、疟疾痞块、气血血亏、闭经难产、湿痰流注。

【临床应用】

鳖甲胶　临床上用于肝脾大、肝硬化、疟疾、女子闭经等。另外还有通血脉的作用，可以与活血化瘀的中药结合用于血瘀证。

【研究摘要】研究表明，鳖甲胶能一定程度缓减高脂血症症候，改善高脂血症大鼠厌食症状，且不会引起高脂血症大鼠的血脂进一步升高。鳖甲胶还能一定程度上改善高脂血症大鼠血液流变学，可能适合高脂血症患者服用。

鹿 角 胶

【药材来源】本品为鹿角经水煎煮、浓缩制成的固体胶。

【炮制方法】

鹿角胶　先将鹿角锯成长 10～15cm 小段，置水中浸漂，每天搅动并换水 2～3 次。漂至水清取出，置锅内加适量清水煎取胶液，反复煎至胶质尽出，角质酥脆、易碎时为止，所剩的骨渣为鹿角霜。将煎出的胶液过滤，合并。加入少许明矾细粉静置，滤取澄清胶液，加入 3% 的黄酒和 5% 的冰糖，用文火浓缩至稠膏状，倾入凝膏槽中，待其自然冷凝，取出切成小块，阴干即可。每年多在 11 月至翌年 3 月熬制。

【饮片功效】

鹿角胶　温补肝肾，益精血，止血。能壮元阳，补气血，生精髓，暖筋骨，为常用的滋补药。

【临床应用】

鹿角胶　适合肾阳不足、畏寒肢冷、阳痿早泄、腰酸腿软者服用。也可用于咯血、尿血、月经过多、崩漏偏于虚寒及阴疽内陷等。用于肾阳虚弱、精血不足、虚劳羸瘦等属于虚寒者。

【研究摘要】鹿角胶主要含有动物蛋白质、多种氨基酸、多肽、激素、糖类及少量的微量元素等成分。现代药理学实验研究表明，鹿角胶具有抗炎镇痛，抗乳腺增生，保护胃黏膜，抗骨质疏松，活血壮阳等作用。

龟鹿二仙胶

【药材来源】本品为鹿角、龟甲、人参、枸杞子煎煮浓缩而成的固体胶。

【炮制方法】

1. 原料　鹿角 5kg，龟甲 2.5kg，人参 0.45 kg，枸杞子 0.9kg。

2. 熬胶　鹿角、龟甲二味，袋盛，放长流水内浸三日，用铅坛一个（如无铅坛，底下放铅一大片亦可），将角并板放入坛内，用水浸高 10～15cm，黄蜡 90g 封口，放大锅内，桑柴火煮七昼夜。煮时坛内一日添热水一次，勿令沸起。锅内一昼夜添水五次，候角酥取出，洗滤净去滓（其滓即鹿角霜，龟甲霜），将清汁另放。人参、枸杞子，用铜锅加水 9L，熬至药面无水，以新布绞取清汁。将渣置石臼中木槌捣细，用水 3.5L，又熬如前，又滤又捣又熬，如此三次，以滓无味为度，将前龟、鹿汁并参、杞汁和入锅内，文火熬至滴水成珠不散，乃成胶也。

【饮片功效】

龟鹿二仙胶　温肾益精，补气养血。用于肾虚精亏所致的腰膝酸软、遗精、阳痿。

【临床应用】

龟鹿二仙胶　临床多用于补益。龟鹿二仙胶具有温肾壮阳、益精填髓的功效，可沟通任督二脉、峻补阴阳精血。

【研究摘要】可用于延缓衰老、慢性疲劳综合征、神经系统疾病（老年痴呆、迟发性脑病等）、骨骼系统疾病（骨关节炎、骨质疏松等）、血液系统疾病（化疗后骨髓抑制、再生障碍性贫血等）及生殖系统多种疾病。

【附注】《证治准绳》记载：龟甲胶 1.5kg，鹿角胶 1.5kg，党参 0.5kg，枸杞子 1kg，将党参枸杞子煎汁三次，去渣过滤，取汁，将龟甲胶、鹿角胶烊入熔化，再过滤，文火收成老胶，倒入晾胶盘内，待凝胶后切成小片，晾干即可。

第十九章
烘焙煨法

烘、焙、煨是三种不同的炮制方法，其共同的特点是均有加热的过程。烘烤是在近火处利用辐射热量；焙法强调在容器中隔火加热，没有翻动或翻动次数少；煨法是将中药包裹后缓缓加热，改变或缓和药性的方法。现代多用烘房、烘箱或者辅料加热的方法代替。

第一节　烘焙法

将净制或切制过的中药用文火直接或间接加热，使之充分干燥的方法，称烘焙法。主要适用于某些昆虫或其他中药。

（一）炮制方法

烘焙法包含烘法和焙法两种方法。

1. 烘　是将净选后的中药置于近火处或利用烘箱、干燥室等设备，使之所含水分徐徐蒸发，从而使中药充分干燥。一般只除去水分，中药颜色不变。

2. 焙　是将净选的中药置于金属容器或锅内，用文火短时间加热，不断翻动，使中药颜色加深，质地酥脆。

（二）炮制作用

1. 使中药充分干燥，便于粉碎和贮存。

2. 降低毒性。烘焙加热，使毒性蛋白变性，降低毒性，同时矫味矫臭，便于服用。

（三）注意事项

烘焙法不同于炒法，一定要用文火加热中药，勤加翻动，以免焦化。

蜈　蚣

【药材来源】本品为蜈蚣科动物少棘巨蜈蚣 *Scolopendra subspinipes mutilans* L.Koch 的干燥体。沸水烫死后用竹片插入头尾，绷直，干燥。

【炮制方法】

1. 蜈蚣　取原药材，除去竹片及头足。用时剪成小段。

2. 焙蜈蚣　取净蜈蚣，除去头足，用文火焙至黑褐色，质脆为度。

【饮片功效】

1. 蜈蚣　味辛，性温，有毒，归肝经。具有息风止痉、解毒散结、通络止痛的功效。生品有一定毒性，多外用。

2. 焙蜈蚣　经焙制后，降低毒性，矫味矫臭，并使之干燥，便于粉碎。多入丸散内服或外敷，功效同生品。

【临床应用】

焙蜈蚣　治顽固性头痛，常与全蝎或天麻、僵蚕、川芎等配伍，能通络止痛，可治疗头痛、痹痛等。治急慢惊风，与全蝎等伍用，可息风止痉，能治手足抽搐、角弓反张等，如止痉散。

【研究摘要】蜈蚣含有两种类似蜂毒的有毒成分，即组织胺样物质及溶血性蛋白质。具有溶血作用，能引起过敏性休克；少量能兴奋心肌，大量能使心脏麻痹，并能抑制呼吸中枢。此外还含有酶、糖类、脂肪酸、胆甾醇、蚁酸、组氨酸、精氨酸及亮氨酸等多种氨基酸，以及铁、锌、锰、钙、镁等微量元素。

其他还有加辅料和不加辅料炮制蜈蚣。不加辅料：生用、炒炙、焙、煨和烧存性等。加辅料：①酒炙、姜炙、醋炙、葱汁炙、荷叶炙、薄荷叶煨等，不但可以改善药性，使之更好地发挥药性，而且辅料的挥发性可带走蜈蚣的腥臭味，矫嗅矫味。②香油、羊油炙等，其提高了炙的温度，有灭菌的作用。

传统认为头、足的毒性大，历代用蜈蚣有去头、足的习惯。现通过对蜈蚣头、足和体所含成分分析后认为，其所含成分基本一致。从微量元素分析，躯干与头足所含的微量元素相同，只是躯干微高，去头足可提高微量元素含量；但头足占整体药量不大，因此，主张蜈蚣用时，应以全体入药。

虻　虫

【药材来源】本品为虻科昆虫复带虻 *Tabanus bivittatus* Matsumura 的雌性全虫的干燥品。

【炮制方法】

1. 虻虫　取原药材，除去杂质。

2. 焙虻虫　取净虻虫置瓦片或铁板上，也可置锅内，文火加热焙至黄褐色或棕黑色，质地酥脆为度。

3. 米炒虻虫　取净虻虫，用文火与米拌炒至米呈深黄色，取出，筛去米粒，放凉。每 100kg 虻虫，用米 20kg。

【饮片功效】

1. 虻虫　味苦，性微寒；有小毒。归肝经。具有逐瘀破积、通经的功效。腥味较重，破血力猛，并有致泻副作用。用于血滞经闭、癥瘕、蓄血、仆损瘀痛。生品较少应用。

2. 焙虻虫　经焙后或米炒后，可降低毒性和腥臭气味，便于粉碎。用于血滞经闭、癥瘕积聚及跌打损伤等证。

3. 米炒虻虫　经米炒后，可降低毒性和腥臭气味，便于粉碎，同时米炒又起到和中、止泻等作用。应用同焙虻虫。

【临床应用】

米炒虻虫、焙虻虫　治血滞经闭，常与水蛭、蟅虫、桃仁等配伍，能活血通经、逐瘀，如大黄蟅虫丸。治跌打损伤，可与大黄、乳香、没药等配伍，能化瘀止痛。

【研究摘要】虻虫含有天冬氨酸、甘氨酸、组氨酸、谷氨酸、赖氨酸等 16 种氨基酸，还含有以棕榈油酸、亚油酸、棕榈酸、硬脂酸和油酸为主的 20 多种脂肪酸，含相对分子质量为 15kD、基本结构为葡萄糖的多糖类物质，含相对分子质量分别约为 40.0kD 和 29.0kD 的纤溶成分以及 Cu、Mo、Zn、Fe、Mn 等多种微量元素。虻虫水浸液能显著减少家兔血浆中纤维蛋白原的含量，降低血小板黏附性，并能显著降低全血黏度和血浆黏度比，其粗蛋白作用更强。虻虫有提高小鼠耐缺氧的作用；能扩张兔耳血管而增加血流量；有加强离体蛙心收缩力的作用；对脑下垂体后叶所致的急性心肌缺血有一定改善作用。

虻虫水煎液进行离体肠管、小肠推进功能试验，小鼠泻下观察实验，均未发现兴奋肠管、加强收缩、提高紧张性等作用。给人服用水煎液和片剂也未发现泻下现象。因此，虻虫并非性刚而猛，服后即泻。

第二节　煨　法

将中药用面皮包裹，置砂中或滑石粉中加热至一定程度，或直接与麦麸或滑石粉拌炒至一定程度，或将中药与湿吸油纸层层间隔，缓缓加热至规定程度的方法，称为煨法。

（一）炮制方法

1. 面裹煨　取适量的面粉加适量的水做成面团，再压成薄片，将中药逐个包裹，或将中药表面用水湿润，如水泛丸法包裹面粉 3～4 层，晾至半干，投入热滑石粉或热砂中，文火加热，适当翻动，煨至面皮呈焦黄色时取出，筛去滑石粉或砂子，晾凉，剥去面皮，即得。每 100kg 中药，用面粉、滑石粉各 50kg。

2. 纸裹煨　将净制或切制后的中药用三层湿纸包裹，埋于热滑石粉中，文火加热，煨至纸呈焦黑色，中药煨至表面呈微黄色时，取出，去纸，晾凉，即得。每 100kg 中药，用滑石粉 50kg。

3. 隔纸煨　中药切片后，趁湿平铺于吸油纸上，一层中药一层纸，如此间隔平铺数层，上下用平坦木板夹住，以绳捆扎结实，使中药与吸油纸紧密接触，置于烘干室或温度较高处，煨至油渗透到纸上，取出，晾凉，除去纸，即得。

4. 麦麸煨　将中药和麦麸同置于预热适度的炒制容器内，用文火加热并适当翻动，至麦麸呈焦黄色、中药颜色加深时取出，筛去麦麸，放凉。每 100kg 中药，用麦麸 40～50kg。

5. 滑石粉煨　取滑石粉置预热适度的炒制容器内，加热炒至灵活状态，投入中药，文火加热，翻埋至中药颜色加深，并有香气飘逸时取出，筛去滑石粉，晾凉，即得。每 100kg 中药，用滑石粉 50kg。

麦麸煨和滑石粉煨是近代利用固体辅料掩埋翻炒缓慢加热，代替传统包裹煨的方法，它与麦麸炒和滑石粉炒的区别是煨法辅料用量大，火力小，在麦麸煨中麦麸和中药同时下锅，受热程度低时间长，且翻炒频率低。

（二）炮制作用

1. 除去中药中部分挥发性及刺激性成分，降低刺激性及毒副作用　如肉豆蔻。
2. 改变或缓和药性　如诃子、葛根。

（三）注意事项

1. 中药应大小分档，以免受热不均。

2. 煨制时辅料用量较大，以便于中药受热均匀和吸附油质。

3. 煨制时火力不易过大，一般以文火缓慢加热，并适当翻动。

肉 豆 蔻

【药材来源】本品为肉豆蔻科植物肉豆蔻 *Myristica fragrans* Houtt. 的干燥种仁。

【炮制方法】

1. 肉豆蔻　取原药材，除去杂质及灰屑，洗净，干燥。

2. 面裹煨肉豆蔻　取面粉加适量水制成团块，轧成薄片，将肉豆蔻逐个包裹，或用清水将肉豆蔻表面湿润后，如水泛丸法，包裹 3～4 层，晾至半干，投入预热的砂子或滑石粉中，拌炒至面皮焦黄色，取出，过筛，剥去面皮，晾凉。用时捣碎。每 100kg 肉豆蔻，用面粉 50kg。

3. 麦麸煨肉豆蔻　将麦麸和肉豆蔻同置锅内，用文火加热，适当翻动，至麦麸棕色，肉豆蔻呈深棕色，取出，筛去麦麸，晾凉。用时捣碎。每 100kg 肉豆蔻，用麦麸 40kg。

【饮片功效】

1. 肉豆蔻　味辛，性温，归脾、胃、大肠经，具有温中行气、涩肠止泻的功效。肉豆蔻古代虽有用生品消食止呕之说，但因含有大量油脂，有滑肠之弊，并具刺激性，一般多制用。

2. 煨肉豆蔻　经煨制后，可除去部分油质，免于滑肠，刺激性减小，增强了固肠止泻的功效。用于心腹胀痛，虚弱冷痢，呕吐，宿食不消。

【临床应用】

1. 肉豆蔻　治心气不畅，可与沉香、广枣等配伍，此为蒙、藏族常用，如七味广枣丸、八味清心沉香散等。

2. 煨肉豆蔻　治久泻不止，与党参、白术、干姜等伍用；若属脾肾两虚之五更泻，则配以五味子、补骨脂等，如四神丸；治食积不化，脾胃虚弱，与神曲、麦芽、使君子等配伍，如肥儿丸；治风湿痹证，与秦艽、威灵仙等同用，以祛风除湿。

【研究摘要】肉豆蔻含挥发油、脂肪油、苯丙素、木脂素和黄酮等成分，其中挥发油含量 8%～15%，脂肪油含量 25%～46%，内含有毒物质肉豆蔻醚约 4%。脂肪油中主要含肉豆蔻酸甘油酯，挥发油中主要含肉豆蔻醚、丁香酚、黄樟醚及多种萜类化合物。肉豆蔻挥发油是主要活性成分，其中肉豆蔻醚既有毒又有效，具有明显的抗炎、镇痛和抗癌作用，同时又具毒性，有致幻作用，服用过量可致中毒，产生昏迷，瞳孔散大及惊厥现象。甲基丁香酚和甲基异丁香酚抗血小板聚集作用活性最强，催眠和麻醉作用甲基丁香酚最强。甲基丁香酚和甲基异丁香酚均有中枢抑制作用，麻醉作用，又是止泻的有效成分。

肉豆蔻炮制后挥发油和脂肪油组分没有变化，但其各组成的相对含量与生品有所不同，挥发油颜色加深，比重增大，旋光度减少；同时挥发油中的有毒成分肉豆蔻醚、黄樟醚含量均降低。

采用 HPLC 法测定肉豆蔻不同炮制品挥发油中丁香酚、甲基丁香酚、甲基异丁香酚的含量，结果丁香酚含量变化不大，而甲基丁香酚、甲基异丁香酚含量明显增加，使止泻作用增强，从而揭示煨制肉豆蔻具减毒和增效的双重意义。

肉豆蔻生、制品均有较好的抗炎作用，尤其以对蛋清致炎者明显，生品作用最强。肉豆蔻生、制品均有很好的抗菌作用，尤其以对肺炎杆菌、变形杆菌及金黄色葡萄球菌作用最强。肉豆蔻不同炮制品均有明显的止泻作用，止泻作用物质主要是挥发油，是通过抑制肠蠕动来实现的，其作用强度以面裹煨和麸煨效果较好。

诃　子

【药材来源】本品为使君子科植物诃子 *Terminalia chebula* Retz. 或绒毛诃子 *Terminalia chebula* Retz.var.*tomentella* Kurt. 的干燥成熟果实。秋、冬两季果实成熟时采收，除去杂质，晒干。

【炮制方法】

1. 诃子肉　取原药材，去除杂质，洗净，略泡，闷润至软，轧开去核，取肉，干燥备用。

2. 炒诃子肉　取净诃子肉，用文火炒至深棕色时，取出，晾凉。

3. 煨诃子

（1）面裹煨　取净诃子用面粉加水以泛丸法包裹 3 ～ 4 层，晒至半干，用砂烫法烫煨，翻埋至面皮焦黄色时取出，筛去砂子，剥去面皮，轧开去核取肉。每 100kg 诃子，用面粉 50kg。

（2）麦麸煨　取净诃子与麦麸同置锅内，用文火加热，缓缓翻煨至麦麸呈焦黄色，诃子呈深棕色时，取出，筛去麦麸，轧开去核取肉。每 100kg 诃子，用麦麸 30kg。

【饮片功效】

1. 诃子　味苦、酸、涩，性平，归肺、大肠经，具有涩肠敛肺、降火利咽的功效。生诃子性略偏凉，对胃有一定刺激性，具有涩肠敛肺、下气利咽的功效。长于清金敛肺利咽。

2. 炒诃子　经炒黄后，缓和酸涩之性，具有涩肠止泻、温散寒气的功效。用于消食化积、虚寒久泻、久痢、腹痛。

3. 煨诃子　经煨制后，缓和药性，使涩敛之性增强，增强了涩肠止泻的功效，用于老人久泻久痢及脱肛症。

【临床应用】

1. 诃子肉　治肺中气阴两虚、久咳不愈、干咳无痰，与百合、杏仁、麦冬等同用，如诃黎勒丸；治咽痛失音，常与桔梗、甘草等配伍，能利咽开喉，如诃子汤。

2. 制诃子　治虚寒久泻，与罂粟壳、干姜、陈皮同用；治久痢腹痛，常与黄连、木香、甘草同用，如诃子散。

【研究摘要】诃子含有鞣质、多酚、多糖、挥发油等化学成分，果实含大量鞣质，占干重的 23.60% ～ 37.36%，主要成分为三萜酸类、没食子酰葡萄糖、没食子酰的简单酯类化合物及蒽醌类等物质。鞣质是诃子收敛止泻的有效成分，而诃子核占诃子总重的 40.2%，用层析法比较，发现诃子肉鞣质含量明显高于全果，且两者差异明显，因此，诃子入药前去核是十分必要的。

诃子对痢疾杆菌有强的抑制作用，对 4 ～ 5 种痢疾杆菌都有效，尤以诃子壳为佳，除对各种痢疾杆菌有效外，且对铜绿假单胞菌、白喉杆菌作用较强，对金黄色葡萄球菌、大肠杆菌、肺炎球菌、溶血性链球菌、变形杆菌、鼠伤寒杆菌亦有作用。对菌痢或肠炎所形成的黏膜溃疡有保护作用，并有抗流感病毒作用。大剂量诃子的苯及氯仿提取物具有中等强心作用。乙酸乙酯、丁酮、正丁醇和水的提取物具有很强的强心作用。乙酸乙酯提取物 100 ～ 500μg 使小鼠心脏收缩力增加 3% ～ 20%，心输出量增加 2% ～ 10%，而心率不变；0.3 ～ 3mg 剂量使收缩力过低的小鼠心脏收缩增加 4% ～ 36%。诃子有较强的解毒功效，既能解邪气聚于脏腑的内源性毒症，也可以解除因食物中毒、药物中毒、虫蛇咬伤等外源性毒症。诃子果实对活性氧有清除作用，其醇提取物比水提取物作用更强，诃子果实的醇提取物 10 ～ 20mg/L 和水提取物 200 ～ 400mg/L 能显著抑制维生素 C 合并硫酸亚铁诱发的小鼠肝和肺匀浆及线粒体膜脂质过氧化。诃子不同炮制品（炒诃子、麸煨、去核诃子、面煨去核诃子）对离体肠管自发性活动和乙酰胆碱及氯化钡引起的肠肌收缩均有明显的抑制和拮抗作用，对小鼠腹泻有较好的止泻作用。诃子中尚含有番泻苷 A，经胃和小肠吸收后在肝脏分解，分解产物可兴奋骨盆神经节以收缩大肠，以致引起腹泻，尚值得深入研究。

诃子种仁毒性最低，其次为诃子全核和纯核，诃子肉、生全诃子及不同炮制品全诃子毒性较高。

木 香

【药材来源】本品为菊科植物木香 *Aucklandia lappa* Decne. 的干燥根。秋、冬两季采挖，除去泥沙及须根，切段，大的再纵剖成瓣，干燥后撞去粗皮。

【炮制方法】

1. 木香 取原药材，除去杂质，洗净，闷润至软，切厚片晾干。

2. 煨木香 取未干燥的木香片，平铺于吸油纸上，一层木香片一层纸，如此间隔平铺数层，上下用平坦木板夹住，以绳捆扎结实，使木香与吸油纸紧密接触，放烘干室或温度较高处，煨至木香所含挥发油渗透到纸上，取出木香，晾凉，备用。

【饮片功效】

1. 木香 味辛、苦，性温，归脾、胃、大肠、三焦、胆经，具有行气止痛、健脾消食的功效。行气止痛作用强，多用于脘腹胀痛。

2. 煨木香 经煨制后，除去部分油质，实肠止泻作用增强。多用于脾虚泄泻、肠鸣腹痛等症。

【临床应用】

1. 木香 治寒湿内阻，胃肠气滞，脘腹胀痛者，与白豆蔻、丁香、砂仁等同用，如《太平惠民和剂局方》木香调气散；治脾胃运化不健，气行不畅，饮食不调，与山楂、青皮同用，如《证治准绳》匀气散；治肝郁气逆，胁肋疼痛，结为癥瘕，腹大坠满而痛者，可与青皮、草豆蔻、荜澄茄等同用，如《证治准绳》木香散。治饮食不节，脾胃不健所致的腹胀呕吐，不思饮食，以本品与砂仁、陈皮、茯苓等同用，如《临床常用中药手册》香砂二陈汤；治积滞泻痢，湿热内阻，腹痛泻痢，里急后重者，配黄连以清热止痢，如《太平惠民和剂局方》香连丸。

2. 煨木香 治脾虚泄泻，脾胃虚弱，兼夹风冷泄泻注下，肠鸣腹痛者，与当归、诃子、党参等同用，如《太平惠民和剂局方》木香散。

【研究摘要】木香含有挥发油、倍半萜及木脂素类化合物。炮制后挥发油含量减少，化学成分组成基本无变化。通过显微组织结构观察，煨制木香挥发油含量下降是由于木香油细胞因受热而破裂，导致挥发油损失。

木香对实验性肠痉挛有对抗作用，对肠运动的影响近似罂粟碱，有直接松弛作用；木香丙酮提取物和木香烃内酯具有利胆和抑制小鼠胃溃疡的功效；增加胆汁流量，具有利胆作用；加速胃排空和增强胃动素的释放；对胃酸及血清胃泌素浓度无显著影响，但能使血浆生长抑素明显升高，能促进生长抑素分泌，可能益于消化性溃疡治疗；木香提取物对盐酸 – 乙醇和利血平诱导的大鼠胃黏膜急性损伤均有明显的保护作用；临床上可用于治疗消化道方面的疾病，如食管炎、胃炎胃痛、溃疡病、胆结石、消化不良、食欲不振、腹胀腹痛、胸腹作痛、恶心呕吐等。木香挥发油有较强的抑制链球菌、金黄色及白色葡萄球菌生长作用，对多种真菌也有抑制作用；临床上用于治疗胃炎、胃溃疡、肝炎、反流性食管炎、痢疾、皮肤病以及某些口腔疾病等。对抗组织胺与乙酰胆碱对气管与支气管的致痉作用。煨木香水煎剂抑制离体肠管蠕动的作用增强，故用于固肠止泻时临床多选煨木香入药。

葛　根

【药材来源】本品为豆科植物野葛 *Pueraria lobata*（Willd.）Ohwi 的干燥根。习称野葛。秋、冬两季采挖，趁鲜切成厚片或小块，干燥。

【炮制方法】

1. 葛根　取原药材，除去杂质，洗净，稍泡，捞出闷润，切厚片，晒干。

2. 煨葛根

（1）湿纸煨　取葛根片或块，用三层湿纸包好，埋入无烟热火灰中，煨至纸呈焦黑色，葛根呈微黄色时取出，去纸，晾凉，备用。

（2）麦麸煨　取麦麸撒入热锅中，用中火加热，待冒烟后，倒入葛根片，上面再撒麦麸，煨至下层麦麸呈焦黄色时，随即用铁铲将葛根与麦麸不断翻动，至葛根片呈焦黄色时取出。筛去麦麸，晾凉，备用。每 100kg 葛根，用麦麸 30kg。

【饮片功效】

1. 葛根　味甘、辛，性凉，归脾、胃经，具有解肌退热、生津止渴、升阳透疹、止泻、解酒的功效。生葛根长于解肌退热，生津止渴，透疹。用于外感发热头痛、项背强痛、口渴，麻疹不利，泄泻；高血压颈项强痛。

2. 煨葛根　经煨制后，减轻发散作用，增强止泻功能。多用于湿热泻痢、脾虚泄泻。

【临床应用】

1. 葛根　治外感表证，发热头痛，项背强痛，若证属风热感冒，或虽风寒所致，但郁而化热，发热重，恶寒轻，口渴，鼻干病邪在三阳经者，与柴胡、甘草等配伍，如《伤寒六书》柴葛解肌汤；若属风寒外感，恶寒发热，无汗头痛，鼻干，项背强几几者，常与麻黄、桂枝、大枣等配伍，如《伤寒论》葛根汤；治疹出不畅，麻疹初起，遗发不畅，身热头痛，恶寒者，与升麻、芍药、炙甘草配伍，如《阎氏小儿方论》升麻葛根汤；若瘰疹透发不畅，兼有喘咳及咽喉肿痛者，与西河柳、荆芥穗、石膏等配伍，如《先醒斋医学广笔记》竹叶柳蒡汤；治烦渴，热病口渴及消渴证之口渴多饮，配伍麦冬、天花粉、芦根、地黄等药，增强生津止渴除烦作用。

2. 煨葛根　治湿热泻痢，常以本品与黄芩、黄连、甘草配伍，如《伤寒论》葛根芩连汤；治脾胃虚弱之大便溏泻，神疲体倦，少气懒言，配伍炒白术、茯苓等药，如《小儿药证直诀》七味白术散。

【研究摘要】葛根含有异黄酮类（主要包括葛根素、大豆苷元、大豆苷等）、葛根苷类、三萜皂苷类、生物碱及其他化合物。以葛根素为主的黄酮类化合物，能降低血压，减缓心率，降低心肌耗氧量，改善心肌缺血，扩张冠状血管，增加冠状动脉流量，改善心肌的代谢，缓解和预防心肌梗死，抑制动脉硬化，抗心律失常。黄豆苷元对动物离体肠平滑肌有解痉作用，可对抗乙酰胆碱所致的肠痉挛。生葛根有较强的解热作用，煨制后解热作用减弱，说明葛根解肌退热选用生品有一定的科学性。生、煨葛根均可抑制大鼠离体十二指肠平滑肌运动，煨葛根较生葛根作用明显。

葛根经麸煨制后，水煎液中有效成分总黄酮、葛根素的含量均高于生品。在切制和水制之后，沸水浸提葛根提取率是生品的 2 倍。葛根炮制品中葛根素的含量依次为醋炙品＞炒黄品＞麸煨品＞米汤煨品＞生品＞炒炭品。

第二十章

中药炮制品的临床应用和研究

第一节 中药炮制品的临床应用

在炮制品的选用方面，汤剂和中成药有所不同。中成药处方固定，有特定的适应证，对药物的炮制要求也相应地固定。汤剂是根据患者的病情、身体素质和气候环境，辨证审因，依证遣方，随方用药，针对性较强，对药物的炮制要求也灵活多变，即便是同一方剂，用于不同情况，对药物的炮制要求也不尽相同。临床选用炮制品通常以下面几点作为依据。

一、全面掌握炮制品的药性和作用特点

药物经过炮制后，其性味、作用趋向、作用部位、功效、毒副作用等方面都可能发生一定的变化，与生品有一定的差别，而且各炮制品之间也有一定的差异，它们各具特点。临床应用时，既要掌握它们的共性，又要分辨它们的区别。如生当归、酒当归、土炒当归均有补血活血作用，其区别是：补血和润肠作用以生品力强，活血作用以酒当归力胜，土炒当归无滑肠作用。故血虚而大便实者，用生品；血虚而兼瘀滞者，用酒当归；血虚而又脾虚便溏者，则应选土炒当归。生荆芥和炒荆芥均有祛风作用，但生品发散力较强，炒品发散力较弱，所以同样是用于疏风解表，无汗宜用生荆芥，有汗宜用炒荆芥；荆芥炭则无辛散解表作用而有止血作用，故不用于表证而用于出血证。知母既可泻实火，又可清虚热，除配伍不同外，泻实火宜生用，清虚热可用盐炙品。生品善清肺、胃之热，盐炙品善于滋肾阴润肾燥而退骨蒸。故用于肺热偏盛或肺热咳嗽等，知母宜用生品；用于骨蒸潮热、五心烦热、口燥咽干、盗汗等肾经虚热之证则宜选用盐知母。

二、根据组方要求和用药意图，准确选用炮制品

在临床上，除了以各炮制品的药效特点作为依据外，还应根据组方情况，用药意图，灵活变通。如凉血止血药，通常是生品清热凉血作用较强，炒炭后则清热凉血作用减弱，而收涩止血作用增强。按一般规律，凡血热较盛的出血患者宜用生品，出血量多而无热象者宜选用炭药。但有时也需根据方剂的组成情况和用药意图变通而定。如患者虽然血热较盛，但若方中已有足够的清热凉血药，而选用某药的目的是增强止血作用，该药仍宜炒炭；反之，虽然患者出血量较多，而血热又不太盛，但方中已有足够的固涩止血药，选用某药的目的是清热凉血，那么该药仍宜生用。又如七味白术散，为健脾止泻之方，葛根本以煨用为佳，可增强止泻作用；但若患者口渴烦躁，但欲饮水，此为久泻津伤而有虚热，葛根则应生用，既能生津止渴，又能鼓舞胃气上行而止泻。只有如此突出中医辨证施治的优势，灵活变通，掌握中药的共性和不同炮制品的个性，增强

其针对性、目的性，临床治病方能得心应手。

第二节　中药炮制的临床研究

一、开展中药炮制临床研究的意义

中药炮制是中医长期临床用药经验的总结。炮制学的创立和炮制技术的发展，是在中医临床的要求和推动下完成的。古代医药一家，很多医家既有丰富的临床经验，又对药物有深入的研究。他们在运用中药时，为了实现在用药、制剂、疗效上的特定需求，对药物采用一定的炮制处理方法。可在临床实践中观察药物的不同处理方法对疗效的影响；从而使中药炮制的技术、理论逐步建立并不断充实。近代由于学科划分，中医中药人才的培养模式改变，管理方式不同，中药炮制人员没有处方权，不能直接运用饮片参与治疗，不能直接考察中药炮制品的临床作用，而临床医生又不熟悉炮制技术，不注重炮制品的合理运用，更谈不上创制新的炮制方法，炮制的研究和发展受到了限制和影响。目前特别需要中医临床大夫进行中药炮制品的临床应用研究，验证炮制理论，考察炮制工艺是否合理，比较炮制品的临床作用，这不仅是发扬和保持中医中药辨证施治、灵活用药的特色，提高中医临床疗效的需要，更是中药炮制学科发扬光大的需要。

二、中药炮制临床研究的内容

1. 传统炮制理论研究　炮制理论多为论述炮制作用的内容。它既与炮制方法有关，而重点又是阐明中药炮制前后临床疗效的变化。传统炮制方法和理论都是历代医家从临床实践中总结出来的；反过来，这些炮制理论又用来指导临床用药。由于传统炮制理论是有临床实践作基础的，所以它是进行炮制实验研究和炮制临床研究设计的重要依据。

2. 炮制品临床作用的文献研究　中药炮制的众多操作方法都与当时的认识和生产力水平相关，有医疗、调剂、制剂和临床使用的需要，也有理论推衍、商业需要，还涉及传统习俗、道家服食、炼丹术以及商家、医家故弄玄虚等因素，是真伪优劣并存的集合体。如果不加以整理、分析与研究，难免会使中药炮制临床研究失之偏颇。中药炮制的临床研究应该从历史上正本清源，厘清一种制法、一类药物、一个品种、某一理论的来龙去脉，分析探讨炮制的原始意图、历史演变及这些变化的优缺点。只有逐步厘清这些问题，我们才能有的放矢地利用现代化技术手段改进传统方法，体现正确的炮制意图，或者研发符合中医用药特点的新型炮制品。同时，也可以通过文献研究修正炮制内容上的误认、误传，提高临床研究的针对性。因此中药炮制的临床实验研究则应该在文献研究的基础上进行，验证传统的炮制意图，解释炮制原理，明确炮制品的临床效用。

3. 生、制品临床疗效对比研究　生熟理论是中药炮制传统理论之一，生熟异治的中药炮制品很多，例如生莱菔子和炒莱菔子生升熟降、生何首乌与制何首乌生泻熟补、生地黄与熟地黄生凉熟温等，都经过了长期的临床验证。但也有传统认为生熟异治的药物，通过临床比较与实验研究否定生熟异治之说，如生枣仁与炒枣仁均具有镇静安神的作用，因此，进行单味药物的生品与炮制品的临床作用对比研究，是探讨炮制理论、验证炮制作用的基础。

4. 不同制法、工艺炮制品的临床疗效对比研究　同一药物，采用不同炮制方法，或者不同炮制工艺制成的炮制品，能够具有不同功效，产生不同的临床效果。因而在炮制临床研究中，要重视同一药物不同制品的临床效果比较，在各项研究指标比较成熟的条件下以临床疗效观察作为最后验证手段，也是炮制研究中最具说服力的研究手段。目前，炮制新方法、新工艺的研究很多，大多是从化学、药理方面进行的，能否达到提高临床疗效的目的，亟须进行临床的验证，即评价炮制工艺的可行性。

三、中药炮制临床研究的方法

1. 查阅文献，分析整理，设计方案　认真查阅古代炮制方法的出处，临床应用的记载，为中医临床研究确定研究方向、临床适应证。查阅现代药理、化学研究文献报道，为临床用药剂量、应用方法打下基础。充分利用工具书和数据库是必要的，但更重要的是查阅原文，从历史上正本清源。厘清发展过程，确定主要炮制品种、主要炮制方法、主要药理作用、主要临床功效等，从而制定严密的临床研究方案。

（1）对查阅资料直接进行对比分析　中医药文献浩繁，中药炮制的经验丰富，目前，较全面地论述传统炮制理论，特别是炮制品临床应用的资料不多，而且有些内容还较肤浅。因此，须对历代医药著作中论述药物炮制前后药性、功效变化的资料进行搜集、整理，然后对这些资料进行研究，去粗取精。一般来说，资料来自众家之言，而且这些医药著作影响较大，其论述又合乎中医理论，并有较多应用实例者，则可靠性较大；反之，则可靠性较小。但也不能一概而论，有些资料虽系少数医家之言，但来自临床实践，并沿用至今，所以这类资料可靠性仍然较大。如白术，古代炮制方法很多；有切片生用、炒、炒焦、土炒、米泔水制、乳制、蜜制等 20 多种方法。历代医家对白术不同炮制品的用途都作了论述，而且这些论述大同小异。如提出治泻用土炒，米泔水制和脾，入清燥药用蜜水炒，入滋阴润燥药用人乳拌炒，入消胀药用麸炒等。这些理论，对于不同用途的方剂在选用白术炮制品时有一定的意义。譬如生白术虽能补脾益气，但其性壅滞，临床发现，脾虚腹胀的患者，用生白术后，反使腹胀加剧，所以古人提出入消胀药用麸炒是有道理的。土炒白术古方中应用较广，如清代《成方切用》一书，凡是方中白术用于补脾者，多用土炒。古人谓"泻用陈壁土炒""补胃虚土炒"既合乎中医理论，也符合实际情况。临床发现有的患者服用生白术后反而引起腹泻，近年也有用大剂量生白术治便秘的报道。古人还提出了脾虚气滞用枳实汁渍炒或香附汁渍炒，这也不无道理，但现在临床上多与枳实或香附配伍来代替，故此法现已弃而不用。乳汁制亦有道理，但因辅料来源问题，基本被遗弃。米泔水制亦因辅料问题，只少数地区用。至于古人提出的"泻胃火生用"，这种认识却值得仔细斟酌。因胃喜凉润，胃火偏盛者，属亢奋状态，而白术温燥，并无泻火作用，用于泻胃火似乎不当，临床上也确实罕见医生用生白术泻胃火的。白术虽为补中益气汤中的要药，但该方用于除热并非实热，乃气虚所致的虚热。在正常情况下，气应宣发于上焦，周流全身，火宜潜蛰于下焦，以温煦肾水。若脾胃虚弱，宗气不足，阳气下陷于阴，激发阴火，上乘土位，成为"元气之贼"。一下一上，阴阳移位，有乖其常，所以出现身热自汗。补中益气汤体现了甘温除热法，通过补气健脾，升举下陷的阳气，使清阳之气得以宣发于上，阴火潜藏于下，各复本位，则热自除，汗自止。所以白术在方中是补益中气，而非泻胃火。

（2）对间接论述炮制理论的资料进行搜集、整理和分析研究　这类资料多在方书或医案中体现。方书对药物的炮制要求常以脚注的方式标明，医案则常常直书其炮制品名。这类资料单从文字表面看不出炮制目的，只有通过对方剂的分析，确定某药在方中的地位和作用，才能了解该药的炮制作用。此项工作难度很大。有的方剂原书并未对方中药物提出炮制要求，后世著作在转载该方时，根据临床实践，才补充了炮制要求；有的方剂原书虽有炮制要求，但后世著作根据临床验证，发现原炮制方法失当或者该方的临床应用有所发展、变化，所以对原方的炮制方法进行了修正、补充。如六味地黄丸，原方对山茱萸无炮制要求，而《成方切用》要求"酒润"，《中药成药制剂手册》则要求"酒蒸"，《中国药典》亦要求"制"。大补阴丸原方要求黄柏"炒褐色"，知母"酒浸炒"；《成方切用》、《中药成药制剂手册》知母、黄柏均要求"盐水炒"，《中国药典》亦要求"盐炒"。若要比较准确地了解其炮制作用，就需从不同角度、不同侧面去分析研究。

如痛泻要方，原方对药物的炮制要求是，白术土炒，白芍炒，陈皮炒，而《成方切用》所载痛泻要方的白术、陈皮炮制方法均同原方，而白芍则用酒炒。从本方的适应证来看，是治肠鸣腹痛，大便泄泻，泻而痛不减。明代吴鹤皋认为："泻责之脾，痛责之肝，肝责之实，脾责之虚，脾虚肝实，故令痛泻。"由此可见，本方所治之证，其病机是先因土虚，后受木侮，脾受肝制，导致脾虚肝旺。根据中医虚则补之，实则泻之的理论，则治疗原则应是补脾泻肝。方中白术补脾燥湿而止泻，用土炒是为了增强补脾止泻作用。白芍泻肝养血而止痛。泻肝本以生白芍作用较强，但白芍究为阴之品，酒炒一是缓和白芍酸寒之性，泻肝养血而不克伐脾胃生发之气，即泻肝而不忘顾及脾胃；另一方面酒性辛热，能宣行药势，增强其止痛作用。临床发现，大剂量生白芍和酒炒白芍解痉止痛作用都很好，但对脾虚不运的患者，服用生白芍后痰涎明显增多，而服用酒白芍后则此现象不明显。陈皮利气止痛，并能醒脾，炒后香气浓，醒脾利气作用增强。防风散肝舒脾，若腹泻较甚，临床亦有炒用者，以增强止泻作用。通过对该方的初步分析，可以认为：白术土炒能增强补脾止泻作用；白芍酒炒可缓和酸寒之性，并有良好的止痛作用，又可避免阴柔助湿之弊；陈皮炒后醒脾利气作用增强，有利于止痛。但这仅仅是对几种药物炮制作用的初步认识，尚需通过其他方剂的分析搜集佐证。

（3）对传统炮制理论可靠性的综合评估　中药炮制理论虽然来自历代医家的临床实践，但也有少数方法失之偏颇，而且对有的炮制方法历代医家还有争议。一般来说，既有直接论述炮制作用的资料，又有间接论述炮制作用的资料（即在方剂或医案中有所体现者），通常都比较可靠，符合客观实际。如甘草，既有很多论述生甘草和炙甘草性味、功效的直接资料，又有大量体现生、炙甘草不同用途的间接资料。宋代《本草衍义》有"个药须微炙，不尔亦微凉"的记载。元代《汤液本草》有"生用大泻热火，炙之则温能补上焦中焦下焦元气"的论述。明代《医学入门》谓："生用消肿导毒治咽痛，炙则性温能健脾胃和中。"明代《本草纲目》亦有"大抵补中宜炙用，泻火宜生用"的记载。这些论述甘草炮制作用的资料表明了生甘草性偏凉，炙甘草性偏温；生甘草长于泻火解毒，炙甘草长于补脾。再从方剂对甘草的应用情况来看，清泄剂多用生甘草，如银翘散、桔梗甘草汤、普剂消毒饮等。生用取其性凉，泻火解毒力强。大黄甘草汤用生甘草既助大黄泻胃中实热，又能和中。温补剂通常都用炙甘草，如四君子汤、补中益气汤、理中四逆汤等。方中用炙甘草，取其性温，补中益气力强。在麻杏石膏汤、白虎汤、调胃承气汤等清泄方中，原方却要求用炙甘草，这似乎与上述认识相矛盾，但若仔细分析该方，就会发现并不矛盾。因为在这些方中，石膏或石膏与知母，或者芒硝与大黄，足以达到泻热或者荡涤热邪之目的，用甘草的目的，并不在于清热泻火，而是为了顾护脾胃，所以甘草要求炙用。从以上论述生、炙甘草炮制作用的直接资料和间接资料表明，近代学者认为生甘草性偏凉，长于泻火解毒；炙甘草性偏温，长于益气补脾。这种认识基本上可以确定。

2. 单味药物观察对比生品与制品、新法制品与老法制品临床疗效　例如，酸枣仁宋代以后逐渐出现了生熟异治之说。《证类本草》引石药验说：睡多生使，不得睡炒熟。从现代资料看生、炒酸枣仁的化学成分到目前为止尚未发现不同，药理作用研究证明生、炒酸枣仁均有镇静安眠作用，只是炒品略强于生品。临床用枣仁甘草合剂治疗失眠60例，分三组，酸枣仁分为炒、半生半炒和生用各20例，另20例直接用炒枣仁粉6g。结果各煎剂、粉剂均有很好的镇静安眠作用。

清半夏传统炮制工艺用水反复漂泡，毒性降低的同时，药效也随之降低，改革后的炮制工艺为8%的白矾水溶液浸泡，既降低毒性，又保证和提高了药理活性，但临床应用是否达到预期目的，需要通过中医临床验证，选择半夏适应证，进行相应的临床研究。

3. 复方观察对比生品与制品、新法制品与老法制品临床疗效　中药经过合理炮制并配伍组成复方是中医临床用药的特点，方剂是调整体内系统平衡的最优化的治疗组合，药物通过炮制和配伍可起到增效、减毒、缓和药性或产生新疗效等作用。一些研究表明，单味中药的研究结果往往与组成方剂后的结果不完全一致，甚至相反，提示研究者应将单味中药的炮制研究纳入方剂中进行，比较不同炮制品的作用是否达到预期目的。比如，斑蝥的炮制传统炮制方法是米炒法，通过降低斑蝥素含量达到降低毒性的目的，研究改进的碱处理法使用定量的氢氧化钠和斑蝥中的斑蝥素结合生成斑蝥酸钠，药理和毒理研究均证明新方法在降低毒性的同时，提高了抗癌活性，但中医临床治疗癌症的优势是复方用药，因此应设计以斑蝥为主的复方，选择适应证，比较不同炮制工艺制成品的临床疗效和毒性反应。

选方是否恰当是临床观察成功与失败的关键。通常应尽量选择以炮制品为主要药物的方剂组方，这样易于反映出炮制品的药效特点。用炮制品组方进行临床观察时，不宜自拟新方，宜选用疗效肯定的成方（包括临床已广泛应用的验方、秘方）。因新拟方未经临床验证，疗效尚难肯定，若新方本身组合不当，往往导致观察失败。还应尽量选择药味少、疗效高的方剂组方，因药味少的方剂往往各药物在方中都起着重要作用，只要其中一味药稍有变化，全方作用就会发生明显变化，因此灵敏性较高。由于炮制品的临床观察是为了比较它们的药效差异，故不需另设对照组，各观察组有彼此对照的作用，各观察组还可通过治疗前后自身对照验证疗效。每个方中各观察组的观察病例除合乎诊断标准外，其他条件也应尽量一致。病例分组应随机化，避免带入主观因素。

四、中药炮制临床研究应注意的问题

1. 应在中医药理论指导下进行　中药炮制品的适应证、方剂的组合与选用、疗效的观察与结果的处理等，应按照中医临床研究的指导原则进行。被观察的炮制品一般为处方的主药，作用应与方剂疗效一致，便于观察比较。

2. 根据传统炮制理论，确定临床观察指标　由于不同炮制品作用各具擅长，临床用途各有侧重或不相同，因此，选择的观察指标是否恰当，直接影响到观察结果的真实价值。由于中医诊治疾病多采用辨证论治，因而常以症状作为诊断指标和疗效判断标准。炮制品的临床观察亦宜结合辨证论治，所以指标性质属于计数指标。某些特殊情况，也可以西医病名为主体，或辨证论治再结合西医的检测，因此，也可能有计量指标。但以西医的病名为主体时，也必须作出中医证候的辨证标准，并应选择适宜的证型，不宜用炮制品通治各种证型。否则，会脱离中医理论体系而致观察失败。如盐杜仲对肾虚型高血压有一定治疗作用，而对肝阳上亢型高血压则往往无效。至于观察指标的数目，应根据不同炮制品的不同特点而定。总的原则是，能反映炮制品主要药效的关键指标不可缺少，反映一些特殊情况的内容也可以作为观察指标。如白术，在观察生品与麸炒品的药效差异时，除选择脾气虚的主症作指标外，服后是否引起腹胀也可作为观察内容，这样不仅可以比较各炮制品补脾作用的强弱和服后的不良反应，还可反映各炮制品的作用特点。选择的指标要求明确、规范，若含混不清，则会给疗效判断带来困难，甚至无法判断疗效，而且不能反映炮制品的真实效应。由于以症状作为指标，属于主观指标，在观察中极易受主观因素的影响，有时会导致观察结果失实。因此在观察过程中，要求有严密的措施，尽量提高主观指标的客观性，保证观察结果真实可靠。

3. 毒剧药物炮制临床研究应慎重 毒剧药生品的应用受到严格的控制，不能为了临床研究，而擅自使用生品。

4. 对临床观察结果的分析处理 一般方药的疗效判定是根据疗效判断标准，将结果分为痊愈、显效、有效、无效四级。通常只统计显效以上的结果，对特殊病种或疑难病症，可统计有效以上的结果。炮制品的临床观察也宜统计有效以上的结果。其临床观察结果可分为几种情况分别处理，当一个药物几种炮制品药效差异较大时，通常要用几个方剂组方，每个方中的各观察组可按四级标准分别统计疗效，进行分析比较，然后再对每个炮制品的药效进行综合评估。如前面的生甘草和炙甘草，分别统计在补脾益气方中和清热解毒方中的疗效，然后对生甘草和炙甘草的药效进行分析比较，作出正确评估。若一个药物的几种炮制品药效基本一致，只是各有侧重，通常只用一个方剂组方，除统计各观察组的总体疗效外，还应侧重统计反映炮制品作用特点的指标治疗前后的变化情况，然后再对各炮制品的药效作出综合评估。如前所述的生白术、麸炒白术、土炒白术、焦白术，除统计对脾虚的疗效外，还应侧重统计是否出现腹胀和大便溏泄的变化情况，然后作出综合评估。若一个药物的几种炮制品只是作用强弱不同，则观察结果的处理与一般方药的临床观察相同。

5. 正确应用数理统计方法 科学地运用统计方法可以使数据更接近于事实，这对于认识事物的本质是很必要的。例如有人应用某药治疗手足癣病20例，治愈10例，就得出结论说治愈率为50%，这显然是不可信的。经数理统计处理可知，10/20的实际可能范围是27%～73%（$P=0.05$），而不一定是50%。由此可见，炮制研究中适当地应用数理统计方法是很有必要的。

6. 慎重做出研究结论 对炮制品临床观察结果进行分析处理时，每个观察病例都必须按已制订的疗法转化为正态分布，则不宜用t检验或方差分析，宜用非参数统计。不得按主观意愿任意提高或降低标准，对观察结果应作统计学处理，并应根据数据的特点正确选用统计方法。如计量资料，当数据不呈正态分布或无适当的统计学方法作为判断药效的依据时，必须结合专业要求，具体问题具体处理。如有的计量资料在统计学上有意义，而在临床上却无实际价值。由于炮制品的临床观察多为计数指标，因此精确性、灵敏性、特异性都较差，若各炮制品药效差别不大时，在临床观察中往往不易反映出来；或者观察病例太少，常因患者个体差异而掩盖了真实情况，故结论一定要慎重；若未达到预测的效果，要认真分析研究出现该结果的真实原因，重新组方，重复临床观察，最后再下结论。传统炮制理论通过众多文献资料的分析研究，得到一个初步的结论，再通过临床验证，若结果与文献资料的结论一致，则此传统炮制理论可最终被肯定，而且对临床选用炮制品有重要的指导意义。若经临床反复验证，且观察设计合理，措施翔实正确，而观察结果仍与传统炮制理论相左者，则此传统炮制理论的可靠性甚差。

近代，科学研究的要求进行炮制品临床疗效观察研究的资料甚少，无可供借鉴的成熟经验。中药炮制的临床研究是一个古老而全新的课题，需要医药双方的密切配合。研究的思路、方法上有待于在临床实践中不断完善。毋庸置疑的是，只有广大中医药工作者识药、制药、熟悉不同炮制品的不同特点并在临床中合理使用、正确评价，中药炮制这一传统而古老制药技术，才能重现生机，充分发挥出她应有的作用，为中医理论的丰富和发展作出新的贡献。